肿瘤遗传咨询

Counseling about Cancer

肿瘤是遗传疾病

第 3 版

原　著　**Katherine A. Schneider**

主　译　**张　学　季加孚　徐兵河**

副主译（按姓氏汉语拼音排序）

毕　锋　戴广海　高亦博

贾淑芹　刘雅萍　马　飞

潘志忠　王　殊　解云涛

张　凯　张连海　郑延松

译　者（按姓氏汉语拼音排序）

李若然　刘嘉琦　索　萦

人民卫生出版社

图书在版编目（CIP）数据

肿瘤遗传咨询/（美）施奈德（Schneider，K. A.）原著；张学，季加孚，徐兵河主译. —北京：人民卫生出版社，2016

ISBN 978-7-117-22673-8

Ⅰ.①肿… Ⅱ.①施…②张…③季…④徐… Ⅲ.①肿瘤学-医学遗传学 Ⅳ.①R730.231

中国版本图书馆 CIP 数据核字（2016）第 103830 号

图字：01-2016-3239

肿瘤遗传咨询

主　　译：张学　季加孚　徐兵河
出版发行：人民卫生出版社（中继线 010-59780011）
地　　址：北京市朝阳区潘家园南里 19 号
邮　　编：100021
E - mail：pmph @ pmph. com
购书热线：010-59787592　010-59787584　010-65264830
印　　刷：北京盛通印刷股份有限公司
经　　销：新华书店
开　　本：710×1000　1/16　　**印张：**26
字　　数：453 千字
版　　次：2016 年 6 月第 1 版　2017 年 3 月第 1 版第 3 次印刷
标准书号：ISBN 978-7-117-22673-8/R · 22674
定　　价：80.00 元
打击盗版举报电话：010-59787491　E -mail：WQ @ pmph. com
（凡属印装质量问题请与本社市场营销中心联系退换）

敬告

本书的作者、译者及出版者已尽力使书中的知识符合出版当时普遍接受的标准。但医学在不断地发展,随着科学研究的不断探索,各种诊断分析程序和临床治疗方案以及药物使用方法都在不断更新。强烈建议读者在使用本书涉及的诊疗仪器或药物时,认真研读使用说明,尤其对于新的产品更应如此。出版者拒绝对因参照本书任何内容而直接或间接导致的事故与损失负责。

需要特别声明的是,本书中提及的一些产品名称(包括注册的专利产品)仅仅是叙述的需要,并不代表作者推荐或倾向于使用这些产品;而对于那些未提及的产品,也仅仅是因为限于篇幅不能一一列举。

本着忠实于原著的精神,译者在翻译时尽量不对原著内容做删节。然而由于著者所在国与我国的国情不同,因此一些问题的处理原则与方法,尤其是涉及宗教信仰、民族政策、伦理道德或法律法规时,仅供读者了解,不能作为法律依据。读者在遇到实际问题时应根据国内相关法律法规和医疗标准进行适当处理。

中文版序

细胞中的 DNA 极易损伤和改变,这是生物进化和适应环境的关键所在。如果 DNA 不能被环境因素改变的话,那么就不会有允许自然选择发生的多样性遗传潜能的存在。然而,DNA 变异对生物个体而言可能有不良效应甚至是致死的。肿瘤就是涉及 DNA 结构和功能改变引起的复杂性疾病,是我们人类长期对环境的适应所付出的代价。我们对肿瘤起因的实质性认识很大程度上归功于美国科学家沃森(James Watson)和克里克(Francis Crick)于 1953 年发现 DNA 双螺旋结构,这个划时代的发现开启了肿瘤分子遗传学的研究,使得我们对肿瘤发生发展的奥秘有了日新月异的认识。

目前普遍认为,绝大多数肿瘤是环境因素与细胞的遗传物质相互作用引起的。所谓"环境因素"是指诸如香烟、膳食成分、环境污染物、药物、辐射和感染原等因素。肿瘤分布的地理性差异现象、移民流行病学、动物或人类细胞体外致癌实验,都支持环境因素是大多数肿瘤的病因这个观点。然而,虽然环境因素是肿瘤发生的始动因素,但个体的遗传特性在肿瘤的发生发展过程中具有重要作用。例如,吸烟已被认定是肺癌的主要病因,但在吸烟者中只有部分人发生肺癌。这些事实以及越来越多的研究资料表明,大多数肿瘤是环境因素和遗传因素共同作用或交互作用的结果。

长期以来,人们对肿瘤是否遗传心存疑虑。现已阐明,有些家族性肿瘤确有遗传性,但遗传的不是肿瘤本身,而是易患性。细胞中抑癌基因和 DNA 修复基因种系变异可通过生殖传递,由于这两类基因是维护细胞稳定性的关键,所以其单基因变异就可能高概率地引起特定肿瘤,并且常常有肿瘤以外的某些综合征表型。据估计,人类中有约 10% 肿瘤是这些基因种系变异遗传而发生的。虽然这些肿瘤在肿瘤总负荷中所占比例不大,但对于携带这些种系变异的个人和家族来说,危害几乎是 100% 的。因此,对特定的高危人群和个体进行变异基因检测,并对携带者进行有效的防治或干预,是现代肿瘤医学的重要内容。

本书阐述了肿瘤遗传学以及易感基因检测的策略和方法，同时描绘了肿瘤咨询的内容和流程，其中涉及历史、文化、心理、伦理等一系列问题。本书既可作为肿瘤速查手册，供医生以及肿瘤遗传咨询专业人员参考，也可作为科普读物，为感兴趣的非专业人士和肿瘤患者及其亲属答疑解惑。在此感谢作者、译者、出版者为我们提供了这样一本内容翔实、可读性强，且编排合理的书籍。另外，泛生子基因为本书翻译出版做了大量工作，也一并致谢！

中国医学科学院肿瘤医院
2016 年 5 月

原著序

Katherine A. Schneider 在写第 1 版《肿瘤遗传咨询》时，肿瘤遗传学还只是研究和患者治疗领域中的一个新起之秀。现在肿瘤遗传学已是建立在遗传学和肿瘤学基础上的亚专业，并与其他医学专业相互影响。在肿瘤中心和其他学术中心，遗传咨询师会提供一系列全面的信息。他们评估个人和家庭遗传基因的肿瘤风险，安排基因分子评估，登记一系列复杂的研究，并且对患者及其家属的基因测试结果进行讲解，无论是阳性，阴性，还是不确定。这些患者已确定的易感基因类别非常广，并在不断地增加，从罕见的小儿骨髓疾病到常见的成人肿瘤综合征。面对后者，遗传咨询师会协助肿瘤学家和外科医生，从遗传信息方面帮助患者选择治疗方式。同时，受遗传学诊断行业的鼓励和支持，没有经过正规遗传训练的健康管理者一直专注于基因检测。这种对比使遗传咨询师必须掌握一定广度和深度的基础知识，除了咨询时需要的专业知识，也需要组织才能。

在新版本中，Katherine 再次传授了全面且易懂的知识。她扩展了之前所有的章节，从流行病学和分子生物学到 36 种遗传性肿瘤综合征，新添了乳腺癌和结直肠癌两个章节，并做出了详细的叙述。这些章节反映出作者认为遗传咨询师应该熟悉筛查、手术治疗以及预防性手术的有效性和局限性，不是要替代外科医生、胃肠病学家或肿瘤学家，而是要明确基因突变，帮助医生做出医疗选择和决策。

遗传学仍在继续发展，也许比以前发展得更快。此书的第 4 版或许将囊括以下几个方面的信息：基因相关研究的单核苷酸多态性的影响，完整基因序列的使用和结果相关问题，以及确保遗传学知识能被所有人认可的挑战。从肿瘤和生殖细胞分析得来的遗传信息将越来越多的用于指导肿瘤治疗。个性化的肿瘤治疗将可能可虑到药理遗传学数据。然而，所有这些新领域尚未为黄金时期做好准备，也尚未达到实用水平而必须被第 3 版包括。遗传咨询师毫无疑问仍处在遗传学变革的前线，帮助患者了解这个科学进展，同时也教育他们的家属。幸运的是，肿瘤遗传咨询师有 Katherine 的新版专著来指导他们。

Judy E. Garber，MD，MPH
肿瘤遗传和预防中心主任
Dana-Farber 肿瘤研究所
2011 年 2 月

原著前言

此书第 2 版是在大约 10 年前出版的，那之后临床肿瘤遗传学已取得突飞猛进的发展，涌现出越来越多的遗传肿瘤综合征、临床基因测试、肿瘤监控选项，以及数量大增的肿瘤遗传咨询师。分子生物学和临床肿瘤遗传学的继续迅猛发展，为遗传肿瘤的检测、治疗和预防提供了更多可能。

正如《蜘蛛侠》漫画中所说的，“能力越大，责任越大”。尽管肿瘤遗传学有着临床和系统上的改变，肿瘤遗传咨询师的初衷是不变的，那就是帮助客户及其家属。事实上，客户仍在咨询相同类型的问题：我会有肿瘤吗？我的孩子会患上肿瘤吗？为了我自己和我的孩子不患上肿瘤我能做些什么？

作为肿瘤遗传咨询师，我们的责任是用最好的方式来普及客户及其家属肿瘤风险方面的知识，以及如何选择基因检测和肿瘤检测。若想提供肿瘤遗传咨询，咨询师必须做到以下六点：

- 为客户提供有用且准确的信息
- 发现肿瘤遗传风险增加的客户和家庭
- 协助客户通过基因测试
- 帮助客户、客户的亲属以及他们的健康管理者了解基因测试结果
- 在客户情绪激动时给客户提供支持
- 给客户推荐合适的医疗供应商

《肿瘤遗传咨询》之前的版本是为了给新出现的遗传咨询专业提供有用的参考。当下，肿瘤遗传咨询专业已发展成为一个重要的医学分支，也是其他成年性遗传病的优秀模型。

第 3 版《肿瘤遗传咨询》表明肿瘤遗传咨询行业日趋成熟，并为肿瘤遗传咨询过程提供了全方位的补充论述。

第 1 章至第 3 章详细讲解了关于肿瘤统计学、风险因素、肿瘤生物学、肿瘤术语、肿瘤检测及治疗策略的背景资料。每一章都进行了大幅度的更新。

第4章描述了36种遗传性肿瘤综合征，包括肿瘤风险、诊断标准、基因测试选择以及和家庭相关的信息。

既然大多数肿瘤遗传咨询师都提供乳腺癌和直肠癌方面的咨询，此版本也新增了与此有关的两章，即第5章主要讲遗传性乳腺癌，第6章则是遗传性结直肠癌，都进行了详细的讲解，包括正常解剖学、常见类型、可能的肿瘤遗传症状，以及高危个体的检测建议。

第7章至第9章进行了大量的修改，讨论了家族史的收集、肿瘤风险沟通、遗传咨询的前期和后续准备。每一章都包括定义，潜在风险的讨论，及如何应对这些风险的策略。

第10章和第11章详细阐述了肿瘤遗传咨询师可能遇到的复杂的心理和伦理问题。这两章基本上进行了重新编写，更深入的讲述了这个重要的领域。

第3版《肿瘤遗传咨询》增加了一些表格和数据，作为文章的补充说明，并包括各器官可能的肿瘤症状的附录。该版本还新添了14个案例经验，每章都列出了这些案例的决策说明，且阐述了此类型遗传咨询的复杂性。

我希望此书能帮助到遗传咨询师的实践工作，也包括从事肿瘤遗传或其他领域的临床医生，以及遗传咨询专业的学生。

Katherine A. Schneider, MPH

肿瘤遗传和预防中心

Dana-Farber 肿瘤研究所

2011年8月

感谢

我能完成此书，得益于许多极好的人帮助，在此我表示衷心的感谢。首先，感谢我的编辑 Thomas H. Moore，还有评论家 Robert Resta、Janice Berliner、Anu Chittenden 和 Vickie Venne，他们认真阅读了我的书并给出了无价的反馈。

我也非常感谢和我共事的咨询师，这是一个非常棒的团队，他们是 Emily Brown、Anu Chittenden、Monica Dandapani、Carly Grant、Claire Healy、Elaine Hiller、Shelley McCormick 和 Irene Rainville。同时也感谢 SapnaSyngal、Elena Stoffel、Frederick Li、Lisa Diller、Andrea Patenaude、Perrin Schilling 和 Jennifer Wiernicki 的帮助。特别感谢 Judy E. Garber 给我的支持和理解，这样我才有足够的时间来完成此书的编写。

感谢一直以来支持我的同事 Robin Bennett、Saundra Buys、CharisEng、Meredith Keenan 和 June Peters。感谢这些年来和我一起工作的客户及其家属。也感谢 Dana-Farber 肿瘤中心的伦理咨询委员会以及伦理奖学金允许我进一步学习伦理学。

感谢一直以来支持和鼓励我的朋友：Elisabeth Daniels，Daniel Hulub，Bradford Kinne，Donna McCurdy，Sabrina Popp，我的兄弟姐妹 Robert、Thomas，and Julia，尤其是我尊敬的母亲 Patricia E. Daviau。

最后，感谢 Jane Engelberg 纪念奖学金授予我助学金，让此书的第 1 版得以顺利出版，这是我人生中千载难逢的机会。

Katherine A. Schneider

目录

第 1 章

肿瘤流行病学

“8 个月的中位生存期”，这对我们来说意味着什么？我怀疑大多数没学过统计学的人会认为“我可能会在 8 个月之内死去”。这是一个必须要避免的结论，因为结果往往不是这样，态度很重要。当我看到这句话时，我的第一反应是：“好吧，一半人会活得更久，现在我有机会成为这一半”。

(*Gould*, *2004*, *pp. 139-140*)

“为什么这些人在这个时间会患有这些特别的肿瘤?”肿瘤流行病学家在寻求这个问题的答案。肿瘤流行病学是研究一定人群中肿瘤发病率和死亡率的学科。本章阐述了当前肿瘤的流行病学状况和已知的疑似肿瘤发病原因。

1.1 肿瘤统计学

本节阐述了特定肿瘤的发病率和死亡率，以及其在种族和地域间的差别。首先在这里对肿瘤统计学中常用的术语做一个简短的回顾。

- 发病数——这是指特定期间内，特定人群中新发事件(例如：肿瘤诊断或死亡)出现的次数。这是肿瘤统计学中最常用到的一个术语。例如，在虚构的麦迪逊市，2008 年出现了 14 000 例肺癌。因此，2008 年，麦迪逊市的肺癌发病数是 14 000 例。
- 患病数——这是指特定期间内，特定人群中病例(例如，肿瘤病例)的数量。患病数包括新发现肿瘤病例(发病数)和那些幸存者。因此，在特定的人群中，存活率高的肿瘤其患病率也比快速致死的肿瘤高。例如，在麦迪逊市，2008 年有 14 000 例新发的肺癌和 5000 例肺癌幸存者，因此麦迪逊市 2008 年肺癌的患病数是 19 000 例。

- 比率——这是测量疾病频率的一种方法，通过人口比，或者人群中的子人群比。常用在诸如发病率、患病率及肿瘤幸存率。发病率的计算，是将一定时间内的人群中新增的病例数除以那段时间内的总人数。还有一种常见的方法，即用一个固定大小的分母以便与其他疾病或人口相比较。例如麦迪逊市总共有 200 万人口，其中有 14 000 例新增肺癌患者。这就意味着麦迪逊市的肺癌发病率是 0. 7，或者每 100 000 人中就有 700 例新增肺癌患者[14 000(发病数)除以 200 万(总人数)]。
- 相对危险度——指两个人群或群组中风险的比率。比值为 1 意味着该两组中的肿瘤风险没有差别，高于 1 则指其中的一组风险更高。例如，在邻近的杰斐逊市肺癌的发病率是每 100 000 人中只有 300 例。因此，麦迪逊市人(肺癌发病率为每 100 000 人中有 700 例)肺癌的相对风险度比杰斐逊市人高 2. 3 倍。

1. 1. 1 美国的肿瘤发生率

在美国，几乎人人都有亲属或朋友患有肿瘤。浏览表 1. 1 就会明白其中的原因：肿瘤是一种非常常见的疾病，一生之中罹患肿瘤的风险，女性为 1/3，男性为 1/2。2011 年，约有 160 万例新增的肿瘤患者，这个数据似乎每年都在增加。

表 1. 1 美国男性和女性一生罹患肿瘤的概率

	0 ~ 39 岁	40 ~ 59 岁	60 ~ 69 岁	70 ~ 79 岁	80 岁+
男性	70 : 1	12 : 1	6 : 1	3 : 1	2 : 1
女性	50 : 1	11 : 1	9 : 1	4 : 1	3 : 1

来源：美国肿瘤协会(2011，p. 14).
非黑色素瘤皮肤癌除外

肿瘤类型和比率存在着性别差异。在 2011 年肿瘤名单中，男性罹患前列腺癌的最多(表 1. 2)，女性则是乳腺癌(表 1. 3)。第二位和第三位则无性别差异，分别是肺癌和结肠直肠癌。

一般而言，肿瘤风险随年龄的增长而增长，65 岁以上的人发病率最高。儿童肿瘤相对少见，在新发现的肿瘤中少于 1%。到目前为止最常见的儿童肿瘤是急性白血病，占儿童肿瘤的 34%。最常见儿童的肿瘤类型详见表 1. 4。

表1.2 2011年美国男性最常见的肿瘤列表

肿 瘤	新增病例数	新增病例占比
前列腺癌	240 890	29%
肺癌和支气管癌	115 060	14%
结直肠癌	71 850	9%
膀胱癌	52 020	6%
黑色素瘤	40 010	5%
肾癌和肾盂癌	37 120	5%
非霍奇金淋巴瘤	36 060	4%
口腔癌和咽癌	22 710	3%
白血病	25 320	3%
胰腺癌	22 050	3%

来源:美国肿瘤协会(2011 p. 10).

表1.3 2011年美国女性最常见的肿瘤列表

肿 瘤	新增病例数	新增病例占比
乳腺癌	230 480	30%
肺癌和支气管癌	106 070	14%
结直肠癌	69 360	9%
子宫癌	46 470	6%
甲状腺癌	36 550	5%
非霍奇金淋巴瘤	30 300	4%
黑色素瘤	30 220	4%
肾癌和肾盂癌	23 800	3%
卵巢癌	21 990	3%
胰腺癌	21 980	3%

来源:美国肿瘤协会(2011,p. 10).

表 1.4　19 岁以下儿童及年轻人肿瘤发病率和死亡率统计

肿　　瘤	发病率	死亡率
白血病	8.6	1.2
脑部及其他神经系统肿瘤	3.3	0.7
软组织	1.0	0.1
非霍奇金淋巴瘤	0.9	0.1
肾癌和肾盂癌	0.8	0.1
骨与关节肿瘤	0.7	0.1
霍奇金淋巴瘤	0.5	0.0

来源:国家肿瘤研究所肿瘤 SEER 统计审查,1975-2003,2006
比率是 100 000:1,根据 2000 年美国人口标准统计。

在主要民族中,前列腺癌和乳腺癌是迄今为止最常见的恶性肿瘤。然而,2006 年肿瘤统计数据这两种肿瘤的发病率在每个民族都不同(见图 1.1)。总的说来,非裔美国人肿瘤发病率最高,而印第安人(包括阿拉斯加原住民)的肿瘤发病率最低。

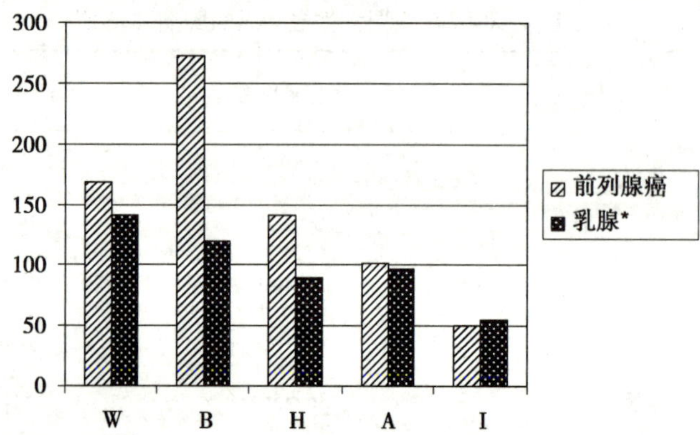

图 1-1　美国 5 个种族间前列腺癌和乳腺癌发病率的比较。* 仅有女性;** 指每 100 000 人中的发病数,已根据年龄调整。W=白人,B=非裔美国人;H=拉美裔美国人;A=亚裔美国人和太平洋岛民;I=美国印第安人和阿拉斯加原住民。来源:美国肿瘤协会 (2006,p. 32).

肿瘤发病率也有地理区域的差异。2011 年美国肿瘤发病率(40 000 ~ 163 000 例新病例)最高的是加州、佛罗里达州、乔治亚州、伊利诺斯州、密歇根州、新泽西、纽约、北卡罗来纳、俄亥俄、宾夕法尼亚和德克萨斯州。发病率最低的则是阿拉斯加、哥伦比亚特区、北达科塔州、佛蒙特州和怀俄明州。

1.1.2　美国肿瘤相关死亡率和存活率

如表 1.5 所示，在美国肿瘤仍是主要的死亡原因之一（仅次于心脏病）。尽管儿童肿瘤相对罕见，但它是这个年龄段最常见的死因之一。表 1.4 显示了儿童特定肿瘤的死亡率。年龄在 25 岁至 44 岁的成年人，因肿瘤而死亡的比其他任何疾病都要高，但次于事故和暴力死亡（他杀和自杀）。

令人鼓舞的是，在过去的二十年里，越来越多的人被诊断为肿瘤后幸存下来。肿瘤存活率的上升一部分原因是由于肿瘤在更容易治愈的早期阶段被检测出来。女性和 65 岁以下的人死亡率下降幅度最大。具体的死亡率取决于肿瘤的部位，发现时肿瘤所处的阶段，及肿瘤对治疗的敏感性。如表 1.6 所示，2011 年肿瘤死亡人数最高的是肺癌，紧随其后的，男性是前列腺癌，女性是乳腺癌。

肿瘤常用的一个标志物是 5 年相对存活率，指肿瘤患者被诊断为肿瘤后回归正常生活享有 5 年寿命的可能性（有或没有疾病）。据估计，总体来说，肿瘤的 5 年生存率为 68%。由于这个原因，遗传咨询师将遇到越来越多有肿瘤史的客户。事实上，美国肿瘤幸存者超过 1100 万，且这一数字仍在继续上升。

表 1.5　两个特定年龄段和所有年龄段死亡的主要原因（按降序排列）

5～14 岁	25～44 岁	所有年龄段
意外	意外	心脏病
肿瘤	他杀	肿瘤
先天异常	自杀	中风
他杀	肿瘤	慢阻肺
自杀	心脏病	意外
心脏病	先天异常	糖尿病
COPD	中风	阿尔茨海默病
良性肿瘤	流感和肺炎	流感和肺炎
流感和肺炎	艾滋病	慢性肝病
中风	慢阻肺	败血症

来源：National Vital Statistics, Estimated Rates for 2004, Reports Vol. 54 (19).
COPD：慢性阻塞性肺病

表 1.6　2011 年美国肿瘤死亡率(按性别和部位统计)

	肿瘤(部位)	肿瘤例数(%)
男性	肺部及支气管	85 600(28)
	前列腺	33 720(11)
	结肠和直肠	25 250(8)
	胰腺	19 360(6)
	肝脏和肝内胆管	13 260(4)
	白血病	12 740(4)
	食管	11 910(4)
	膀胱	10 670(4)
	非霍奇金淋巴瘤	9750(3)
	肾和肾盂	8270(3)
女性	肺部及支气管	71 340(26)
	乳腺	39 520(15)
	结直肠	24 130(9)
	胰腺	18 300(7)
	卵巢	15 460(5)
	非霍奇金淋巴瘤	9570(4)
	白血病	9040(3)
	子宫癌	8120(3)
	肝脏和肝内胆管	6330(2)
	脑部和其他神经系统	5670(2)

来源:美国肿瘤协会(2011,p. 10).

表 1.7 列出了 1999—2006 年特定肿瘤的 5 年生存率。皮肤黑色素瘤、乳腺癌、前列腺癌、睾丸和甲状腺瘤存活率较高超过 90%,而食管癌、肝脏/胆管癌、肺/支气管和胰腺癌的存活率不到 20%。

肿瘤存活率也因种族不同而不同。非裔美国男性肿瘤死亡率最高,而亚裔女性最低。表 1.8 对比了美国白人和非裔美国人的 5 年存活率,结果显示非裔美国人在几乎所有常见的肿瘤上存活率都比前者低。尽管肿瘤检测、预防和治疗都有极大的进步,在特定的人群中接受服务的途径和成功率仍有较大的差距。许多社会学家认为肿瘤风险最重要的决定因素不是种族而是贫穷,这与医疗保险不足,有限的医疗服务以及日益增多的已知危险因素的患病率有关。

表 1.7　特定肿瘤的 5 年存活率

肿　　瘤	所有阶段的百分比
前列腺癌	99.8
甲状腺癌	96.6
黑色素瘤(皮肤)	91.6
乳腺癌	88.2
宫颈癌	73.3
肾癌	64.6
结直肠癌	64.1
卵巢癌	44.6
胃癌	23.2
肺癌和支气管癌	15.3
肝癌	9.0
胰腺癌	4.6

来源:美国肿瘤协会(2006,p. 17).
比率以 1995 年到 2001 年确诊病例为基础的,根据普通寿命调整,随访到 2002 年。

表 1.8　美国白人和非裔美国人两个时间段(1975—1977 和 1999—2006)5 年存活率的比较

	美国白人(%)		非裔美国人(%)	
	1975—1977	1999—2006	1975—1977	1999—2006
所有肿瘤	51	69	40	59
乳腺癌	76	91	62	78
结直肠癌	52	67	47	55
肺癌	13	17	12	13
黑色素瘤(皮肤)	83	93	60	74
卵巢癌	37	45	43	37
前列腺癌	70	100	61	97
甲状腺癌	93	98	91	95
子宫癌	89	86	61	61

来源:美国肿瘤协会(2011,p. 18).
存活比率以 1975 年到 1977 年 SEER9 地区确诊的病例为基础,根据普通寿命调整,随访到 2007 年。

1.1.3 全球肿瘤发病率

2008年,全球新发肿瘤病例超过1100万。世界卫生组织预计,到2020年每年肿瘤新发病例可能会增加到1500万。表1.9列出了2008年全球最常见的肿瘤,肺癌居首位,大约有160万新发病例和140万死亡病例。2008年,在全球男性中最常见的肿瘤是肺癌和支气管癌、前列腺癌及结直肠癌,女性最常见的肿瘤是乳腺癌、结直肠癌和宫颈癌。全球死亡率最高的肿瘤在男性是肺癌和支气管癌、肝癌、胃癌、结直肠癌、食道癌,女性则是乳腺癌、肺癌和支气管癌、结直肠癌、宫颈癌和胃癌。

表1.9 最常见的男性女性肿瘤类型

肿瘤		肿瘤	
男性	肺癌和支气管癌	女性	乳腺癌
	前列腺癌		结直肠癌
	结直肠癌		宫颈癌
	胃癌		肺癌和支气管癌
	肝癌		胃癌

来源:Jemal et al. (2011).

被诊断患有肿瘤风险最高的是澳大利亚,其次是北美和欧洲国家。最低则是阿富汗、埃及和印度(表1.10)。关于肿瘤死亡率最高的国家见表1.11。

表1.10 肿瘤发病率最高和最低的国家

最高[a]	最低[b]
澳大利亚	阿富汗
比利时	埃及
克罗地亚	印度
法国	中东(以色列、叙利亚和阿拉伯共和国除外)
匈牙利	北非
以色列	纳米比亚
卢森堡	巴拿马
新西兰	东南亚
美国	
乌拉圭	

来源:Mackay et al. (2006).

[a] 65岁以下肿瘤风险率≥15%

[b] 65岁以下肿瘤风险率5%~7.4%

表 1.11　肿瘤死亡率最高的国家

排名	国家	比率[a]
1	荷兰	433
2	意大利	418
3	匈牙利	411
4	卢森堡	410
5	斯洛伐克	405
6	爱尔兰	358
7	捷克共和国	335
8	新西兰	327
9	美国	322
10	澳大利亚	299
11	挪威	289
12	法国	286
13	奥地利	280
14	瑞典	268
15	芬兰	255
16	英国	254

来源：Organization for Economic Cooperation and Development（OECD）2004. Health Statistics：Death from cancer by country. http://www. nationmaster. com/graph/hea_dea_fro_ can-health-death-from-cancer.

[a] 2000 年每 100 000 人中的死亡数

发达国家肿瘤发病率往往比发展中国家更高，因为大部分肿瘤都是老年性疾病。发达国家和发展中国家死亡最常见原因的比较详见表 1.12。尽管发展中国家的人们相对于发达国家的人们死于感染性疾病的几率更大，但是肿瘤已成为所有国家的一个主要公共卫生问题。事实上，世界卫生组织估计，2008 年 70% 的肿瘤死亡率发生在低收入和中等收入国家。这是因为发展中国家缺乏肿瘤诊断和治疗资源，以及肿瘤类型（如肺癌、胃癌、肝癌、食管癌）往往更难治疗。

值得注意的是特定人群的肿瘤发病率应该考虑到遗传背景。例如，相对于在美国或加拿大，在中国或日本三个女性亲属同时罹患乳腺癌将会更加惹人注目（因为更少见）。相反，胃癌的家族背景很少在北美出现，而在亚洲更为普遍。

表 1.12 低工业化国家和发展中国家主要死亡原因(按降序排列)

低工业化国家	发展中国家
心脏病	心脏病
中风	中风
肺癌	下呼吸道感染
下呼吸道感染	艾滋病
慢阻肺	围产期并发症
结直肠癌	慢阻肺
阿尔茨海默症	腹泻
糖尿病	肺结核
乳腺癌	疟疾
胃癌	交通事故

来源:Lopez et al. (2006).
慢阻肺:慢性阻塞性肺病

1.2 肿瘤病因

1883 年,Percival Potts 先生在伦敦指出,做烟囱清洁工的年轻男孩患阴囊癌比其他年轻男孩概率高。这是第一份把环境暴露与肿瘤联系在一起的文献报告。一个多世纪以后,人们确定或怀疑环境中的许多因素会导致癌症。

大多数情况下,肿瘤的发展是由多种因素联合导致的。当时,遗传和环境危险因素之间的相互作用仍然鲜为人知。例如,改变生活方式能否影响个人患遗传肿瘤的风险尚不清楚。

只有一小部分肿瘤病例中,遗传因素是其致病的主要潜在因素。人们认为大约 65% 的肿瘤是由于饮食因素或接触烟草(表 1.13)。一些特定的恶性肿瘤也有其重要的致病因素。肿瘤遗传咨询师在计算客户的肿瘤风险时,可能要考虑到非遗传因素,如生活方式、医疗条件、职业暴露、种族和地理区域。

表 1.13　肿瘤病例的特殊风险因素估计

风险因素	比例(%)
饮食	35
吸烟	30
遗传因素	5 ~ 10
职业暴露	5
辐射	1 ~ 2
病毒	1 ~ 2
其他	16 ~ 23

来源:Offit(1998,p. 34).

1.2.1　不可更改的风险因素

一生之中,每个人在某个时刻都有罹患肿瘤的风险,而大多数最重要的风险因素,都是我们无法控制的。表 1.14 列出了下面描述的主要的不可改变风险因素。

表 1.14　主要的可改变风险因素和不可改变风险因素

不可改变的风险因素	可改变的风险因素
年龄	吸烟
种族或民族	饮酒
遗传	不健康饮食
性别	肥胖
长期以来的身体状况	缺乏锻炼
染色体异常	传染性病原体
	紫外线辐射
	电离辐射
	职业暴露
	环境污染
	治疗用药
	食物污染

来源:Mackay et al. (2006), American Cancer Society, The Cancer Atlas, pp. 24-25.

1.2.1.1 年龄

年龄可能是最重要的预测肿瘤的危险因素,65 岁以上的人患肿瘤的风险最高。这可能是由于衰老会增加细胞有丝分裂的错误,并减少有效的免疫应答。

1.2.1.2 种族或民族

种族间患特定肿瘤的比率差异非常大。例如,白皮肤的欧洲血统人患黑色素瘤和其他皮肤癌的几率最高,而黑皮肤的非洲血统人则最低。据 Judith Mackay 及其同事研究,澳大利亚人(主要是英国人的后裔)患黑色素瘤的比率是 51∶100 000,相比之下位于赤道附近的津巴布韦人的比率则只有 2∶100 000。

1.2.1.3 遗传

据估计,5% ~10% 的肿瘤是由于显性表达的基因突变或缺失直接引起的。然而,更多肿瘤(可能为 30% ~40%)是因为一般风险度的肿瘤易感基因变异同时伴有致癌物的接触导致的。

1.2.1.4 性别

男性患肿瘤的风险比女性要高许多。Zahm 博士和 Fraumeni 博士(1995)认为这可能与男性吸烟和饮酒有关,吸烟和饮酒会引发多种恶性肿瘤。甲状腺癌和胆囊癌例外,这两种肿瘤女性患者更多,可能是激素引发的。

1.2.1.5 慢性病

随着时间的推移,一些慢性疾病或躯体疾病会导致某类型肿瘤。结肠炎便是其中的一个例子,有过结肠炎史的人一生中患结直肠癌的概率是 30%。慢性疾病也会引发与其发病机制相同的恶性肿瘤,如家族中糖尿病率越多,胰腺癌发病率也会增加。

1.2.1.6 染色体异常

患有唐氏综合征(21-三体综合征)、克氏综合征和特纳综合征的人某些特定的肿瘤风险会增加。唐氏综合征儿童患急性淋巴细胞白血病(ALL)是其他儿童的 10 ~20 倍,患急性髓系白血病和罕见的急性巨核细胞白血病的风险也相对较高。患有克氏综合征(47,XXY 综合征)的男性,其乳腺癌和性腺外生殖细胞肿瘤的发病率也更高，可能患非霍奇金淋巴瘤和肺癌的几率也更高。患特纳综合征（45，X0 综合征）的女性，其患肾母细胞瘤、白血病、性腺肿瘤、神经源性肿瘤的几率也更高，如果他们服用雌激素，患子宫癌的风险也会增加。

1.2.2　可改变的危险因素

致癌物是在流行病学研究的基础上或动物实验中发现的。致癌物指接触该物后能增加恶性肿瘤的发病率的物质。一般接触情况下，致癌物很少致癌。例如，你花几个星期给你家房子外表画装饰并不会增加患肿瘤的风险，相比之下，专业的油漆工由于长期慢性接触空气中的致癌物，患肿瘤的风险会显著增加。患肿瘤的风险大小取决于接触致癌物的强度及其持续时间。图 1.2 描述了动物实验中多种潜在致癌物产生作用的总量和时间。

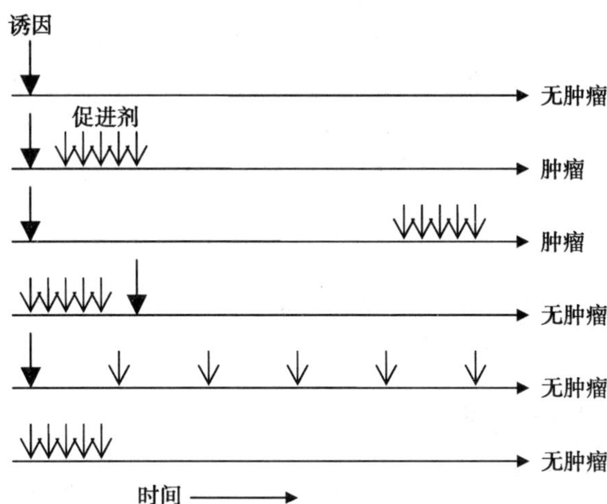

图 1.2　不同诱因和促进剂在老鼠皮肤上产生的不同结果。来源：Okey et al.（2005，p. 27）. Reproduced with permission from McGraw-Hill.

研究潜在致癌物对人类的影响遇到许多困难。Allan Okey 等人（2005）列出了以下要识别人类致癌物的困难：

- 潜在的致癌物达到致癌剂量的时间可能需要 10 ~ 20 年，漫长的潜伏期使肿瘤与致癌物之间的联系很难断定。
- 通常很难量化某种致癌物的致癌水平，尤其是发生于多年前的。大多数接触致癌物都很难测量,因为不会留下任何长期接触的痕迹。

- 人类一生中暴露于各种化学物质和其他物质中,这些复杂的接触可能会影响致癌物的效果并使特定致癌物对肿瘤的作用变得模糊不清。
- 不同的人对致癌物的敏感性可能也不同,这使某种肿瘤的特定致癌物更难确定。
- 统计证明因果关系需要非常大的人口数量,除非代表性致癌物具有高致癌性。要明确潜在的中低致癌物和肿瘤的因果关系更加困难。

美国国家毒理学机构以及世界卫生组织癌症研究署(IARC)均发布了年度已知人类致癌物和可疑人类致癌物清单。接下来将陈述主要致癌物质。

1.2.2.1 吸烟

据估计,五分之一的肿瘤死亡是由香烟,雪茄,和无烟烟草(咀嚼烟草和鼻烟)导致的。烟草烟雾含有大约4000种物质,其中50多种是已知或可疑的致癌物。二手烟,称为被动吸烟,也确定是致癌物。急性髓系白血病和以下器官的恶性肿瘤都与烟草的接触直接相关:鼻咽,鼻腔及鼻窦,唇,咽,子宫,子宫颈,肾,肺,喉,口腔,食道,膀胱,胃,胰腺。美国肿瘤协会估计高达80%的男性肺癌和50%的女性肺癌都与烟草接触直接相关。

1.2.2.2 饮酒

大量饮酒会增加口腔、食管、结肠、肝脏和上呼吸道肿瘤的风险。轻中度饮酒会增加女性患乳腺癌的风险。

1.2.2.3 不健康的饮食

据估计,发达国家的肿瘤有30%由于"西方饮食",即高饱和脂肪及低水果蔬菜饮食。西方饮食会增加乳腺癌、结肠癌、前列腺癌和食道癌的风险。在发展中国家,盐腌制的食物会引起胃癌,中国式咸鱼可引起鼻咽肿瘤,长期摄入非常热的饮料和食物则会引起口腔癌、咽癌和食管癌。

1.2.2.4 肥胖

肥胖、不健康的饮食及缺乏锻炼(这三者称之为西方生活方式),是发达国家中重要的致癌风险因素。体重指数(BMI)超过30.0,即可定义为肥胖,肥胖会增加子宫内膜癌、肾癌、胆囊癌和乳腺癌的风险。

1.2.2.5 缺乏锻炼

久坐不动的生活方式会增加结肠癌的风险。缺乏锻炼也会增加女性患乳腺癌的风险。

1.2.2.6 传染性病原体

全球大约18%的肿瘤是由传染病病原体引起的。在发展中国家,大约四分之一的肿瘤是由细菌、病毒或寄生虫感染引起的。表1.15列出了特定类型肿瘤最常见的感染病原体。最重要的传染性病原体是幽门螺杆菌(胃癌)、人类乳头状瘤病毒(宫颈癌)和乙肝、丙肝病毒(肝癌)。

表1.15 已知或可疑的人类传染性致癌物

致癌物	肿瘤类型
病毒	
EB病毒	淋巴瘤,霍奇金病,胃癌
乙型肝炎病毒	肝癌
丙型肝炎病毒	肝癌
人类免疫缺陷病毒(HIV)	卡波西肉瘤,淋巴瘤,宫颈癌
人乳头瘤病毒	宫颈癌,阴茎癌,肛门癌,外阴癌,阴道癌,口腔癌,咽癌
人类T淋巴细胞病毒,1型	成年T细胞白血病和淋巴瘤
人类疱疹病8	卡波西肉瘤
细菌	
幽门螺旋杆菌	胃癌
寄生虫	
血吸虫(扁形虫)	膀胱癌
泰国肝吸虫(肝吸虫)	胆管癌

来源:National Toxicology Program, Department of Health and Human Services (2011).

1.2.2.7 紫外线辐射

紫外线辐射主要来源于阳光,其另外一个来源是氡,氡是衰变的铀产生的气体。氡是自然界的岩石和土壤散发出来的,其分布全球差异很大。对城市居民来说,通风不良的地下室是氡水平最高地方。长期暴露在阳光下及其他形式的紫外线辐射(包括使用日光灯和日光浴床)会增加皮肤癌、嘴唇癌和肺癌的风险。皮肤苍白和(或)童年时即接受过紫外线辐射的人患皮肤癌的风险较高。

1.2.2.8 电离辐射

过度暴露于电离辐射,如重复接触X线和放射治疗,会增加白血病、骨癌和其他实体肿瘤的几率。(更多信息请参考章节2.3.2放射治疗)

1.2.2.9 职业暴露

2%~4%的肿瘤病例是由于职业暴露导致的(表1.16)。暴露于致癌粒子和气体中会导致多种肿瘤,肺癌是最常见的。许多致癌物是在长时间暴露后缓慢致癌的。从X线技术人员到干洗店,各种各样的工作都暴露于致癌物中。患癌风险最高的两个职业的是制造业和采矿业:

表1.16 已知和可疑的对人类致癌的职业和环境

已知致癌物	异丙醇生产业
铝制品	红色苯胺染料
水中的砷	油漆工
制铝业	橡胶工业
制/修鞋业	含硫酸的强无机酸雾
煤的气化	强光灯和日光浴床
焦炭生产/焦煤排放	吸烟
家具制造业和装修业	**可疑致癌物**
赤铁矿矿业	玻璃艺术制品,玻璃容器,压制玻璃
二手烟	钴碳化钨金属
钢铁制造业	石油提炼

来源:National Toxicology Program, Department of Health and Human Services (2011)

- 制造——制造工厂的工人可以接触到各种各样致癌物,常常是气体致癌物。例如,染料行业的工人暴露在芳香胺,联苯胺,和甲萘胺中,因此有较高的间皮瘤、肺癌、鼻腔癌和鼻窦癌的风险。在制鞋业、硬木地板行业和家具行业的工作者患肿瘤风险会增加,特别是肺癌。
- 采矿业——矿工长期暴露在富含矿物质和灰尘的空气中。这些空气中含砷、多环芳烃和赤铁矿,这会增加矿工们患淋巴瘤以及皮肤癌、肺癌、肝癌和鼻窦癌的风险。

1.2.2.10 环境污染

约1% ~4%的肿瘤病例是由空气污染、水污染和土壤污染导致的。这个问题在发达国家比发展中国家更严重。

1.2.2.11 医疗药品

在20世纪50年代有一种新药名为己烯雌酚(DES)用来给孕妇防止流产。二十年后,发现胎儿时代母亲用过该药的女性患阴道癌和宫颈癌的机会更大。雌激素避孕药是和激素替代疗法的主要成分,但会增加子宫内膜癌和乳腺癌的风险。某些药物也可能致癌。例如用于化疗的烷化剂可以增加白血病的风险。(有关烷化剂的更多信息见章节2.3.3.1)

1.2.2.12 食品污染物

肿瘤中的一小部分是由食品污染物造成的。这些污染物有些是自然产生的如黄曲霉毒素,有些是人为产生的如多氯联苯(PCBs)。黄曲霉毒素是曲霉属真菌的副产品,通常是由谷物和豆类产生,可能导致肝癌。多氯联苯是商业化生产的化学混合物,很少能完全降解,因为1977年之前河流和海洋中有毒废物的倾倒,导致水产食物中广泛存在着多氯联苯污染。人类摄入大量的多氯联苯可以导致包括肝癌在内的多种问题。其他食品污染物则来源于农药喷洒、细菌和食品添加剂。

1.3 案例分析

案例1:"我所有的邻居都得了癌症。"

Monica是一名有着10年经验的肿瘤遗传咨询师,一天下午Monica微笑着迎接了第一个客户Joan Smith。Joan Smith来之前和她的孙子在幼儿园共进午餐,她的孙子用通心粉做了一串五彩斑斓的项链给她戴上。67岁的Joan Smith为了离她女儿和4个外孙近些,刚从缅因州搬到马萨诸塞州南部的一个小镇。事实上,她此次遗传咨询的主要目的是弄清楚她患肿瘤的风险。

Joan在60岁那年被诊断出患有雌激素和孕激素(ER/PR)-阳性乳腺癌,一年之后她的孪生妹妹被诊断为导管原位癌。她们的母亲72岁时也患有乳腺癌,但最近庆祝了90岁大寿。此外,Joan这个有着法国加拿大和爱尔兰血统的家族没有其他人患有乳腺癌或卵巢癌。

Monica了解了家族史后，向Joan解释了乳腺癌在普通人群中的高发病率，并确认其家庭乳腺癌类型的遗传风险并不大（例如，*BRCA1*或*BRCA2*基因突变），然后她问Joan是否同意这一看法。

Joan（喜欢叫每个人“亲爱的”，这是个不好的习惯，但脾气好的人都会包容）对此顿感轻松，因为她并不需要做基因测试，之前她的私人医生提出过的基因测试曾一直困扰着她。但是，她提出另一个问题。

Joan从一个旧马尼拉信封中拿出新闻剪报递给Monica。“亲爱的，我不担心乳腺癌基因，但是我真的担心我家人因为我们长大的地方而患肿瘤。我看过一部电影《永不妥协》，里面讲到一家工厂把化学物质倒进附近的河里，周围的人因为饮用这污水而得了肿瘤。你看那部电影了吗？”她期待地看着Monica，得到了肯定的答案。

“亲爱的，这让我担心我的家人，因为我所有的老邻居都得了癌症！一开始，是我左边的邻居死于前列腺癌——这是他的讣告。然后我右边的邻居死于肺癌——这是她的讣告。后来，距我两门之隔的史密斯先生和他的妻子几年前都得了结肠癌，史密斯去世了但他妻子没有。街角处那家人都离开了，他们的儿子在这长大，30多岁的时候死于脑瘤。街对面邻居的女儿死于乳腺癌，我最近得知他们的一个儿子五十多岁的时候得了睾丸癌症还是前列腺癌？还有我们家的乳腺癌。这条街上得肿瘤的人是不是太多了？”

Monica低头看看堆放在她膝盖上的剪报，再抬头看到Joan焦虑的脸，说她同意Joan所住的街道上有很多人得了肿瘤，但是她提醒Joan说肿瘤在哪儿都是很常见的疾病。她和Joan一起总结了Joan的家族史，注意到肿瘤类型是不同的，且50岁以上的肿瘤患者居多。此外，Joan镇上的造纸厂已经停产几十年了。

Monica解释道，接触诸如污染的饮用水之类致癌物，常常导致该地区出现众多相似类型的肿瘤患者，且发病年龄比一般肿瘤患者要年轻。她接着说她认为发生在Joan街道的肿瘤类型并不代表真正的肿瘤聚集，然而她说她理解Joan的担忧。Monica说如果Joan认为这种情况有必要做进一步的调查，Joan可以联系缅因州的公共卫生部门。Joan说此次咨询已卸去了她心头的重负，决定不再做进一步的行动。

案例1总结：该案例描述了应对可能的（虽然不太可能）肿瘤集群环境的遗传咨询策略。

案例2：“是的，我知道我的家人得肿瘤的原因，这是因为……”

Deena，最近刚在她的第一份工作中成功完成了一次遗传咨询，她仍感觉提供“群体”咨询是令人生畏的，但是她从如何使会话顺利进行下去得到了暂时的满足。她刚刚收集完了 Riske 家族史，将 4 代乳腺癌和卵巢癌患者编目归类，包含了大量的信息。这 3 个成年姐妹，以及其母亲和姨妈要将所有的信息都达成一致，这使得采集信息的过程混乱，但她们一起讨论的时候允许 Deena 在旁观看。母亲 30 多岁时进行了根治性乳房切除术，因其患双侧乳腺癌是成为检测的最佳人选，但是这几个女性似乎都急于控制这个侵袭了他们众多亲属的病。

为了使讨论过渡到基因检测，Deena 问她的客户是否知道她们家那么多的女性亲戚患上肿瘤的原因。想着她们家族的乳腺癌遗传性是非常明确的，Deena 便开始盘算着准备一个关于 *BRCA1/BRCA2* 基因和基因测试的简短讲座。然而那位母亲的回答是如此令人意外，以至于 Deena 怀疑自己听到的不对，便要求她再重复一遍。

“是的，我知道为什么我的家人会患肿瘤，是因为奶酪”，母亲说。家庭中的其他女性都点头同意。

“奶酪？”Deena 疑惑地问道。

“我的家族是来自威斯康星州的奶农，我们吃了大量的各种各样的奶酪：高德干酪，切达干酪，球形干酪，布里干酪，蒙特雷杰克乳酪。我和我的姐妹是吃奶酪长大的，每顿饭都吃奶酪。我承认我给我的孩子们也吃了很多奶酪。”

阿姨点头说道：“我们都这样，我们总是被告知，奶酪有利于骨骼成长。”

其中一个姐妹说道：“也许因为吃的奶酪种类不一样所以肿瘤类型也不一样，记得 Louise 阿姨只吃干酪。”这几个女性马上开始整理每个女亲戚患肿瘤前平均每日食用多少奶酪及其种类。

直到谈话出现了空隙，Deena 才知道要如何不粗鲁地把谈话转回到遗传学。

“不管怎样，我已经告诉我的女儿们吃奶酪要限量，但除此之外还应该做些什么呢？”母亲总结性地问道。

Deena 赶紧抓住机会，“你知道很难把一个危险因素归结为肿瘤产生的罪魁祸首。一般情况下，乳腺癌和卵巢癌是由多种因素联合造成的。可能是你的家庭不只有一个危险因素。能增加乳腺癌和卵巢癌的最主要危险因素不是饮食而是家族史或基因易感性。”

Deena 接着探讨 *BRCA1* 和 *BRCA2* 基因。她从未说服这家人让她们相信食用奶酪并不会致癌，但却让他们意识到他们可能也有遗传的风险。

案例 2 总结：该案例描述了和客户探讨遗传因素时的一种方法，即尊重家庭成员关于肿瘤发生原因的理论。

1.4 扩展阅读

American Cancer Society. 2006. Cancer Facts & Figures 2006. American Cancer Society, Atlanta, GA. http://www.cancer.org/Research/CancerFactsFigures/CancerFactsFigures/cancer-facts-figures-2006.

American Cancer Society. 2011. Cancer Facts & Figures 2011. American Cancer Society, Atlanta, GA. http://www.cancer.org/Research/CancerFactsFigures/CancerFactsFigures/cancer-facts-figures-2011.

Gould, SJ. 2004. The median isn't the message. Ceylon Med J 49:139–140.

Jemal, A, Bray, F, Center, MM, et al. 2011. Global cancer statistics. CA: A Cancer Journal for Clinicians 61:69–90.

Lopez, AD, Mathers, CD, Ezzati, M, et al. 2006. Systematic analysis of population health data. Lancet 367:1747–1757.

Mackay, J, Jemal, A, Lee, NC, and Parkin, DM. 2006. The Cancer Atlas. American Cancer Society, Atlanta, GA.

McLaughlin, J, and Gallinger, S. 2005. Cancer epidemiology. In Tannock, I, Hill, RP, Bristow, RG, and Harrington, L (eds), The Basic Science of Oncology, 4th edition. McGraw-Hill Co, New York, 4–24.

Minino, AM, Heron, MP, and Smith, BL (eds). 2006. Deaths: Preliminary Data for 2004. National Vital Statistics Report. National Center for Health Statistics. Hyattsville, MD, vol. 54, no. 19.

National Toxicology Program, Department of Health and Human Services. 2011. The Report on Carcinogens (RoC), 12th edition. http://ntp.niehs.nih.gov/go/roc12.

Offit, K. 1998. Clinical Cancer Genetics: Risk Counseling and Management. John Wiley & Sons, New York.

Okey, AB, Harper, PA, Grant, DM, et al. 2005. Chemical and radiation carcinogenesis. In Tannock, I, Hill, RP, Bristow, RG, and Harrington, L (eds), The Basic Science of Oncology, 4th edition. McGraw-Hill Co, New York, 25–48.

Richardson, CD. 2005. Viruses and cancer. In Tannock, I, Hill, RP, Bristow, RG, and Harrington, L (eds), The Basic Science of Oncology, 4th edition. McGraw-Hill Co, New York, 100–122.

Ries, LAG, Harkins, D, Krapcho, M (eds). 2006. SEER Cancer Statistics Review, 1975–2003, National Cancer Institute, Bethesda, MD. http:seer.cancer.gov/csr975_2003/.

Zahm, SH, and Fraumeni, JF, Jr. 1995. Racial, ethnic, and gender variations in cancer risk: considerations for future epidemiologic research. Environ Health Perspect 103 (Suppl 8):283–286.

第 2 章

肿瘤的诊断和治疗

我们必须转变对肿瘤小心翼翼、窃窃私语的态度，仿佛它是一些不体面的事情。当人们开始正视肿瘤，似乎它就可以缩小，复原。最重要的是要知道肿瘤是一种可以击败的、可以治疗的、可以存活的疾病。

(*Girard*, *2004*, *p. 3*)

一次肿瘤咨询通常从倾听患者的肿瘤病史开始：从出现疑似肿瘤的症状，诊断的方式，到随后的治疗方案。本章阐述了诊断肿瘤的过程、肿瘤分类使用的系统和当前肿瘤治疗的策略。

2.1 肿瘤诊断

本节提供了从如何诊断肿瘤到描述肿瘤的专业术语所需的知识。

2.1.1 肿瘤的检测

肿瘤的诊断通常始于令人担忧的症状，医疗检查或筛查中发现的问题。例如，一次体检可能会发现淋巴结肿大或不寻常的压痛。常规筛查测试，如结肠镜检查、宫颈涂片检查或血液检查可能发现非典型细胞或某种细胞数量不正常的增高。例如，儿童血液标本中出现大量幼稚细胞（不成熟的白细胞）可能提示急性淋巴细胞白血病。

大部分情况下，肿瘤患者已注意到肿瘤的警告信号（表 2.1）。他们会注意到这些新的体征，或者他们会有长期无法缓解的健康问题（如持续咳嗽）甚至进一步恶化的症状（如胃肠不适）。

表 2.1 肿瘤常见警示性症状或体征

• 劳累,发热,或疼痛 • 肠道或膀胱功能改变 • 迁延不愈的溃疡 • 口腔或舌的白斑 • 不正常的出血或分泌物	• 乳房或其他部位的增厚或肿块 • 消化不良或吞咽困难 • 皮肤变化尤其是疣或痣 • 持续咳嗽或声音嘶哑

来源:American Cancer Society (2010).

出现以下症状或迹象时可能提示患有肿瘤:

- 压迫邻近组织,引起疼痛
- 干扰正常组织的功能
- 侵犯血管,导致异常出血
- 大到能看得见或可触及

恶性肿瘤可能存在了数月甚至数年后才会检测出来。在接下来的部分,将讲述肿瘤难以检测的原因。

2.1.1.1 缺乏预警信号

早期肿瘤可能没有躯体症状,随着肿瘤的进展,出现明显的症状时才可能被注意到。不幸的是出现肿块、出血或疼痛这些症状往往意味着恶性肿瘤已经进入了中晚期。

2.1.1.2 不完美的筛选方法

有效的筛选测试需要简单易行、价格实惠且结果精确,同时还要限制假阳性的数量。肿瘤检测必须在早期(更有可能治愈的)阶段进行,且必须是人群中常发的肿瘤。例如,宫颈刮片是筛查宫颈癌最有效的手段,因为宫颈癌是一种相当常见的疾病,并且早期诊断能显著提高存活率。相反,不再推荐吸烟患者每年 X 线胸片检查,因为与等到肿瘤症状出现相比,X 线检查似乎无法提前发现肺癌。像视网膜母细胞瘤这种不常见的肿瘤筛查,应只针对高危儿童。它是一种罕见的疾病,因筛查需在全麻下进行,所以对受试者具有风险。

2.1.1.3 难以捉摸的癌前病变细胞

大多数器官标本不易采集,并且不可重复采集,所以很难检测到恶性细胞或癌前病变细胞。只有一小部分筛查试验能检测出癌前病变细胞,比如宫颈涂片(可以检出宫颈组织的异常细胞)便是其中一个最好的例子。

2.1.2　肿瘤的诊断

通常在排查了其他可能引起症状的疾病后，才开始针对肿瘤进行检查。例如，经常头痛的鉴别诊断包括视力问题、过敏和压力。而更严重的疾病如脑瘤或神经疾病刚开始诊断是不会在考虑范围之内的，因为它们相对少见。不幸的是，有肿瘤遗传家族史的患者，其患肿瘤的可能性也常常被医生忽略或淡化。

检测肿瘤的方法取决于肿瘤类型(表 2.2)。体检、影像、特殊的血液检测(如肿瘤标记物、染色体研究)或有创检查时都可能发现肿瘤。要确诊肿瘤则需要做活检。例如，肾细胞癌的诊断可能从尿常规和肾脏 B 超开始，但确诊则需要进行活检和病理分析。

表 2.2　发现肿瘤的检验方法示例

• 体检 • 血液检测 • 体液检测 • 粪便检查	• 影像检查 • 内窥镜检查 • 细胞学检查 • 活检

来源：Dollinger et al. (2002).

表 2.3　常见的肿瘤标记物列表

肿瘤标记物	检测的肿瘤
甲胎蛋白	肝脏，睾丸
CA 15-3/CA 27-29	乳腺
CA 19-9	结肠，胰腺，胃，肝脏
CA 125	卵巢，子宫
人绒毛膜促性腺激素(HCG)	睾丸，卵巢，肺
IgMIgA，IgG，IgM	骨髓瘤
前列腺特异性抗原 (PSA)	前列腺
癌胚抗原 (CEA)	结肠，直肠，肺，乳腺，胰腺

来源：Dollinger et al. (2002).

肿瘤标记物检测可以发现特定肿瘤患者血液中的蛋白质(表 2.3)。患者蛋白质水平越高，其肿瘤的活性就越令人担忧。一小部分肿瘤标记物检测足以用来筛查肿瘤，如用甲胎蛋白(AFP)来检测肝癌。然而，肿瘤标记物主要还是用于监测肿瘤是否复发。

当患者疑似肿瘤的可能性增大或者一开始就被诊断为肿瘤,那么他都会被建议去咨询肿瘤医生。同大多数医学专业一样,临床肿瘤学也有许多分支。肿瘤治疗团队除了肿瘤医师外还包括外科医生、放射科医生、放射肿瘤学家、病理学家、心理健康专家。治疗肿瘤患者需要多学科团队的合作。

肿瘤对患者及其家属都是高负担的疾病。一个人得知自己患有肿瘤时会感觉震惊、愤怒、极其悲伤和极端焦虑。当患者开始进行肿瘤治疗时,其家庭责任和工作方面常常需要作出重大的调整。在许多肿瘤中心,患者和家属都有机会遇到社会工作者或心理治疗师。患者支持团队也可能有助于治疗。

2.1.3 肿瘤术语

> 不是“肿瘤”这个词语的意思,而是“肿瘤”这个名字本身让人感觉很坏或像是咒骂。只要某个特定的疾病被视为不可治愈的恶魔,那么该疾病本身已不仅仅是一种疾病。大多数患者得知自己患了肿瘤后都会意志消沉。要解决这个问题不能靠隐瞒真相,而要纠正人们对肿瘤本身的误解,去除肿瘤神秘的面纱。
>
> (*Sontag*,*1977*,*p. 7*)

希波克拉底把侵袭到正常组织的灰色坚硬肿瘤组织称为“癌”,因为其外观类似螃蟹。而拉丁语中的蟹也有癌症的意思,现在仍然用来描述所有癌和黑色素瘤。

用来描述特定肿瘤的术语往往使人望而生畏,而联系到这些术语的来源则可能有助于理解。肿瘤术语本身提示了肿瘤的部位、组织和细胞来源。

2.1.3.1 肿瘤的原发部位

肿瘤的医学术语是 neoplasm,字面意思就是新生物。肿瘤几乎可以出现在身体里的每个组织。肿瘤的名字首先会提示肿瘤的原发部位。例如,肝细胞癌是发生在肝脏的肿瘤,横纹肌肉瘤是发生在横纹肌的肿瘤。

2.1.3.2 组织类型

胚胎学中可看到肿瘤名称及分类的基础原理(表 2.4)。早期的胚胎中生殖细胞分为三层:外胚层、中胚层和内胚层。

表 2.4　组织的胚胎起源决定了肿瘤类型

胚胎组织	组　织	肿　瘤
外胚层	皮肤,神经系统	恶性上皮肿瘤
中胚层	内部器官的内层	恶性上皮肿瘤
内胚层	骨骼,肌肉,血液,淋巴系统	白血病,淋巴瘤,癌

来源:Pierce and Damjanov (2006).

- 外胚层——外胚层形成细胞外层,包括皮肤和神经系统。
- 中胚层——中胚层形成细胞中间层,包括结缔组织和支持组织如骨骼、肌肉和血液。
- 内胚层——内胚层形成的细胞内部层,是内部器官如肝脏、胃和肺的上皮细胞内层的起源。

肿瘤病变部位的组织类型及其胚胎组织的起源,都能很典型地体现在肿瘤名称中。主要的恶性肿瘤类型是:癌、肉瘤、白血病和淋巴瘤、黑色素瘤、神经外胚层瘤。

- 癌——癌发生在覆盖身体表层组织的上皮细胞和内部器官的内层(表 2.5)。恶性上皮肿瘤约占所有肿瘤的 90%。恶性上皮肿瘤发生在三种胚胎细胞类型中的一种:外胚层细胞的外层(例如,基底细胞癌),中胚层细胞的中间层(如睾丸癌)或内胚层细胞的内层(如肺癌)。腺癌出现在有腺体的器官,鳞状细胞癌起源于体腔组织的内层细胞。

表 2.5　不同器官系统的肿瘤列表

组织类型	肿 瘤 类 型
肛门	鳞状细胞
乳腺	导管,小叶,髓质,粉刺,胶质,乳突
宫颈	鳞状细胞
结肠/直肠	腺
子宫内膜	鳞状细胞
胆囊	腺
喉	鳞状细胞
肝	胆管,血管,肝细胞
肺	腺,鳞状细胞,小细胞,大细胞

续表

组织类型	肿瘤类型
口腔(唇,舌,口)	鳞状细胞
卵巢	腺,绒膜,卵黄囊
胰腺	导管细胞腺
前列腺	腺
胃	腺
睾丸	绒膜,胚胎,卵黄囊

来源:National Cancer Institute (2011).

- 肉瘤——肉瘤起源于中胚层组织,是最罕见的肿瘤,是发生在结缔组织和支持组织(如肌肉或骨骼)的肿瘤(表2.6)。
- 白血病和淋巴瘤——白血病和淋巴瘤是发生在淋巴结或骨髓的肿瘤,淋巴结或骨髓产生血液循环及淋巴系统的所有细胞。白血病和淋巴瘤大约占所有肿瘤的8%(表2.7)。白血病(字面上的意思是“白色血液”)和淋巴瘤有时也被称为血液肿瘤,是为了区分癌、肉瘤和黑色素瘤这些实体肿瘤。
- 黑色素瘤——黑色素瘤起源于皮肤和视网膜的色素外胚层细胞。

表2.6 器官系统对应的肉瘤列表

组织类型	肿瘤类型
血管	血管内皮瘤,卡波氏肉瘤
纤维组织	纤维肉瘤
脂肪	脂肪肉瘤
骨骼	骨肉瘤和尤文氏肉瘤
软骨	软骨肉瘤
胃	平滑肌肉瘤
平滑肌	平滑肌肉瘤
横纹肌	横纹肌肉瘤
神经细胞	神经纤维肌肉瘤

来源:National Cancer Institute(2011).

表 2.7　器官系统对应的白血病和淋巴瘤列表

组织类型	肿瘤类型
全血细胞	慢粒白血病
红细胞	急性红白血病
粒细胞	急性粒细胞性白血病,急性早幼粒细胞白血病
淋巴细胞	急性淋巴细胞白血病和慢性淋巴细胞白血病
	霍奇金病,非霍奇金病
单核细胞	急性单核细胞白血病
巨核细胞	急性巨核细胞白血病
胃	淋巴瘤

来源:National Cancer Institute (2011).

- 神经外胚瘤——正如名字所示,神经外胚瘤起源于中枢和周围神经系统的外胚层细胞。包括神经胶质瘤、神经母细胞瘤、神经鞘瘤。

2.1.3.3　细胞类型

肿瘤的名称往往可以描述已转变成癌细胞的细胞类型。实体肿瘤可以起源于腺体或导管的腺瘤细胞,也可以起源于扁平的鳞状细胞。同时具有腺细胞和鳞状细胞特征的肿瘤可能被称之为腺鳞癌。白血病可能起源于骨髓或淋巴系统的各种细胞。淋巴瘤发生于淋巴系统的淋巴细胞或巨噬细胞。器官通常是由多个类型的细胞所组成的,因此,同一器官可以出现多种肿瘤,认识到这一点是很重要的。

2.1.3.4　例外

并不是所有的肿瘤都是按这些细胞和组织类型进行分类的。例如,类似胚胎组织的肿瘤叫做母细胞瘤,还有神经母细胞瘤、视网膜母细胞瘤。另一个例外是畸胎瘤,畸胎瘤起源包含所有三个胚层的细胞。更复杂的是,一些肿瘤是用第一个发现其存在的肿瘤医生的名字命名的,包括尤文瘤、霍奇金病、卡波西肉瘤和 Wilms 瘤。

2.1.4　原发性肿瘤或复发性肿瘤

你的患者可能会告诉你,她的母亲 9 岁时患有骨肉瘤被成功治愈,之后一直都很好,直到 53 岁时被诊断患有浸润性乳腺癌并接受治疗。两年后,她的母亲又被发现患有肝癌并逝世,享年 56 岁。

在辨别具有家族遗传特性的恶性肿瘤时,重要的一点是判断该恶性肿瘤是原发性肿瘤还是复发性肿瘤。在上面的场景中,这位母亲的原发性肿瘤是骨肉瘤,乳腺癌是第二原发性肿瘤,肝癌最有可能是转移性肿瘤。

2.1.4.1 原发性肿瘤

原发肿瘤是最早出现的肿瘤。一个人可以患有多个原发性肿瘤,尽管这比较少见。这些第二(或第三)原发性肿瘤可能是治疗第一原发性肿瘤导致的。例如,接受胸部放射治疗的霍奇金病女性患者罹患乳腺癌的概率较高。有遗传性肿瘤综合征的人出现多个原发性肿瘤的可能性更高。例如,我们中心曾报道过一位患有 Lynch 综合征的患者,总共患有 9 种不同部位的原发性肿瘤。

2.1.4.2 复发性肿瘤

复发性肿瘤是肿瘤细胞的再现,可以出现在原来部位(局部复发),也可以出现在其他部位(系统的复发或远处转移)。复发性肿瘤细胞具有与原发性肿瘤细胞共同的特征。

2.2 肿瘤分类

肿瘤分类系统有助于决定治疗方案、预测预后,并给公众提供接受和理解肿瘤的系统方法。评估肿瘤是恶性的还是良性的,如果是恶性的,则要进行分级分期。

2.2.1 良性肿瘤或恶性肿瘤

"肿瘤"这个词总让人联想起癌症,然而并不是所有的肿瘤都是癌症。例如,脂肪瘤(脂肪细胞的良性肿瘤)可能没有重大的临床意义,而脂肪肉瘤(脂肪细胞的恶性肿瘤)则是严重的恶性肿瘤。肿瘤诊断的第一步是把肿瘤标本交给病理学家检查,由病理学家决定肿瘤是否是恶性。

良性肿瘤和恶性肿瘤有一些区别。最重要的区别是良性肿瘤不会扩散到身体的其他部位,而所有恶性肿瘤至少会有潜在的转移性。良性肿瘤生长缓慢,并对身体无害,通常包裹在纤维囊中不会出现转移。反之,恶性肿瘤增殖迅速,随着时间的推移会蔓延至邻近或远处的组织。

然而,"良性"肿瘤并不像其名字一样总是无害的,事实上如果出现下文中提到的因素时,会有大幅增加并发症发生率和死亡率的风险。

2.2.1.1　位置和尺寸

当良性肿瘤开始生长时，可能会压迫到周围的正常组织。由于血液供应不足，正常细胞实质受压迫会导致细胞萎缩。身体的一些部位有足够的空间容纳良性肿瘤。例如，女性子宫里可以长出非常大的子宫肌瘤。而其他部位，尤其是脑部和脊柱，几乎没有空间供肿瘤生长，甚至中等大小的肿瘤就可以导致很高的并发症发病率和死亡率。

2.2.1.2　激素分泌

良性肿瘤细胞通常和其正常组织的细胞相似，但是如果该型细胞分泌激素，则可能产生问题。良性肿瘤不受正常细胞监管系统调控，可能会额外分泌大量的激素。尽管一般情况下良性肿瘤激素生产效率比正常细胞低，但是大量的肿瘤细胞可能会分泌出大量的具有毒副作用的激素。例如，嗜铬细胞瘤是一种良性的肾上腺肿瘤，其分泌的肾上腺激素会触发“战或逃”反应。嗜络细胞瘤分泌过量的肾上腺素，会导致严重的高血压的出现，如果不及时治疗，可能会出现中风或心肌梗死。

在某些情况下，良性肿瘤可能是癌前病变。也就是说有恶变的可能。一些良性肿瘤经过繁杂的过程才发生恶变，而有些良性肿瘤则就是恶性肿瘤前体。已有几种类型的良性肿瘤被证明会恶变。如色素痣（痣），可能会恶变为黑色素瘤，结肠腺瘤可最终转化为腺癌。

值得注意的是，通常情况下良性肿瘤是以“瘤”结尾的，也就是说通常不会进展为“癌”或“肉瘤”。例如，脑膜瘤和神经胶质瘤（两种类型的脑肿瘤）。也有些术语是例外，最显著的例子是黑色素瘤，是一种高度恶性皮肤癌。也有些原位肿瘤是恶性肿瘤的早期阶段（详见 5.1.4 节原位乳腺癌的描述）。

2.2.2　肿瘤分级

一旦被确认为恶性肿瘤，病理学家就会根据肿瘤细胞的侵袭性对其进行分级。肿瘤的恶性程度分级从 1 到 3 或 1 到 4，3（或 4）是最晚期的阶段，也就是最差的阶段（表 2.8）。尽管最准确的预后指标是肿瘤的扩散程度即肿瘤分期（见 2.2.3 节），但是 3 或 4 级肿瘤通常意味着预后不良。

肿瘤的分级需要分析其组织学和生物学属性，以确定肿瘤组织与正常组织的相似程度。组织学研究细胞、组织和器官的结构和组成。与正常组织只有细微差别的肿瘤是早期肿瘤（高分化），而与正常组织相似度低或无相似度的则是晚期肿瘤（低分化）。

表 2.8 肿瘤组织学分级

GX	原发肿瘤无法评估
G1	高分化
G2	中分化
G3	低分化
G4	未分化

来源:National Cancer Institute at the National Institutes of Health. FactSheet:Tumor Grade(p. 2).

肿瘤分级也是以细胞分化的程度为基础的。细胞分化是最早出现的(不成熟的)细胞进化成不同类型的成熟细胞的过程。例如,骨髓中的骨髓祖细胞是不成熟的血细胞,然后分化成血小板、红细胞、白细胞。大多数正常组织细胞分化程度高,而肿瘤细胞的分化程度较低。描述肿瘤细胞的分化程度可能帮助确定其原发部位。根据肿瘤细胞的分化程度分为高分化、中分化、低分化(参见示例图 2.1)。

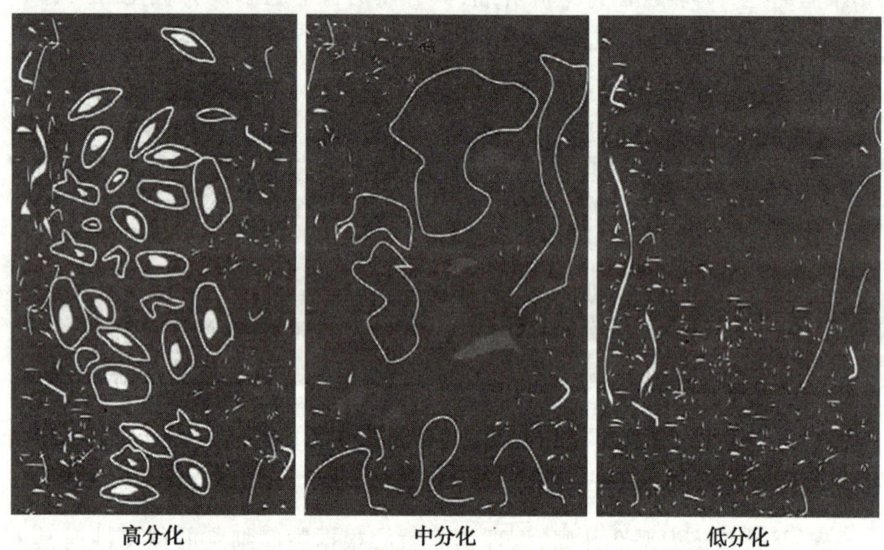

图 2.1 细胞分化。肿瘤细胞的高分化(左图)、中分化(中图)和低分化(右图)之间的差异如图所示。来源:In Amer. Cancer Society Textbook of Clinical Oncology. Holleb, A, Fink, D, and Murphy, G. (eds), ACS. Atlanta, Georgia, p. 11.

肿瘤包含一些发育不良的非典型细胞,说明该肿瘤处于癌前病变的状态。低级(高分化)肿瘤往往生长缓慢且侵袭性不强,而更高级(中分化或低分化)肿瘤往往增长迅速,侵袭性强,转移的可能性极大。未分化是指肿瘤完全丧失了正常的分化能力。原发灶不明的转移性肿瘤是指在诊断时未发现原发部位的转移性肿瘤。

肿瘤分级标准并不完全精确，认识到这一点很重要。如遇罕见或非典型的肿瘤，让第二位病理学家进行复审是有益的。

2.2.3　临床分期

恶性肿瘤的自然进程是生长并扩散到身体的其他器官。临床分期的目的在于评估患者疾病的进展程度、预测预后，并指导最佳治疗方案的确定。临床分期还给肿瘤学家和其他医疗专家提供了一套通用的标准，并为研究治疗试验提供分组系统。

全球临床分期系统最常用的是 TNM 系统。TNM 系统是由美国癌症联合委员会和国际抗癌联盟（IUAC）为了规范分期标准而提出的。分期的前提是，同一部位发生的肿瘤组织细胞学相似，疾病发展遵循相似的进程，对相同的治疗方案反应类似。初步评估肿瘤后即进行分期，有助于在制定出治疗方案前有个简单印象。随着治疗的进展肿瘤有可能被重新分期。

TNM 分期系统将肿瘤分为 0 ~ Ⅳ期，Ⅳ期为最晚期。分期是依据肿瘤大小、浸润深度、有无淋巴结转移以及有无远处转移制定的。分期越高，肿瘤的每个变量分级越高。这三个变量明确定义为：

- T——原发性肿瘤的情况。根据肿瘤的总体大小和外观进行分级，分为 Tis（原位）、T1、T2、T3、T4。原位肿瘤是那些局限于器官内层细胞的肿瘤。癌和黑色素瘤是唯一有原位癌阶段的肿瘤类型。T4 阶段的肿瘤已经入侵到周围的组织器官。

表 2.9　甲状腺髓样癌的 TNM 分期

Ⅰ期	T1 N0 M0
Ⅱ期	T2 N0 M0 或 T3 N0 M0
Ⅲ期	T1 N1a M0 或 T2 N1a M0 或 T3 N1a M0
ⅣA 期	T4a N0 M0 或 T4a N1a M0 或 T1 N1b M0 或 T2 N1b M0 或 T3 N1b M0 或 T4a N1b M0
ⅣB 期	T4b 任何 N M0
ⅣC 期	任何 T 任何 N M1

T（原发性肿瘤）：T1 肿瘤≤2cm；T2 肿瘤 2 ~ 4cm；T3 肿瘤>4cm 限于甲状腺；T4a 任何扩展到甲状腺包膜及侵入到皮下软组织，喉、气管、食道、或喉返神经；T4b 侵入到椎前筋膜或包围颈动脉或纵隔血管；N（区域淋巴结）：N0 无区域淋巴结转移；N1 区域淋巴结转移；N1a 转移到Ⅵ区（气管前筋膜、气管旁淋巴结、喉前淋巴结或分类不明确的淋巴结）；N1b 转移到单侧、双侧、或对侧颈部淋巴结（Ⅰ、Ⅱ、Ⅲ、Ⅳ、Ⅴ区），或咽后及纵隔上淋巴结（Ⅶ区）；M（远处转移）：M0 无远处转移；M1 有远处转移

来源：American Joint Committee on Cancer（2010），p. 114-115.

- N——淋巴结受累程度。这是一个系统受累与否的重要因素。淋巴结是淋巴或血液循环系统途径。可以分为N0、N1、N2、N3。
- M——远处转移的程度。只有两种情况,无远处转移(M0)或有远处转移(M1)。有远处转移表明处于癌症晚期。

TNM系统中的每个变量的具体标准取决于所累及的器官。表2.9描述了甲状腺髓样癌TNM分期系统。值得注意是肿瘤的同一个阶段可以由不同TNM组成。

肿瘤分期是进行诊断的重要组成部分,适用于每一种肿瘤类型。因为恶性肿瘤根据器官或组织的不同而有很大的不同,并不是所有的肿瘤都适用TNM分期系统。在这些情况下,出现了其他分类系统。例如,淋巴瘤、白血病、中枢神经系统肿瘤。

2.2.4 肿瘤的遗传分析

肿瘤是一种"基因胡作非为"的疾病。肿瘤组织学有时用遗传分析做补充以进一步描述肿瘤,或许能提供额外的治疗方法。这些日益复杂的遗传分析包括染色体和有针对性的分子研究。

2.2.4.1 染色体研究

细胞遗传学分析可以确定一个人染色体总数或结构的主要改变。正常的人类染色体通常由23对染色体组成——22对常染色体和1对性染色体(46,XX为女性;46,XY为男性)。肿瘤组织的染色体核型可能明显不同于这个人正常遗传得到的基因信息(生殖系核型)。细胞遗传学分析可以检测出所有有缺失(单体性)或多余(三体性)染色体的非整倍体。这种分析还可以检测出染色体部分缺失和重复,以及互换位置的两个基因片段的易位。

肿瘤术语通常按升序列出每个异常染色体的核型,如有结构异常,也会一起描述出来。例如,一名男性肿瘤患者,其染色体包含一条多余10号和17号染色体,1号染色体的短臂上部分缺失,18号和20号染色体的长臂易位,可以这样表达:48 xy,del(1)(p12)+10+17,t(18、20)(q21;q22)。

2.2.4.2 分子研究

分子研究使目标基因片段或DNA核苷酸的分析更加深入。这里有一些分子研究的例子:

- DNA测序——特定基因遗传密码的测序或解读仍然是检测特定DNA替换、插入或缺失的黄金标准。这个方法是自动的、使用不同染料标识的四种核苷酸扩增特定基因外显子(编码区域)和外显子/内含子结合处的。这个过程产生了一系列数值不同的峰值,可以和正常对照组相比较。一对基因拷贝中一个有突变将导致两种不同的信号,而正常情况下是单一信号(参见图 2.2 中的示例)。

- DNA 印迹法——该方法仍是分析 DNA 结构的一个标准方法,包括分离 DNA 和使用限制性内切酶把 DNA 切成更小的片段。这些 DNA 片段在凝胶上泳动,小片段 DNA 在凝胶中移动的速度比大片段 DNA 更快,由此产

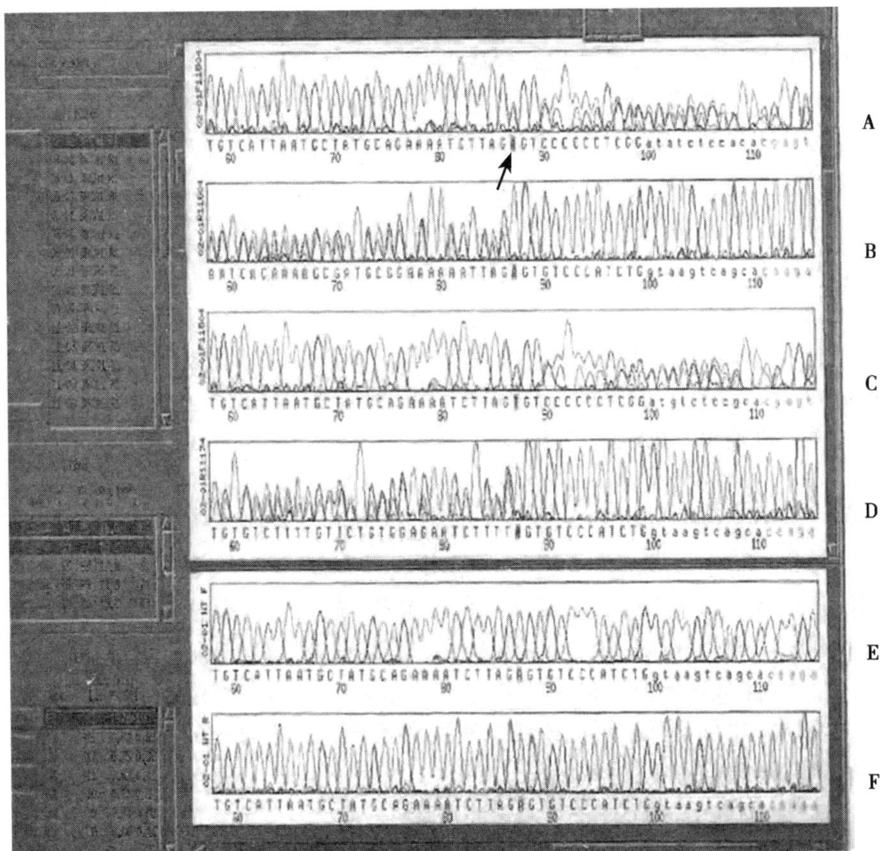

图 2.2　*BRCA1* 基因外显子 2 的一部分序列自动荧光 DNA 测序结果。A 框架里的光标表示两个缺失碱基的位置。从该处下游(右边)能看见 DNA 双链中存在的差异(双峰)。框架 C 和 D 是框架 A 和 B 的重复试验,框架 E 和 F 描绘了统一的("正常")序列;注意每个位置上始终如一的峰值高度和单一信号。来源:Dr. Brian Ward, Myriad Genetic Laboratories, Inc. Printed with permission from Offit, 1998, p. 249

生的结果然后和正常对照组相比较,从而得出是否有大片段基因重排或缺失过程。

- 荧光原位杂交(FISH)——该方法用于快速检测特殊易位或染色体异常。它包括用荧光标记DNA碱基对的特定区域,然后在显微镜下观察。

2.3 肿瘤治疗

一旦被诊断为肿瘤,患者和他们的家庭就被投入到一个有自己共同语言的世界,并且要做出复杂的治疗决定。治疗肿瘤有两个主要目标:根治性治疗以延长寿命,姑息疗法以减轻痛苦。

肿瘤是由细胞群聚集而成的,因此根除肿瘤需要用各种各样的治疗方法。要明白肿瘤的临床治愈是指检测不到肿瘤存在的证据,而不是消除每一个肿瘤细胞(这通常是一个不可能的壮举)。肿瘤医师希望把肿瘤细胞的数量降至微不足道的程度,即在患者接下来的生活中不会造成任何明显的症状或问题。肿瘤治疗是一种微妙的平衡,在消除肿瘤的同时限制对患者的损伤。

肿瘤的治疗分为局部治疗和全身治疗,局部治疗包括手术、放疗、冷冻疗法和激光治疗。全身治疗包括化疗、激素治疗、生物制剂。接下来的部分主要阐述肿瘤治疗的主要方法。

2.3.1 手术

外科切除术(切除)是治疗局限性肿瘤最有效的方法,也是消除实体肿瘤的首选方案。手术的目的是切除整个肿瘤,这通常需要去除周围边缘的健康组织。如果肿瘤生长缓慢,局限于单一器官,不影响任何重要器官便可将其切除,这就是最成功的手术切除。手术风险包括手术过程或麻醉时出现的小概率死亡、感染、短期或长期残疾和毁容。手术可能的副作用受到诸多因素如肿瘤的位置、手术的程度、患者的一般状况和年龄的影响。患者在手术前(新辅助治疗)或手术后(辅助治疗)通常给予放疗和(或)化疗。

在接下来的部分将阐述用于治疗肿瘤的四个主要手术方案。

2.3.1.1 早期诊断性手术

最初的外科手术的主要目的是评估肿瘤的程度,如活检、淋巴结清除术或内窥镜检查。在某些情况下,手术可以帮助确定肿瘤的起始部位,也可能探查是否需要进一步手术或其他辅助治疗。

2.3.1.2 根治手术

根治手术用于完全消除肿瘤及减少局部扩散的风险,这个过程可能会切除大量的健康组织,造成严重的并发症。

2.3.1.3 保守手术

在保守手术中,只切除肿瘤及其周围小范围的健康组织。因此,保守手术的范围远不及根治手术,但通常需要辅助放疗和化疗。

2.3.1.4 姑息性手术

姑息性手术的目的是为了减少由晚期肿瘤引发的疼痛或症状,而不是试图根除肿瘤。例如,脊髓肿瘤会导致行走困难和极度的痛苦,移除部分肿瘤可能会缓解症状或恢复器官功能。在大多数情况下,姑息手术只是暂时减轻疼痛或缓解其他症状。

2.3.1.5 其他外科手术

其他的外科手术包括为方便化疗而进行的导管给药或药泵的置入,以及肿瘤治疗后的整形重建。

2.3.2 放射治疗

放射治疗的目的是破坏放射范围内的肿瘤细胞。放射治疗是局部治疗,可以用来治疗大多数实体肿瘤。放射治疗可以在手术之前进行或替代手术以缩小肿瘤,或在手术后进行以扫除残留的局部肿瘤细胞。辅助化疗后通常给予放疗。放疗还可以用于缩小无法接受手术治疗的肿瘤,或作为姑息疗法以减轻症状。

放射治疗是针对肿瘤部位给予规定剂量的电离辐射。辐射区域可以比作手电筒的光束,目标中心部位是辐射束最强地方,但“散射”光束也可以造成细胞损害。实际上,这是放射治疗的一个关键作用,因为它可以摧毁已经开始在局部传播的肿瘤细胞。而辐射区域之外的肿瘤细胞不会受到影响,所以放射治疗对已经转移了的肿瘤并不是一种有效的治疗方法。

放射治疗是如何生效的呢?电离辐射将能量传递到细胞,导致 DNA 双链断裂促使细胞程序性死亡和(或)阻止其繁殖扩散。细胞在接受辐射后立即死亡或过后细胞会试图进行有丝分裂。处于活跃分裂时期的肿瘤细胞对放射线的敏感性最强。要杀灭静止期细胞(那些分裂不活跃的细胞)则需要更强的放射剂量,增殖缓慢的肿瘤细胞很少进行细胞分裂,辐射能量分子往往是通过携氧系统投射到细胞上。因此,缺氧的肿瘤有一定防放射作用,需要较高的辐射剂量。

辐射剂量以前的测量单位是拉德(rad),但现在用戈瑞(Gy)。一 cGy(厘戈瑞)相当于一拉德。通常每日剂量的大约 200cGy,5 ~ 8 周为一疗程。每日剂量和总辐射量依据肿瘤的位置和大小、患者的耐受性不同而不同。

放射治疗的有效性在很大程度上取决于肿瘤的类型及其对辐射的敏感性。一个大剂量的辐射比多个小剂量辐射更有效,因为后者使肿瘤细胞有再生的机会,但大剂量对正常组织的毒副作用也更大。单一剂量的辐射只能杀死一部分肿瘤细胞。例如,如果一个单一剂量的辐射能杀死 99% 的肿瘤细胞,那么一个由 100 万个肿瘤细胞组成的肿瘤在经过放射后,仍然有 10 000 个肿瘤细胞存活。

不幸的是,这也毁灭了同比例的暴露在辐射范围内的正常细胞,这是放射疗法的主要毒副作用,在整个治疗过程中必须严格监控毒副作用。为了确定最佳的辐射剂量,肿瘤放射医师将考虑肿瘤对放射的敏感性、肿瘤的体积和正常组织能耐受的最大辐射剂量。一般情况下正常细胞的恢复速度比恶性肿瘤细胞快。因为正常细胞不频繁地进行分裂,通常受到的辐射损伤更少。

辐射的副作用取决于被辐射的组织部位。如果照射头部会脱发,如果照射盆腔区域则会出现腹泻和膀胱炎。辐射也可能导致疲劳、皮肤发红或形成瘢痕。远期副作用包括白内障(放射眼部)和不育(放射性腺)。肺、肝脏、肾脏和心脏对辐射也敏感。这些远期副作用可能在治疗结束几个月或几年后出现。

儿童接受放射治疗会出现骨骼和软组织损伤,导致发育缓慢或畸形。放射治疗也会引发第二个肿瘤,最常见的是白血病和淋巴瘤,如果对这两个肿瘤进行放疗可能会出现乳腺癌、甲状腺癌或肉瘤。

2.3.3 化疗

化疗是杀灭全身肿瘤细胞的系统性治疗。大多数化疗药物都是静脉注射用药,但有些是口服药物。化疗的目的是进一步提高根除肿瘤的机会,预防或延迟转移,或减轻症状。为了预防难以检测的微小转移,往往会辅以化疗。

化疗能有效破坏分裂活跃的细胞,但对不分裂的细胞效果要差些。化疗可以只用一种药物,但常采用联合用药的方法。特定药物的疗效取决于肿瘤的敏感性,药物的吸收代谢,药物在肿瘤的分布及其排泄出身体的方式。大多数化疗药物的靶细胞是处于有丝分裂阶段的细胞，然而，联合用药可以把所有阶段的细胞都列为靶细胞。如果对晚期癌症进行化疗，那么在治疗期间可能需要改变药物的种类，因为残余的肿瘤细胞可能对之前使用过的药物已经产生了抗药性。

化疗方案取决于肿瘤性质。例如，在某些情况下，抗代谢物用来抑制新血管的形成以饿死肿瘤。在其他情况下，为了使化疗药物能更好地进入所有的肿瘤细胞，可以用化疗药来改善肿瘤的血管。化疗也可以减轻疼痛或稳定身体机能。

化疗的疗程总数将取决于治疗的目标以及药物的有效性和毒性。通常情况下，每个疗程都会间隔 1 ~3 周，以恢复正常的细胞群。

化疗常见的副作用包括脱发和胃肠道黏膜的损伤，后者会导致口腔溃疡、胃溃疡等消化系统的疾病。大多数药物的化疗都会引起骨髓毒性，会减少白细胞、血小板和红细胞。白细胞的减少会暂时增加感染风险。也会减少中性粒细胞或血小板的生成，导致患者免疫系统的暂时衰退。化疗药物对不可再生组织会永久性伤害，包括心脏和神经系统，且可以导致不育以及女性停经或绝经。

因为毒性会累积，患者不可能无限期地进行化疗。大多数化疗药物治疗的疾病有限，并存在个体差异性或耐受性，这些问题的原理尚不清楚。新兴的药物基因组学能够更好地预测个体的代谢反应及严重副作用的潜在风险，因此拥有广阔的前景。

1942 年，临床上第一次使用化疗，即用剧毒的氮芥治疗淋巴瘤。目前，有效的化疗药物种类繁多，针对基因肿瘤类型的治疗方案也日益增多。

接下来的部分将阐述化疗药物的类型。

2.3.3.1 细胞毒性药物

细胞毒性药物包括抗代谢药、烷化剂、抗肿瘤抗体和长春花生物碱。抗代谢药（如 5-氟尿嘧啶）通过阻止 DNA 转录或干扰 DNA 的合成而发挥疗效。烷化剂（如阿霉素）直接破坏 DNA，长春花生物碱剂（如长春新碱）破坏有丝分裂纺锤体。细胞毒性药物的目标是分裂期细胞，因此也会损坏毛囊、胃肠道黏膜和骨髓。

2.3.3.2 激素制剂

甾体类和非甾体类激素在细胞增殖和分化中参与活跃。许多肿瘤对激素敏感，包括前列腺癌、乳腺癌、子宫内膜癌、甲状腺癌、卵巢癌、肾癌。这些肿瘤的表面有激素受体，因而能成为激素治疗的目标。激素(或营养)疗法通过减少有效激素的数量和(或)抑制激素和受体的合成，以达到缩小肿瘤的目的。这些药物可以用于治疗晚期肿瘤，或在化疗后(或与化疗同时进行)使用可以提高治愈的机会。他莫西芬是抗激素药物的一个例子，可以减少乳腺癌复发。激素制剂的一个优点在于很少引起器官毒性。

2.3.4 干细胞移植

血液干细胞在循环系统和淋巴系统中能分化成不同类型的成熟细胞。由于大剂量化疗的主要毒副作用是骨髓抑制，因此在化疗前取得干细胞便可以有效管理大剂量化疗的毒副作用。干细胞可以使骨髓再生，也可能使受累的免疫系统恢复。

为了治愈或减轻骨髓抑制可以进行骨髓移植。骨髓移植有很多潜在的并发症，包括感染、出血、口腔溃疡、脱发，以及罕见的完全性移植细胞排斥(移植排斥)。在异体的移植中，也会出现强烈的免疫反应，即受者自身的细胞对抗移植的外来干细胞，这称为“移植物抗宿主病”。

干细胞的三个主要来源是骨髓、外周血、脐带。当前移植采用最多的是外周血，因为外周血更容易获得且免疫系统的恢复速度比采用更传统的骨髓移植要快。要从外周细胞中获得干细胞，必须人为地使用生长因子刺激骨髓干细胞生长，使大量骨髓干细胞释放到血液中，然后将这些细胞从血液中采集出来，这个过程称为干细胞采集。大剂量的化疗或放疗后，再把干细胞输回患者体内。

脐带血干细胞丰富，但是总量太少用于成人并不实际。然而，儿童肿瘤高风险的家庭可能想要储存新生儿的脐带血，以防孩子(或其兄弟姐妹)罹患肿瘤。骨髓移植的两个主要类型如下所述：

- 同种异体移植——同种异体移植要求捐赠者和患者拥有相似的人类白细胞抗原(HLA)。HLA 匹配的捐献者通常是患者的兄弟姐妹或父母。如果家庭成员之间没有相匹配的，可以从捐献者注册中心寻找。这些注册中心提高了需要移植患者找到匹配捐献者的成功率，尽管少数民族仍处于弱势。接受同种异体移植的肿瘤患者面临干细胞排异反应和急性/慢性移植物抗宿主病。同种异体移植已被成功用于治疗白血病和淋巴瘤。此外，同种异体移植也用来治疗其他基因疾病，例如严重联合免疫缺陷综合征和镰状细胞病。
- 自体移植——自体移植是先采集患者自身的干细胞，患者经过化疗或放疗后再将干细胞移植到体内。移植干细胞没有受到有毒药物的损害，可以移植回患者体内且无移植物抗宿主疾病。自体移植可以用于多种类型的血液肿瘤和实体肿瘤，特别是孩子，但自体移植治疗成人实体肿瘤的效果有待证实。

2.3.5　其他的肿瘤治疗方法

其他的肿瘤治疗方法包括激光疗法、冷冻疗法、基因治疗、免疫治疗和维 A 酸类药物治疗。

2.3.5.1　激光疗法

激光疗法是用激光灼烧或蒸发肿瘤。激光光束会发出强大的热量，能直接作用于肿瘤。尽管激光疗法在定位区域方面比放疗更精确，但却不能用于大面积治疗。而用激光疗法对去除阻塞身体通道的实体瘤和治疗多种肿瘤（包括皮肤、食管、结肠、直肠和胃）是非常有用的。

2.3.5.2　冷冻疗法

冷冻疗法是使用极端寒冷来冻结肿瘤并阻断其生长过程，它还有助于缓解疼痛，减少肿胀。冷冻手术时把液氮注入插进肿瘤的探针，直到肿瘤达到了冰点温度。该疗法被用于治疗多种实体肿瘤，尤其是肝脏和前列腺癌。

2.3.5.3　基因治疗

虽然基因治疗仍代表着未来的希望，但其进入临床治疗的过程却是缓慢的。基因治疗是把特定的肿瘤基因插入到病毒载体里，然后将其注入肿瘤中，以达到损坏肿瘤的基因组的目的。如果能锁定这个特定的基因，那么基因治疗能达到最佳的效果。例如，锁定 *MYC* 癌基因是为了阻止该基因的转录，或锁定 *TP53* 的肿瘤抑制基因是为了重建人体的正常细胞凋亡通路。既然把肿瘤基因注入每一个肿瘤细胞中是不可能的，基因治疗也只能依赖于所谓的"旁观者效应"，即一个肿瘤细胞的死亡引发周围肿瘤细胞一起瓦解。

2.3.5.4　免疫疗法

因为肿瘤细胞来自于机体内部而不是别的地方，所以免疫系统可能并不总是认为肿瘤是一个威胁。免疫制剂通常是与受体分子结合的纯化蛋白质，可以刺激机体对肿瘤产生免疫反应。可以通过刺激 T 细胞群和（或）B 细胞群达到此目的。T 细胞可以消灭外来细胞，B 细胞能针对特定的外来物质产生抗体。这些生物制剂也能刺激细胞分化，从而削弱肿瘤的生长能力。

例如α干扰素，它能用于治疗多毛细胞白血病和骨髓性白血病；白介素2，能用于治疗转移性肾细胞癌。短期副作用包括疲劳和流感样症状。

2.3.5.5 维A酸类

全反式维A酸能诱导上皮细胞分化，从而损害肿瘤的生长能力。研究发现，维A酸类能有效治疗一些肿瘤，包括基底细胞癌、膀胱癌和早幼粒细胞白血病。副作用包括皮肤酸痛、全身不适和肝毒性。

2.4 扩展阅读

American Cancer Society. 2010. Signs and symptoms of cancer. http://www.cancer.org/cancer/cancerbasics/signs-and-symptoms-of-cancer.

American Cancer Society. 2011. Learn about Cancer: Find information and resources for a specific cancer topic. http://www.cancer.org/cancer/index.

American Joint Committee on Cancer. 2010. Cancer Staging Handbook, 7th edition. Springer, New York.

Boyer, MJ, and Tannock, IF. 2005. Cellular and molecular basis of drug treatment for cancer. In Tannock, IF, Hill, RP, Bristow, RG, and Harrington, L (eds), The Basic Science of Oncology, 4th edition. McGraw Hill, New York, 349–375.

Bristow, RG, and Hill, RP. 2005. Molecular and cellular basis of radiotherapy. In Tannock, IF, Hill, RP, Bristow, RG, and Harrington, L (eds), The Basic Science of Oncology, 4th edition. McGraw Hill, New York, 261–321.

Dollinger, M, Rosenbaum, EH, Tempero, M, Mulvihill, SJ, Ljung, BM, and Morita, ET. 2002. How cancer is diagnosed. In Dollinger, M, Rosenbaum, RH, Termpero, M, and Mulvihill, SJ (eds), Everyone's Guide to Cancer Therapy, 4th edition. Andrews McMeel Publishing, Kansas City, MO, 17–30.

Girard, V. 2004. Confronting the bully. In There's No Place Like Hope: A Guide to Beating Cancer in Mind-Sized Bites. Compendium Inc., Lynnwood, WA, 1–3.

National Cancer Institute. 2011. A to Z List of Cancers. The Website of the National Cancer Institute. http://www.cancer.gov/cancertopics/types/alphalist.

Offit, K. 1998. Laboratory methods of cancer genetic testing. In Clinical Cancer Genetics. Wiley & Sons Inc., New York, 240–253.

Parchment, RE. 2006. Oncology: the difficult task of eradicating caricatures of normal tissue renewal in the human patient. In McKinnell, RG, Parchment, RE, Perantoni, AO, Damjanov, I, and Barry Pierce, G (eds), The Biological Basis of Cancer, 2nd edition. Cambridge University Press, New York, 307–354.

Pierce, GB, and Damjanov, I. 2006. The pathology of cancer. In McKinnell, RG, Parchment, RE, Perantoni, AO, Damjanov, I, and Barry Pierce, G (eds), The Biological Basis of Cancer, 2nd edition. Cambridge University Press, New York, 14–50.

Schultz, WA. 2004. Cancer diagnosis. In Molecular Biology of Human Cancers. An Advanced Student's Textbook. Springer, The Netherlands, 427–447.

Sontag, S. 1977. Illness as Metaphor. Farrar, Straus, & Giroux, New York.

第 3 章

肿瘤生物学

在过去的十年里，我们对于肿瘤的看法发生了很大的变化。我们一度认为肿瘤是一个深不可测的黑盒子，而现在，我们已经撬开了黑盒子的一角，为其投进了第一缕微光。我们曾认为肿瘤是一大类令人困惑的、原因难以明确的疾病，现在我们正走在给予大多数或是所有肿瘤的发生一个统一解释的道路上，而这条道路的基石就是细胞。

（*Bishop*，*2003*，*p. 135*）

3.1 恶性细胞

正常细胞的恶变过程可以概括为是细胞复制出现了问题。本节概述了恶性细胞的获得性特征和功能特性。

3.1.1 恶性细胞的特征

正常细胞转变为肿瘤细胞时，在结构和生化上都发生了变化（表 3.1）。这些区别将在随后的章节中介绍。

表 3.1 肿瘤的主要特征

• 生长信号的自给自足	• 无限的复制能力
• 抗生长信号不敏感	• 持续的血管生成
• 回避细胞凋亡	• 组织浸润和转移

来源：Hanahan and Weinberg(2011).

3.1.1.1 结构特征

肿瘤细胞和正常的同源细胞相比，最明显的结构差异就是异常的形态和大小。在癌细胞中,内至细胞核的遗传信息,外到细胞质中的激素受体,细胞的每个主要成分都发生了变化。正常细胞的特征是同质性,而肿瘤是由形态异常的异质细胞群构成。

3.1.1.2 生化特征

相比正常细胞,肿瘤细胞有不同的生化需求,使其具有增强的增殖和生存能力。例如,相比正常细胞,肿瘤细胞仅需低浓度的生长因子就可以复制。肿瘤细胞自身也会缺失或获得某些生化特征,包括损失纤维连接蛋白(对于细胞间黏附具有重要作用)和获得产生自体生长因子的能力。

3.1.1.3 遗传特征

肿瘤细胞中含有明显异常和不稳定的核型,包括单个基因和整个染色体数量和结构上的改变。遗传非整倍体很常见,如各种类型的染色体易位、断裂和其他结构重排。如图 3.1 所示,癌基因、肿瘤抑制基因、修复错配基因,这三种类型的易感基因突变作用于细胞周期的不同方面。虽然经遗传获得的基因组在所有正常细胞中是保持标准的,但在肿瘤中,细胞与细胞之间的遗传表达都有很大差异。因此,肿瘤细胞的增殖和转移的潜力是不一

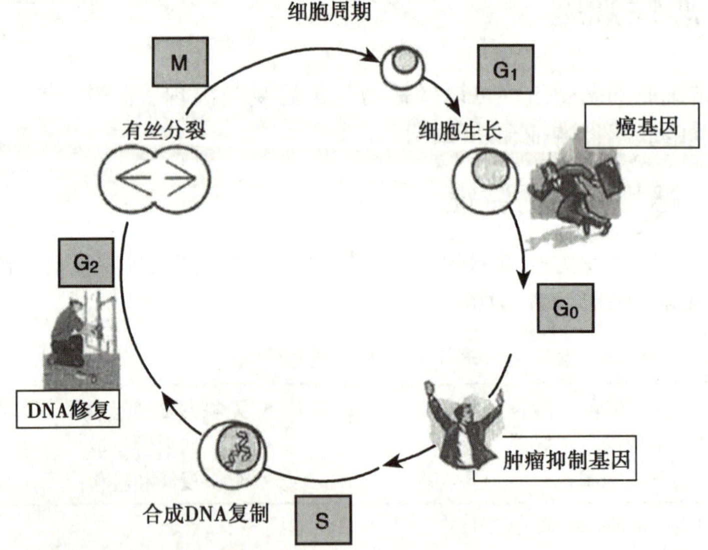

图 3.1 细胞周期和主要肿瘤易感基因的定位。这些基因类型包括癌基因、肿瘤抑制基因和 DNA 修复基因。关于以上肿瘤易感基因的进一步描述见下文。来源:Offit(1998,p.40,reprinted with permission)

样的,对化疗或放疗的敏感性也就不同。

3.1.2 肿瘤细胞的功能特性

肿瘤的一个特征是严格调控的细胞进程失常,比如分化、增殖和程序性细胞死亡。肿瘤细胞常摆脱具有自我限制作用的正常细胞特征,获得对其生存和发展有利的特征。肿瘤细胞获得的主要生物学功能如图 3.2 所示,部分特性将在随后的章节中介绍。

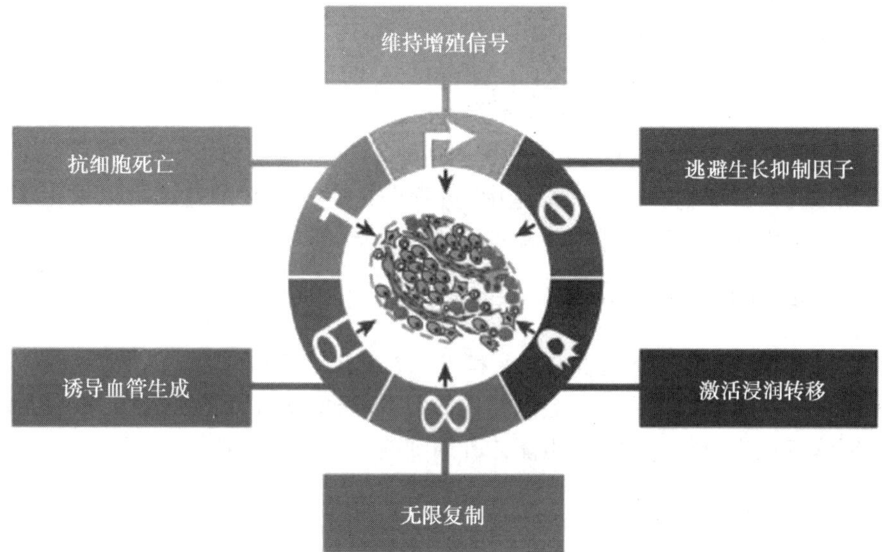

图 3.2 显示了肿瘤的特征。这些生物特性使得肿瘤得以发生发展。来源:*Hallmarks of Cancer:The Next Generation*,Douglas Hanahan and Robert A. Weinberg,Copyright 2011,with permission from Elsevier.

3.1.2.1 去分化

终末分化的细胞具有特定的结构和功能,在正常情况下不会再次分化。分化是停止或限制细胞生长的一种细胞机制。失去正常、成熟细胞的特性被称为去分化。体细胞基因在复制过程中发生变化,使成熟细胞失去正常表型,从而发生去分化。青春期后,正常细胞的分裂速率减慢,只用以维持组织的大小和功能。当正常细胞发生分裂时,一个细胞保持未分化状态,以保证以后的生长,所有其他的细胞则分化为成熟细胞。这一点和肿瘤截然不同,在肿瘤中,一半的细胞可以保持未分化状态。

3.1.2.2 获得增殖能力

细胞增殖是生成新细胞的过程。完全分化的细胞不会再复制,而一些低分化的细胞会增殖一定的次数。人体细胞在失去增殖能力之前,平均会分裂60~80次。正常细胞增殖需要满足几个要求,包括足够的生长因子和合适的细胞锚定。肿瘤细胞中基因变异的直接结果是细胞增殖增强。与正常同源细胞相比,肿瘤细胞分裂频率加快、生长周期数增多、对细胞生长信号的高度敏感,使肿瘤细胞能够最大限度地增殖,一旦肿瘤细胞成熟,它们将获得不依赖于组织正常生长信号的增殖能力。

3.1.2.3 绕开细胞周期的检查点

细胞周期中G1和G2关卡的作用是检查DNA复制错误,标记需要修复或死亡的异常细胞。在肿瘤细胞中,负责停止有丝分裂的基因可以发生突变。这使得细胞可以绕过这些检查点,保留损伤的DNA。

3.1.2.4 DNA修复失效

肿瘤细胞可能持续停止在G1和G2检查点,问题可能在于负责修复复制错误的基因。检查点可能会因错误的DNA修复基因而失去效力。即使肿瘤细胞有很多DNA错误,这也能让肿瘤细胞得以生存和复制。

3.1.2.5 实现"永生性"

程序性细胞死亡被称为细胞凋亡。凋亡是组织控制每个细胞生长周期数目的重要机制。凋亡有多种目的,如发育期间使组织成形,消除反应过度的免疫细胞,消灭被病毒感染的细胞,并保持组织的稳态。正常细胞在指定的时间或当其受损时发生凋亡。组织的另一种安全机制是复制性衰老,细胞可以存活但丧失了增殖能力。肿瘤细胞能够消除或绕过这些安全机制成为"永生"。永生细胞的寿命大大的延长,并且几乎不会失去增殖能力。

3.1.2.6 进行血管生成

小于2mm的小型肿瘤,通常能够靠从周围组织中吸收营养,维持生存。但是一旦超过几个细胞层的厚度,肿瘤就需要自己的营养来源。为此,肿瘤要经历一个被称为血管形成的过程。血管生成需要特定细胞分化成毛细血管以运输血液,即营养物质到肿瘤。肿瘤可以构建一个新的毛细血管网络，也可伴随生长在已有的，给周围正常组织提供血液的血管旁边。血管形成也可发生在非肿瘤细胞，以帮助伤口的愈合或严重的炎症。正常组织或肿瘤如果没有足够血液供应，就可能形成大面积坏死（死亡组织）。

3.1.2.7　代谢的改变

肿瘤的永久性增长需要更多的能量（类似于十几岁的男孩）。肿瘤细胞通过产生更多用于生长信号和生物合成的酶以适应这一需要。活跃的代谢和代谢废物的增加也可能影响邻近正常细胞的代谢。

3.1.2.8　基因组不稳定性

在肿瘤细胞中，基因和染色体的结构和数量的异常，可赋予肿瘤细胞增强的生长和存活能力，但也使得它变得相当不稳定。肿瘤是由不同基因、代谢和功能特性的细胞拼凑组合而成。因此，肿瘤从不会完全处于一个平衡或稳定的状态。在肿瘤生长和适应周围环境的过程中，其功能特性不断地发生变化，肿瘤细胞的这种优势使其在不利的环境中能更好地增殖和生存。

3.1.2.9　异常细胞信号

有超过 6000 个基因的主要作用是在细胞和组织的不同组件间传递信息。这些信号网络的目的就是使各个组织处于平衡（内稳态）。这些信号基因对物理环境和细胞的需求敏感，可相应地调节信号。这个信号系统依靠细胞表面独特的受体来判断，是接受还是忽略收到的信息，并传送给信号系统下游的细胞。肿瘤细胞表达改变了的表面受体，可以混淆信号细胞，从而扰乱细胞通路的正常通信。事实上，肿瘤细胞中，信号网络的任何一个环节都可以发生突变。肿瘤细胞还可以产生自己的信号系统，使其能够独立作用，进一步扰乱周围正常细胞，从而不断调整其生化需要，以适应肿瘤异常的生长。

3.1.2.10　具有移动性

循环系统或淋巴系统外的正常细胞往往永久停留在固定的一个地方，这是由几个细胞机制造成的，包括对邻近细胞的固定黏附。缺失这种附着力并获得运动性是迁移和转移的第一步。

3.2 癌变

一个细胞经过多个步骤成为一个完全恶性细胞。肿瘤的发展开始于体内某处的一个肿瘤细胞,这个肿瘤细胞复制并在所在的组织内形成一个小细胞克隆群。这个异常细胞群里进一步发生基因变异,使细胞获得增强的增殖力和其他的特征,比如移动性和细胞寿命延长。发生癌变的过程可以迅速完成,也可能需要十年或更长时间。一些癌前细胞可以退回到正常状态或无限期地停留在癌前状态;另一些癌前细胞则似乎不可避免的进展为恶性细胞。

3.2.1 癌变的发展阶段

癌变可分为启动、促进、演变和转移几个阶段,如图 3.3 所示。

3.2.1.1 启动阶段

癌变的第一个阶段称为启动。通常情况下,癌变的初始事件是单个细胞内的基因突变,这将导致异常增殖的发生。具有复制能力的细胞,如祖细胞和干细胞,才有成为癌前细胞的风险。初始突变可以由生殖系细胞遗传,但大多数发生在体细胞。有丝分裂中的随机错误或是暴露于被称为启动剂或引发剂的致癌物质,会导致体细胞突变。当致癌物质与 DNA 相互作用,核苷酸被改变,形成加合物。与病毒相似,加合物插入正常 DNA 链,就可能引起恶变的开始。从开始暴露于致癌物质到发现肿瘤可能需要几年时间,这个过程被称为潜伏期。比如烟草和辐射就是两种启动剂。启动细胞是一种恶性干细胞,一旦处于适宜的环境中,就有形成完全恶性肿瘤的潜力。所以,启动细胞与正常的同源细胞表现无异,只有在一定条件下才会转变为完全恶性细胞。启动细胞虽然一直处于变化中,但不总是演变为恶性肿瘤。一些启动细胞可以在增殖之前就被消灭,而另一些则可以一直处于异常但非肿瘤的状态。

3.2.1.2 促进阶段

促进阶段是癌变的第二阶段。在这个阶段中,细胞获得选择性生长优势,从而导致异常细胞的快速增长,形成小的、良性肿瘤。这一时期的快速增长可能是由于细胞分裂过程中的随机错误,或接触了被称作促癌剂或促进剂的某些致癌物质。激素和膳食脂肪就是两种促癌剂。暴露于这类促癌

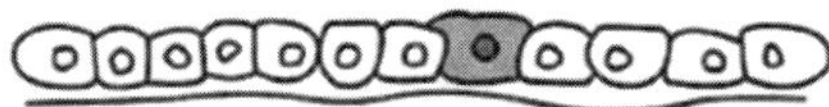

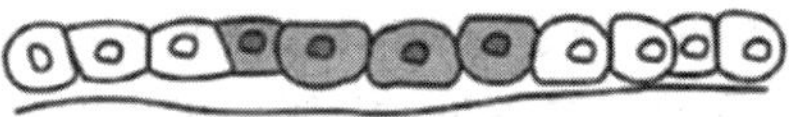

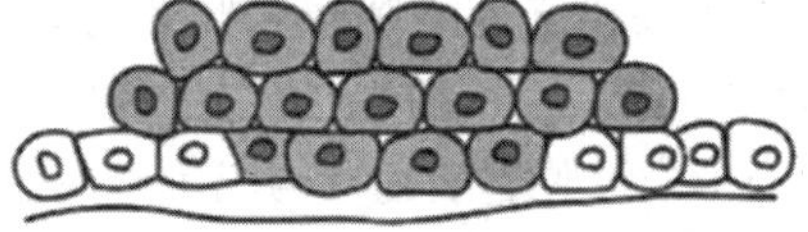

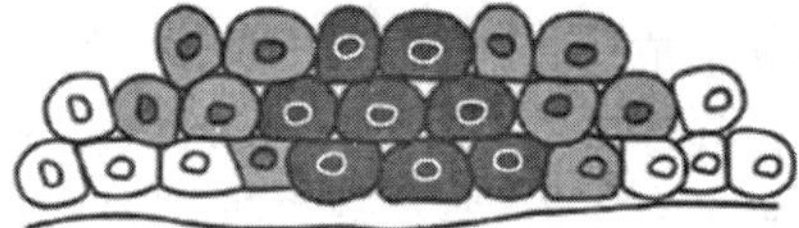

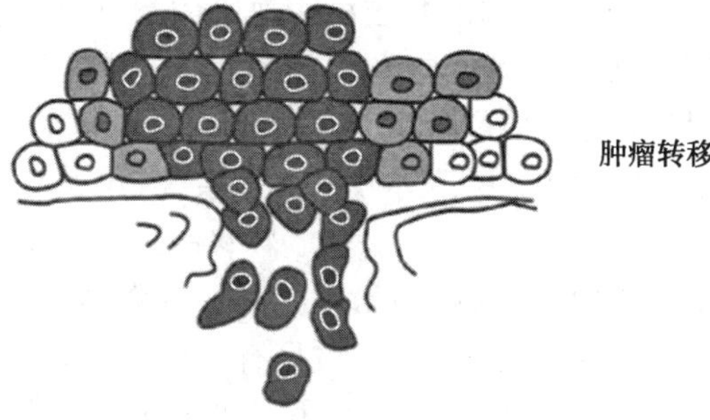

图 3.3　癌变的各个阶段。肿瘤发展的主要阶段被称为启动、促进、演变和转移。请注意，这个过程开始于一个单一的突变细胞（浅色阴影细胞），到许多完全癌变的细胞（深色阴影细胞）脱离肿瘤并迁移到身体其他部位为止。来源：Cooper, G. 1992. Elements of Human Cancer. Jones and Bartlett, Bouton, p. 23

剂会刺激启动细胞的生长，但这只是一种表观遗传效应，因为这只会改变细胞的表型而不会改变细胞的基因型。所以，直到此时，癌变过程仍然是可逆的。如果停止暴露于促癌剂，细胞将停止生长并开始逐渐死亡。但是持续突变和分裂的细胞仍然会继续发生癌变。

3.2.1.3 演变

演变期是指情况每况愈下的阶段。在此阶段,基因突变不断发生,使得肿瘤细胞获得或失去某些特性,从而使肿瘤可以完全独立于宿主组织。进一步暴露于致癌物,越来越异常和不稳定的肿瘤细胞的基因发生自发性突变就会触发演变期。在此阶段,基因变异是不可逆且随意发生的,使得肿瘤具有异质性。随着肿瘤的持续生长,为了适应当下环境的需求,某些突变细胞可以选择性地增殖。比如,复制时不需要激素的小细胞亚群可能使激素依赖的细胞逐渐消失。肿瘤的生长是随机而非有计划的,这看上去似乎符合达尔文的适者生存学说。最终,大量的完全恶性肿瘤细胞将构成具有极强的增殖力、自主的营养来源、多种基因缺失和重排所致的异常核型和转移潜能的肿瘤。

3.2.1.4 浸润和转移

为了获得侵袭周围组织并形成远处肿瘤克隆(转移)的能力,恶性细胞将经历进一步的基因变异。转移过程包括多个步骤如表3.2和图3.4所示。首先,细胞失去黏附于邻近细胞的能力,获得移动性。然后细胞侵袭细胞膜,使其能够进入邻近组织,并最终进入循环和淋巴系统。这就是为什么无论原发病灶在哪儿,都要在肿瘤治疗期间和治疗后监测血液样本和淋巴结的原因。肿瘤细胞进入血管和淋巴管被称为血管内渗,循环至其他部位穿出血管或淋巴管被称为血管外渗。具体的转移途径是特异的,并在一定程度上可以根据起始肿瘤的类型和位置加以预测。转移细胞通常寻找“好客”组织进行转移,这类组织本身已有微毛细管系统,比如肝、肺、肾和骨。但肿瘤细胞有转移至身体任何部位的潜能。转移的最后一步,肿瘤细胞开始在新组织定居、形成克隆群,被称为繁殖。有些克隆群将常年保持休眠状态,而另一些将立即开始生长。据估计,只有不到万分之一的恶性细胞能成功转移。但是,考虑到每天有数以百万计的肿瘤细胞从原发肿瘤脱落,进入血液循环或淋巴系统,上述统计是不容乐观的。转移是肿瘤相关死亡的主要原因。不幸的是,据估计约三分之二的患者在初步诊断时已有转移的迹象。

表3.2 转移级联

• 细胞分离脱落 • 迁移和运动性 • 细胞膜破坏	• 血管内渗 • 血管外渗 • 繁殖

来源:McKinnell(2006).

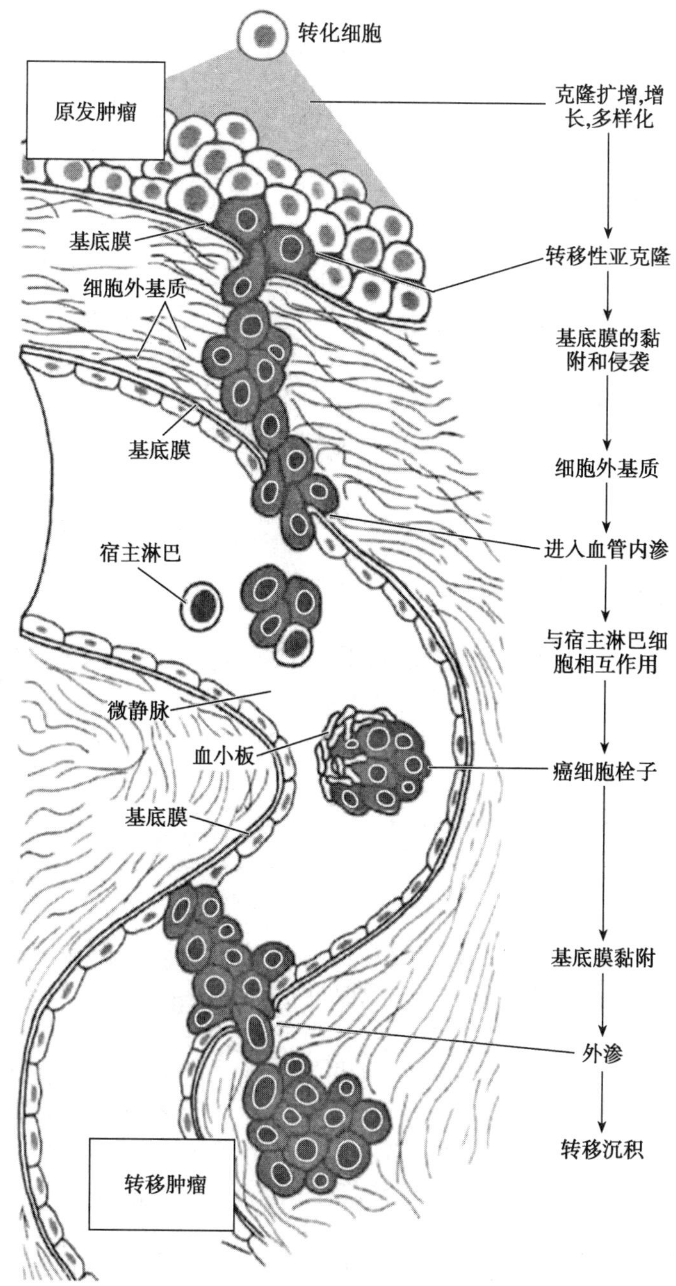

图 3.4　导致转移的级联事件。从图的顶部到底部,转移性亚克隆(用黑色的细胞质和细胞核表示)结合并破坏组织的基底膜,侵入细胞外基质。转移细胞穿透血管或淋巴系统(血管内渗),并随之循环到远处,黏附于血管基底膜,然后在形成转移克隆群的地方穿出管道(血管外渗)。来源:McKinnell(2006,p. 55).

3.2.2 Knudson 的视网膜母细胞瘤模型

1971 年，Alfred G. Knudson 试图用解释遗传性和散发性视网膜母细胞瘤的方法来阐明肿瘤的发生发展。他的二次打击理论(图 3.5 所示)解释说，患有遗传性视网膜母细胞瘤的儿童生来携带一个正常的 *RB* 基因和一个失活突变的 *RB* 基因。在任何视网膜细胞里，只有当第二个事件，或称作“打击”，破坏了有功能的 *RB* 基因时，才会导致视网膜肿瘤的发生。相反，散发性儿童视网膜母细胞瘤患者生来即有两个功能正常的 *RB* 基因，只有当一个视网膜细胞内发生两次独立的事件，使两个 *RB* 等位基因失活后，才会发生视网膜肿瘤。这个模型解释了为什么 9/10 的具有遗传性突变 *RB* 基因的儿童会最终发生视网膜母细胞瘤，而散发性案例的发生率仅为 1/20 000。

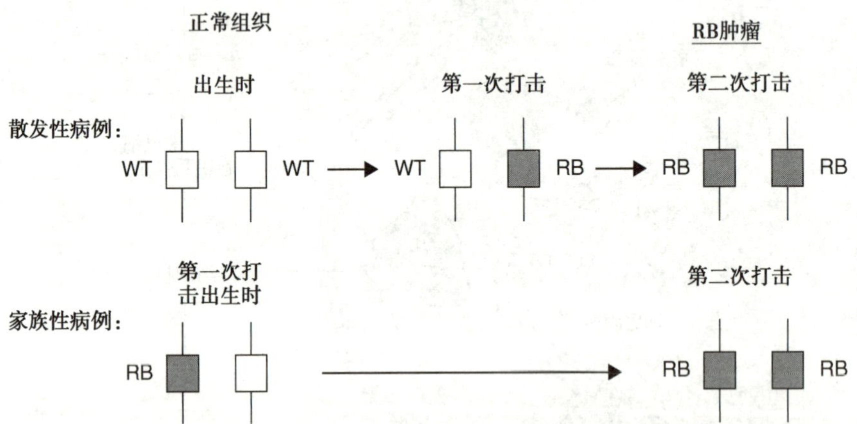

图 3.5 Knudson 的二次打击模型。该模型阐明了散发性和家族性视网膜母细胞瘤的形成机制。WT =野生型；RB=突变的 *RB1* 基因

Knudson 的二次打击假说认为肿瘤的发展是一个过程，而不是单次事件或暴露的结果，这彻底改变了我们对肿瘤发生发展的理解。二次打击模型同样适用于解释其他肿瘤，但可能改为多次打击模型更为合理，因为事实证明，大多数肿瘤需要 2 ~7 次打击才能获得完全转移的潜能。

3.2.3 Vogelstein 的结肠癌模型

结直肠癌的癌变模型很好地说明了恶性肿瘤是多个遗传事件组合的结果(图 3.6)。初始致癌事件可以是肿瘤抑制基因，如 *APC* 基因的生殖系突变或体细胞突变。此外，基因突变导致 *K-RAS* 癌基因的激活，以及 *DCC* 和

*TP*53 抑癌基因的缺失。基因改变的确切顺序可能有所不同,重要的是遗传事件的积累。然而某些基因改变在早期发生更加频繁,有些在后期更加频繁。这一系列的基因改变对应着腺瘤的发展(早、中、后期)和转移性癌。基因改变是否能表明肿瘤处于早期或进展期?如果能明确这一点,将有利于临床上对恶性肿瘤的分期和治疗。

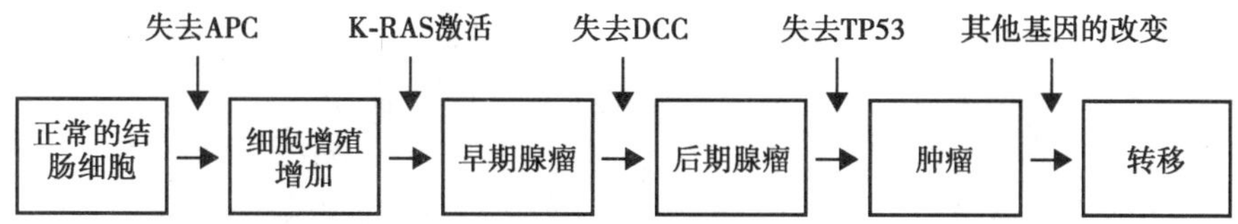

图 3.6 Vogelstein 的多步癌变过程。该模型说明了从正常的结肠细胞转化成转移性肿瘤细胞需要发生的遗传级联事件。来源:Fearon,E,and Vogelstein,B. 1990. A genetic model for colorectal tumorigenesis. Cell 61:759-76

3.3 癌基因

20 世纪 60 年代,病毒性癌基因的发现,为特定基因可以诱发肿瘤提供了第一个证据。本节描述原癌基因的正常细胞功能和引发癌基因激活、导致恶性肿瘤的过程。*RET* 癌基因在本节的最后一部分进行阐述。

3.3.1 癌基因概述

迄今为止,我们发现每一种肿瘤都表达将近 100 个癌基因的特征。癌基因表现为显性促生长基因,因此,只需一个基因拷贝发生突变就可以影响细胞的生长或表达。虽然癌基因在肿瘤发生中发挥重要作用,但单个癌基因的活化不足以导致肿瘤。

癌基因最初在肿瘤病毒中被研究。这一点反映在其名字中,通常由表示病毒引起的肿瘤类型、病毒感染的动物种类或首次分离出病毒的科学家的三个缩写字母组成。例如,*ABL* 癌基因以科学家 Abelson 和该基因引起的肿瘤(白血病)命名,而 *ras* 癌基因的命名源于其第一次从鼠肉瘤病毒中分离。人类癌基因的标准名称是用斜体大写字母表示,而非人癌基因用斜体小写字母表示。

癌基因源于被称作原癌基因的正常细胞基因。与原癌基因的字面意思不同,该基因的主要作用不是引起肿瘤。相反,原癌基因在细胞周期调控、细胞信号途径和 DNA 修复方面扮演着重要角色。大多数原癌基因参与了细胞的信号传导途径(图3.7)。原癌基因在整个进化过程中高度保守,并对正常组织的分化至关重要,尤其是在胚胎发生过程中。

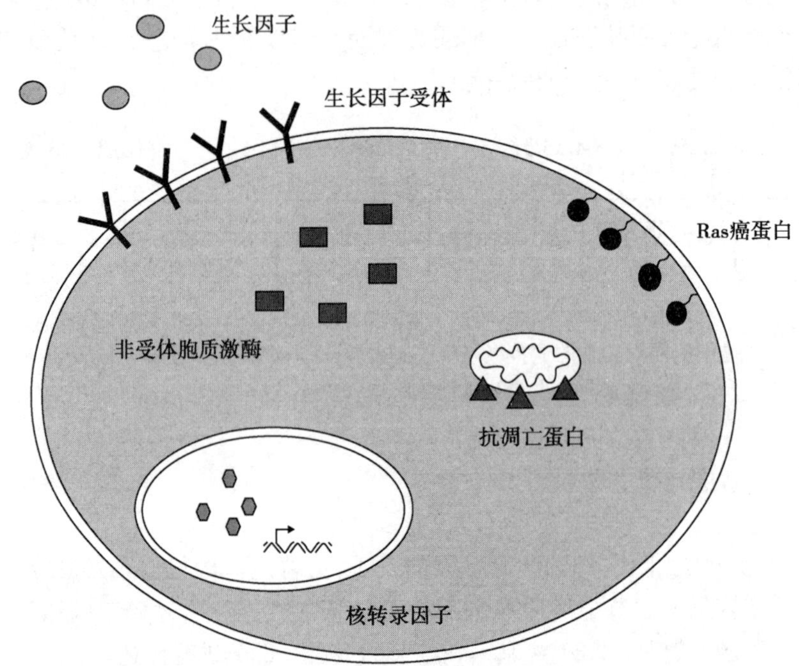

图3.7 癌基因在细胞中的作用和分布。癌基因参与了胞质信号传导途径和核基因调控。癌基因的类型包括生长因子和生长因子受体、Ras癌蛋白、非受体胞质激酶、抗凋亡蛋白和核转录因子。来源:Oster et al.(2005,p.129).Reproduced with permission from McGraw-Hill.

简单来说,“哨兵”原癌基因识别到可能对细胞构成威胁的外在刺激,然后开始发送警告消息到细胞核。信息先传导至最近的信使基因,接着一级级传递到下游基因,最终到达细胞核。细胞核将评估威胁,并决定是否要开启或关闭相应的基因表达。信使基因同样传递来自细胞核的信息。信号通路中的任何一个环节出现问题,都会对细胞及其邻近细胞的功能和完整性产生重大影响。

我们根据原癌基因的功能和在细胞中的定位对其进行分类。原癌基因的主要类型描述如下:

3.3.1.1 生长因子

人体内有几种特定的生长因子作为胞内信号参与细胞生长。生长因子从细胞膜分泌。生长因子基因包括 *INT-1* 和 *SIS*。这些原癌基因的突变会刺激邻近细胞生长,并使基因忽略停止增长的信号。

3.3.1.2　生长因子受体

信号转导途径始于生长因子与受体的结合。大多数生长因子受体是位于细胞质中的酪氨酸激酶。比如 *HER2/NEU*、*RET*、*MET* 和 *ERBB-1*。受体基因的突变可导致受体产生过多,反过来这将使细胞对外部刺激更加敏感。细胞对受体产生过多的反应是分裂为两个细胞,只要细胞能感受外源受体的存在,这一过程就将持续进行。

3.3.1.3　非受体酪氨酸激酶

某些原癌基因充当生长信号的胞内信使。这些基因是酪氨酸激酶,位于胞质或胞核。包括 *SRC* 和 *ABL* 基因。突变的信使基因发送错误信息给细胞核,从而引发增强的生长和增殖反应。

3.3.1.4　信号转导者

信号转导原癌基因充当胞内信使。这些基因与鸟嘌呤-5′-三磷酸(GTP)结合,存在于细胞膜内膜。异常基因导致过度增殖,例如信号转导基因 *RAS*(如 *K-RAS*、*H-RAS*),人类三分之一的肿瘤中都发现了突变的 *RAS* 基因。

3.3.1.5　细胞周期调节者

细胞周期蛋白依赖性原癌基因(例如 *CDK2* 和 *CDKN1A*)帮助启动和维持细胞周期。许多这些原癌基因起负调节作用,以暂停有丝分裂,评估基因组的完整性,并根据需要进行 DNA 的修复。

3.3.1.6　核转录因子

细胞信号传导途径的最后是核因子,它可以激活 DNA 复制或转录。核转录因子包括 *N-MYC*、*JUN* 和 *FOS*。突变的核转录因子可以使细胞无限期地生长而不依赖于任何细胞外因子。

3.3.2　癌基因的激活

原癌基因到癌基因的转化称为活化。癌基因的活化导致蛋白质产物过表达、过度活化、失调或错误定位。癌基因的激活多发生在癌变的演变阶段而不是起始阶段。单个癌基因的激活通常不足以引起恶性转化。

癌基因的活化通常发生在体细胞水平而不是生殖系水平。事实上,只有极少数癌基因在生殖系水平活化(即遗传性肿瘤综合征的基础)。比如*CDK4*、*KIT*、*MET* 和 *RET* 原癌基因(表 3.3)。

表 3.3 与遗传性肿瘤综合征有关的癌基因

名称	基因类型	综合征
CDK4	细胞周期调控蛋白	皮肤恶性黑色素瘤
KIT	酪氨酸激酶	家族性胃肠道间质瘤
MET	酪氨酸激酶	家族性乳头状肾细胞癌
RET	酪氨酸激酶	2 型多发性内分泌腺瘤

来源:Lindor et al. (2008).

在体细胞水平,有几种不同的机制可导致癌基因激活,尽管有些表现出肿瘤特异性。这将在随后的章节中讲述。

3.3.2.1 突变

细胞复制中的一个简单错误可以导致癌基因的功能亢进。这些"功能获得型"点突变是癌基因激活的最常见形式。例如,在膀胱癌中,*RAS* 癌基因与其正常前体有一个碱基对的不同,这将导致一个氨基酸的替代。发生在外显子和内显子连接处的剪接突变,同样会导致癌基因蛋白产物的改变或失效。

3.3.2.2 易位和倒位

易位和倒位可以通过破坏或失活在染色体断裂部位的基因使癌基因激活。这类染色体重排似乎是恶性血液病的一个常见原因。例如,位于第 9 号染色体的 *ABL* 癌基因,当其与位于第 22 号染色体上的 *BCR* 基因(以 *B*reak-point *C*luster *R*egion 命名)融合时就会被激活。这种重排,被称为费城染色体,产生的融合或杂合蛋白具有促进生长的性能,会诱发白血病的发生。费城染色体存在于约 90% 的慢性粒细胞白血病。易位和倒位还可以因暴露于某些致癌物质引起,例如放射性碘。

3.3.2.3 插入和缺失

移码突变,如插入和缺失,可通过破坏基因的正常编码区激活癌基因。这种破坏可导致基因功能的改变,并最终破坏基因的稳定。

3.3.2.4　基因扩增

复制或增殖中的错误可能导致癌基因的拷贝数增多。细胞内癌基因的增多赋予细胞克隆优势。由于基因扩增导致过表达是多种肿瘤的共同特征。例如神经母细胞瘤，通常包含 *N-MYC* 癌基因的大量拷贝。

3.3.2.5　非整倍体和多倍体

肿瘤的基因组中通常包括整个染色体的增加或缺失，这将导致多种蛋白质产物的过剩或缺乏。如果染色体恰好包含一个原癌基因，就将相应地受到影响。

3.3.2.6　病毒插入

癌基因首先在病毒中发现。事实上，所有的人类癌基因都被认为有与病毒相对应的地方。由于遗传相似性，病毒可以插入到人原癌基因的结构中，将其转变成病毒癌基因。据报道，这常发生于 DNA 肿瘤病毒，如 Epstein-Barr 病毒、人乳头瘤病毒和逆转录病毒，如 HIV。病毒暴露与约 5% 的人类肿瘤有关。

3.3.3　*RET* 癌基因

多发性内分泌腺瘤（multiple endocrine neoplasia，MEN），包括 2A 和 2B 型，其根本原因是 *RET* 癌基因的生殖系突变。突变的 *RET* 癌基因是显性遗传，MEN2A 或 2B 型的个体患甲状腺髓样癌（medullary thyroid carcinoma，MTC）和其他内分泌肿瘤的风险更高（MEN2A 和 MEN2B 的特征见章节 4.20）。*RET* 原癌基因是信号通路中的受体基因之一。具体来说，它是一种酪氨酸激酶基因，编码 GDNF（glial cell-derived neurotrophic factor，神经胶质细胞源性神经营养因子）受体。

RET 基因位于染色体 10q11.2，是具有明确基因型-表型相关性的少数癌易感基因之一。如图 3.8 所示，特定的 *RET* 突变引起 MEN2A 或 2B，而其他的突变导致家族性 MTC 或先天性巨结肠。

3.4　抑癌基因

多数显性的遗传性肿瘤综合征是由于抑癌基因的生殖系突变引起。本节介绍了抑癌基因和它们在肿瘤发展中的作用，在最后将讲述 *TP53* 基因和错配修复基因。

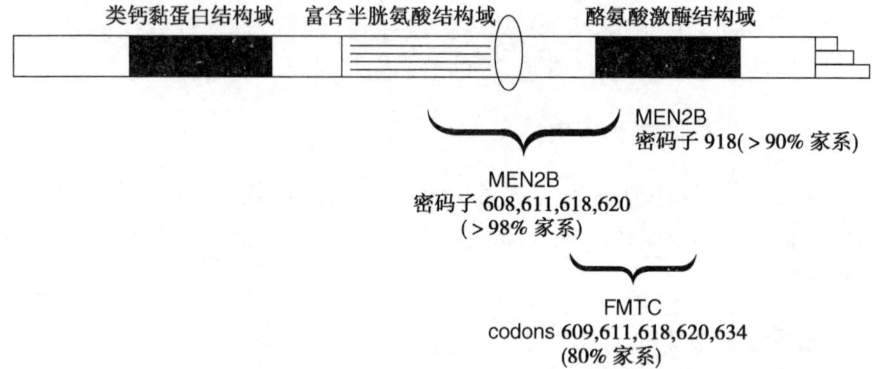

图 3.8 *RET* 生殖系突变的表型-基因型相关性。如该图所示，根据 *RET* 基因突变的特定密码子预测由此导致的疾病模式。FMTC=家族性甲状腺髓样癌。转载自：*Journal of Medical Genetics*, J. R. Hansford and L. M. Mulligan, vol. 37, p. 818, copyright 2000, with permission from BMJ Publishing Group Ltd.

3.4.1 抑癌基因的概述

抑癌基因总的目的是对细胞生长的负调控。抑癌基因根据多种调节细胞生长、分化和死亡（凋亡）的信号途径编码蛋白质。已有超过 30 种抑癌基因被描述或克隆。

相比癌基因，抑癌基因的失活或缺失导致肿瘤的发展。单一的具有功能的抑癌基因足以抑制未被检查的细胞生长，而等位基因的同时缺失可以导致生长失调和发生恶性肿瘤。因此，抑癌基因可以说是同时表现为显性和隐性，显性即它的遗传模式（基因型），隐性即细胞水平（表型）。

3.4.2 看门基因、看管基因和景色基因

根据 Drs. Vogelstein 和 Kinzler 的研究，抑癌基因有三个主要类别：

- 看门基因（gatekeepers）——看门基因直接参与细胞生长的某些方面。看门基因负责调控细胞正常生长周期、分化和凋亡的进程。换句话说，这些基因决定了细胞是否及何时通过细胞周期。正常细胞中，看门基因抑制细胞生长，促进细胞死亡，与原癌基因之间形成平衡。看门基因的失活使肿瘤细胞绕过正常细胞的“制衡”，从而导致无限制的生长、去分化和不死性。某些肿瘤只有在消除了看门基因时才会发生。看门基因包括

APC、*PTEN* 和 *VHL* 基因。

- 看管基因(caretakers)——看管基因维持细胞总的基因稳定性。看管基因的突变会增加突变细胞率,反过来导致癌基因活化,看门基因的失活。从本质上说,看管基因保护看门基因的功能。看管基因通过控制细胞积累突变基因的速率来间接影响细胞的生物学。看管基因也被称为基因组维护基因,因为它们负责维持细胞正常的平衡状态。看管基因包括 *MLH1* 和 *MSH2* 基因。
- 景色基因(landscapers)——景色基因创造促进肿瘤发展的细胞环境。换言之,这类基因突变提供有利于失调的细胞生长的环境。比如破坏细胞间或细胞与细胞外基质。虽然景色基因的缺陷好像有利于散发性和遗传性肿瘤的发展,但这似乎不是遗传性肿瘤的根本原因。

表 3.4 列出了与特定遗传性肿瘤综合征相关的看门基因和看管基因的例子。需要注意的是,少数肿瘤抑制基因,特别是 *TP53*、*BRCA1* 和 *BRCA2*,兼具看门基因和看管基因的特征。

表 3.4 与遗传性肿瘤综合征相关的抑癌基因

名称	基因类型	相关综合征
APC	看门基因	家族性腺瘤性息肉病
BRCA1 *	看管基因	遗传性乳腺癌-卵巢癌综合征
BRCA2 *	看管基因	遗传性乳腺癌-卵巢癌综合征
CDKN2A	看门基因	皮肤恶性黑色素瘤
MLH1	看管基因	Lynch 综合征
MSH2	看管基因	Lynch 综合征
PTCH	看门基因	Gorlin 综合征
PTEN	看门基因	PTEN 错构瘤综合征
TP53 *	看管基因	Li-Fraumeni 综合征
VHL	看门基因	von Hippel-Lindau 综合征

来源:Schultz (2005c); Oster et al. (2005).

* 也有一些看门基因的功能

3.4.3 肿瘤抑制基因失活

初始抑癌基因的失活既可以发生在生殖系水平,也可以发生在体细胞水平。二次抑癌等位基因的失活常发生于体细胞水平。如下所述,有6个主要原因导致二次抑癌等位基因失活。

3.4.3.1 点突变或缺失

细胞复制中一个简单的错误就可以使肿瘤抑制基因发生缺陷。这些遗传错误,可以是破坏基因的简单的替代(错义突变),也可以是有害的移码缺失。

3.4.3.2 染色体重排

易位或插入也可以导致抑癌等位基因的失活。

3.4.3.3 有丝分裂不分离

有丝分裂不分离会引起含有正常抑癌基因的整个染色体的缺失。有丝分裂过程中,不分离的发生导致一个子细胞有三个染色体拷贝,而另一个子细胞只有一个异常拷贝。缺乏功能性抑癌基因的子细胞将进一步分裂,从而形成一个小的异常细胞克隆群。

3.4.3.4 有丝分裂重组

有丝分裂重组导致正常肿瘤抑制基因的缺失。有丝分裂中,父源和母源等位基因间的重组可能导致一个子细胞有两个父源等位基因,而另一个子细胞有两个母源等位基因。因此,在同一个细胞中,就可能同时携带两个异常抑癌基因。

3.4.3.5 基因扩增

某些蛋白质的过表达可导致抑癌蛋白的失活。例如,某些蛋白(如mdm-2)的过表达可导致TP53蛋白质产物的结合从而失活。

3.4.3.6 表观遗传沉默

结构完好的肿瘤抑制基因,可以因印迹或甲基化出现问题而沉默,通常是由于异常的DNA甲基化造成的(参见章节3.5.2)。

3.4.4 *TP53* 抑癌基因

TP53 基因被称为“基因组卫士”,因为它控制细胞周期,启动细胞凋亡并维持基因组的完整性(图3.9)。*TP53* 基因监视DNA损伤的积累,介导F1

细胞周期停滞，从而启动 DNA 修复。如果损伤的细胞无法修复，*TP53* 将诱导细胞凋亡。失去 *TP53* 调节系统会使恶性细胞获得永生。缺失正常 TP53 蛋白似乎会导致整个基因组的不稳定性。超过 50% 的肿瘤其 *TP53* 基因是损伤或缺失的——目前为止最常见的遗传错误。

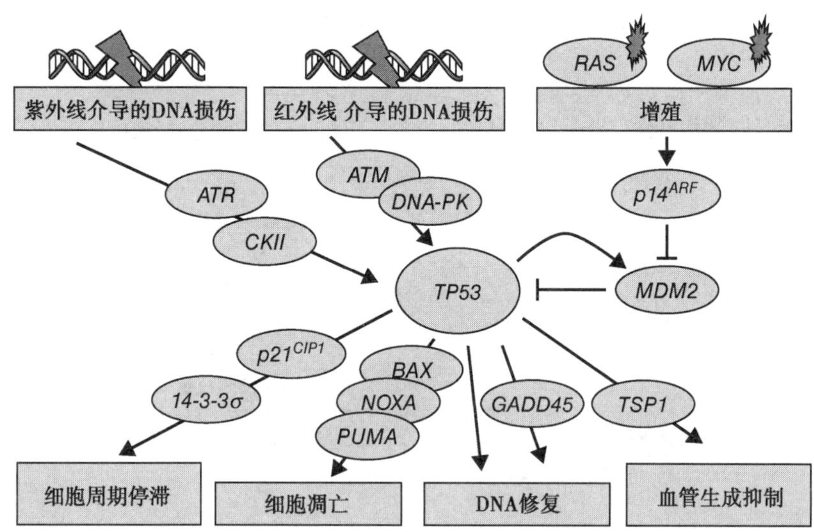

图 3.9 *TP53* 基因网络系统略图。仅显示了网络系统的核心部分。来源：Schulz (2005c, p. 103).

TP53 基因位于染色体 17p13，其产物是 53-kd 的，结合于细胞核中的蛋白。该蛋白在正常细胞中呈现低水平，而在损伤细胞中呈高水平。当 *TP53* 基因发生突变时，它会发挥类似促生长的癌基因的作用，给予细胞明显的优势。

在细胞应激时启动凋亡和保持细胞稳态中，*TP53* 基因是重要的调节因子。缺乏正常的 TP53 蛋白会损害细胞对于细胞威胁，如紫外线辐射、病毒感染或基因组损伤的应对能力。

3.4.5 错配修复基因

DNA 错配修复基因的主要功能是识别和修复在细胞复制期间发生的 DNA 核苷酸错误。这个过程好比电脑的拼写检查功能。如图 3.10，成功的 DNA 修复需要多个步骤，包括：

- 识别序列错误
- 招募适当的蛋白质

- 切开 DNA 并切除错误的核苷酸
- 重新合成正确的核苷酸
- DNA 链的再连

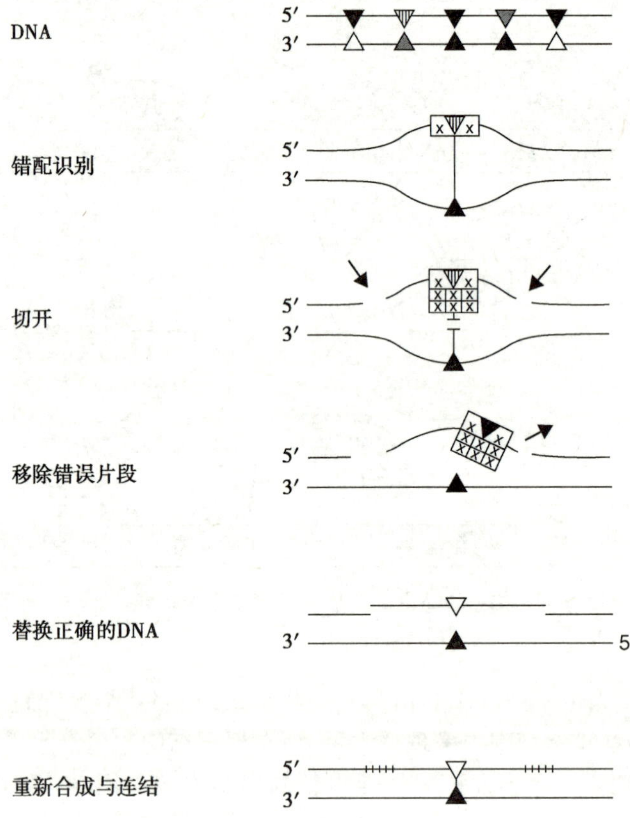

图 3.10 DNA 修复系统。此图描述了参与 DNA 修复的 5 个主要步骤(文章中也可见)。来源:Squire, J, Whitmore, G, and Phillips, R. 1998. Genetic basis of cancer. In Tannock, I, and Hill, R. (eds), The Basic Science of Oncology. McGraw-Hill, New York, p. 66. Reproduced with permission from McGraw-Hill.

参与修复过程的任何一个基因失活都将降低整个系统的效能,导致 DNA 错误在细胞内的积累。随着时间的推移,就会导致肿瘤的形成。因此,DNA 修复基因属于看管基因家族。与 DNA 修复基因相关的遗传性肿瘤综合征的例子包括 Fanconi 贫血症、Lynch 综合征和着色性干皮。

一些错配修复基因参与了 Lynch 综合征的发生,包括 *MLH1*、*MSH2*、*MSH6*、*PMS1*、*PMS2* 和 *TACSTD1*。错配修复基因对修复在复制过程中出现的DNA错误具有重要作用。在基因组的许多地方,具有重复的DNA核苷酸序列(例如,TTTT或CACACA)被称为微卫星DNA。这些序列在DNA转录过程中容易发生错误。携带缺陷的错配修复基因的细胞将引起微卫星DNA"口吃",并导致序列明显延长。这种现象被称为微卫星不稳定性(microsatellite instability,MSI)。虽然两者间的关联性并不完美,但MSI暗示缺陷的错配修复基因的存在。据估计,90%的Lynch综合征相关的结直肠肿瘤表现出MSI,而在散发性结直肠癌中,这种概率只有不到10%。

3.5　表观遗传机制

表观遗传的"基因沉默"是指在不干扰基因DNA的情况下,使基因失去功能的过程。因此,如果我们能修复或解除基因沉默机制,则可以使基因重新具有功能。当肿瘤抑制基因被不恰当的沉默时,会增加患肿瘤的风险。

基因沉默的两个主要机制是基因组印记和甲基化。这种遗传机制可能比癌基因或抑癌基因的固有缺陷更能导致遗传性肿瘤。

3.5.1　基因组印记

按基因组印记的解释,生物体的正常发展都需要来自父源和母源的基因和染色体。除了要有完整的46条染色体,来自父源和母源的等位基因还要保持平衡。因此,与孟德尔理论相反,父源和母源的等位基因并不总是等价的,如果只有两个等位基因,而不考虑亲本来源,是不足以保证细胞的正常功能的。这样的极端例子就是,胚胎错误地由两套父源染色体或两套母源染色体组成。只有父系来源的基因组会导致葡萄胎的形成,而只有母系来源的基因组则形成完整的卵巢畸胎瘤。因此,父源和母源等位基因的失衡可能引起肿瘤。

基因组印记是对基因或染色体的特定亲本来源的等位基因的表观遗传修饰,从而引起子代细胞中两个等位基因的差异表达。换句话说,这是使其中一个等位基因沉默的过程。在很多情况下,等位基因的失活不是随机的,而是根据等位基因的亲本来源和组织的特殊需求决定。最重要的印记事件发生在胚胎发生过程中,此时,通过印记组织中心,使不同组织的等位基因表达"锁定到位"。之后,通过被称作甲基化的过程,基因组印记继续进行,至少是部分继续进行。所以,正常基因组印记是一个持续的、发展的过程,而不是个单一的事件。

两个等位基因都来自同一个亲本,被称作单亲二倍体(uniparental

disomy,UPD)。因为一种等位基因过多,相应的,就会缺失另一种等位基因,从而造成印记异常。比如说,在父源性 UPD 中,母源性等位基因缺失(沉默),重复的父源性等位基因使其功能被放大。在荷兰,绝大多数遗传性副神经节瘤与包含了 *SDHD* 基因的父源性 UPD 相关。父源性 UPD 还与肾母细胞瘤、横纹肌肉瘤和骨肉瘤的某些病例有关。据报道,母源性 UPD 与成神经细胞瘤和急性骨髓性白血病的病例有关。

贝克威思-威德曼综合征(Beckwith-Wiedemann syndrome,BWS)是由异常基因组印记引起的典型例子。BWS 是一种过度生长综合征,这种综合征与患胚胎肿瘤的高风险相关。多种基因组印记错误可以导致 BWS 表型,包括:

- 交换印记(母源性等位基因被错误地沉默,而父源性等位基因被错误地激活)
- 母源性等位基因的重排,从而破坏正常活化基因的功能
- 父源性 UPD,导致父源性等位基因的过表达,母源性等位基因的缺失

3.5.2 DNA 甲基化

甲基化能有效地沉默基因或染色体的等位基因。DNA 甲基化作为"第五碱基对",是一个基于 DNA 甲基潜能的,被严密规划的过程。这个第五碱基对可以在任何胞嘧啶-鸟嘌呤(CpG)二核苷酸处形成并保持,从而有效的阻断或沉默基因表达。CpG 岛是指 CpG 大量且高密度存在的区域。CpG 岛常出现于被称为管家基因(包括生长调节基因)的启动子区或第一个外显子。据估计,基因中 80% 的 CpG 岛是被甲基化的。

在人的一生中,甲基化只能在复制过程中或通过酶促作用被去除。例如,甲基转移酶过表达可以通过"标签"基因使其沉默。特定基因的甲基化状态通常是永久性和体细胞遗传的。但是,在许多肿瘤里,甲基化基因的状态是相反的。

异常甲基化可以导致等位基因活性的转变,比如从母源性转变为父源性,或反之。也可以同时导致两个等位基因的活化或沉默。如果这一过程激活了在正常情况下保持静止的生长促进基因,或是沉默了正常情况下发挥功能的抑癌基因,就会导致肿瘤性增殖。比如在肾母细胞瘤中,母源性等位基因被异常地沉默(导致两个抑癌基因,*H19* 和 *CDKN1C* 缺失)伴随或不伴随父源性等位基因的激活(包含有利的生长因子,IGF2)。

由异常甲基化引起的特异性肿瘤,包括结直肠癌、肾母细胞瘤、成神经细胞瘤、横纹肌肉瘤、骨肉瘤、肝母细胞瘤、急性骨髓性白血病。MSI 的结直

肠肿瘤，若是家族性的，可能有生殖系 *MLH1* 的突变；若是散发性的，就可能有启动子的超甲基化和 MLH1 蛋白的表达缺失。其他对甲基化敏感的基因包括 *RB1*、*VHL*、*TP16*，还可能有 *BRCA1*。

印记和甲基化对肿瘤发展的影响我们仍知之甚少。未来的研究可能会说明表观遗传机制对遗传性和非遗传性肿瘤的重要作用。

3.5.3 其他基因沉默机制

其他导致不适当的基因沉默的机制将在随后章节中阐述。

3.5.3.1 印记组织中心缺陷

异常印记可能是由组成印记组织中心的任何一个基因缺失或突变引起。在决定哪一个亲本来源的等位基因被沉默时，这种类型的缺陷会引起初始“锁定”发生错误。

3.5.3.2 将印记组织中心从靶基因中分离

染色体重排时，如易位，基因可能与其印记组织中心分离。这可能会导致异常的基因表达模式。

3.5.3.3 反式作用因子的缺失

我们除了知道反式作用因子在维持基因表达的正常模式中发挥重要作用以外，对其仍知之甚少。反式作用因子的突变或缺失会导致不严格和异常的印记或甲基化。

3.6 扩展阅读

Bishop, JM. 2003. Opening the black box of cancer. In How to Win the Nobel Prize (An Unexpected Life in Science). Harvard University Press, Cambridge, MA, 133–180.

Fearon, ER. 1998. Tumor suppressor genes. In Vogelstein, B and Kinzler, KW (eds) The Genetic Basis of Cancer. McGraw-Hill, New York, 229–240.

Hanahan, D, and Weinberg, RA. 2000. The Hallmarks of Cancer. Cell 100:57–70.

Hanahan, D, and Weinberg, RA. 2011. Hallmarks of Cancer: The next generation. Cell 144:646–674.

Hansford, J, and Mulligan, L. 2000. Multiple endocrine neoplasia type 2 and RET: from neoplasia to neurogenesis. J Med Genet 37:818.

Kinzler, KW, and Vogelstein, B. 1997. Gatekeepers and caretakers. Nature 386:761–762.

Kinzler, K, and Vogelstein, B. 1998. Landscaping the cancer terrain. Science

280:1036–1037.

Lindor, NM, McMaster, ML, Lindor, CJ, et al. 2008. Concise handbook of familial cancer susceptibility syndromes—second edition. J Natl Cancer Inst Monogr 38:1–93.

McKinnell, RG. 2006. Invasion and metastasis. In McKinnell, RG, Parchment, RE, Perantoni, AO, Damjanov, I, and Pierce, GB (eds) The Biological Basis of Cancer, 2nd edition. Cambridge University Press, New York, 51–79.

Offit, K. 1998. Cancer as a genetic disorder. In Clinical Cancer Genetics. Wiley & Sons, New York, 39–65.

Oster, S, Penn, L, and Stambolis, V. 2005. Oncogenes and tumor supressor genes. In Tannock, IF, Hill, RP, Bristow, RG, and Harrington, L (eds), The Basic Science of Oncology, 4th edition. McGraw Hill, New York, 123–141.

Perantoni, AO. 2006. Cancer associated genes. In McKinnell, RG, Parchment, RE, Perantoni, AO, Damjanov, I, and Pierce, GB (eds), The Biological Basis of Cancer, 2nd edition. Cambridge University Press, New York, 145–194.

Schulz, WA. 2005a. An introduction to human cancers. In Molecular Biology of Human Cancer. Springer, Dordrecht, The Netherlands, 1–23.

Schulz, WA. 2005b. Cancer epigenetics. In Molecular Biology of Human Cancer. Springer. Springer, Dordrecht, The Netherlands, 167–191.

Schulz, WA. 2005c. Tumor suppressor genes. In Molecular Biology of Human Cancer. Springer, Dordrecht, The Netherlands, 91–111.

Weinburg, RA. 2007a. Cellular oncogenes. In The Biology of Cancer. Garland Science, New York, 91–118.

Weinburg, RA. 2007b. Tumor suppressor genes. In The Biology of Cancer. Garland Science, New York, 209–254.

第 4 章

遗传性肿瘤综合征

患有遗传性肿瘤的患者在幼年时期许多器官都有癌变的高风险，这对于患者和他们的家人来说是个噩耗。临床医生应能识别和治疗这些疾病。但这并不像听起来那样简单。

(*C. Neal Ellis,Jr. 2004,p. v*)

本章介绍了 36 种遗传性综合征,癌症是其突出特点,并在结尾列出了汇编疾病的参考文献。请见附录 A 中按器官系统进行分类的列表。

4.1 共济失调性毛细血管扩张症

发病率:新生儿 1/30 000 到 1/10 万

杂合子携带者 1/100 到 1/500

遗传方式:常染色体隐性遗传

基因:*ATM*,位于 11q22. 3

基因检测:临床提供

4.1.1 共济失调性毛细血管扩张症的患癌风险

共济失调性毛细血管扩张症(ataxia telangiectasia,A-T)患者一生中有 30% ~40% 的患癌风险,由癌症造成的死亡率估计为 15%。最常见的是非霍奇金淋巴瘤(通常为 B 细胞)和白血病(急性或慢性)。淋巴瘤和白血病占 A-T 相关癌症的 80% 以上。

其他相关的肿瘤有髓母细胞瘤、神经胶质瘤、胃癌、子宫癌、基底细胞癌(嗜铬细胞),也可能是卵巢未分化胚细胞瘤。女性 A-T 突变携带者患乳腺癌的风险增加。辐射可使细胞染色体断裂几率提高,故需慎重采取放射治疗。

4.1.2 诊断标准

A-T 的诊断通常基于早发性共济失调、眼睑毛细血管扩张、动眼运动不能和免疫缺陷等表现。诊断检查包括甲胎蛋白试验(95% 患者升高)、ATM 蛋白的免疫印迹检测(90% 患者检测不到)、核型分析(15% 患者有 7;14 号染色体易位)和辐射敏感 DNA 的合成。对辐射敏感 DNA 合成可用于检测自发性染色体异常的频率,特别是位于 T 细胞和 B 细胞受体位点。这类断裂点可在 A-T 患者 10% 的细胞有丝分裂中观察到,使之成为一种可靠的 A-T 诊断手段。然而用于检测杂合子携带者时,这种方法不够可靠。通过 *ATM* 基因测序可在 95% 的家族中检测到特定的基因突变。

4.1.3 临床表现

儿童患者走路不稳、步态蹒跚是 A-T 综合征的一种标志。本病患者 100% 均在幼儿期发生脊髓小脑共济失调,而 90% 会发生舞蹈手足徐动症和张力障碍。大多数 A-T 患者的青春期是在轮椅上度过的,许多患者成年后则发展为脊髓性肌萎缩。其他症状还包括口齿不清、眼球运动失常、视力下降、内分泌功能紊乱、免疫缺陷、白癜风、咖啡牛奶斑、早衰、头发变灰和毛细血管扩张。毛细血管扩张,即毛细血管异常扩张而导致的红斑,一般出现于患儿 5 岁左右时,因日晒而导致。精神发育迟滞和痴呆不属于 A-T 的典型特征。虽然患者通常能活到三十多岁,但很少能活过 45 岁。感染是 A-T 患者的头号死因。

4.1.4 综合征的亚型

- A-T 杂合子——女性 A-T 杂合子携带者表现出高于正常人群两倍的乳腺癌相对患病风险。核辐射引起的 DNA 损伤会提高 A-T 杂合子(男性和女性)人群患白血病、胃癌和结肠癌的风险。

4.1.5 更多信息

- A-T Children's Project:http://www.atcp.org
- A-T Ease Foundation:http://www.ateasefoundation.org

4.2　自身免疫性淋巴增生综合征(Canale-Smith 综合征)

发病率:罕见

遗传方式:常染色体显性遗传(AD)

基因:ALPS0:*FAS*(TNFRSF6)位于10q24.1(两个受损 *FAS* 等位基因的传递)

ALPS ⅠA:*FAS*(TNFRSF6)位于10q24.1

ALPS ⅠB:*FASL*(FASLG,TNFRSF6)位于1q23

ALPS ⅡA:*CASP10* 位于2q33-Q34

ALPS ⅡB:*CASP8* 位于2q33-Q34

ALPSⅢ:ALPS 的临床表现,但没有检测到基因突变

基因检测:*FAS* 和 *CASP10* 基因——临床提供

FASL 和 *CASP8* 基因——仅限科研

4.2.1　癌症风险

自身免疫性淋巴增生综合征(autoimmune lymphoproliferative syndrome, ALPS)患者罹患淋巴瘤的风险大大增高,根据 Straus 等(2001)的报道,患霍奇金淋巴瘤的风险为正常人群的51倍,患非霍奇金T细胞和B细胞淋巴瘤的风险为正常人群的14倍。平均癌症发病年龄为28岁。ALPS 患者易患的其他癌症包括乳腺癌、肝癌、皮肤癌、甲状腺癌和舌癌。亦可见胶质瘤、乳腺和甲状腺腺瘤。

4.2.2　诊断标准

ALPS 的主要特征是自身免疫性溶血性贫血、血栓性血细胞减少、高丙种球蛋白血症、脾肿大和淋巴结病。症状几乎均出现于儿童期。所有 ALPS 均有白细胞中的α/β双阴性T细胞数量增加。

4.2.3　临床表现

大多数 ALPS 患者为ⅠA型,平均发病年龄为5岁。ALPS ⅠA型患儿往往表现为淋巴结和脾脏明显肿大,并可能迅速的发展成癌症。淋巴结病和脾肿大是由溶血性贫血和血小板减少引起的。患者 DNT(双阴性T细胞)淋巴细胞数量增加,从而导致免疫系统反应异常升高。此种超免疫反应也

可以触发其他自体免疫疾病，如格林-巴利综合征，狼疮，关节炎和脂膜炎。然而不同的 ALPS 患者临床表现的严重程度有很大差异。

4.2.4 综合征亚型

- ALPS ⅠB、ALPS ⅡA、ALPS ⅡB 和 ALPSⅢ型——这些 ALPS 亚型患者被认为与 ALPS ⅠA 患者有类似的临床特征，但尚未确认。
- ALPS0 型——儿童 ALPS0 型遗传了 *FAS* 基因的两个异常等位基因。患儿通常是单位点的纯合突变，但也可以是双重杂合子。ALPS0 型患儿在出生时或不久之后即表现出严重的淋巴组织增生和显著的自身免疫性疾病，通常在幼儿期死亡。

4.2.5 更多信息

- Learning about Autoimmune Lymphoproliferative syndrome: http://www.genome.gov/10001585
- Genetics Home Reference, ALPS: http://ghr.nlm.nih.gov/condition/autoimmune-lymphoproliferative-syndrome

4.3 Beckwith-Wiedemann 综合征（巨舌巨人综合征）

发病率：1/13 700

遗传方式：常染色体显性遗传，85%病例为散发

基因：位于 11p15 的 Beckwith-Wiedemann 综合征（BWS）基因印记错误，包括 *IGF2*、*H19*、*CDKN1C*、*KVLQT1* 和 *LIT1* 基因

基因检测：临床提供

4.3.1 癌症风险

据估算，BWS 患儿有 8%肿瘤患病风险，与 Beckwith-Wiedemann 综合征（Beckwith-Wiedemann syndrome，BWS）关联的恶性肿瘤通常发生于 5 岁前，且以胚胎来源居多。最常见的恶性肿瘤是肾母细胞瘤（Wilms' tumor，WT），占儿童 BWS 相关癌症的 60%。其他肿瘤包括肾上腺皮质癌，性腺胚细胞瘤，肝母细胞瘤，神经母细胞瘤（neuroblastoma，NB）和横纹肌肉瘤。携带 *IGF2* 和 *H19* 基因印记错误的儿童似乎比携带其他遗传突变的儿童有更高的患癌风险。

BWS 患者还可能患各种良性肿瘤，如错构瘤、黏液瘤、神经节细胞瘤、腺

瘤与乳腺纤维瘤。亦可发生垂体和胰岛细胞增生。

4.3.2 诊断标准

儿童被诊断患有 BWS 应至少满足三个(两个主要和一个次要)标准。

Shuman 等人(2005)列出了下列 BWS 临床诊断标准:

BWS 的主要特征:

- 阳性家族史
- 巨大胎儿(身高和体重均大于 97%)
- 前部线性的耳垂褶皱/后部的螺旋状耳部凹陷
- 巨舌症
- 脐膨出/脐疝
- 涉及一个或多个腹部器官肥大,包括肝、脾、肾、肾上腺、胰腺
- 儿童期胚胎肿瘤(例如 WT、肝母细胞瘤、NB、横纹肌肉瘤)
- 偏侧发育过度(身体的一个或多个区域非对称过度生长)
- 肾上腺皮质巨细胞
- 肾功能异常,包括结构异常、肾肥大和肾钙化
- 腭裂(罕见)

BWS 次要特征:

- 羊水过多
- 早熟
- 新生儿低血糖
- 面部鲜红斑痣
- 血管瘤
- 特有的面部特征,包括面中部发育不全和眼眶下皱褶
- 心脏肥大,心脏结构异常,心肌病(罕见)
- 腹直肌分离(腹部分离)
- 高骨龄
- 同卵双生

4.3.3 临床表现

BWS 是过度生长综合征的一个例子。它的特点是脐膨出(脐疝)、巨舌、巨人症和肾上腺皮质巨细胞。肾功能异常和腹壁缺损亦有发生。患者的智力范围可从正常到中度智力低下,并随着年龄增长表现出强迫性暴食。BWS 产生的原因可能与辅助生殖技术(reproductive technologies,ART)如体

外受精(*in vitro* fertilization,IVF)有关。

4.3.4 BWS 亚型

无

4.3.5 更多信息

- Beckwith-Wiedemann Children's Foundation: http://www. beckwithwiedemannsyndrome. org
- Beckwith-Wiedemann Family Forum: http://www. beckwith-wiedemann. info

4.4 Birt-Hogg-Dubé 综合征

发病率:罕见
遗传方式:常染色体显性遗传
基因:*FLCN* 基因位于 17p11. 2
基因检测:临床提供

4.4.1 癌症风险

Birt-Hogg-Dubé 综合征(Birt-Hogg-Dubé syndrome,BHDS)患者患肾癌风险比正常人群高七倍。BHDS 患者肾肿瘤的平均发病年龄为 48 岁,这类肾肿瘤多发于双侧肾脏,多病灶,并且生长缓慢。BHDS 患者患肾肿瘤的类型包括嗜酸细胞瘤、嗜酸细胞杂交瘤、嫌色细胞癌、透明细胞癌和乳突细胞癌亚型。与 BHDS 相关的其他良性病变包括毛囊周围纤维瘤、纤维毛囊瘤、毛盘状瘤、软垂疣,可能还有脂肪瘤、胶原瘤和结肠息肉。

4.4.2 诊断标准

诊断 BHDS 最好的方法是进行 *FLCN* 基因检测。据估计,85% ~90% BHDS 患者发现有 *FLCN* 基因变异。Jorge Toro 博士(2008 年)指出,如果个体表现出以下特征中的一个以上,应进行 *FLCN* 基因测序分析:

- 面部或躯干有 5 个或以上的丘疹,至少有 1 个丘疹组织形态学确诊为毛囊周围纤维瘤,不论有无 BHDS 家族史。
- 面部丘疹组织学确诊为血管纤维瘤,但没有达到结节性硬化症(TSC)或多发性内分泌腺瘤 1 型(MEN1)的临床诊断标准。
- 多发和双侧嫌色细胞、嗜酸细胞和(或)混合肾肿瘤。

- 单个嗜酸细胞、嫌色细胞、或嗜酸细胞杂交肾肿瘤，肾肿瘤家族史（可为上述任何肾细胞肿瘤类型）。
- 不吸烟或非慢性阻塞性肺疾病（chronic obstructive pulmonary disease, COPD）的常染色体显性遗传的原发性气胸家族史。

4.4.3　临床特征

BHDS 主要特征表现包括皮肤病变、肺纤维化和自发性气胸以及肾肿瘤。皮损包括毛囊多处良性受损（例如毛囊周围纤维瘤、血管纤维瘤、毛盘瘤）和软垂瘤（皮肤的标记），发病年龄 30～50 岁。几乎所有的患者都会具有至少一个 BHDS 的临床特征，但是即使来自同一个家庭，肺和肾脏问题的严重程度也会有差异。建议 BHDS 患者避免吸烟和高气压环境（可引发气胸）。

4.4.4　BHDS 亚型

无

4.4.5　更多信息

- Birt Hogg Dubé syndrome（Myrovytis Trust & BHD Family Alliance）：http://www.bhdsyndrome.org

4.5　Bloom 综合征

发病率：普通人群罕见，德系犹太人杂合子频率 1%

遗传方式：常染色体隐性遗传

基因：*BLM* 基因位于 15q26.1

基因检测：临床上提供的检测适用于筛查德系犹太人的 BLMAsh 奠基者突变；科研可检测其他 *BLM* 基因突变

4.5.1　癌症风险

Bloom 综合征（Bloom syndrome, BS）患者的癌症发病率大大增加，它是 BS 综合征个体死亡最常见的原因之一。BS 综合征患者患淋巴瘤、急性白血病和 WT 的风险增高。当儿童进入到青春期和成年早期，癌症的风险扩展到包括乳腺、宫颈、结肠、食道、皮肤、喉、肺和胃的恶性肿瘤。据报道也有可能患结肠腺瘤。BS 个体患多种原发癌的风险高于正常人，并且发病年龄要早于典型发病年龄。在 Bloom 综合征有记录的患者中,癌症诊断的平均年龄为 25.9 岁(范围:2 ~48 岁),患者最常见的恶性肿瘤是结肠癌(Sanz and German,2006 年)。携带 *BLM* 基因突变的个体结肠癌的发病风险较高。

4.5.2 诊断标准

该综合征的诊断依据是患者具有正常身材比例但生长发育缺陷和皮肤阳光过敏的临床特征。实验室确诊需观察体外培养外周血淋巴细胞是否存在异常的染色体断裂和重组,以及姐妹染色单体交换率(sister chromatid exchanges,SCE)是否增加。BS 患者的 SCE 率要比正常人群高 10 倍。

BLM 各种突变类型和大片段缺失都曾报道过,包括几个奠基者突变。BLMAsh(奠基者突变的基因检测),是德系犹太人血统夫妇产前筛查的一部分。BLMAsh 的奠基者突变为 *BLM* 基因核苷酸的第 2281 位 6bp 缺失,或 7bp 插入造成的移码突变。

4.5.3 临床表现

BS 的临床特征表现为严重的身体发育不良(但身体比例正常)、太阳光过敏性面部红斑/毛细血管扩张("蝴蝶疹"),以及 BS 特殊面相包括颧骨发育不全、鼻突、下颌骨小、长头骨(Lindor 等,2008)。BS 患者对阳光高度过敏,往往有皮肤损伤或病变。患者常见咖啡斑(Café-au-lait spots)。BS 患者非常容易感染,这是由于丙种球蛋白(IgA 和 IgM)水平降低造成的严重免疫缺陷引起的,并且 BS 患者发展为糖尿病、脊髓发育不良、慢性肺部疾病的风险增加。患者寿命一般不超过 40 岁。BS 患者女性生育率低,男性不育。有的 BS 患者嗓音高亢以及具有某种形式的学习障碍。

4.5.4 综合征亚型

无

4.5.5 更多信息

- Bloom's Syndrome Foundation:http://www.bloomssyndrome.org
- The Brandon Betts Blooms Syndrome support group (on Facebook):www.facebook.com

4.6　蓝色橡皮疱样痣综合征(也称为豆综合征)

发病率:罕见
遗传方式:常染色体显性遗传(大多数为散发病例)
基因:未知;少数家系致病基因定位于染色体 9p
基因检测:临床没有此类检测

4.6.1　癌症风险

蓝色橡皮疱样痣综合征(blue rubber bleb nevus syndrome,BRBNS)患者可发展成遍布整个消化道的内部血管瘤。血管瘤也可在其他器官发生,包括眼睛、咽部和子宫。

先前有关 BRBNS 的描述,儿童期的成神经管细胞瘤可能是该综合征的发病特征。然而也有非本综合征患者具有成神经管细胞瘤的报道,这使得成神经管细胞瘤与 BRBNS 的相关性不是很确定。

4.6.2　诊断标准

BRBNS 的诊断是基于个体是否患有特征性的皮肤血管瘤以及内部血管瘤,这两项可以通过影像学和内窥镜检查检测到。

4.6.3　临床表现

所有 BRBNS 患者都有特征性的皮肤血管瘤,按颜色分可分为蓝色,绿色或紫色。有些患者仅有几个皮肤血管瘤,而另一些患者则有数百个。血管瘤的形状和尺寸因人而异。皮肤血管瘤可以在出生时即存在,在儿童期和成年期还会不断出现。

BRBNS 患者也会发生内部血管瘤。这些内部血管瘤所处的位置和形状大小决定病情的严重程度。与 BRBNS 相关的并发症包括严重缺铁性贫血、胃肠道出血、呼吸困难、视力受损。

4.6.4　综合征亚型

无

4.6.5　更多信息

- Information about BRBNS from the National Organization of Rare Diseases:http://rarediseases. info. nih. gov/GARD/condition/5940/Blue_rubber_bleb_nevus. aspx

- Blue Rubber Bleb Nevus Support Group: http://www. experienceproject. com/groups/have-Blue-Rubber-Bleb-Nevus/89552

4.7 遗传性乳腺卵巢癌综合征

发病率:一般人群 1/800,德系犹太人群 1/40
遗传:常染色体显性遗传
基因:*BRCA1* 基因位于 17q21,*BRCA2* 基因位于 13q12.3
基因检测:临床提供

4.7.1 癌症风险

遗传性乳腺卵巢癌综合征(hereditary breast-ovarian cancer syndrome, HBOCS)的女性患者终生都有较高的风险发生乳腺癌和卵巢癌。一个携带 *BRCA1* 基因突变的女性估计有 65%(51% ~75%)的风险患浸润性乳腺癌, 39%(22% ~51%)的风险患浆液性卵巢癌。一个携带 *BRCA2* 基因的女性 70 岁之前,估计有 45%(33% ~54%)的风险患浸润性乳腺癌,11%(4% ~18%)的风险患浆液性卵巢癌。携带 *BRCA1* 基因突变的女性患乳腺癌的年龄比携带 *BRCA2* 基因突变的年轻。携带 *BRCA1* 或 *BRCA2* 基因突变的女性对侧患乳腺癌的风险也高。

携带 *BRCA1* 和 *BRCA2* 基因突变的女性患导管原位癌(ductal carcinoma *in situ*, DCIS)、输卵管癌、胰腺癌和腹膜原发性乳头状浆液性癌风险增加。子宫内膜癌是否是 HBOCS 的一个特征,仍有待进一步研究。虽然早期曾有报道,但 *BRCA1* 基因突变的家系中结肠癌发生率看似没有升高。小叶原位癌和黏液性或交界性卵巢肿瘤似乎和 HBOCS 不相关。

携带 *BRCA1* 和 *BRCA2* 基因突变的男性终身患癌风险增加。携带 *BRCA1* 基因突变的男性患乳腺癌的危险性为 1%,携带 *BRCA2* 基因突变的男性患乳腺癌的危险性约为 6% 至 7%。携带 *BRCA1* 和 *BRCA2* 基因突变的男性患前列腺癌和胰腺癌风险也增加。

携带 *BRCA2* 基因突变的个体患皮肤癌和眼黑色素瘤,以及胆囊癌、胆管癌和胃癌的风险有小幅增加。

4.7.2 诊断标准

如果基因检测发现 *BRCA1* 或者 *BRCA2* 基因有大的缺损或者突变，那么就可以确诊被测个体患有 HBOCS。*BRCA* 突变导致的肿瘤可能约占总乳腺癌病例的 2% ~5% 和总卵巢癌病例的 10% ~15%。如果患者符合以下条件：家族至少两代有乳腺癌或卵巢癌的多个案例；或者发病年龄早；双侧发病；男性乳腺癌；或德系犹太人，则检测到 *BRCA* 基因突变的可能性增加。已经在德系犹太人中发现三个奠基者突变，这三个位置是 *BRCA1* 基因的 187delAG（也称为 185delAG）和 5385insC（也称为 5382insC）和 *BRCA2* 基因的 6174delT 突变。*BRCA1* 和 *BRCA2* 基因突变已在全球各人种中发现，奠基者突变也在其他种族人群中出现过。

患者本人或家族成员患胰腺癌或三阴性髓乳腺肿瘤的患者，其 *BRCA* 突变筛查阳性的可能性也有所增加。如果家族中还没有发现 *BRCA* 突变，那在可能的情况下，首先应该对家系中患有 *BRCA* 相关恶性肿瘤的个体进行 *BRCA* 突变检测。

4.7.3 临床表现

HBOCS 容易患以上列出的几种恶性肿瘤。患 HBOCS 的家族往往表现出以下特征的癌症模式：绝经前乳腺癌（50 岁以下）；双侧乳腺癌；激素受体三阴性乳腺癌；男性乳腺癌；卵巢癌、胰腺癌、输卵管和腹膜的癌症；以及多个原发癌（特别是乳腺和卵巢癌）。（另请参阅第 5.3.1 节以获取 HBOCS 的更多信息）

4.7.4 亚型

- *BRCA1* 型——携带 *BRCA1* 基因突变女性易患具有以下特征乳腺癌的几率高：绝经前、三种激素均阴性、髓质亚型乳腺癌。*BRCA1* 基因突变导致的乳腺癌往往发展快，恶性级别高，治疗困难。目前新使用的聚核糖[二磷酸腺苷（ADP）-核糖]聚合酶（PARP）抑制剂用于治疗 *BRCA1* 基因相关的肿瘤是非常有前景的。
- *BRCA2* 型——携带 *BRCA2* 基因突变类型乳腺癌组织学或亚型没有明显的相关性。女性基因携带者如果突变的位置是基因的中部（DNA 的核苷酸 3035-6629），似乎比突变在基因两端的 *BRCA2* 突变女性携带者有更高卵巢癌风险和较低的乳腺癌风险。
- *BRCA1* 和 *BRCA2* 双突变携带型——只有少数人同时携带 *BRCA1* 基因突

变和 *BRCA2* 基因突变。有趣的是,这些个体的癌症发生风险似乎与单基因突变携带者相差不多。但遗传给后代的风险为 75%,而不是 50%。

- 双等位基因 *BRCA1* 突变型——带有 *BRCA1* 基因纯合或复合杂合突变被认为影响存活,可能导致早期流产。
- 双等位基因 *BRCA2* 突变型——带有 *BRCA2* 基因纯合或复合杂合突变的儿童,会患 D1 型 Fanconi 贫血症(Fanconi anemia,FA),一种严重的贫血和血液系统恶性疾病相关联的染色体断裂综合征。(详细的信息请参见 FA 一节)

4.7.5 更多信息

- Facing Our Risks Empowered (FORCE):http://www.facingourrisk.org
- Previvors:Facing the breast cancer gene and making life-changing decisions. www.previvors.com

4.8 Carney 综合征(CNC),Ⅰ型和Ⅱ型(包括 NAME 综合征和 LAMB 综合征)

发病率:罕见
遗传:常染色体显性遗传
基因:Ⅰ型 CNC:*PRKAR1A* 基因 位于 17q22-Q2 上
　　Ⅱ型 CNC:定位在 2p16,基因未知
检测:临床提供

4.8.1 癌症风险

Carney 综合征(Carney complex,CNC)患者患多种良性和恶性肿瘤的风险增高。约 30% 的男性 CNC 患者会患睾丸癌,大多数情况下是睾丸间质细胞或者大细胞钙化性的睾丸支持细胞-间质细胞瘤。其他相关的恶性肿瘤包括甲状腺癌和胰腺癌,还可能是结直肠癌和卵巢癌。CNC 患者的典型症状是具有一系列良性皮肤病变,包括蓝痣、黑蓝色的斑、咖啡牛奶斑、混合痣、皮肤黏液瘤和色素斑块。点状色素沉着常见。超过 70% 的 CNC 患者出现心脏黏液瘤。其他相关良性病变包括:乳腺腺瘤和黏液瘤,黏液子宫肌瘤,软骨黏液瘤,垂体腺瘤,神经鞘瘤,甲状腺腺瘤。

4.8.2 诊断标准

根据 Lindor 等(2008 年,第 30 页),CNC 的诊断至少符合以下两种特点:

- 皮肤点状色素沉着带典型分布[朱砂斑(红斑)出现于口唇,眼结膜和眼角,阴道或阴茎黏膜]
- 黏液瘤(常在眼睑,外耳,乳头部分的皮肤)
- 心脏黏液瘤
- 乳腺黏液瘤或者磁共振成像(MRI)压脂相提示诊断为乳腺黏液瘤
- 原发性色素结节性肾上腺皮质病(PPNAD),或者 Liddle 试验筛查 Cushing 综合征时所做的由口服地塞米松诱发的对尿液中的游离皮质醇产生的似是而非的阳性反应
- 由于分泌生长激素的腺瘤(生长激素瘤)导致的肢端肥大症
- 大细胞钙化性睾丸支持细胞肿瘤(LCCST),或者睾丸超声发现典型的钙化
- 年轻患者出现甲状腺癌或在甲状腺超声波检测发现多个低回声结节
- 沙粒体型黑色素神经鞘瘤
- 蓝痣,上皮样青色痣(多发)
- 乳腺导管腺瘤(多发)或细胞内导管乳头状瘤型乳腺肿瘤
- 骨软骨黏液瘤(组织学诊断)

如果患者只符合上面列出的一个标准,但 *PRKAR1A* 基因测试结果阳性或者有一级亲属符合 CNC 临床诊断标准。

大约一半 I 型 CNC 症家系存在 *PRKAR1A* 基因突变或缺失。据估计大约 30% 的 CNC 患儿属于新发病例。

4.8.3 临床表现

CNC 综合征由 NAME 综合征和 LAMB 综合征两种罕见综合征组成。NAME 综合征是指痣(nevi)、心房黏液瘤(artrial myxoma)、神经末鞘黏液瘤(myxoid neurofibromas)和雀斑(ephelides,freckles)。LAMB 综合征是指雀斑样痣(lentigines)、心房黏液瘤(artrial myxoma)、皮肤黏膜黏液瘤(mucocutaneous myxoma)、蓝痣综合征(blue nevi syndrome)。

上述列出的皮肤特征可以在出生时就出现,但更多是在青春期累积的。CNC 诊断的平均年龄是 20 岁。点状色素沉着多分布在面部、眼睑、口唇、阴茎龟头、外阴、手脚,但通常不涉及颊黏膜(这是黑斑息肉综合征[PJS]的标志特征)。CNC 患者可能有肢端肥大症(生长激素过量产生)。

CNC 男性患者不育的风险似乎增高。

4.8.4 综合征亚型

无

4.8.5 更多信息

- Information about CNC from the National Institutes of Health：http://rarediseases. info. nih. gov/gard/condition/1119/Carney-complex. aspx
- Patient's organization for Carney complex：www. inspire. com/groups/rare-disease/discussion/patients-organisation-for-carney-complex/

4.9 Diamond-Blackfan 贫血症，先天再生障碍性贫血

发病率:5-7/每百万新生儿

遗传方式：常染色体显性遗传，10%～25%有家族史，少数病例可能为常染色体隐性遗传

基因：*RPL5* 位于 1p22. 1

RPL11 位于 1p36. 1-P35

RPL35A 位于 3q29-qter

RPS7 位于 2p25

RPS10 位于 6P

RP17 位于 15q

RPS19 位于 19q13

RPS24 位于 10q22-Q23

RPS26 位于 12Q

基因测试：临床提供

4.9.1 癌症风险

Diamond-Blackfan 贫血症（Diamond-Blackfan anemia，DBA）患癌症风险增加，但是没有进行很好的量化分析，DBA 儿童患白血病的风险增加。

4.9.2 诊断标准

DBA 的诊断是基于 CBC（全血细胞计数）的结果，CBC 提示再生不良性贫血、白细胞正常和血小板正常。患者染色体断裂数目增加。大约 25%的

DBA 患儿是因为 *RPS19* 基因突变引起的。另外 20% 的 DBA 患者被认为是 *RPS24*、*RPS17*、*RPL35A*、*RPL5*、*RPL11* 和 *RPS7* 基因突变引起的（目前还不清楚 *RPS26* 和 *RPS10* 基因突变占 DBA 病例的比例）。

DBA 新发突变率估计为 55% 至 60%，所以大部分患儿没有明显家族史。

4.9.3　临床表现

DBA 的特征是先天性再生障碍性贫血。30% ~40% 的患儿有先天性异常，包括拇指和其他手部畸形、唇裂和（或）腭裂、室间隔缺损、肾发育不良、身材矮小和先天性青光眼。多数 DBA 患儿诊断年龄为 3 个月，并进行类固醇和输血治疗。携带 *RPL5* 或 *RPL11* 基因突变的患儿先天性畸形的风险可能最高。

4.9.4　综合征亚型

无

4.9.5　更多信息

- Diamond-Blackfan Anemia Foundation, Inc：http://www.dbafound ation.org
- Diamond-Blackfan Anemia and You：http://www.diamondblack fananemia.com

4.10　家族性腺瘤性息肉病（也称为减毒型 FAP、Gardner 综合征、Turcot 综合征或遗传性硬纤维瘤病）

发病率：新生儿发病率为 1/6000 到 1/13 000
遗传方式：常染色体显性遗传
致病基因：*APC* 基因位于 5q21
基因检测：临床提供

4.10.1　癌症风险

家族性腺瘤性息肉病（familial adenomatous polyposis, FAP）在结肠癌患者中占比不到 1%。如果不进行结肠切除术，所有 FAP 患者都会发展为结肠癌。结肠癌的平均发病年龄是 39 岁，但也有 7% 的患者在 21 岁之前发病。

有大约4% ~12%的患者会发展为小肠(十二指肠)癌,尤其当息肉位于小肠和大肠连接处的肝胰管壶腹时。

FAP患者患胰腺癌的风险是2%,与患非髓样甲状腺癌的风险一样。患FAP的孩子在0到6岁间有0.6%的风险发展为肝母细胞瘤。FAP患者患脑肿瘤的风险也增加。大部分FAP相关的脑肿瘤是髓母细胞瘤,此外,神经胶质瘤和室管膜瘤也有过报道。FAP患者发展为直肠癌,胆管癌和胃癌的风险也大。日本的FAP患者患FAP相关胃癌的比例是全球最高的。

FAP的标志性特征是息肉,结肠和直肠具有一百至几千个腺瘤性息肉。这些息肉有时是扁平的,这使得它们难以通过内窥镜检查出来。此外,大部分FAP患者在胃肠道的其他地方也长腺瘤性息肉,例如在小肠,壶腹周围,或胃。约50% FAP患者的胃内有胃底腺息肉。

硬纤维瘤是长在腹部的良性克隆纤维性肿瘤,很难清除和治疗。FAP患者的硬纤维瘤发病率在男性中约为8%,女性中约为15%。如果一个FAP患者的直系亲属中有患硬纤维瘤的,那他患硬纤维瘤的风险将增加到大约25%,不论男女。

FAP患者中也报道过其他良性肿瘤,包括颚骨瘤、肾上腺腺瘤、脂肪瘤,以及青少年鼻咽血管纤维瘤。

4.10.2 诊断标准

经典型FAP临床标准是:

- 40岁以前有100个以上腺瘤性息肉。
- 少于100个腺瘤性息肉,但亲属中有被确诊为FAP的。

减毒型FAP的临床标准是:

- 有10 ~99个腺瘤性息肉。
- 40岁以上,多于100个腺瘤性息肉。
- 60岁前患大肠癌,并且有多腺瘤性息肉家族史。

符合经典FAP或减毒FAP标准的个体推荐进行*APC*基因检测。有任何其他特征的患者也可考虑做*APC*基因检测,尤其当他们有任何结直肠息肉。基因检测针对有大肠息肉个人史或家族史的个体及以下人员:

- 骨瘤或CHRPE(视网膜色素上皮先天性肥大)
- 腹部硬纤维瘤(硬纤维瘤也可出现在患者的四肢,手或脚,但这些腹部以外位置的硬纤维瘤的出现可能与FAP无关)
- 肝母细胞瘤(一种罕见的儿童肝癌)

绝大多数(70% ~80%)的*APC*基因突变会产生截短蛋白。大约四分之一是新生突变(因此没有家族史)。位于 *APC* 基因两端(第 157 位密码子之前和第 1595 位密码子之后)和第 9 外显子剪接位点的突变与减毒 FAP 相关。第 1250 位密码子和第 1464 位密码子之间的突变可能会造成最严重的息肉病(>1000 个息肉)。Attard 等(2007 年)研究表明,密码子 679-1224 之间的突变与患脑肿瘤的风险增加相关。

4.10.3　临床表现

平均来说,结肠腺瘤出现在 16 岁左右,这些癌前息肉甚至可发生于 9 到 10 岁。除了上面列出的恶性和良性肿瘤,FAP 患者还可表现为多牙或少牙的含牙囊肿,与未萌出牙冠,皮脂腺或表皮样囊肿,以及被称为 CHRPE 的眼部病变。(可参见 6.3.1 节有关 FAP 的其他信息。)

4.10.4　综合征亚型

- 减毒 FAP:FAP 的减毒型,发生于老年阶段,由较少的大肠息肉引起。因此很难把它和 Lynch 综合征(非息肉病性结直肠癌)区别开来。减毒 FAP 患者有较高的结肠癌风险,但是风险大大低于 100%。
- 5q22 缺失型:该微缺失综合征与经典 FAP 的特征相关,除此之外还有轻度至中度智力低下以及轻度的先天异常或畸形。
- Gardner 综合征:其特征是息肉、结直肠癌以及结肠外症状,如皮脂腺囊肿,脂肪瘤,硬纤维瘤,以及纤维瘤。其他特征还包括表皮样囊肿、下颌骨骨瘤、阻生牙,或其他牙齿问题和 CHRPE 症。现在人们认为该综合征所有类型都有“结肠外”特征。
- I1307K 突变型:这种突变被偶然发现,德系犹太人中有 6% 的人群携带该突变。携带 I1307K 突变的患者并没有息肉病,但患结肠癌的风险却倍增。这是一个有趣现象,因为该基因相同区域的其他突变会产生很经典的 FAP 表型。I1307K 突变的基因检测并不常规推荐。
- Turcot 综合征:Turcot 综合征的特征是息肉病和其他 FAP 相关恶性肿瘤外加脑肿瘤,尤其是神经管细胞瘤。

4.10.5　更多信息

- Desmoid Tumor Research Foundation:http://www.dtrf.org
- FAP Gene Support Group:www.fapgene.org.uk/yahoogroup.html
- FAP International Information Foundation:www.fapinfo.com/forum/index.php

- John's Hopkins guide for patients and families: FAP: www. macgn. org/cc_fap1. html

4. 11 Fanconi 贫血

发病率:正常人群 1/300,德系犹太人中携带者频率大约为 1/89。非洲黑人中携带者频率大约为 1/100,非洲布尔人中携带者频率大约 1/77。

遗传方式:常染色体隐性遗传,*FANCB* 为 X 连锁隐性遗传。

致病基因:*FANCA*,位于 16q24. 3
FANCB(FAAP95),位于 Xp22. 31
FANCC,位于 9q22. 3
FANCD1(BRCA2),位于 13. q12. 3
FANCD2,位于 3p25. 3
FANCE,位于 6p22-21
FANCF,位于 11p15
FANCG(XRCC9),位于 9p13
FANCH(KIAA1794),位于 15q25-26
FANCJ(BRIP1,BACH1),位于 17q22
FANCL(PHF9,FAAP43,POG),位于 2p16. 1
FANCM(FAAP250,HEF),位于 14q21. 3
FANCN(PALB2),位于 16p12
FANCO(RAD51C),位于 17q22
FANCP(SLX4),位于 16p13

基因检测:临床提供

4. 11. 1 癌症风险

Fanconi 贫血(Fanconi anemia,FA)患者患白血病的风险很高,通常是急性髓性白血病。患鳞状细胞癌、肝细胞癌和脑肿瘤的风险也有明显增高。FA 女性患者患外阴和子宫颈癌症的风险也高。

FA 症患者患良性肝腺瘤也有报道。

4. 11. 2 诊断标准

FA 是通过评估染色体的断裂程度来进行诊断的,但标准核型分析检测不到,通过做丝裂霉素 C 染色体压力测试或测试 DEB(双环氧丁烷)来进行检测。这些测试能可靠地检测出纯合子,但检测不出杂合子。大约25%的FA儿童不会表现任何综合征的特征。任何一个患再生障碍性贫血的孩子,都应查明是否与FA有关。

约65%的FA患者涉及*FANC-A*基因的突变。然而,在FA的众多致病基因中已经确定了很多奠基者突变。值得注意的是,大多数FAC型(FANC-C)是由德系犹太人的奠基者突变IVS4+4A>T引起的。

4.11.3 临床表现

FA通常在患者8岁时就因为再生障碍性贫血和骨髓衰竭被诊断出来。临床表现各种各样,差异很大。患者有典型的面相(小头,小眼,小口),以及生长发育迟缓、皮肤色素沉着、咖啡牛奶斑、大拇指缺失或异常、耳异常、骨骼畸形、心脏畸形和肾畸形。FA患者也有高胰岛素血症和糖尿病。FA症患者也可能性腺功能低下,并且生育率低。FA的根本问题是渐进的全血细胞减少和染色体断裂,患者暴露于烷化剂下会使病情恶化。患者的平均寿命约为30岁。

4.11.4 综合征亚型

- FANCD1型　约占FA的2%,带有两个突变的*BRCA2*等位基因(另见4.7节乳腺卵巢癌综合征)。此种亚型的孩子症状更严重,并且由于先天性异常,生长迟滞和重度贫血,一般在婴儿期或幼儿期就可诊断出来。患癌症的风险大于95%,典型发病年龄为5岁。
- FA杂合子亚型　携带一个*FANCD1*(*BRCA2*)突变等位基因的女性患者,患乳腺癌和卵巢癌的风险明显增加,男性携带者患癌症的风险也会增加(另请参见4.7节)。携带一个*FANCN*(*PALB2*)突变等位基因的女性患乳腺癌的风险也可能会增加。目前尚不清楚FA其他亚型携带者的患癌症风险是否会增加。

4.11.5 更多信息

- Canadian Fanconi Anemia Research Fund:http://www.fanconi canada.org
- Fanconi Anemia Research Fund:http://www.fanconi.org
- Fanconi Anemia Support Group:www.mdjunction.com/fanconi-anemia

4.12 遗传性弥漫型胃癌

发病率:未知,可能很罕见

遗传方式:常染色体显性遗传

致病基因:*CDH1* 基因位于 16q22.1

基因检测:临床提供

4.12.1 癌症风险

遗传性弥漫型胃癌综合征(hereditary diffuse gastric cancer syndrome, HDGC)患者中,患弥漫型胃癌的风险在男性约为 67%,女性约为 83%。诊断的平均年龄为 38 岁,年龄范围为 14~69 岁。弥漫型胃癌(又叫做印戒细胞癌)是低分化腺癌浸润胃壁,引起胃壁的增厚或膨出,而不是多个不同的肿瘤块。

HDGC 的女性患者有大约 39% 的患小叶乳腺癌的终生风险。导管乳腺癌、印戒结肠癌和胰岛细胞胰腺癌在 HDGC 患者中也有报道,可能是该综合征的一部分症状。

4.12.2 诊断标准

HDGC 的临床标准为至少满足以下特征中的一个:

- 直系以及 2 代以内亲属有 2 个或以上患弥漫性胃癌,至少有一个在 50 岁之前被确诊。
- 直系以及 2 代以内亲属有 3 个或以上患弥漫性胃癌,不论确诊年龄。

上述标准由国际胃癌互动联盟制定。除了这些临床标准,满足以下条件的人也应该考虑检测 *CDH1* 基因的突变:

- 40 岁以下患弥漫型胃癌,生活区域不在一般的高发人群地区(如日本、韩国)。
- 同时患弥漫型胃癌和小叶乳腺癌的患者。
- 亲属中有一个确诊有弥漫型胃癌,另外一个亲属确诊有小叶乳腺癌。
- 亲属中有一个确诊有弥漫型胃癌,另外一个亲属确诊有印戒结肠癌。

4.12.3 临床表现

相对于更常见的肠道型胃腺癌患者,弥漫型胃癌患者更趋于年轻化并且预后较差。因此,在高危人群不妨考虑预防性切除术。HDGC 患者不会有肠胃腺癌,肠胃腺癌更可能是由溃疡或幽门螺杆菌感染引起的。

约有三分之一符合临床标准的 HDGC 家庭可检测到 *CDH1* 基因突变。大多数 HDGC 患者有家族史;*CDH1* 基因的新生突变尚未被报道,可能很罕见(也可参见 5.3.2 节有关 HDGC 综合征的其他信息)。

4.12.4　综合征亚型

无

4.12.5　更多信息

- HDGC On-Line Support Group：http：//groups. yahoo. com/group/HDGC/summary
- Be Strong Hearted：Chelcun Family Foundation for Stomach Cancer Research：http：//www. bestronghearted. org
- No Stomach for Cancer：http：//www. nostomachforcancer. org
- Stanford Medicine Cancer Institute：HDGC（CDH1）：http：//cancer. stanford. edu/patient_care/services/geneticcounseling/HDGC. html

4.13　家族性胃肠间质瘤（多发胃肠道自主神经肿瘤）

发病率：未知，可能罕见
遗传方式：常染色体显性遗传
基因：*KIT*，位于 4q11-q12
　　PDGFRA，位于 4q12
　　SDHB，位于 1p36. 1-P35
　　SDHC，位于 1q23. 3
基因检测：仅供研究使用

4.13.1　癌症风险

家族性胃肠道间质瘤（gastrointestinal stromal tumor，GIST）70 岁患病风险约 90%，但由于研究基于少数家庭，这种风险可能被高估。大多数 GIST 的肿瘤良性生长缓慢，只有 10%～30% 被诊断为恶性。

黑色素瘤的病例也有报道。

4.13.2　诊断标准

目前家族性 GIST 综合征尚没有正式诊断标准。被诊断为 GIST 肿瘤，并有肠胃间质瘤、腹腔肿瘤或者肉瘤家族史的患者，可能患有家族性 GIST 并应考虑基因检测（另见遗传性神经节细胞瘤、嗜铬细胞瘤综合征，第 4 节有关 SDH 基因的更多信息)。

4.13.3 临床表现

家族性 GIST 最初称为“家族性肠神经纤维瘤病”。GIST 是肉瘤样肿瘤,不表达典型的肌施万细胞(肌神经鞘细胞)标记物。GIST 发病起于间充质细胞,该细胞调节负责运送食物通过消化道的肌肉收缩。约 70% 的 GIST 肿瘤发生于胃,20% 发生在小肠,而其余的分散在消化道别处,如食管、结肠和直肠。家族性的 GIST 确诊中位年龄为 48 岁,年龄跨度为 29 ~ 77 岁。相比较而言,散发 GIST 的平均患病年龄是 67 岁。

约三分之二的 *C-KIT* 基因突变患者在指、趾、肘、膝盖、肛门、生殖器区域和(或)面部有色素沉着斑。

PDGFRA 基因突变者与其亲属相比双手可能明显增大。

4.13.4 综合征亚型

无

4.13.5 更多信息

- GIST Support International:http://www.gistsupport.org
- The Life Raft Group:http://www.liferaftgroup.org

4.14 幼年性息肉病(含遗传性混合息肉病)

发病率:新生儿从 1/16 000 到 1/10 万

遗传方式:常染色体显性遗传

基因:*BMPRIA*,位于 10q22.3

SMAD4,位于 18q21.1

ENG,位于 9q34.1

基因检测:临床上可检测 *BMPR1A* 和 *SMAD4* 基因;*ENG* 基因检测仅供科研使用

4.14.1 癌症风险

幼年性息肉病(juvenile polyposis syndrome,JPS)患者患结肠癌的风险可能会高达 40%。在胃肠道其他区域也有 20% 的患癌风险,尤其是在胃、十二指肠和胰腺。

JPS 的特点是“幼年”息肉的存在。这些特征错构瘤性息肉通常发生于胃、小肠、结肠和(或)直肠。幼年性息肉病患者也可能患结直肠腺瘤性息肉。虽然息肉常是儿童期生成,但癌症通常发生在成年期。

4.14.2 诊断标准

目前对幼年性息肉病患者没有正式公认的临床标准。如果满足以下任一条件应考虑对 *BMPRIA* 和 *SMAD4* 基因进行突变检测:

- 有三个或更多的幼年性结直肠息肉
- 整个胃肠道有多个幼年性息肉
- 有一个或多个幼年性息肉同时有幼年性息肉病家族史
- 没有错构瘤肿瘤综合征或者 PJS 的其他特征

大约 25% 的 JPS 患者有 *BMPRIA* 基因突变,并且约 15% ~20% 病例有 *SMAD4* 原癌基因突变。*ENG* 基因突变曾在两例早发性 JPS 儿童患者中报道过;然而目前 *ENG* 突变和 JPS 的因果关系还未最后确认。

4.14.3 临床表现

JPS 与结肠、直肠、胃和小肠的错构瘤性息肉相关。息肉数目的范围可以从几个到几百个。大多数 JPS 患者在二十多岁的时候至少有一个息肉。幼年性息肉遍布整个消化道者为一般的广义幼年性息肉,息肉局限在结肠者为幼年性结肠性息肉病。JPS 患者的主要问题是贫血,出血,以及大且多的消化道息肉引起的疼痛。

大多数 *SMAD4* 基因突变患者也会有与遗传性出血性毛细血管扩张(hereditary hemorrhagic telangiectasia,HHT)相符的症状。联合性 JPS/HHT 综合征患者有产生两种综合征表现的风险。HHT 综合征的主要特点是肺,肝脏和脑中毛细血管扩张和动静脉畸形(异常血管形成)的产生。儿童患者有其他相关的异常,如杵状指/趾。(也可参见 6.3.2 节有关 JPS 更多信息)

4.14.4 综合征亚型

- 婴儿型幼年性息肉病:先天性 10q 缺失(包括 *PTEN* 和 *BMPR1A* 基因)被称为婴儿型幼年性息肉病。这种相邻基因缺失综合征通常在出生后前几个月内就能诊断出来。该综合征的特征是婴儿整个胃肠道里散布着许多错构瘤性息肉。这种情况被认为是 JPS 最严重的类型并且患儿的预后较差。
- 遗传性混合息肉综合征:遗传性混合息肉综合征(hereditarymixed

polyposis syndrome,HMPS)患者有多发结直肠息肉。这些息肉有各种类型,包括幼年性息肉、腺瘤和增生性病变。HMPS 患者患结直肠癌的风险增加,但风险率提高具体百分比没有被量化。至少已经发现有一个 HMPS 的大家系携带 *BMPRIA* 基因突变,支持 HMPS 是幼年性息肉病一种类型的理论。

4.14.5 更多信息

- Juvenile Polyposis: A Guide for Patients and their Families: http://www.uihealthcare. com/topics/medicaldepartments/cancercenter/juvenilepolyposis/index. html
- Peutz-Jeghers syndrome and Juvenile Polyposis syndrome online support group: www. geneticalliance. org/organization/peutz-jegherssyndrome-online-support-group

4.15 遗传性平滑肌瘤肾细胞癌

发病率:未知,可能罕见
遗传方式:常染色体显性遗传
基因:*FH*,位于 1q42.1
基因检测:临床提供

4.15.1 癌症风险

遗传性平滑肌瘤肾细胞癌(hereditary leiomyomatosis renal cell cancer, HLRCC)患者有 10% ~16% 的风险发展为肾细胞癌,诊断时平均年龄 44 岁。大多数情况下,肾癌是Ⅱ型乳头状癌,但其他类型肾癌也存在,包括管状乳头状癌和集合管癌。也有子宫平滑肌肉瘤和睾丸间质细胞瘤病例报道。

75% 以上的 HLRCC 患者有至少一种皮肤平滑肌瘤的典型皮损。几乎所有的女性 HLRCC 患者会产生子宫平滑肌瘤,一般发病年龄为 20 到 35 岁。HLRCC 患者患肾上腺皮质腺瘤和卵巢囊腺瘤的风险增加。

4.15.2 诊断标准

HLRCC 目前没有正式临床诊断标准。HLRCC 的诊断一般是根据检测延胡索酸水合酶的酶学水平或基因检测。据估计,80% HLRCC 患者可检测到延胡索酸水合酶基因(*FH*)突变。以下个体需要考虑基因检测以排除或者确诊 HLRCC：

- 有多发皮肤平滑肌瘤，其中至少一个为组织学确诊的平滑肌瘤。
- 单个平滑肌瘤且有 HLRCC 家族史。
- 有一个或多个管状乳头状瘤，集合管瘤或乳头状Ⅱ型肾肿瘤，不论有无 HLRCC 家族史。

因为子宫肌瘤在一般人群中常见，子宫平滑肌瘤很少用于 HLRCC 的诊断。

FH 突变数据库（http://chromium. liacs. nl/LOVD2/SDH/home. php? select_db = FH）有助于判断 *FH* 基因突变的临床意义。

4.15.3　临床表现

大部分 HLRCC 患者有至少一个皮肤平滑肌瘤。这些与皮肤同色或淡褐色丘疹病变出现在躯干和四肢，有时也出现在面部和生殖器部位。平均来说，这些皮肤平滑肌瘤平均发病年龄为 25 岁左右（年龄范围为 10 ~ 48 岁），病损数目从一到数十个。尽管不是恶性的，这些病变因为典型的触痛感和对冷相当敏感也会带来很多问题。

几乎所有的 HLRCC 女性患者会有一个或多个子宫平滑肌瘤，比散发子宫肌瘤病例发病早。这些 HLRCC 女性患者常见有多个大体积子宫肌瘤，引起疼痛，月经不调或经量增多，甚至在很年轻的时候需实施子宫切除术。

4.15.4　综合征亚型

双等位基因 *FH* 突变型——先天性纯合或复合杂合 *FH* 基因突变的婴儿患有一种称为延胡索酸水合酶缺陷（fumarate hydratase defi ciency，FHD）的常染色体隐性遗传病。这种罕见疾病的特点是脑畸形和严重的神经系统异常，其中包括明显的肌张力减退、喂养困难、生长迟滞和癫痫发作。尽管一些患儿能活到成年，FHD 患儿预后很差。

4.15.5　更多信息

- HLRCC FamilyAlliance：http://www. vhl. org/hlrcc
- HLRCC Online Support Community：http://www. inspire. com/groups/VHL-family-alliance/search/? query = hlrcc

4.16 Li-Fraumeni综合征

发病率:可高达1/20 000
遗传方式:常染色体显性遗传
基因:*TP53*,位于17p13
基因检测:临床提供

4.16.1 癌症风险

Li-Frameni综合征(Li-Fraumeni syndrome,LFS)患者患相关癌症的风险在30岁前约为50%,而60岁前约90%。性别影响癌症的风险;LFS的女性患癌症风险至少是90%,而男性患癌的风险少于70%。

LFS相关的最常见的恶性肿瘤是:骨与软组织肉瘤,乳腺癌,脑瘤,以及肾上腺皮质癌。据估计,这些核心癌症在LFS的诊断中占大多数。一种罕见的小儿脑肿瘤,称为脉络丛癌,与基因*TP53*突变高度相关。

在LFS和类似LFS(LFL)的家系中多原发癌的风险也有所增加。据估计,LFS的癌症患者有57%的可能罹患第二种癌症,以及38%的可能罹患第三种癌症。

其他一些恶性肿瘤在LFS和LFL家系中也有报道。这些非核心癌症包括:结直肠癌,子宫内膜癌,食管癌,性腺生殖细胞肿瘤,白血病,淋巴瘤,肺癌,黑色素瘤,非黑素瘤皮肤癌,NB,卵巢癌,胰腺癌,前列腺癌,胃癌,甲状腺癌,WT,以及其他肾脏癌症。

恶性叶状乳腺肿瘤和恶性蝶螈瘤(一种罕见的脑肿瘤)曾在LFS家系中被报道过。迄今为止,在携带*TP53*突变的LFS家系中没有尤文肉瘤的病例报道。男性乳腺癌并不常见。

4.16.2 诊断标准

LFS的诊断是基于回顾家系中肿瘤发生的形式。经典的LFS和LFL综合征临床标准列于表4.1。*TP53*突变或*TP53*缺失都可被确诊为LFS。尽管有一小部分LFS家系被发现携带有*CHK2*基因突变,*CHK2*被认为不是LFS的主要致病基因。

下列个体可以做*TP53*基因检测:

- 个人及家族史符合LFS或LFL综合征标准的任意个体(见表4.1)。约70%的LFS家族和8%~22%的LFL家族被发现携带*TP53*突变。符合典型 LFS 综合征的标准但测序结果阴性的个人，也应该做 *TP53* 基因组重排测试，这种测试最近在临床上已经提供。

表 4.1　经典 LI-FRAUMENI 综合征（LFS）和 LI-FRAUMENI-LIKE 综合征（LFL）的诊断标准

LFS 综合征诊断标准是：
- 先证者<45 岁患有肉瘤，及
- 一级亲属<45 岁有任何癌症，及
- 一级或者二级亲属<45 岁有任何癌症或在任意年龄有肉瘤

LFL 综合征的标准是：
- 先证者有任意儿童癌症或肉瘤，脑肿瘤，或<45 岁患肾上腺皮质肿瘤
- 一级或者二级亲属在任何年龄患典型 LFS 癌症[a]
- 一级或者二级亲属<60 岁患任何癌症

来源：LiandFraumeni（1969）；Birchetal.（1994）

[a]典型 LFS 癌症是：软组织肉瘤，骨肉瘤，乳腺癌，肾上腺皮质癌，脑肿瘤，及白血病

- 任意符合 Chompret 标准做 *TP53* 检测的的个体（如下所述）。在符合 Chompret 标准的个体中，*TP53* 检测阳性的可能性约 20%，这些个体为：
  - 先证者在 36 岁前患任意一种属于狭义 LFS 肿瘤（软组织肉瘤，骨肉瘤，脑肿瘤，绝经前乳腺癌，或肾上腺皮质癌），并至少有一名一级亲属或者二级亲属在 46 岁前患 LFS 癌症（除乳腺癌，如果先证者有乳腺癌）或多发性肿瘤。
  - 先证者有多发性肿瘤，有两种是属于狭义 LFS 肿瘤，并且第一种肿瘤的发病年龄在 36 岁前。
  - 先证者在任何年龄有肾上腺皮质癌（ACC），无论有无家族史。
- 有肾上腺皮质癌个人史的任意个体，无论有无家族史。儿童时期患 ACC 的个体 *TP53* 检测结果阳性的可能性约 80%。在成年后患 ACC 的个体 *TP53* 基因突变的风险增加，尤其是 50 岁前被诊断为 ACC 的个体。因为有新生突变病例的报道，所有的 ACC 患者被建议进行 *TP53* 检测，即使家族中没有癌症患者。
- 有脉络丛癌个人史的任意个体，无论有无家族史。被诊断为脉络丛癌的儿童 *TP53* 突变的可能性很大。因为有新生突变病例的报道，所有患脉络丛癌的儿童被建议进行 *TP53* 检测，即使家族中没有癌症患者。
- 有早发性乳腺癌（<30 岁）个人病史的任意个体，并检测 *BRCA1* 和 *BRCA2* 基因突变呈阴性的女性。女性有极早发性乳腺癌时携带 *TP53* 突变的风险略有增加，尤其是家族中有 LFS 或 LFL 的其他症状。

4.16.3 临床表现

LFS 个体在童年和成年期患各种恶性肿瘤的风险都非常高。发病年龄偏年轻化,有一半病例是 30 岁之前,终身有患癌症的风险,特别是女性可高达 90%。终身患癌症的风险女性比男性高是因为女性的 *TP53* 突变携带者的乳腺癌风险比男性更高。男性乳腺癌不是 LFS 的一个特征。

除尤文肉瘤这一不相关特征之外,各种骨和软组织肉瘤的都可见于 LFS 家族中。

LFS 癌症患者有再次患其他原发癌的高风险。第二个原发肿瘤的风险可高达 57%,第三个原发肿瘤的风险可高达 38%。射线照射可增加 LFS 患者患其他恶性肿瘤的风险,LFS 患者应该尽可能地避免过多的射线照射。

家族性 LFS 症表现出遗传早现的证据,子代癌症发病率高且偏年轻化。在 LFS 家系中发现了一些遗传修饰因素,包括端粒长度的缩短以及 *MDM2* 基因上与 *TP53* 基因共同起作用的一个特定标记。(更多信息参见 5.3.3 节有关 LFS)

4.16.4 综合征亚型

- LFL 综合征是指一些携带有 *TP53* 突变家系,但由于缺乏肉瘤诊断,或者小家系,或者可能的基因修饰,而不符合经典的 LFS 诊断标准。*TP53* 基因突变检测阳性的 LFL 家系患癌症的风险与符合典型 LFS 标准的成员相同。*TP53* 突变检测阴性的 LFL 家系不一定有综合征。有些家系会有不同的综合征,有的可能没有潜在的遗传性肿瘤综合征。
- *TP53* 整个基因的缺失型。先天性 17P 缺失的患儿会有发育迟缓等医学问题。目前还不清楚这些患儿癌症风险是否增加。

4.16.5 更多信息

- LFS online support group:http://www.mdjunction.com/li-fraumeni-syndrome
- LFS information:http://ghr.nlm.nih.gov/condition/li-fraumeni-syndrome

4.17 Lynch 综合征(又称为 HNPCC)

发病率:所有结肠癌病例的 2% ~3%

遗传方式:常染色体显性遗传

基因:*MLH1* 位于 3p21.3

MSH2 位于 2p21-22
MSH6 位于 2p16
MSH3 位于 5q11-q12
PMS1 位于 2q31-q33
PMS2 位于 7p22
TACSTD1 位于 2p21

基因检测：临床上可检测 *MSH6*、*MSH2*、*MLH1*、*PMS2* 和 *TACSTD1* 基因，*MSH3* 和 *PMS1* 基因检测仅用于研究

4.17.1　癌症风险

Lynch 综合征患者一生中患结直肠癌的风险约 70% ~80%。携带 *MLH1* 或 *MSH2* 突变的患者患结直肠癌的风险最高，其平均发病年龄为 44 岁。携带 *MSH6* 和 *PMS2* 突变的患者比携带 *MLH1* 或 *MSH2* 突变的患者患结肠癌的风险低，并且确诊的年龄更大。在 Lynch 综合征患者中可见各种类型的结直肠癌，包括印戒癌。

Lynch 综合征患者终身患肠型胃癌风险是 11% ~19%，其平均发病年龄是 56 岁。患胃癌的风险在胃癌高发国家的风险更高。例如在日本，大部分 Lynch 综合征的患者被诊断出胃癌，不是结直肠癌。

Lynch 综合征的女性患子宫内膜癌和卵巢癌的风险增高。子宫内膜癌的风险为 30% ~60% 平均发病年龄是 46 ~62 岁。卵巢癌的风险为 9% ~12%，平均确诊年龄为 42 岁。Lynch 综合征的家系中可见各种类型的卵巢癌；然而卵巢交界性肿瘤并非 Lynch 综合征的特征。

与 Lynch 综合征相关的其他恶性肿瘤包括小肠癌、肝胆管癌及输尿管和肾盂移行癌等泌尿道肿瘤。胰腺癌也被认为与 Lynch 综合征有关。

Lynch 综合征的患者患皮肤病的风险增高，如皮脂腺癌、角化棘皮瘤和上皮瘤。脑肿瘤（通常是胶质母细胞瘤）也是 Lynch 综合征的一个特征。

一些 Lynch 综合征家族患乳腺癌，喉癌，和血液学癌症的风险增加，但目前还不清楚这些是否是该综合征的特征。

Lynch 综合征的患者在结肠和直肠部位长腺瘤性息肉的风险较高。Lynch 综合征也称为 HNPCC 综合征，不同于其他具有>100 个息肉的罕见综合征。

4.17.2　诊断标准

符合 Amsterdam Ⅱ标准的个体临床可诊断为 HNPCC，标准如下：

- 三个或更多的家系成员患有HNPCC相关的癌症(结直肠癌、子宫内膜癌、胃癌、小肠癌、肝胆管癌、肾盂或输尿管癌),其中一人是其他两人的一级亲属
- 连续两代有患者
- 在50岁前诊断有一个或多个HNPCC相关的癌症

有HNPCC个人史和(或)家族史的个体应进行基因检测。如果存在*MSH2*、*MLH1*、*MSH6*或*PMS2*基因错配修复(MMR)基因的突变或缺失,则该个体被认为患有Lynch综合征。据估计,90%的Lynch综合征家系成员存在*MSH2*或*MLH1*基因的突变或缺失,7%有*MSH6*基因突变,不到5%具有*PMS2*突变。*PMS1*和*MSH3*突变是否导致Lynch综合征仍然有待证实,因此目前不建议进行这两个基因的临床检测。

改进版Bethesda标准有助于确定患者是否有充足的Lynch综合征的特征,以确保DNA检测的必要性。尤其是下面讨论的肿瘤分析。改进版Bethesda标准建议符合下列任一标准的患者进行肿瘤基因分析:

- 结直肠癌的诊断年龄小于50岁
- 任意年龄存在同时或异时结直肠癌,或其他HNPCC相关肿瘤,包括结肠肠癌、子宫内膜癌、胃癌、卵巢癌、胰腺癌、输尿管和肾盂癌、胆管癌和脑瘤(主要是胶质母细胞瘤)
- 60岁前患组织学确诊的微卫星高不稳定性(MSI)结直肠癌
- 一级亲属有一个或多个被诊断为患结直肠癌和一个HNPCC相关肿瘤,并且50岁之前诊断出其中一种肿瘤
- 两个或多个一级或二级亲属在任意年龄诊断出结直肠癌。

患者符合Amsterdam或者Bethesda标准的,建议进行基因检测。肿瘤分析是遗传检测的一个重要组成部分,包括下面两个检测:

- MSI——微卫星不稳定性(MSI)检测是评估存在于DNA核苷酸中不稳定重复序列的水平。这个检测用于间接确定MMR基因是否有功能。

  可能的结果是:

  - 微卫星不稳定性高-检测的细胞中不稳定性大于30%
  - 微卫星不稳定性低-检测的细胞中不稳定性小于30%
  - 微卫星稳定-没有细胞表现出不稳定性

约90%的遗传性肿瘤是MSI高,这对于中度或低可能性患有Lynch综合征的个体是一个非常好的筛查检测。相反,MSI高的肿瘤并不一定是由于一个错配修复基因的生殖细胞突变造成。主要引起MSI高的肿瘤体细胞突变是*BRAF*基因的甲基化和突变。此外,肿瘤MSI低或微卫星稳定的患者,

患有 Lynch 综合征的风险小。特别是携带 *MSH6* 基因突变的患者其肿瘤 MSI 低的可能性更高。出于这个原因,建议将 MSI 检测与免疫组化(IHC)检测相结合来完成。

- IHC——IHC 分析用于查找所有 MMR 蛋白质是否表达。此检测通常检查以下 MMR 基因:*MLH1*,*MSH2*,*MSH6*,*PMS1* 和 *PMS2*。

若 IHC 结果显示蛋白质表达低则增加了个体具有特定 *MMR* 基因发生生殖细胞突变或缺失的可能性。这个结论在肿瘤 MSI 高的患者中成立。然而,并非总是如此;*MMR* 基因的甲基化也会引起蛋白质表达降低。

除非家系中有一个已知的基因突变或缺失,建议患有相关癌症可能为 Lynch 综合征的个体进行 MSI 和(或)IHC 检测。这些肿瘤的遗传分析可以与 DNA 检测一起进行或者用来决定基因检测是否必要。

恶性结直肠癌分析比其他部位肿瘤的检测更有益。结肠腺瘤和皮脂腺癌或腺瘤也会被检测,但病灶需要足够大以用于分析。结直肠腺瘤如果显示出高度发育异常,更容易得到有用的结果。然而,一个腺瘤 MSI 或 IHC 的阴性结果也不能排除 Lynch 综合征的可能性。

4.17.3　临床表现

Lynch 综合征患者结直肠癌的风险明显升高,这些肿瘤通常起源于结肠息肉,但又没有真正的息肉。这些结肠息肉可能是扁平的腺瘤,结肠镜检查时很难发现。此外,恶性息肉的转移可发生在一段很短的时间内,因此高风险人群必须每年做一次肠镜,即使之前的检查完全阴性。(也可参见 6.3.3 节以获取更多信息)

4.17.4　综合征亚型

- 组成性错配修复缺陷(Constitutional mismatch repair-defi ciency,CMMR-D)综合征。CMMR-D 是由 *MSH2*、*MLH1* 或 *PMS2* 基因遗传性的双等位基因突变或缺失导致的,属于常染色体隐性遗传。CMMR-D 综合征的患儿患恶性肿瘤的风险非常高,并且通常发生在幼儿期或青春期。多发原位癌的风险也有所增加。这些罕见的已报道的主要恶性肿瘤有:结肠癌,胃癌和小肠癌,白血病,淋巴瘤,以及脑瘤。相关的脑肿瘤往往是胶质瘤或胶质母细胞瘤,但也发现了许多其他类型的脑肿瘤。75% 的 CMMR-D 综合征的患儿有一个或多个咖啡斑,有些可能最初被认为是 1 型神经纤维瘤。
- Muir-Torre 综合征。Muir-Torre 综合征患者有 Lynch 综合征的所有特点,并且患皮肤罕见癌或癌前病变的风险较高。这些皮损包括皮脂腺腺瘤和癌、上皮瘤和角化棘皮瘤。许多有 Muir-Torre 综合征临床表现的家系都发现有 *MSH2* 基因的突变或缺失。

- Turcot 综合征。患结肠癌和脑瘤的患者被认为患 Turcot 综合征。这个定义用于分子检测出现前。与 Lynch 综合征相关的 Turcot 综合征患者有 1% ~2% 的风险发展为脑肿瘤。大多数 Lynch 综合征有关的脑肿瘤是胶质母细胞瘤。携带 *PMS2* 突变家系与携带其他错配修复基因突变的家系相比有较高的患脑肿瘤的风险。

4.17.5 更多信息

- Johns Hopkins Patient Booklet on HNPCC：http://www. macgn. org/cc_hnpcc1. html
- Lynch Syndrome International：www. lynchcancers. com
- HNPCC（Lynch syndrome）Online Support Group：http://health. dir. groups. yahoo. com/dir/1600061624

4.18 黑色素瘤，皮肤恶性瘤（包括家族性非典型痣恶性黑色素瘤综合征、发育不良痣综合征和黑色素瘤-星形细胞瘤综合征）

发病率：黑色素瘤病例中约 5% ~7%

遗传方式：常染色体显性遗传

基因：CMM1：位于 1p36

CMM2：*CDKN2A*（*TP16*）位于 9p21

CMM3：*CDK4* 位于 12q14

CMM4：位于 1p22

基因检测：*CDKN2A* 检测临床提供。

CDK4 检测在临床上有局限性（如果已找到家系突变）

4.18.1 癌症风险

皮肤恶性黑色素瘤（cutaneous malignant melanoma，CMM）综合征 1 ~4 型患者有很大风险发展为多发恶性黑色素瘤。有 *CDKN2A* 突变的患者患恶性黑色素瘤的风险是 67%，平均确诊年龄为 34 岁。虽然 *CDK4* 突变是一个并不常见的基因突变，且关于其家系中患者的信息很有限，但 *CDK4* 突变患者患黑色素瘤的风险和 *CDKN2A* 突变的患者基本相同。

生活在太阳高辐射地区的 CMM 综合征患者患有黑色素瘤的比率比那些生活在低太阳辐射地区的高。例如,澳大利亚 CMM 综合征患者患黑素瘤的风险大于 90%。

CDKN2A 突变患者患胰腺癌和乳腺癌的风险增加。*CDKN2A* 突变患者患胰腺癌的风险可高达 17%。

一些 CMM 综合征家系成员尽管迄今没有发现 *CDKN2A* 突变,但仍然发展为皮肤和眼黑色素瘤。星形细胞瘤的病例在 CMM 综合征的家系中也有报道。头部和颈部鳞状细胞癌也可能是 CMM 一个特征。

CMM 综合征经常可以通过临床检查发现,因为患者有多个发育不良痣。

4.18.2　诊断标准

"黑素瘤家系"的标准包括 3 个或者以上有血缘的患者生活在阳光辐射强烈的地区和两个或以上有血缘的患者生活在太阳辐射没那么强烈的地区。

下列患者更可能有 *CDKN2A* 突变:

- 患者上躯干和四肢有大小不一,颜色各异的发育不良痣,并且数量为 10 ~ 100 个
- 患者有个人史或家族史患黑色素瘤、乳腺癌、星形细胞瘤和(或)胰腺癌

多发性原发黑色素瘤的患者有 10% ~15% 的几率携带 *CDKN2A* 突变。如果两个直系亲属曾患黑素瘤,那携带 *CDKN2A* 突变的可能性为 20% ~ 54%。如果个人或家族中有黑素瘤和胰腺癌的病史,携带 *CDKN2A* 突变的可能性为 45%。迄今为止,只有少量的患 CMM 综合征的家系报道有 *CDK4* 基因突变。

基因检测仍然是有争议的,因为许多患者符合 CMM 综合征的临床诊断标准,但没有检测出有基因突变。更令人不安的,对家系中已知突变检测结果阴性的个体似乎仍具有黑素瘤的高风险。

4.18.3　临床表现

黑色素瘤是自发或来源于良性黑色素痣的新生黑色素细胞肿瘤。黑色素瘤通常发生在皮下(累及皮肤细胞),但是也可能发生在其他部位,比如眼。CMM 综合征的患者有很高的风险发展为多发性黑色素瘤,尤其是身体暴露在太阳紫外线下的部位。已转移的黑素瘤可能引起严重的夜盲症,被称为黑色素瘤相关的视网膜病变。

4.18.4 综合征亚型

无

4.18.5 更多信息

- Booklet on Moles and Dysplastic Nevi：http：//www.cancer.gov/pdf/WYNTK/WYNTK_moles.pdf
- Melanoma Patients Australia：http：//www.melanomapatients.org
- The Melanoma Patient's Information Page：http：//www.mpip.org

4.19 多发性内分泌腺瘤病1型（Wermer综合征）

发病率：1/5000～1/50 000高加索人群
遗传方式：常染色体显性遗传
基因：*MEN1*，位于11q13
基因检测：临床提供

4.19.1 癌症风险

多发性内分泌腺瘤病1型（multiple endocrine neoplasia type 1，MEN1）与20种内分泌和非内分泌肿瘤的高发风险相关。大多数MEN1相关的肿瘤是良性的，但它们仍然可以导致严重的健康问题。

MEN1的个体有患恶性胰腺胰岛细胞癌的高风险，包括胰岛素瘤。他们还有较高的风险发生类癌瘤，如胃泌素瘤。MEN1相关类癌瘤最常见于十二指肠，但也可能发生在胸腺、支气管或胃。大约有一半的患者发生类癌瘤。

其他恶性肿瘤包括间质瘤、肾上腺皮质癌、非髓样甲状腺癌和外围鞘瘤（恶性神经鞘瘤）。

相关良性肿瘤包括垂体腺瘤、肾上腺皮质腺腺瘤、脑膜瘤、室管膜瘤、脂肪瘤、平滑肌瘤、胶原瘤和皮肤病变如面部血管纤维瘤。卵巢癌和嗜铬细胞瘤（pheochromocytomas，PCCs）是MEN1可能的特征。

4.19.2 诊断标准

符合下列任一标准的个体应考虑患有MEN1综合征：

- 已经诊断患有两种内分泌瘤包含甲状旁腺、垂体腺或GEP通道（胃-肠-胰腺消化道，包括胃、十二指肠、胰腺和肠道）肿瘤的个体。

- 已经诊断患有三种或三种以上下列肿瘤:甲状旁腺,内分泌胰腺,垂体,肾上腺或神经内分泌类癌瘤。
- 已经被确诊为甲状旁腺、垂体前叶或胰岛内分泌肿瘤,并有一个直系亲属以前诊断为 MEN1 综合征的个体。
- 已经患有甲状旁腺、垂体前叶或胰岛内分泌肿瘤中的一种,并且已经被发现携带一个 MEN1 基因的种系突变的患者。

患有 MEN1 综合征并且有家族史的患者,经检测有大约 80% ~90% 会发现有 *MEN1* 基因突变或缺失。个人患病史符合 MEN1 诊断标准,但无家族史的个体具有 65% 的可能性带有 *MEN1* 突变。据估计,MEN1 突变病例的 10% 为新生病例,这可以解释在某些情况下没有家族史的原因。患者只患一种与 MEN1 综合征相关的肿瘤,并且无家族史的很少有 *MEN1* 基因突变。

4.19.3　临床表现

大多数内分泌胰腺肿瘤是无功能的,这意味着它们不分泌激素(因此一般更难发现)。事实上,胰腺癌是 MEN1 个体最常见的死亡原因,几乎一半的情况下,患者得到诊断的时候已经发生转移。即使在没有恶性疾病的情况下,MEN1 患者的胰腺一般呈现一些不寻常的和异常的细胞形态。类癌瘤可能表现为消化性溃疡。

MEN1 表现度差异很大,罕见儿童期发病。到 50 岁时,几乎每个 MEN1 患者都患甲状旁腺疾病,50% ~75% 的患胰腺疾病,30% ~55% 患垂体疾病,16% 患肾上腺疾病。

类癌,MEN1 患者死亡的第二最常见原因,可引起 Zollinger-Ellison 综合征,即消化性溃疡伴有或不伴有慢性腹泻。据估计,四分之一患有 Zollinger-Ellison 综合征的人会携带一个 MEN1 基因的种系突变。

MEN1 患者不会有甲状腺髓样癌(medullary thyroid carcinoma, MTC), MTC 是多发性内分泌腺瘤 2 型(MEN2)症的主要特征。MEN1 和 MEN2 都与甲状旁腺肿瘤有关。

4.19.4　综合征亚型

无

4.19.5　更多信息

- Association for Multiple Endocrine Neoplasia Disorders (AMEND): http://www.amend.org.uk

- Multiple Endocrine Neoplasia Support Group: http://www.mdjunction.com/multiple-endocrine-neoplasia

4.20 多发性内分泌腺瘤病2型(也称Sipple综合征、家族性甲状腺髓样癌综合征)

发病率:新生儿的1/30 000
遗传方式:常染色体显性遗传
基因:*RET*基因位于10q11.2
基因检测:临床提供

4.20.1 癌症风险

多发性内分泌腺瘤病2型(multiple endocrine neoplasia, type 2, MEN2)患者患甲状腺髓样癌的风险为95%~100%。这种罕见的甲状腺癌的发病通常发生于40岁之前,最早的为3岁。患2B型多发性内分泌腺瘤病(MEN2B)的患者,在儿童早期患甲状腺髓样癌的风险最大。

患多发性内分泌腺瘤2A型(MEN2A)或MEN2B的患者,有50%的可能性患有至少一种PCC。约10%的PCC在诊断时为恶性。

其他相关肿瘤包括甲状旁腺腺瘤、胃肠道神经节细胞瘤和黏膜神经瘤。乳头状甲状腺癌也有报道。

4.20.2 诊断标准

MEN2A的临床标准:

- 一个患者或其近亲中诊断患有2种或者2种以上特异性内分泌肿瘤[MTC、PCC和(或)甲状旁腺腺瘤或增生]。

MEN2B的临床标准:

- MTC的诊断加上嘴唇和舌头的黏膜神经瘤、髓角膜神经网络纤维、唇部扩大的特殊面容,以及类马方综合征体型。

家族甲状腺髓样癌(familial medullary thyroid carcinoma, FMTC)的临床标准是:

- 家族史,包含4例MTC同时无PCC或无甲状旁腺腺瘤/增生。

超过90%的满足MEN2临床标准的患者具有一个*RET*等位基因的种系突变。约一半的MEN2B病例具有新生突变,但只有5%的MEN2A突变是新生的。

RET 基因在线突变数据库可以通过以下网址访问：http://www.arup.utah.edu/database/MEN2/MEN2_welcome。

4.20.3　临床表现

大约 3% ~10% 的甲状腺恶性肿瘤是髓样亚型的，建议所有诊断患 MTC 的个体进行 *RET* 突变检测，主要确定其亲属的患癌风险。据估计 25% 的 MTC 患者有 *RET* 基因突变。

4.20.4　综合征亚型

- MEN2A 型　95% 患者患甲状腺髓样癌（MTC），通常发生于成年早期。MEN2A 患者还有 50% 的风险患 PCC，20% ~30% 的风险患甲状旁腺疾病，以及 10% ~20% 的风险患甲状腺功能亢进。MEN2A 是 MEN2 最常见的亚型。
- MEN2B 型　几乎 100% 的 MEN2B 患者会患 MTC。甲状腺癌常发生在 10 岁，发展特别快且治疗难度大。类似于 MEN2A、MEN2B 患者患 PCC 风险为约 50%。MEN2B 儿童也可能有其他的特殊物理体征，其中包括大嘴唇和类马方综合征（高个子，阔胸，肢体异常增长）。MEN2B 患者中甲状腺功能亢进症和甲状旁腺疾病罕见。
- FMTC 型　患者诊断有 MTC，但还没有发展为 PCC 和甲状腺功能亢进，或甲状旁腺疾病。MTC 往往 50 岁以后发病，一般适合于治疗。FMTC 家族患乳头状甲状腺癌也有报道。

4.20.5　更多信息

- Association for Multiple Endocrine Neoplasia Disorders：http://www.amend.org.uk
- Multiple Endocrine Neoplasia Support Group：http://www.mdjun ction.com/multiple-endocrine-neoplasia

4.21　MYH 相关性息肉病

发病率：人群中 1% 是杂合子携带者

遗传：常染色体隐性遗传

基因：*MYH* 位于 1p32.1-p34.3

基因检测：临床提供

4.21.1 癌症风险

MYH 相关性息肉病(MYH-associated polyposis,MAP)患者患结肠癌、直肠癌、小肠癌风险高。患结直肠癌终生风险高达 80%。在荷兰进行的一项研究表明,MYH 患者直肠癌的平均发病年龄为 45 岁。

MAP 被认为是息肉综合征,患者会有多个结肠腺瘤,然而并不是每个结肠腺瘤都会转变成真正的息肉。大约有三分之一的 MAP 患者有少于 100 个结直肠息肉。

MAP 患者的症状与 FAP 的一些症状相关,包括胃底腺息肉、颚骨瘤、牙科囊肿和 CHRPE。

其他相关特征还包括皮脂腺腺瘤、十二指肠腺瘤和毛基质瘤。硬纤维瘤也可以是 MAP 的一个特征。

4.21.2 诊断标准

没有正式的 MAP 综合征的临床标准。已经有 15 个以上同步结直肠腺瘤或者在 50 岁前已经患有结直肠癌的患者可以怀疑是 MAP。

MYH 检测的指征主要基于大肠息肉和(或)癌症的患病史。据估计,约 2% 的结直肠癌病例,其微卫星 MSI 稳定,并在 50 岁之前确诊,是由于 *MYH* 双等位基因突变造成的。

据估计在北美洲约占 80% 的 *MYH* 突变是 Y165C 和 G382D 这两个特定突变。

4.21.3 临床表现

MAP 是一种隐性遗传性肿瘤综合征。这意味着 MAP 的患者可能有阴性家族史,或者有受累兄弟姐妹,而不是患病的父母。*MYH* 双等位基因突变携带者将患 MAP 综合征,而只携带一个 *MYH* 等位基因突变的携带者似乎患癌症风险不增加。

MAP 是一个新的综合征,有关特征和癌症的终生风险等信息正在收集中。(也可参见 6.3.4 节有关 MAP 综合征的其他信息)

4.21.4 综合征亚型

无

4.21.5　更多信息

- FAP International Information Foundation (Forum on MYH): http://www.fapinfo.com/forum/index.php
- Mt Sinai Hospital Familial GI Cancer Registry: http://www.moun tsinai.on.ca/care/fgicr

4.22　家族性神经母细胞瘤综合征

发病率:约占神经母细胞瘤病例的 1% ~3%
遗传:常染色体显性遗传
基因:*ALK* 位于 2p23
　　PHOX2B 位于 4p12
测试:临床提供

4.22.1　癌症风险

在家族性神经母细胞瘤(neuroblastoma,NB)成员中,患 NB 的风险为约 55% ~65%,可能有一些家庭外显率比较低。NB 是在患者童年发病的中枢神经系统的恶性肿瘤。

携带 *ALK* 突变的患者也有患神经节和神经节细胞瘤的报道。

4.22.2　诊断标准

没有家族性 NB 的诊断标准。家族中有三名 NB 患者的携带 *ALK* 基因突变的可能性最高。推荐有 NB、神经节或神经瘤、神经母细胞瘤家族史的儿童进行基因检测。诊断为多发性 NB 或小于 1 岁确诊的患儿携带 *ALK* 基因生殖系突变的可能性较高。

大多数家族性 NB 病例是因为 *ALK* 基因中的突变引起的。迄今为止,所有的生殖系 *ALK* 突变位于基因的酪氨酸激酶结构域(外显子 21-28)。

伴有其他神经嵴疾病的 NB 患儿可能携带 *PHOX2B* 基因生殖系突变。(见第 4.22.4 节综合征亚型的说明)

4.22.3　临床表现

家族性 NB 较散发病例发病年龄早;家族性病例的发病平均年龄为 9 个月,而散发性 NB 是 2 ~3 岁。大多数 NB 的诊断年龄低于 7 岁。

在大多数情况下,家族性 NB 是一个部位特异的遗传性肿瘤综合征。然而值得注意的是这种现象刚刚被认识,可能存在其他未被发现的相关特征。

4.22.4 疾病亚型

- *PHOX2B* 突变亚型,携带 *PHOX2B* 突变的患儿往往表现有家族 NB 以及相关的神经嵴发育异常疾病。这些疾病包括先天性中枢性换气不足综合征和先天性巨结肠症。

4.22.5 更多信息

- Children's Neuroblastoma Cancer Foundation: http://www.cncfhope.org/post/topid/1133
- Neuroblastoma Support Group: http://www.mdjunction.com/neuroblastoma

4.23 神经纤维瘤病,1 型(von Recklinghausen 病)

发病率:1/3000
遗传:常染色体显性遗传
基因:*NF1* 位于 17q11.2
基因检测:临床提供

4.23.1 癌症风险

3% ~15% 的神经纤维瘤 1 型(neurofi bromatosistype 1,NF1)患者患恶性外周神经鞘瘤(mMalignant peripheral nerve sheath tumors,MPNSTs),是此综合征最频繁出现的恶性肿瘤。MPNSTs 以前被称为神经纤维肉瘤或恶性神经鞘瘤,发生于神经干的深部软组织或沿神经纤维生长。

NF1 的标志性特征是多个牛奶咖啡斑和皮肤及皮下神经纤维瘤的存在。NF1 患者可能只有几个神经纤维瘤或者有数百个良性肿瘤。

NF1 患者有患中枢神经系统其他肿瘤的风险,包括神经纤维瘤(外围,结节,或丛状亚型)、星形细胞瘤、室管膜瘤、NBs、视神经和非视神经胶质瘤,以及原始神经外胚层肿瘤(primitive neuroectodermal tumors,PNETS)。其他与 NF1 相关的良性和恶性肿瘤包括:癌样瘤,PCCs,GISTS,肠道错构瘤,白血病(特别是幼年型慢性单核细胞白血病),未分化肉瘤,横纹肌肉瘤,WTs,以及虹膜上结节。类癌和 GIST 瘤最常发生在小肠(十二指肠)。NF1 女性患者有中度患乳腺癌的风险。

4.23.2　诊断标准

满足至少两个 NF1 临床诊断标准，可以诊断 NF1，临床诊断标准如下：

- 6 个或更多的牛奶咖啡点（斑），最大直径大于 5mm（青春期前）或 15mm（青春期后）
- 两个或多个任意类型的神经纤维瘤或者一个丛状神经纤维瘤
- 雀斑，位于腋下或腹股沟区
- 视神经胶质瘤
- 两个或更多虹膜上结节
- 独特的骨病变，如蝶骨发育不良或者长骨变薄
- 一个一级亲属患神经纤维瘤病

虽然基因检测可用，NF1 的诊断通常基于临床标准。大多数 NF1 患者 4 岁时被诊断。虽然几乎所有的 NF1 患儿 8 岁时达到临床标准，但只有一半 NF1 患儿在一岁符合标准。有多个牛奶咖啡斑但没有 NF1 其他特征的低龄儿童仍然应该强烈怀疑为患者。NF1 家族史往往是阴性；高达 50% 的病例是新生的。

4.23.3　临床表现

NF1 是最常见的遗传性疾病之一。疾病表现轻重不一。除了牛奶咖啡斑、神经纤维瘤和其他肿瘤的高风险，NF1 患者可能还呈现学习障碍、骨骼异常、骨疾病、血管问题。

4.23.4　综合征亚型

无

4.23.5　更多信息

- Children's Tumor Foundation：http://www.ctf.org/
- Neurofi bromatosis, Inc.：http://www.nfi nc.org
- Neurofi bromatosis online support group：http://dailystrength.org/c/Neurofi bromatosis/support-group
- Neurofi bromatosis online support group：http://www.mdjunction.com/neurofi bromatosis

4.24 神经纤维瘤病,2 型

发病率:1/35 000
遗传:常染色体显性遗传
基因:*NF2* 位于 22q12.2
基因检测:临床提供

4.24.1 癌症风险

神经纤维瘤 2 型(neurofi bromatosistype 2,NF2)患者多发听神经瘤(以前称为听神经瘤)、脊髓神经鞘瘤、脑膜瘤和神经纤维瘤的发病风险较高。这些肿瘤临床治疗很难,但很少发展为恶性肿瘤。大约有一半的 NF2 患者具有颅内或脊髓脑膜瘤。平均诊断年龄为 18 ~24 岁,尽管有少数 NF2 患者的诊断年龄很高。NF2 患者也有患星形细胞瘤、室管膜瘤和神经胶质瘤的风险,但风险不高。NF2 患者也可有视网膜错构瘤和牛奶咖啡斑。

4.24.2 诊断标准

NF2 诊断标准有两组。由国家卫生院会议制定的标准如下:

- 钆示踪磁共振(MRI)示双侧第八神经团块,或
- 一级亲属患有 NF2 加上下列之一:
  - 计算机断层扫描(CT)或者 MRI 可见单侧第八神经质团块
  - 丛状神经纤维瘤
  - 神经纤维瘤(两个或多个)
  - 胶质瘤(两个或多个)
  - 早发后极性囊下白内障
  - 两个或多个脑膜瘤
  - 颅内或脊髓肿瘤的影像学证据

NF2 曼彻斯特标准如下:

- 双侧前庭神经鞘瘤,或
- 一个一级亲属为 NF2 患者和单侧前庭神经鞘瘤,或两个以下肿瘤:脑膜瘤,神经鞘瘤,神经胶质瘤,神经纤维瘤,后囊下晶状体浑浊,或
- 单侧前庭神经鞘瘤和以下任意两项:脑膜瘤,神经鞘瘤,神经胶质瘤,神经纤维瘤,后囊晶状体混浊,或
- 多发脑膜瘤和单侧前庭神经鞘瘤或以下任意两项:神经鞘瘤,神经胶质

瘤，神经纤维，白内障

30 岁以前患前庭神经鞘瘤应高度怀疑患有 NF2。约 50% 的 NF2 病例是新生突变。

和 NF1 相反，NF2 患者很少有 6 个或更多的牛奶咖啡斑。

4.24.3　临床表现

在一般情况下，NF2 被认为是一种成人期发病的疾病，尽管可能只是因为在儿童期未被诊断出来。在许多情况下，NF2 的首发症状为前庭神经鞘瘤引起的听力损失。前庭神经鞘瘤（典型症状为双侧发病），也可能导致平衡障碍和耳鸣。NF2 患者也可能患白内障、面神经麻痹、神经疾病和肌肉无力。

4.24.4　综合征亚型

无

4.24.5　更多信息

- Children's Tumor Foundation：http://www.ctf.org/
- Neurofi bromatosis，Inc.：http://www.nfi nc.org
- Neurofi bromatosis Support Group：http://dailystrength.org/c/Neurofi bromatosis/support-group
- Neurofi bromatosis Support Group：http://www.mdjunction.com/neurofi bromatosis

4.25　痣样基底细胞癌综合征（又称 Gorlin 综合征、基底细胞痣综合征）

发病率：1/40 000

遗传方式：常染色体显性遗传

基因：*PTCH*，位于 9q22.3

基因检测：临床提供

4.25.1　癌症风险

痣样基底细胞癌综合征（nevoid basal cell carcinoma syndrome，NBCCS）患者发展为多种基底细胞癌的风险显著增加。相关的皮肤癌可发生于儿童早期；但 NBCC 患者初次发生基底细胞癌的平均年龄大约为 25 岁，肤色白皙的人群比肤色较深者罹患基底细胞癌的风险更高。患有 NBCCS 的高加索人患皮肤癌的风险为 90%，而患有 NBCCS 的美国非裔患皮肤癌的风险大约为 40%。

NBCCS 患者患原始神经外胚层肿瘤（PNETs，又称为成神经管细胞瘤）和脑膜瘤的风险会增加。

大多数 NBCCS 患者表现为颌角质囊肿及其他皮脂腺和皮样囊肿。超过 90% 的成年患者大脑中具有成簇特征的细胞称为大脑镰异位钙化。患者也具有较小的罹患心肌纤维瘤和胎儿横纹肌瘤的风险。NBCCS 女性患者约有 20% 的危险发展为卵巢纤维瘤，同时罹患卵巢纤维肉瘤的风险也有所增加。

4.25.2 诊断标准

符合两个主要的 NBCCS 诊断标准或者一个主要 NBCCS 和两个次要 NBCCS 诊断标准的患者可以诊断为 NBCCS：

主要标准：

- 有两个或多个基底细胞癌或 30 岁以下有 1 个基底细胞癌，或出现超过 10 个基底细胞痣
- 任意牙源性角化（组织学证据）或多骨骨囊肿
- 手掌或足底凹陷（3 个或以上）
- 异位钙化；薄片型或早发性（20 岁前）大脑镰钙化
- NBCCS 家族史

次要标准：

- 先天性骨骼异常：肋骨分叉，融合，倾斜，或缺如；或椎骨分叉，楔形，或融合
- 头围>97%，伴有前额突出
- 心脏或卵巢纤维瘤
- 髓母细胞瘤（通常 PNET）
- 肠系淋巴结或胸膜囊肿
- 先天性畸形：唇裂和（或）腭裂，多指，眼睛异常（白内障，虹膜缺损，小眼球）

超过 60% 的符合 NBCCS 临床标准的患者可发现 *PTCH* 基因内可检测的突变或缺失。据估计，20% ~40% 的病例为新生突变。

4.25.3 临床表现

许多 NBCCS 患者具有鲜明的身体特征。约 90% 患者患有颌角质囊肿，

能导致颌骨骨折并常常导致显著的牙齿问题。其他特征还包括大头畸形、前额突出、粗糙的面部特征和面部粟丘疹(微小的角蛋白囊肿)。

很多 NBCCS 患者有某种类型的骨骼畸形,如隐性脊柱裂或肋骨异常。表皮囊肿和掌跖凹坑也是常见的,这些症状可用于 NBCCS 诊断。

4.25.4　综合征亚型

无

4.25.5　更多信息

- BCNNS Life Support Network:http://www.bccns.org
- Gorlin Syndrome Group (UK):http://www.gorlingroup.org

4.26　遗传性副神经节瘤,遗传性嗜铬细胞瘤综合征(包括 Carney-Stratakis 综合征)

发病率:1/100 万(荷兰人群)

遗传方式:PGL1 和 PGL2:常染色体显性遗传,父源印记;PGL3 和 PGL4:常染色体显性遗传

基因:PGL1:*SDHD* 位于 11q23

PGL2:*SDHAF2*(*SDH5*)位于 11q13.1

PGL3:*SDHC* 位于 1q21

PGL4:*SDHB* 位于 1p3

TMEM127 位于 2q11

基因检测:临床提供

4.26.1　癌症风险

遗传性副神经节瘤-嗜铬细胞瘤症(hereditary paraganglioma-pheochromocytoma,PGL-PCC)患者,30 岁的副神经节瘤(PGL)或嗜铬细胞瘤(PCC)发病率为 29%,50 岁的发病率为 86%。遗传自父亲的 *SDHD* 突变个体 30 岁前 PGL 或 PCC 的发病率为 50%,50 岁的发病率为 86%。遗传自母亲的 *SDHD* 突变个体很少会增加罹患肿瘤的风险。

据估计,10% 的 PGL 和 PCC 诊断为恶性。几乎是恶性程度最高的肾上腺交感神经 PGL。*SDHB* 突变患者患有 PGL/PCC 的风险最高,并且会增加患肾细胞癌的风险。

遗传性 PGL-PCC 综合征患者也会增加罹患 GIST 的风险。同时患有 PGL 和 GIST 的患者称为 Carney-Stratakis 综合征患者。非髓样甲状腺癌和其他内分泌肿瘤也可以是 PGL-PCC 综合征的一部分。

4.26.2 诊断标准

目前,没有一个普遍接受的遗传性 PGL-PCC 综合征诊断标准。PGLS 和 PCCS 是罕见肿瘤,因此即使是单个病例也适合进行基因检测。但是具有下列情况时,患有遗传性 PGL-PCC 综合征的可能性较高:

- 患有两个或两个以上 PGL 或 PCC 肿瘤。
- 患有一个 PGL 或 PCC 肿瘤同时有一个亲属也有 PGL 或 PCC 肿瘤。
- 患有 PGL 或 PCC 肿瘤,但不符合希佩尔-林道(VHL)综合征、NF1 或 MEN2 的诊断标准。

4.26.3 临床表现

PGLs 是一种沿椎旁轴线从颅底向下延伸到骨盆的神经内分泌肿瘤。发生于肾上腺的 PGLs 被称为 PCCs。PGLs 根据它们的发病部位,以及它们是否分泌儿茶酚胺(例如,肾上腺素,去甲肾上腺素,或多巴胺)来分类。分泌型 PGLs 也被称为嗜铬细胞瘤。大多数发生于腹部,骨盆或胸部的 PCCs 和肾上腺 PGLs 为交感神经(分泌型)肿瘤,而 95% 的头颈部 PGLs 为副交感神经(非分泌型)肿瘤。遗传性 PGL-PCC 综合征患者具有多发性、双侧性和复发性肿瘤的风险较高。

分泌型 PGLs 和 PCCS 会因额外儿茶酚胺的骤增引起不同程度的连续或偶发症状。这些症状包括:血压升高,脉搏加快,头痛,心悸,多汗,脸色苍白,焦虑,恐慌。

非分泌型头部和颈部 PGLs 几乎都没有预警症状,很难检测到;它们发生的最频繁部位是在颈动脉体。研究人员正在开发一种肿瘤屏蔽测试;用于寻找 *SDH* 基因的免疫组织化学(IHC)反应。

4.26.4 综合征亚型

- Carney-Stratakis 综合征——患有 PGL 肿瘤和胃肠道肿瘤(GIST)的个体。
- 副神经节瘤,1 亚型——PGL1 综合征是由 *SDHD* 基因的生殖细胞突变引起。*SDHD* 突变个体似乎患头部和颈部副交感 PGLs 的风险最高,并且 PGL 或 PCC 平均发病年龄为 28 岁。家族性 *SDHD* 突变家系应符合亲源效应,即家族癌症都遵循显性遗传方式并且大多数 PGL 肿瘤患者的父亲患病而非母亲患病。大多数 PGL-PCC 综合征荷兰病例,由 *SDHD* 基因上 Asp92Tyr,Leu95Pro 和 Leu139Pro 三个奠基者突变引起。

- 副神经节瘤,2 亚型——PGL2 综合征。PGL2 家系具有与 PGL-PCC 综合征一致的特征性 PGL 和 PCC 肿瘤。其致病基因最近被确认为是 *SDHAF2*(*SDH5*),是一个线粒体蛋白编码基因。
- 副神经节瘤,3 亚型——PGL3 综合征是由 *SDHC* 基因突变引起。*SDHC* 基因突变较为罕见,因此关于其的癌症风险信息有限。但是 *SDHC* 基因突变的个体似乎会发展为头颈 PGLs 以及腹部 PGLs。
- 副神经节瘤,4 亚型——PGL4 综合征与生殖细胞的 *SDHB* 基因突变相关联。*SDHB* 基因突变个体患 PCCs 或交感肾上腺 PGLs 风险高于其他 PGL-PCC 基因突变个体。*SDHB* 突变也发生于患头颈部的副交感神经节瘤 PGLs 的个体。*SDHB* 突变个体患其他种癌症的风险会增高,包括肾细胞癌和非甲状腺髓样癌。

4.26.5 更多信息,请查询以下链接

- PheoPara Alliance:http://www.pheo-para-alliance.org
- Pheochromocytoma Support Board:http://www.pheochromocy tomasupport-board.yuku.com
- Pheochromocytoma Information:http://www.vhl.org/pheo/index.php
- Pheochromocytoma Support Group:http://www.pheochromocy toma.org

4.27 Peutz-Jeghers 综合征黑斑息肉症

发病率:1/25 000 至 1/280 000
遗传方式:常染色体显性遗传
基因:*STK11* 位于 19p13.3
基因检测:临床提供

4.27.1 癌症风险

黑斑息肉症(Peutz-Jeghers syndrome,PJS)的特征是整个胃肠道的生成错构瘤性息肉病,息肉尤易发生于小肠中。患者也可能有腺瘤性息肉。

PJS 患者一生有约 85% 的风险罹患肿瘤。PJS-关联癌症最经常发生在胃肠道,即结肠、直肠、小肠、胃、食管和胰腺。胃肠道恶性肿瘤的危险性为 57% 左右;大肠癌的风险约 39%。可能与 PJS 相关联的其他恶性肿瘤包括

肾癌、肺癌,以及甲状腺癌。

PJS女性患者患乳腺癌、卵巢颗粒类型卵巢癌、输卵管癌,子宫癌和一种称为宫颈恶性腺瘤的罕见侵略性子宫颈癌的风险会增加。个体40岁前患乳腺癌的风险为8%,60岁前患乳腺癌的风险为31%,几乎所有的PJS女性都患一种良性的卵巢性索肿瘤——环状小管状性索肿瘤(SCTAT)。

PJS男性患者患睾丸良性肿瘤的风险有所增加。同时还可能增加罹患乳腺癌和前列腺癌的风险。

4.27.2 诊断标准

如果满足下列临床标准可诊断为PJS:

- 有一个组织学确认的符合独特PJS形态的大肠错构瘤性息肉,同时符合以下三个标准中的两个:
  - 小肠息肉病
  - 颊黏膜、嘴唇、手指、脚趾和(或)外生殖器皮肤黏膜色素沉着
  - PJS家族史显示显性传递

任何有两个或多个组织学确认的错构瘤性息肉的个体可怀疑是PJS。一级亲属中有PJS,并出现单色素斑的个体可以诊断为PJS(见下文)。

4.27.3 临床表现

几乎所有的PJS患者都有胃肠道多发性息肉,尽管同一个家系的成员间息肉数量和相关的医疗问题因人而异,差别很大。这些息肉造成的主要问题是慢性出血、贫血、肠梗阻,以及恶变的潜能。

一个经典的PJS标志是在患者的嘴唇、颊黏膜、眼睛、鼻孔、肛门部位有深蓝色到深褐色色素沉着斑。95% PJS患者有以上这些色素斑存在,并且一般出现在儿童早期。但是,这些斑可能会随着患者年龄增长褪色和变得不那么明显。(参见5.3.4节有关PJS更多信息)

4.27.4 综合征亚型

无

4.27.5 更多信息

- Peutz Jeghers Syndrome Online Support Group: http://www.peutz-jeghers.com
- Peutz Jeghers Syndrome Support Group: http://www.mdjunction.com/peutz-

jeghers-syndrome

4.28 PTEN 错构瘤综合征(PHS)(也称 Cowden 综合征;包括 Bannayan-Riley-Ruvalcaba 综合征和 Proteus 综合征)

发病率:1/200 000 到 1/250 000(荷兰)
遗传方式:常染色体显性遗传
基因:*PTEN* 基因位于 10q23.3
基因检测:临床提供

4.28.1 癌症风险

PTEN 错构瘤综合征(PTEN hamartoma syndrome,PHS)女性个体终生有 25% ~50% 的乳腺癌患病风险和 6% ~10% 的子宫内膜癌患病风险。男性和女性患甲状腺癌的风险约为 10%,多数为甲状腺滤泡状癌,但乳头状癌也可见。PHS 个体患肾透明细胞癌的风险大概也有所增加。男性 PHS 个体患乳腺癌的风险可能增加。其他发生在包括子宫、结肠和肾脏的恶性肿瘤可能是 PHS 表型的一部分。PHS 个体患良性肿瘤如脂肪瘤、纤维瘤和胃肠道错构瘤的风险增加,依据它们的位置和症状这些良性肿瘤可能需要切除。

4.28.2 诊断标准

如果符合下列条件之一,则满足 PHS 临床标准:

- 能够确诊的单独皮肤黏膜病变,如果有:
  - 大于等于 6 个面部丘疹,其中至少 3 个属于毛根鞘瘤病,或
  - 皮肤面部丘疹和口腔黏膜乳头状瘤病,或
  - 口腔黏膜乳头状瘤和肢端角化病,或
  - 6 个以上的掌跖角化病
- 两个或两个以上主要标准(如下)
- 一个主要和至少三个次要标准(如下)
- 至少有 4 个次要标准(如下)

病征标准:

- 成人 Lhermitte-Duclos(LDD)病,确定存在小脑发育不良性神经节细胞瘤
- 皮肤黏膜病变:毛根鞘瘤(面部)、肢端角化病、乳头状瘤病变和黏膜病变

主要标准：

- 乳腺癌
- 甲状腺癌(非髓样)，尤其是甲状腺滤泡上皮癌
- 巨头畸形(枕额颅围≥第97个百分位)
- 子宫内膜癌

次要标准：

- 其他甲状腺病变(如腺瘤，多发结节性甲状腺肿)
- 智力缺陷(IQ≤75)
- 错构瘤性肠息肉
- 乳腺纤维囊性病
- 脂肪瘤
- 纤维瘤
- 泌尿生殖系统肿瘤(尤其是肾细胞癌)
- 泌尿生殖系统畸形
- 子宫肌瘤

鉴于PHS综合征的罕见性和其次要诊断标准(尤其是子宫肌瘤和纤维囊性乳腺疾病)的发生频率较普遍，基因检测可能是最明确的诊断方法。据估计符合临床诊断标准的个体中80%可以检测出*PTEN*基因突变。个体存在巨头畸形和某种形式的自闭症，似乎也很有可能存在*PTEN*基因突变，应进行基因检测。

4.28.3 临床表现

PHS被认为是罕见的，但几乎可以肯定这种罕见是被低估的。PHS的标志性特征是皮肤黏膜损伤，尤其是在面部，其中包括毛根鞘瘤病、肢端角化病、乳头状丘疹和黏膜病变。PHS个体具有典型的巨头表型。巨头畸形(一般为长头畸形)通常比正常头颅高两个标准差。PHS的其他特征还包括乳腺纤维囊性病、甲状腺疾病、脂肪瘤、肌瘤和口腔黏膜乳头状瘤病(舌或齿龈有沟痕或鹅卵石样肿)。一些Cockayne综合征(CS)亚型个体具有*PTEN*基因突变。CS表现为发育迟缓、自闭症、智力缺陷或成人型LDD。LDD由小脑神经节细胞瘤引起，可能导致步态异常(共济失调)，颅内压增高和癫痫发作。

4.28.4 综合征亚型

- Bannayan-Riley-Ruvalcaba(BRR)综合征——BRR的特点是巨头畸形、脂

肪瘤、血管瘤、错构瘤和发育迟缓。儿童 BRR 患者通常在婴儿期或幼儿期就被确诊。据估计 60% 的儿童 BRR 患者可检测到 *PTEN* 基因突变或缺失。

- Proteus 综合征——Proteus 综合征以先天畸形、错构瘤性息肉病、表皮和结缔组织痣以及骨质增生为特征。儿童 Proteus 综合征或其类似综合征患者,20% ~50% 具有 *PTEN* 基因突变。

4.28.5　更多信息

- PTEN World:www. ptenworld. com
- Cowden Syndrome: A Guide for Patient and Their Families: http://www. uihealthcare. org/2column. aspx? id=22923
- Bannayan-Ruvalcaba-Riley syndrome: http://www. uihealthcare. org/2column. aspx? id=22904

4.29　遗传性乳头状肾细胞癌

发病率:罕见
遗传:常染色体显性遗传
基因:*MET* 基因位于 7q31
基因检测:临床提供

4.29.1　癌症风险

遗传性乳头状肾细胞癌(hereditary papillary renal cell carcinoma, HPRCC)综合征患者终身患肾癌风险接近 100%。发生在 HPRCC 肾癌是 I 型乳头状肾细胞癌,良性乳头状肾腺瘤也有报道。

其他可能的 HPRCC 相关的特征包括胃癌、直肠癌、肺癌、胰腺癌和胆管癌。

4.29.2　诊断标准

HPRCC 没有统一正式的临床标准,但应进行 *MET* 原癌基因遗传分析的包括:

- 双侧多灶性 I 型乳头状肾细胞癌即使无家族史的个体;
- 单个或多发性乳头状肾细胞癌,I 型同时一个一级或二级亲属确诊为肾细胞癌 I 型的个体。

4.29.3 临床表现

HPRCC 综合征个体患典型性乳头状肾细胞癌的年龄介于 19 至 80 岁之间,而典型的发病年龄在 35 至 55 岁之间。已证明 HPRCC 相关癌症主要是乳头状肾腺瘤,这也是 HPRCC 的确定性特征。

4.29.4 综合征亚型

无

4.29.5 更多信息

- Information about Papillary Renal Cell Carcinoma:http://www.atlasgeneticsoncology.org/Tumors/kidney 5003.html
- Information about HPRCC:http://www.cancer.net/patient/cancer+types/hereditary+papillary+renal+cell+carcinoma
- Kidney Cancer Association:www.Kidney Cancer.org

4.30 遗传性视网膜母细胞瘤

发病率:所有视网膜母细胞瘤的发病率在 1/13 500 到 1/20 000 之间(其中约 40% 为遗传性 RB)

遗传:常染色体显性遗传

基因:*RB1* 基因位于 13q14

基因检测:临床提供

4.30.1 癌症风险

至少 90% 家族性视网膜母细胞瘤(retinoblastoma,RB)儿童会发生单侧或双侧视网膜瘤。RB 患儿同时发生成松果体细胞瘤(在眼睛后面的松果体肿瘤)的称为三侧性视网膜母细胞瘤。

遗传性 RB 患者大约有 26% 的可能性发生二次原发癌,而接受放疗者则有 50% 以上的可能性患二次原发癌。骨肉瘤是二次原发癌中最常见的肿瘤。其他发生在遗传性 RB 中的肉瘤包括软骨肉瘤、纤维肉瘤、横纹肌肉瘤和平滑肌肉瘤。遗传性 RB 患者患其他形式的癌症包括白血病、淋巴瘤、黑色素瘤、脑肿瘤、眼睑皮脂腺癌和恶性叶状肿瘤。吸烟似乎会增加遗传性 RB 患者患肺癌和膀胱癌的风险。

相关良性肿瘤包括其他良性视网膜瘤和脂肪瘤。

4.30.2 诊断标准

患者至少符合以下一项遗传性 RB 临床标准时可以确诊：

- 双侧 RB
- 单侧 RB 且具有家族史
- RB（单侧或双侧）加二次原发癌

所有被确诊为 RB 的儿童都应该给予遗传检测。

据估计，90% 的遗传性 RB 患者可检测到 *RB1* 基因突变或缺失。遗传检测包括血液和肿瘤标本的 *RB1* 等位基因分析。

据估计，60% RB 患者是单侧非遗传性的，15% 为单侧遗传性，25% 为双侧遗传性。无家族史的 RB 患儿并不罕见，因为多达三分之一的病例是由新生突变引起的。

儿童患 RB 的风险评估，给定条件如下：

- 如果家长患单侧 RB 但无家族史：2% ~6%
- 如果父母患双侧 RB 无论是否有家族史：40%
- 如果兄弟姐妹患 RB 且具有家族史：40%

兄弟姐妹患 RB 的风险评估，给定条件如下：

- 如果兄弟姐妹患单侧 RB 但无家族史：3%
- 如果兄弟姐妹患双侧 RB 但无家族史：2% ~10%
- 如果兄弟姐妹患 RB 且具有家族史：40%

4.30.3 临床表现

RB 是视网膜发育中的恶性肿瘤。单侧 RB 患者平均诊断年龄为 24 个月，双侧患者的平均诊断年龄为 15 个月。5 岁以后确诊为 RB 的儿童比较罕见。儿童患 RB 的首要表现可能为“猫眼，反光”即瞳孔白斑（白瞳孔），或者眼睛出现问题，如斜视。

Knudsen 博士用两种形式的 RB（家族性和散发性）来证明这两种致癌模式的重要性。（相关模型的描述参见 3.2.2 节）

4.30.4 综合征亚型

- 13q 缺失综合征。约 5% ~7% 的遗传性 RB 儿童有 13q 缺失综合征。除了患 RB 肿瘤，儿童也可能有发育迟缓，出生缺陷和独特的面部特征。
- 低外显 RB。很少一部分遗传性 RB 家族具有轻度的临床表型，其患 RB

的相关风险为25%左右,而不像典型的RB其患病风险为90%。且受累儿童也更容易患单侧而不是双侧RBs。

4.30.5 更多信息

- Canadian Retinoblastoma Society:http://www.rbsociety.ca
- Retinoblastoma International:http://www.retinoblastoma.net
- The United Kingdom Childhood Eye Cancer Trust:http://www.chect.org.uk

4.31 Rothmund-Thomson 综合征

发病频率:罕见
遗传方式:常染色体隐性遗传
基因:*RECQL4* 基因 位于8q24.3
基因检测:临床提供

4.31.1 癌症风险

约32%的Rothmund-Thomson综合征(Rothmund-Thomson syndrome, RTS)患者会发生骨肉瘤。在对一系列的RTS患者统计后,发现发生骨肉瘤的平均发病年龄为11.5岁(发病年龄范围为4~41岁)。

RTS患者有5%的可能会患几种皮肤癌,如鳞状细胞癌、基底细胞癌、梭形细胞癌和鲍恩病(原位鳞状细胞癌)。

RTS综合征患者也会患有一些相关的良性皮肤病变,包括光化性角化病,疣状角化不良和皮肤异色症等。

RTS综合征患者可能发生的其他恶性肿瘤包括舌癌和急性髓细胞性白血病。也有报道称RTS综合征患者会患再生障碍性贫血。RTS综合征患儿也可能患再生障碍性贫血,进行性白细胞减少或骨髓增生异常。

4.31.2 诊断标准

RTS患者的诊断是根据临床发现,特别是特征性的太阳敏感型红斑。这种红斑表现为发红(红斑)、肿胀、脸部起疱并特征性地蔓延到臀部和四肢。一般患者出现红斑年龄是3至6个月(出现时间范围从出生到出生后的24个月)。

患有不典型红斑的患儿被称之为"类RTS"患者,但同时也必须至少具有下列两项临床特征才能被称之为"类RTS"患者:

- 皮肤异色(毛细血管扩张,网状色素沉着,点状皮肤萎缩)
- 稀疏的头发,睫毛,眉毛
- 身材矮小
- 骨骼和牙齿畸形
- 白内障
- 骨肉瘤(或其他相关的癌症)

大约三分之二的 RTS 综合征患儿发现是由 *RECQL4* 基因突变导致的。

4.31.3 临床表现

在群体中发现只有少数的个体被发现有该疾病。除了特征性红斑,RTS 患儿也可能会出现身材矮小、骨骼畸形、牙齿异常、白内障和(或)稀疏的头发、眉毛和睫毛。另外相对于正常群体,患者个体不育的发病率较高。

4.31.4 综合征亚型

无

4.31.5 更多信息

- Rothmund-Thomson Syndrome (RTS) Place:http://www.rtsplace.org
- Rothmund-Thomson Syndrome on-line support group:http://www.mdjunction.com/rothmund-thomson-syndrome

4.32 结节性硬化症

发病率:新生儿 1/5800
遗传方式:常染色体显性遗传
基因:*TSC2* 基因位于 9q34
　　TSC2 基因 位于 16p13.3
基因检测:临床提供

4.32.1 癌症风险

结节性硬化症(tuberous sclerosis complex,TSC)患者的临床特征是存在大量的罕见良性和恶性病变。TSC 患者有 6% ~14% 的患儿童脑肿瘤风险,其中大部分是室管膜下巨细胞星形细胞瘤。也有 2% ~5% 的患者患透明细胞癌,乳头状或肾嫌色细胞癌。肾细胞癌的平均年龄为 28 岁,但 TSC 儿童也有报道患肾细胞癌。有极少 TSC 患者也可能会患恶性血管平滑肌脂肪瘤。

TSC 患者通常会患的恶性肿瘤包括 WT、嗜酸细胞甲状腺癌、脊索瘤或胰岛细胞瘤。超过一半 TSC 的患儿在出生时有心脏横纹肌瘤,但在出生后这些良性肿瘤通常会消退。

TSC 患者通常伴有皮肤、脑、肾、心脏、肺、内分泌系统的多种良性病变。这些病变包括:

- 皮肤:鲨鱼皮贴片(皮肤斑),胶质母细胞瘤,面部血管纤维瘤,甲周纤维瘤(丘疹)
- 脑:儿童脑肿瘤,包括皮层和皮层下块茎(胶质错构瘤)、室管膜下胶质结节
- 眼睛:视网膜错构瘤或色素缺乏斑
- 肾:肾脂肪瘤,血管平滑肌脂肪瘤,嗜酸粒细胞腺瘤,肾囊肿
- 胰:胰腺瘤
- 心:心脏横纹肌
- 肺:淋巴管肌瘤肺病(LAM)
- 内分泌系统:PGL,肾上腺血管平滑肌脂肪瘤,甲状旁腺及肾上腺腺瘤

4.32.2 诊断标准

TSC 的诊断标准如下:

主要特点:

- 面部血管纤维瘤或前额斑块
- 非外伤甲或甲周纤维瘤
- 低色素斑(3 个或更多)
- 鲨革斑
- 多个视网膜结节性错构瘤
- 皮质块茎
- 室管膜下结节
- 室管膜下巨细胞星形细胞瘤
- 心脏横纹肌瘤,单发或多发
- LAM
- 肾错构瘤

次要特点:

- 牙釉质随机分布多个凹槽

- 错构瘤直肠息肉
- 骨囊肿
- 脑白质放射状迁移线
- 牙龈纤维瘤
- 非肾错构瘤
- 视网膜消色斑
- "五彩纸屑"皮损
- 多肾囊肿

可确诊 TSC:符合以上两个主要特点或一个主要特点加两个次要特点的患者

很可能确诊 TSC:符合一个主要特点加一个次要特点

怀疑 TSC:符合一个主要特点或等于或多于 2 个次要特点

大约 80% 符合 TSC 临床诊断标准的患者发现有 *TS* 基因突变。对 TSC 病例中,超过 60% 是由于新生突变。值得注意的是,高达四分之一的 TSC 患者为体细胞嵌合体,症状表型较轻。

4.32.3　临床表现

几乎所有的 TSC 患儿有肾脏,大脑和皮肤良性病变。患儿们也可能多个恒牙有牙釉质凹槽。患儿多有认知和行为障碍。至少有 80% 的 TSC 患儿有癫痫史,并约 50% 有严重的学习障碍,多动症或自闭症。

4.32.4　综合征亚型

- 结节性硬化症(TS)/多囊肾(PKD)相邻基因综合征:小部分 TSC 患者发现有严重的婴儿多囊肾。这些患儿有涉及 *TSC2* 和 *PKD1* 基因的相邻基因综合征,这两个基因相连定位于 16 染色体。迄今为止,所有 TS/PKD 相邻基因综合征均为新生缺失造成。

4.32.5　更多信息

- Tuberous Sclerosis Alliance:http://www.tsalliance.org
- Tuberous Sclerosis Association (UK):http://www.tuberous-sclerosis.org
- Tuberous Sclerosis Canada:http://www.tscanada.ca

4.33 von Hippel-Lindau 综合征

发病率:1/36 000
遗传方式:常染色体显性遗传
基因:*VHL* 位于 3p25
基因检测:临床提供

4.33.1 癌症风险

von Hippel-Lindau 综合征(VHL)患者患透明细胞性肾细胞癌的风险增加,发病率为 25% ~40%,平均发病年龄大约为 40 岁(16 ~69 岁)。VHL 患者患胰腺胰岛细胞瘤的风险为 7% ~25%;这些胰腺癌发生在一部分 VHL 家系中提示这些家系可能存在特定的基因突变。类癌病例在 VHL 患者家系中也有报道。

VHL 患者也患眼睛和耳朵相关肿瘤的风险。约 70% VHL 的患者患视网膜血管瘤,这种良性的肿瘤会危害视力。视网膜血管瘤的平均发病年龄为 21 ~28 岁,但在童年也有发生。大约 10% ~15% VHL 患者会患内淋巴囊肿瘤(ELSTs)(内耳的乳头状腺癌),可引起显著的听力损失以及眩晕和耳鸣。

3% ~17% VHL 患者会患 PCCs,一种罕见的肾上腺肿瘤。PCCs 是分泌儿茶酚胺良性肿瘤,会引发高血压、心悸和中风风险。VHL 患者也可能患恶性 PCCs。在 VHL 患者中也有发生 PGLs,一种肾上腺外部肿瘤。

VHL 男性患者可能患附睾囊腺瘤,VHL 女性可能患子宫囊腺瘤。

血管母细胞瘤是 VHL 的诊断标准。VHL 患者可能在小脑或脊柱生成一个或多个血管母细胞瘤,发生于小脑的几率为 80%。虽然血管母细胞瘤是良性肿瘤,但因肿瘤所处位置重要,是造成死亡的主要原因。

VHL 患者的另一个特征是在肾、肝、胰、脾和肾上腺(很少)生成囊肿和良性肿瘤(腺瘤或血管瘤)。

4.33.2 诊断标准

VHL 的临床标准如下:

- 无 VHL 家族史的,符合 VHL 两个或更多特征性病变,包括在视网膜或脑有两个血管母细胞瘤,或与以下情况相关的单个血管母细胞瘤:肾或胰腺囊肿;肾细胞癌;肾上腺或肾上腺外 PCC、ELST、附睾或阔韧带乳头状囊腺瘤,或胰腺神经内分泌肿瘤。

- VHL 患者有阳性家族史，至少一个以下列出的 VHL 特征性损伤：视网膜血管瘤，脊髓或小脑血管母细胞瘤，PCC，多胰腺囊肿，附睾或阔韧带囊腺瘤，多肾囊肿或 60 岁前的肾细胞癌。

几乎所有的符合 VHL 临床诊断标准的患者都发现有 *VHL* 基因突变或缺失。有报道称约 20% 的病例是新生突变，突变体细胞嵌合体也有报道。VHL 是由德国黑森林地区的一个医生发现的，其中一个德国人奠基者突变为 169 号密码子由酪氨酸变为组氨酸。

据估计，10% ~15% 的 ELSTs 患者携带 *VHL* 基因突变。

4.33.3　临床表现

虽然 VHL 患者在童年就表型出症状（通常是视网膜血管瘤），但 VHL 患者往往在青年时期才被诊断。VHL 患者具有较广泛的表现度，一些 VHL 患者表型严重，另外一些患者表型较轻。然而，几乎所有的 VHL 患者在 65 岁前会有至少一个特征性病变或囊肿。VHL 患者个体死亡的首要原因是血管母细胞瘤或肾癌。

4.33.4　综合征亚型

VHL 有时分为两个主要亚型：

- VHL-1 型，VHL-1 型很少患 PCCs，但有 VHL 的其他表现。VHL-1 型由截短突变或错义突变导致，不破坏 VHL 蛋白折叠。
- VHL-2 型，VHL-2 型患 PCCS 高风险以及 VHL 的其他表现。VHL-2 型可以进一步分为以下三个亚组
    - VHL-2A 型，VHL-2A 型患 PCCs 高风险，但患肾细胞癌的风险较低。
    - VHL-2B 型，VHL-2B 型患 PCCs 高风险，并患肾细胞癌高风险。
    - VHL-2C 型，VHL-2C 型患 PCCs，但不患肾细胞癌

4.33.5　更多信息

- VHL Family Alliance：http://www.vhl.org
- VHL National and International Support Groups：www.vhl.org/support/intlsprt.php

4.34　Werner 综合征（成人早老症）

发病率：一般人群：1/50 000 ~1/1000 000，日本：1/20 000 ~1/40 000

遗传方式:常染色体隐性遗传

基因:*WRN* 位于 8p12-p11.2

基因检测:只用于基础研究

4.34.1 癌症风险

相关的癌症包括软组织肉瘤、骨肉瘤、黑色素瘤、甲状腺非髓样癌和血液恶性肿瘤。甲状腺癌包括滤泡状癌,乳头状癌或未分化癌。许多相关的黑色素瘤均属一种亚型——肢端雀斑样痣黑色素瘤,其通常发生在脚底或鼻黏膜。

Werner 综合征(WS)相关的其他恶性肿瘤包括脑膜瘤、胃癌、乳腺癌、肝癌(肝细胞癌)和胆管癌。

4.34.2 诊断标准

WS 的临床诊断标准如下:

WS 的主要特征(大于 10 岁起病):

- 双侧白内障
- 特征性皮肤(包括皮肤紧张、皮肤萎缩、色素改变、溃疡、角化过度以及局部皮下萎缩)
- 特征性面容(如喙状鼻,呈"鸟样"面容)
- 身材矮小
- 早生白发和(或)头发稀疏
- 父母近亲婚配或兄弟姐妹受累

WS 的其他特征:

- 2 型糖尿病
- 性腺功能减退
- 骨质疏松症
- 手指或脚趾的末节指骨骨硬化的影像学证据
- 软组织钙化
- 过早动脉粥样硬化的证据(如心肌梗死病史)
- 肿瘤(包括软组织肉瘤、骨肉瘤和黑色素瘤)
- 异常声音(高亢、吱吱响或嘶哑)
- 扁平足

明确诊断:所有的主要特征加上任何两个其他特征

高度可疑诊断:前三个主要特征加上任何两个其他特征

可疑诊断:白内障或皮肤表现加上任何四个其他特征

大约 90% 临床确诊的患者携带 *WRN* 基因突变。日本 60% 的 WS 患者携带 *WRN* 基因 IVS 25-1G>C 突变。

尽管基因检测有助于明确诊断,但在高度可疑或可疑的 WS 患者中,基因检测的阳性率较低。

4.34.3 临床表现

WS 患者儿童期正常,多在 20 ~ 30 岁时出现各种老化症状。确诊的平均年龄为 38 岁;平均寿命为 54 岁。死亡的主要原因是心肌梗死和癌症。大约 25 ~ 64 岁发生恶性肿瘤。

WS 的其他症状包括白内障、早生白发和(或)秃头、肌肉萎缩、长骨骨质疏松、动脉粥样硬化、硬皮病、皮肤溃疡、内分泌功能衰竭、2 型糖尿病以及生育能力降低。有趣的是,10 岁之前表现出 WS 症状者可能并非 WS 患者。WS 最早出现的症状(回顾性分析)为青春期不生长。

4.34.4 综合征亚型

无

4.34.5 更多信息

- International Registry of Werner Syndrome: http://www.wernersyn drome.org/registry/registry.html
- The Werner Syndrome Support Group: http://www.MDJunction.com/werner-syndrome

4.35 家族性肾母细胞瘤(含 Denys-Drash 综合征、Frasier 综合征、WAGR 综合征)

发病率:年发病率 1/10 000,<5% 患者有家族史

遗传方式:常染色体显性遗传

基因:*WT1* 位于 11p13

WT2(BWS)位于 11p15.5

WT3 位于 16q

FWT1 位于 17q12-q21

FWT2 位于 19q

WT5 位于 7p11.2-p15

基因检测：临床提供 *WT1* 基因检测

4.35.1 癌症风险

WT 起源于肾脏的胚胎干细胞，亦称为肾母细胞瘤。家族性 WT 病例中，5% ~10% 为双侧肾肿瘤。

家族性 WT 再发原发肿瘤很罕见，再发原发肿瘤可能是由于化疗和放疗导致的；并不是由于基因型引起的。

在良性损伤中，家族性 WT 患儿可能有肾源性停滞（胚胎肾细胞良性病灶），它被认为是 WT 的前体细胞。

4.35.2 诊断标准

双侧肾脏受累通常被认为是家族性 WT；单侧肾脏受累者若同时满足下列条件也诊断为家族性 WT：

- 具有家族史。约 1% ~2% 的受累儿童有家族史。
- 有 Drash 综合征或 WAGR 综合征（肾母细胞瘤、无虹膜、泌尿生殖系统异常以及智力低下）（见亚型）的相关症状。约 2% ~3% 的 WT 儿童伴随这两种综合征中的一种。

  少于 5% 的孤立性 WT 患者携带 *WT1* 突变。如果患儿有双侧或多发性病变或者患儿在很小的时候即被诊断（1 ~4 岁），则 *WT* 基因检测的阳性率可能性会高达 30%。大多数 *WT1* 突变为新生突变。

WT2 基因包含 BWS 基因的一部分区域。因此，BWS 患者可能会发展为 WT。

非综合征性 WT 通常是由于染色体 11p15 区域的遗传印记效应所致。（关于此机制的更多信息详见相应章节）

4.35.3 临床表现

WT 是儿童中最常见的实体瘤。约 5% ~10% 患者表现为双侧或多灶性肿瘤。单侧 WT 病例的平均诊断年龄为 42 ~47 个月，双侧 WT 病例的平均诊断年龄为 30 ~33 个月。

4.35.4 综合征亚型

- Denys-Drash 综合征（DDS）——DDS 表现为染色体为 46，XX 的女性患儿外生殖器有雄性化特性。受累儿童可能有假两性畸形和弥漫性肾小球系膜硬化，通常导致早发性肾衰竭。尿路畸形也很常见。90% 的 DDS 患儿发展为 WT。

- Frasier 综合征（FS）——FS 表现为染色体为 46,XY 的男性患儿外生殖器有雌性化特性。受累儿童可能有假两性畸形和局灶性节段性肾小球硬化。有 FS 患儿伴发 WT 和性腺母细胞瘤的报道。
- WAGR 综合征——下列症状与 WAGR 综合征相关：WT、无虹膜、泌尿生殖系统畸形以及智力低下。WAGR 综合征是相邻基因缺失综合征的例子，它是由于 11p 上大范围缺失引起的（包括上述 11p13 区域）。有 11p13 缺失的儿童约 40% ~50% 的风险发展为 WT。由于肾源性停滞更多，WAGR 综合征双侧肾脏受累高于家族性 WT。

4.35.5　更多信息

- National Wilms Tumor Study：http://www.nwtsg.org
- Wilms Tumour dot com：http://www.wilmstumour.com

4.36　着色性干皮病（包括 XP/CS 复合体，XP 变异体）

发病率：1/1 000 000（美国）
　　　　1/22 000 ~40 000（日本）
遗传方式：常染色体隐性遗传
基因：*XPA* 位于 9q22.3
　　XPB（*ERCC3*）位于 2q21
　　XPC 位于 3p25.1
　　XPD（*ERCC2*）位于 19q13.2
　　XPE（*DDB2*）位于 11p12-P11
　　XPF（*ERCC4*）位于 16p13.3-p13.13
　　XPG（*ERCC5*）位于 13q33
　　XP-V（*POLH*）位于 6p21.1-P12
基因检测：临床上可检测 *XPA* 和 *XPC*

4.36.1　癌症风险

着色性干皮病（xeroderma pigmentosum，XP）患者皮肤癌的发病率很高，包括基底细胞癌、鳞状细胞癌和黑色素瘤。据估计患者皮肤恶性肿瘤的发生率比正常人高 1000 倍；且 10 岁以下即可发生。XP 患者一生会发生多种皮肤癌。

XP 患者常发生眼睛和口腔的恶性肿瘤,包括眼黑色素瘤、眼部鳞状细胞癌、眼睑上皮癌、舌鳞状细胞癌和口腔的其他癌症。

受累患者内脏恶性肿瘤的发病风险也比正常人高 10 ~ 20 倍。此外,XP 患者肺癌的发生风险也增加,特别是吸烟患者。

XP 患者也会发生白血病、脑肿瘤(尤其是神经胶质瘤)、子宫肿瘤、乳腺癌、胃癌、肾癌和睾丸癌症。

与 XP 相关的良性肿瘤包括结膜乳头状瘤、光化性角化病、角化棘皮瘤、血管瘤、纤维瘤、毛细血管扩张和眼睑上皮癌。

4.36.2 诊断标准

XP 的临床诊断基于下列皮肤和眼睛的特点:

- 皮肤表现——包括干燥症、皮肤异色症(淡红色或褐色斑状色素沉着)、2 岁之前出现雀斑以及在少量阳光暴晒下出现严重晒伤、水疱或皮疹。50% XP 患者在 18 个月之前以及 95% XP 患者在 15 岁之前出现这些特征性的皮肤变化。最主要的皮肤表现是儿童时期出现多种类型的皮肤癌。
- 眼部表现——包括白内障、畏光、角膜炎、眼睫毛丧失以及眼睑萎缩。眼部受累部位为暴露于紫外线的部位(如结膜和角膜);而视网膜由于免受紫外线伤害而不受累。

约三分之一的 XP 患者并发获得性小头畸形或中枢神经系统异常。

XP 基因参与核苷酸切除修复,这是机体修复由于紫外线暴露后受损 DNA 的主要机制。约 50% 的 XP 患者存在 *XPA* 或 *XPC* 基因的双等位基因突变。

患者的皮肤部位缺乏核酸内切酶,不能修复被紫外线损伤的皮肤 DNA。

4.36.3 临床表现

基于皮肤和眼睛的特征,XP 通常在 18 岁时确诊。症状——如严重的雀斑、水疱以及不规则色素沉着,表明机体对紫外线辐射异常敏感。XP 患者存在长期皮肤病问题,需要警惕,避免阳光暴晒。此外,XP 患者视力和认知损害也很常见。约 30% 的 XP 患者有轻度到重度神经症状,包括深部腱反射减弱、进行性耳聋、智力低下、小头畸形以及痉挛。

4.36.4 综合征亚型

- 脑-眼-面-骨骼综合征(COFS)——COFS 的特点是进行性神经功能障碍、

小头畸形、颅内钙化、眼部异常(小角膜、视神经萎缩、白内障)、关节挛缩和生长障碍。COFS患者对紫外线辐射高度敏感,易发展为皮肤癌、眼癌或口腔癌。一些COFS患者携带*ERCC2*和*ERCC5*基因的种系突变。

- XP/CS复合体——XP/CS复合体患儿同时有XP和Cockayne综合征(CS)的表现,亦称为XP伴神经系统疾病。患儿有发生XP相关皮肤癌的高风险;且具有CS的临床表现,包括侏儒、小头畸形、进行性神经系统异常(包括痉挛和共济失调)、智力低下、视网膜变性、性腺功能减退以及提前出现的早衰。然而受累个体与XP相关的内脏癌症的发病风险并未增加;且他们也不伴有CS常见的骨骼发育不良。XP/CS复合体患者携带*XPB*(*ERCC3*)、*XPD*(*ERCC2*)或*XPG*(*ERCC5*)基因突变或缺失。
- XP/毛发低硫营养不良(TDD)综合征——XP/TDD综合征主要表现为智力低下、硫缺乏导致头发脆性增加鱼鳞藓。XP/TDD综合征患者对紫外线辐射高度敏感,易发展为皮肤癌、眼癌或口腔癌。有些XP/TDD综合征患者携带*ERCC2*和*ERCC3*基因种系突变。
- XP变异体——XP变异亚型患儿仍有发展为皮肤癌和眼癌的高风险,但其发生频率低、发病年龄也晚(往往发生在30岁以后,而非儿童)。XP变异亚型患儿神经系统异常罕见。XP变异亚型患儿常有*XPV*(*POLH*)基因缺陷。以前称之为着色性干皮样病。

4.36.5 更多信息

- Xeroderma Pigmentosum Society:http://www.xps.org
- XP Family Support Group:http://www.xpfamilysupportgroup.org
- Xeroderma Pigmentosum Support Group (UK):http://joomla.xpsup portgroup.org.uk

4.37 扩展阅读

Aarnio, M, Sankila, R, Pukkala, E, et al. 1999. Cancer risk in mutation carriers of DNA-mismatch-repair genes. Int J Cancer 81:214–218.

Agarwal, R, and Robson, M. 2009. Inherited predisposition to gastrointestinal stromal tumor. Hematol Oncol Clin North Am 23:1–13.

Alter, BP. 2003. Cancer in Fanconi anemia, 1927–2001. Cancer 97:425–440.

Alter, BP, Rosenberg, PS, and Brody, LC. 2007. Clinical and molecular features associated with biallelic mutations in FANCD1/BRCA2. J Med Genet 44:1–9.

Amos, CI, Frazier, ML, and McGarrity, TJ. 2007. Peutz-Jeghers syndrome. Gene Reviews. http://www.genetests.org.

Aretz, S, Koch, A, Uhlhaas, S, et al. 2006. Should children at risk for familial adenomatous polyposis be screened for hepatoblastoma and children with apparently sporadic hepatoblastoma be screened for APC germline mutations? Pediatr Blood Cancer 47:811–818.

Aretz, A, Stienen, D, Uhlhaus, S, et al. 2007. High proportion of large genomic deletions and geneotype phenotype update in 80 unrelated families with juvenile polyposis syndrome. J Med Genet 44:702–709.

Asthagiri, AR, Parry, DM, Butman, JA, et al. 2009. Neurofibromatosis type 2. Lancet 373:1974–1986.

Attard, TM, Giglio, P, Koppula, S, et al. 2007. Brain tumors in individuals with familial adenomatous polyposis: a cancer registry experience and pooled case report analysis. Cancer 109:761–766.

Ball, SE, McGuckin, CP, Jenkins, G, et al. 1996. Diamond-Blackfan anaemia in the U.K.: analysis of 80 cases from a 20-year birth cohort. Br J Haematol 94:645–653.

Baser, ME, Kuramoto, L, Joe, H, et al. 2004. Genotype-phenotype correlation for nervous system tumors in neurofibromatosis 2: a population-based study. Am J Hum Genet 75:231–239.

Beech, DJ. 2004. Genetics of Multiple Endocrine Neoplasia. In Ellis, CN, Jr. (ed), Inherited Cancer Syndromes: Current Clinical Management. Springer-Verlag, New York.

Biasco, G, Velo, D, Angriman, I, et al. 2009. Gastrointestinal stromal tumors: report of an audit and review of the literature. Eur J Cancer Prev 18:106–116.

Birch, JM, Hartley, AL, Tricker, KJ, et al. 1994. Prevalence and diversity of constitutional mutations in the p53 gene among 21 Li-Fraumeni families. Cancer Res 54:1298–1304.

Bleesing, JJH, Johnson, J, and Zhang, K. 2007. Autoimmune lymphoproliferative syndrome. Gene Reviews. http://www.genetests.org.

Boikos, SA, and Stratakis, CA. 2007. Carney complex: the first 20 years. Curr Opin Oncol 19:24–29.

Burt, RW, and Jasperson, KW. 2008. APC-associated polyposis conditions. Gene Reviews. http://www.genetests.org.

Chow, E, and Macrae, F. 2005. A review of juvenile polyposis syndrome. J Gastroenterol Hepatol 20:1634–1640.

Cleaver, JE. 2005. Cancer in xeroderma pigmentosum and related disorders of DNA repair. Nat Rev Cancer 5:564–573.

Coleman, JA, and Russo, P. 2009. Hereditary and familial kidney cancer. Curr Opin Urol 19:478–485.

Croitoru, ME, Cleary, ZSP, Di Nicola, N, et al. 2005. Association between biallelic and monoallelic germline MYH gene mutations and colorectal cancer risk. JNCI 96:1631–1634.

Curatolo, P, Bombardieri, R, and Jozwiak, S. 2008. Tuberous sclerosis. Lancet 372:657–668.

Czene, K, and Hemminki, K. 2003. Familial papillary renal cell tumors and subsequent cancers: a nationwide epidemiological study from Sweden. J Urol 169:1271–1275.

Daly, MB, Axilbund, JE, Bryant, E, et al. 2006. Genetic/familial high-risk assessment: breast and ovarian cancer. J Natl Compr Canc Netw 4:156–176.

Dome, JS, and Huff, V. 2006. Wilms tumor overview. Gene Reviews. http://www.genetests.org.

Ellis, CN, Jr. 2004. Polyposis syndromes. In Ellis, CN, Jr. (ed), Inherited Cancer Syndromes: Current Clinical Management. Springer-Verlag, New York.

Eng, C. 2004. Cowden syndrome. In Eeles, RA, Easton, DF, Ponder, BAJ, and Eng, C (eds), Genetic Predisposition to Cancer, 2nd edition. Arnold Publishers, London, UK, 155–166.

Ertem, D, Acar, Y, Kotiloglu, E, et al. 2001. Blue rubber bleb nevus syndrome. Pediatrics 107:418–421.

Evans, DG. 2006. Neurofibromatosis 2. Gene Reviews. http://www.genetests.org.

Falchetti, A, Marini, F, and Brandi, ML. 2005. Multiple endocrine neoplasia type 1. Gene Reviews. http://www.genetests.org.

Ferner, RE, Huson, SM, Thomas, N, et al. 2007. Guidelines for the diagnosis and management of individuals with neurofibromatosis 1. J Med Genet 44:81–88.

Fishman, SJ, Smithers, CJ, Folkman, J, et al. 2005. Blue rubber bleb nevus syndrome. Surgical eradication of gastrointestinal bleeding. Ann Surg 241:253–528.

Friedman, JM. 2007. Neurofibromatosis 1. Gene Reviews. http://www.genetests.org.

Gazda, H, Grawbowska, A, Merida-Long, LB, et al. 2006. Ribosomal protein S24 gene is mutated in Diamond-Blackfan anemia. Am J Hum Genet 79:1110–1118.

Giardiello, RM, and Trimbath, JD. 2006. Peutz-Jeghers syndrome and management recommendations. Clin Gastroenterol Hepatal 4:408–415.

Glasock, JM, and Carty, S. 2002. Multiple endocrine neoplasia type I: fresh perspective on clinical features and penetrance. Surg Oncol 11:143–150.

Goldstein, AM, Struewing, JP, Fraser, MC, et al. 2004. Prospective risk of cancer in CDKN2A germline mutation carriers. J Med Genet 41:421–424.

Gonzalez, KD, Noltner, KA, Buzin, CH, et al. 2009. Beyond Li Fraumeni syndrome: clinical characteristics of families with p53 germline mutations. J Clin Oncol 27:1250–1256.

Gorlin, RJ. 2004. Gorlin syndrome. Genet Med 6:530–539.

Goto, M, Miller, RW, Ishikawa, Y, et al. 1996. Excess of rare cancers in Werner syndrome (adult progeria). Cancer Epidemiol Biomarkers Prev 5:239–246.

Greer, KJ, Kirkpatrick, SJ, Weksberg, R, et al. 2008. Beckwith-Wiedemann syndrome in adults: clinical observations from one familv and recommendations for care. Am J Med Genet A 146A:1707–1712.

Haidle, JL, and Howe, JR. 2008. Juvenile polyposis syndrome. Gene Reviews. http://www.genetests.org.

Hansson, J. 2008. Familial melanoma. Surg Clin North Am 88:897–916.

Hearle, NC, Schumacher, V, Menko, FH, et al. 2006. Frequency and spectrum of cancers in the Peutz-Jeghers syndrome. Clin Cancer Res 2:3209–3215.

Hobart, JA, and Eng, C. 2009. PTEN hamartoma tumor syndrome: an overview. Genet Med 11:687–694.

Holman, JD, and Dyer, JA. 2007. Genodermatoses with malignant potential. Curr Opin Pediatr 19:446–454.

Jimenez, C, Cote, G, Arnold, A, et al. 2006. Review: should patients with apparently sporadic pheochromocytomas or paragangliomas be screened for hereditary syndromes? J Clin Endocrinol Metab 91:2851–2858.

Karurah, P, MacMillan, A, Byd, N, et al. 2007. Founder and recurrent CDH1 mutations in families with hereditary diffuse gastric cancer. JAMA 297:2360–2372.

Kaurah, P, and Huntsman, DG. 2006. Hereditary diffuse gastric cancer. Gene Reviews. http://www.genetests.org.

Kleinerman, RA, Tucker, MA, Tarone, RE, et al. 2005. Risk of new cancers after radiotherapy in long-term survivors of retinoblastoma: an extended follow-up. J Clin Oncol 23:2272–2279.

Kohlmann, W, and Gruber, SB. 2006. Hereditary non-polyposis colon cancer. Gene Reviews. http://www.genetests.org.

Kouvaraki, MA, Shaprio, SE, Perrier, ND, et al. 2005. RET proto-oncogene: a review and uptake of genotype–phenotype correlations in hereditary medullary thyroid cancer and associated endocrine tumors. Thyroid 15:531–544.

Kraemer, KH. 2008. Xeroderma pigmentosum. Gene Reviews. http://www.genetests.org.

Leistritz, DF, Hanson, N, Martin, GM, et al. 2007. Werner syndrome. Gene Reviews. http://www.genetests.org.

Li, FP, and Fraumeni, JF, Jr. 1969. Soft-tissue sarcomas, breast cancer, and other neoplasms: a familial syndrome? Ann Intern Med 71:747–752.

Lichon, V, and Khachemoune, A. 2007. Xeroderma pigmentosum: beyond skin cancer. J Drugs Dermatol 6:281–288.

Lindor, NM, Jalal, SM, Kumar, S, et al. 2007. Multiple primary tumors associated with chromosome 9p deletion. Am J Med Genet 143:95–97.

Lindor, NM, McMaster, ML, Lindor, CJ, et al. 2008. Concise handbook of familial cancer susceptibility syndromes—second edition. J Natl Cancer Inst Monogr 38:1–93.

Linehan, WM, Pinto, PA, Bratslavsky, G, et al. 2009. Hereditary kidney cancer: unique opportunity for disease-based therapy. Cancer 115:2252–2261.

Lipton, JM, and Ellis, SR. 2009. Diamond-Blackfan anemia: diagnosis, treatment, and molecular pathogenesis. Hematol Oncol Clin North Am 23:261–282.

Lo Muzio, L. 2008. Nevoid basal cell carcinoma syndrome (Gorlin syndrome). Orphanet J Rare Dis 3:32. http://www.ojrd.com/content/3/1/32.

Lohmann, DR, and Gallie, BL. 2007. Retinoblastoma. Gene Reviews. http://www.genetests.org.

Lonser, RR, Glenn, GM, Walther, M, et al. 2003. Von Hippel-Lindau disease. Lancet 361:2059–3067.

Lubbe, SJ, DiBernardo, MC, Chandler, IP, et al. 2009. Clinical implications of the colorectal cancer risk associated with MUTYH mutation. J Clin Oncol 27:3975–3980.

Lynch, HT, Lynch, PM, Lanspa, SJ, et al. 2009. Review of the Lynch syndrome: history, molecular genetic, screening, differential diagnosis, and medicolegal ramifications. Clin Genet 71:1–18.

Marshall, M, and Solomon, S. 2007. Hereditary breast-ovarian cancer: clinical findings and medical management. Plast Surg Nurs 27:124–127.

Masciari, S, Larsson, N, and Senz, J. 2007. Germline E–cadherin mutations in familial lobular breast cancer. J Med Genet 44:726–731.

Mavrou, A, Tsangaris, GT, Roma, E, et al. 2008. The ATM gene and ataxia telangiectasia. Anticancer Res 28:401–405.

McWhinney, SR, Pasini, B, and Stratakis, CA. 2007. International Carney Triad and Carney-Stratakis consortium. Familial gastrointestinal stromal tumors and germ-line mutations. NEJM 357:1054–1056.

Muftuoglu, M, Oshima, J, von Kobbe, C, et al. 2008. The clinical characteristics of Werner syndrome: molecular and biochemical diagnosis. 124:369–377.

Nielsen, M, Franken, PF, Reinards, THCM, et al. 2005. Multiplicity in polyp count and extracolonic manifestations in 40 Dutch patients with MYH associated polyposis coli (MAP). J Med Genet 42:e54.

Nielsen, M, Joerink-van de Beld, MC, Jones, N, et al. 2009. Analysis of MUTYH genotypes and colorectal phenotypes in patients with MUTYH-associated polyposis. Gastroenterology 136:471–476.

Nieuwenhuis, MH, and Vasen, HF. 2007. Correlations between mutation site in APC and phenotype of familial adenomatous polyposis (FAP): a review of the literature. Crit Rev Oncol Hematol 67:153–161.

Northrup, H, and Au, KS. 2005. Tuberous sclerosis complex. Gene Reviews. http://www.genetests.org.

Online Mendelian Inheritance in Man, OMIM (TM). McKusick-Nathans Institute of Genetic Medicine, Johns Hopkins University (Baltimore, MD). http://omim.org.

Pasini, B, McWhinney, SR, Bei, T, et al. 2008. Clinical and molecular genetics of patients with the Carney-Stratakis syndrome and germline mutations of the genes coding for the succinate dehydrogenase subunits SDHB, SDHC, and SDHD. Eur J Hum Genet 16:79–88.

Petrucelli, N, Daly, MB, Bars Culver, JO, et al. 2007. Breast cancer. Gene Reviews. http://www.genetests.org.

Piecha, G, Chudek, J, and Wiecek, A. 2008. Multiple endocrine neoplasia type 1. Eur J Intern Med 19:99–103.

Pithukpakorn, M, and Toro, JR. 2007. Hereditary leiomyomatosis and renal cell cancer. Gene Reviews. http://www.genetests.org.

Raue, F, and Frank-Raue, K. 2007. Multiple endocrine neoplasia type 2: 2007 update. Horm Res 68(Suppl. 5):101–104.

Renwick, A, Thompson, D, Seal, S, et al. 2006. ATM mutations that cause A-T are breast cancer susceptibility alleles. Nat Genet 38:873–875.

Roach, ES, Gomez, MR, and Northrup, H. 1998. Tuberous sclerosis complex consensus conference: revised clinical diagnostic criteria. J Child Neurol 13:624–628.

Sanz, M, and German, J. 2006. Bloom's syndrome. Gene Reviews. http://www.genetests.com.

Schimke, RN, Collins, DL, and Stolle, CA. 2007. Von Hippel-Lindau syndrome. Gene Reviews. http://www.genetests.org.

Schmidt, L, Nickerson, ML, Angelan, D, et al. 2004. Early onset hereditary papillary renal carcinoma germline missense mutations in the tyrosine kinase domain of the MET proto-oncogene. J Urol 172:1256–1261.

Schneider, K, and Garber, J. 2010. Li-Fraumeni syndrome. Gene Reviews. http://www.genetests.org.

Scott, RH, Stiller, CA, Walker, L, et al. 2006. Syndrome and constitutional chromosomal abnormalities associated with Wilms tumour. J Med Genet 43:705–715.

Scott, RH, Walker, L, Olsen, OE, et al. 2006. Surveillance for Wilms' tumor in at risk children: pragmatic recommendations for best practice. Arch Dis Child 91:995–999.

Shuman, C, Smith, AC, and Weksberg, R. 2005. Beckwith-Wiedemann syndrome. http://www.genetests.org.

Stein, JL, and Eng, C. 2006. PTEN hamartoma tumor syndrome (PHTS). Gene Reviews. http://www.genetests.org.

Stewart, L, Glenn, GM, Stratton, P, et al. 2009. Association of germline mutations in the fumarate hydratase gene and uterine fibroids in women with hereditary leiomyomatosis and renal cell cancer. Arch Dermatol 144:1584–1592.

Stratakis, C. 2008. Carney complex. Gene Reviews. http://www.genetests.org.

Taylor, SF, Cook, AE, and Leatherbarrow, B. 2006. Review of patients with basal cell nevus syndrome. Ophthal Plast Reconstr Surg 22:259–265.

Timmers, HJ, Gimenez-Roquepio, AP, Mannelli, M, et al. 2009. Clinical aspects of SDHx-related pheochromocytoma an paraganglioma. Endocr Relat Cancer 16:391–400.

Toro, JR. 2008. Birt Hogg Dube syndrome. http://www.genetests.org.

Toro, JR, Wei, MH, Glenn, GM, et al. 2008. BHD mutations, clinical and molecular genetic investigations of Birt-Hogg-Dube syndrome: a new series of 50 families and a review of published reports. J Med Genet 45:321–331.

Toshiyasu, T. 2008. Fanconi anemia. Gene Reviews. http://www.genetests.org.

Umar, A, Boland, CR, Terdiman, JP, et al. 2004. Revised Bethesda guidelines for hereditary nonpolyposis colorectal cancer (Lynch syndrome) and microsatellite instability. JNCI 96:261–268.

Wang, LL, and Plon, SE. 2006. Rothmund-Thomson syndrome. Gene Reviews. http://www.genetests.org.

Wang, LL, Levy, ML, Lewis, RA, et al. 2001. Clinical manifestations in a cohort of 41 Rothmund-Thomson syndrome patients. Am J Med Genet 102:11–17.

Wiesner, GL, and Snow-Bailey, K. 2005. Multiple endocrine neoplasia type 2. Gene Reviews. http://www.genetests.org.

Wilkes, D, McDermott, DA, and Basson, CT. 2005. Clinical phenotypes and molecular genetic mechanisms of Carney complex. Lancet Oncol 6:501–508.

Williams, VC, Lucas, J, Babcock, MA, et al. 2009. Neurofibromatosis type 1 revisited. Pediatrics 123:124–133.

Wong, P, Verselis, SJ, Garber, JE, et al. 2006. Prevalence of early onset colorectal cancer in 397 patients with classic Li-Fraumeni syndrome. Gastroenterology 130: 73–79.

Worth, A, Thrasher, AJ, and Gaspar, HB. 2006. Autoimmune lymphoproliferative syndrome: molecular basis of disease and clinical phenotype. Br J Haematol 133:124–140.

Zbar, B, Alvrd, WG, Glenn, G, et al. 2002. Risk of renal and colonic neoplasms and spontaneous pneumothorax in the Birt-Hogg-Dube syndrome. Cancer Epidemiol Biomarkers Prev 11:393–400.

第 5 章

乳腺癌

终有一日，我们的女儿和侄女们将永远不会听到"你患有乳腺癌"这句话。现在我们正在朝着这一天努力。

(*Love and Lindsey*, *p. 527*)

5.1 乳腺癌概述

本节将描述正常乳房的解剖结构、乳腺癌的危险因素和肿瘤类型。

5.1.1 乳房的基本解剖

正常乳房的基本结构如图 5.1 所示。乳房的主要组成部分在接下来的章节进一步阐述。

5.1.1.1 乳腺组织

乳腺组织位于胸肌的上方，通常从锁骨下延伸至较低水平的肋骨下，穿过胸部从胸骨延伸至腋窝下。成年女性乳腺组织由 15 ~ 20 个腺叶组成，每个腺叶含有若干可泌乳的乳腺小叶及由许多小乳管汇集成的导管系统。乳腺组织还包含有丰富的动脉、静脉、神经、淋巴管。

5.1.1.2 结缔组织和纤维组织

乳腺组织由坚韧的纤维组织和结缔组织固定在一起。这些起支撑作用的组织被称为基质。基质层和脂肪保护乳腺小叶和导管。

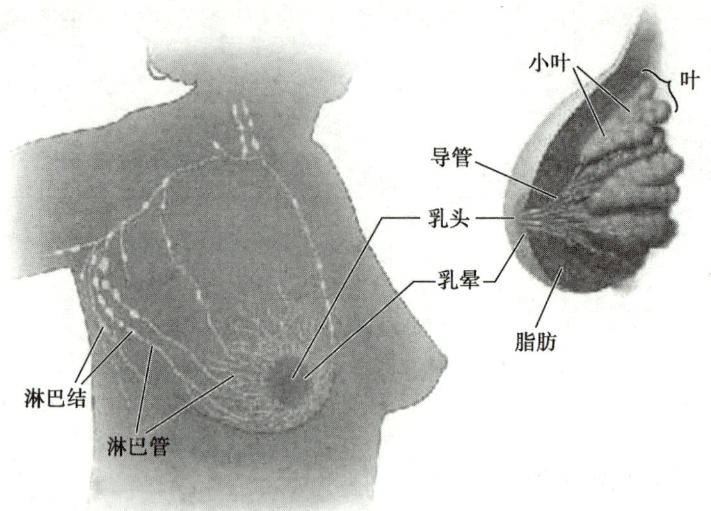

图 5.1　乳房的正常解剖结构。来源：National Cancer Institute at the National Institute of Health, What you need to know about breast cancer (October 15, 2009, p. 2). http://www.cancer.gov/cancertopics/wyntk/breast/page2.

5.1.1.3　乳腺导管

乳腺导管是薄的空心管，乳汁通过哺乳期女性的乳腺导管被运输到乳头。乳腺导管就像车轮辐射状，分支成成千上万个包含小叶的末端腺泡。女性乳腺导管系统形成于青春期，其受女性每月月经周期和怀孕期间激素水平的动态影响。

5.1.1.4　脂肪

由脂肪和乳腺组织形成的保护层围绕着乳腺导管和小叶。正常大小的乳房，大约 1/3 的乳腺是由脂肪组成的。随着女性年龄的增长，乳腺组织减少，但脂肪组织增加。

5.1.1.5　小叶

乳腺小叶位于乳房的末端，又称终端导管小叶。每个小叶包含很多泌乳腺体。母乳的产生缘于妊娠期间及产后产生的激素作用。多种激素，特别是雌激素和孕激素，对母乳的产生很重要。

5.1.1.6　淋巴管

乳腺组织含有的丰富的淋巴管汇集到区域淋巴结，淋巴结能消灭细菌和其他潜在的有害物质（如肿瘤细胞）。乳腺的区域淋巴结位于腋窝（腋窝下）、胸骨后、锁骨上。

5.1.1.7　乳头和乳晕

哺乳期女性的乳头有分泌母乳的皮脂腺。乳晕是乳头周围色泽呈暗色的区域。乳晕包含少量的肌肉细胞和腺体，腺体呈结节状隆起，被称为蒙氏结节。

5.1.1.8　皮肤

乳房的外层是由一层皮肤细胞组成。

5.1.2　乳腺癌的危险因素

乳腺癌是一种可以由各种各样的原因而引起的多因素疾病。接下来的章节将列出已被证实或被怀疑为乳腺癌的危险因素。

5.1.2.1　年龄

2/3 的乳腺癌发生于 50 岁以上的女性。随着年龄的增长，女性患乳腺癌的风险也增加（表 5.1）。20 岁时患乳腺癌的风险为 1/1837，而 70 岁时的风险则为 1/8。关于为什么随着年龄增长而患乳腺癌的风险增加的理论比比皆是，但是可能性较大的理论包括：随着年龄增长致癌物暴露时间相应增加、免疫力下降、DNA 出错概率也会逐渐增加等。

表 5.1　美国女性与年龄相关的患乳腺癌的绝对风险

目前年龄	未来 10 年患乳腺癌的绝对风险
20	1/1837（0.05%）
30	1/234（0.4%）
40	1/70（1.4%）
50	1/28（2.5%）
60	1/28（3.9%）
70	1/26（3.9%）

来源：American Cancer Society（2007）.

5.1.2.2 饮酒

饮酒,即使是适量饮酒也会提高体内雌激素的水平。因此,每天饮用两种或两种以上的酒精饮料被证实能增加女性患乳腺癌的风险的观点一点都不奇怪。饮用酒精量越多,患乳腺癌的风险越高。被定义为酗酒的过度饮酒也与乳腺癌风险升高相关。

5.1.2.3 良性乳腺病变

乳腺癌并没有一个像结肠癌一样明确划定从正常细胞转变至恶性细胞的演进过程。图 5.2 展示了一个可能的连锁反应,在这个连锁反应中,细胞从正常细胞数量的增加(增生),到异常细胞数量的增加(非典型增生),再到恶性肿瘤(浸润性癌)。

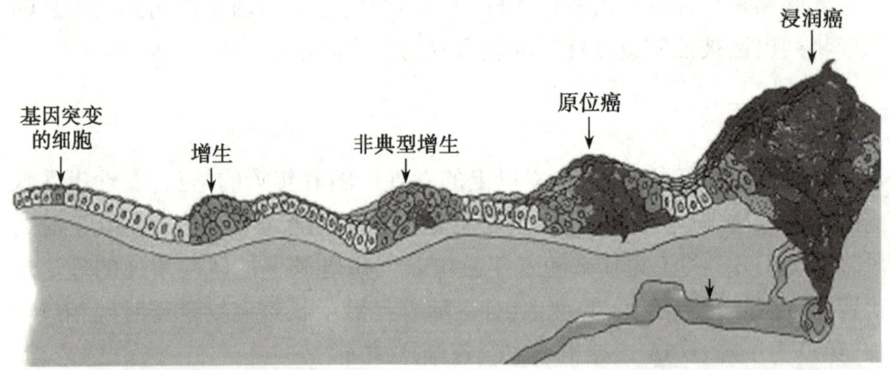

图 5.2 从正常乳腺细胞发展为浸润性癌的模型。来源:National Institutes of Health(NIH). Cell Biology and Cancer. NIH Curriculum Supplement Series. Teacher's Guide: Understanding Cancer. Available at: http://science-education.nih.gov/supplements/nih1/cancer/guide/understanding1.htm

表 5.2 列出了某些良性或异常乳腺疾病发生浸润性乳腺癌的风险。其中条件之一是乳腺的非典型增生。一侧乳腺的非典型增生似乎增加了双侧乳腺癌的风险。尚不清楚恶性肿瘤是否起源于这些非典型细胞,还是非典型细胞只是预示着恶性潜能。非典型增生发生于乳腺导管与发生于乳腺小叶相比,前者风险更高。非典型乳腺导管增生的患者在其一生中患乳腺癌的风险为 15%。如果患者有乳腺癌家族史,该风险将更高。乳腺癌的另一个风险因素是绝经后女性乳腺的密度。年轻女性的乳腺质地比较致密,但老年女性的乳腺致密性可能增加乳腺癌的风险。乳腺纤维囊性变、纤维腺瘤和孤立性乳头瘤不增加乳腺癌的风险。

表 5.2　非典型乳腺细胞和浸润性乳腺癌的相对风险

无风险增加 • 非增生性乳腺纤维囊性变 • 纤维腺瘤 • 孤立性乳头状瘤 轻度风险增加(1.5 ~2 倍) • 增生性乳腺纤维囊性变 • 导管增生 • 硬化性腺病 • 放射性瘢痕 • 复杂的纤维腺瘤(大约 3 倍风险)	中度风险增加(4 ~5 倍) • 导管非典型增生(无家族病史) • 小叶非典型增生 高风险(8 ~10 倍) • 导管原位癌,低级别 • 原位小叶癌 • 导管非典型增生(阳性家族史) 非常高风险(>8 ~10 倍) • 导管原位癌,高级别

来源：Berry, GJ, Dorfman, RF, Gratzinger, D. et al. 2005. From Rouse, RV (ed.), Surgical Pathology Criteria. Stanford University School of Medicine. http://surgpathcriteria.stanford.edu

5.1.2.4　种族

白人血统的女性患乳腺癌的风险高于西班牙、亚洲或非裔美国血统的女性。然而,非白人女性比白人女性死于乳腺癌的可能性更大。德系犹太裔女性患乳腺癌的风险也增加了,部分原因可能为该人种 *BRCA1* 和 *BRCA2* 基因突变的高发率。

5.1.2.5　家族病史

乳腺癌似乎在一些家族群集,即使有的家族不存在可识别的显性基因突变。具有 1 位或多位患乳腺癌的一级或二级亲属的女性,较普通人,其终生发生乳腺癌的风险增加 2 ~3 倍。拥有绝经前患乳腺癌亲属的女性比拥有患老年乳腺癌亲属的女性患乳腺癌的风险更高。然而,大多数乳腺癌的女性并没有乳腺癌家族史。

5.1.2.6　性别

乳腺癌是发生在女性中最常见的肿瘤,也是导致女性肿瘤死亡的第二大原因。超过 99% 的乳腺癌发生于女性而非男性。这并不奇怪,因为与男性相比,女性乳腺组织数量更多,活跃乳腺细胞数量更多,并且经历了更多的激素水平的波动和激增。

5.1.2.7　遗传易感性

有 *BRCA1*、*BRCA2*、*TP53*、*PTEN*、*STK11* 或 *CDH1* 基因遗传突变的女性患

乳腺癌的风险增加。只有5%～10%的乳腺癌患者具有显性遗传风险因素；然而，较其他因素，显性遗传风险因素的危害最大。还有几个低外显率基因，其突变时可能增加低度至中度的乳腺癌发生风险，这些基因包括 *ATM*、*CHEK2* 和 *PALB2*。

5.1.2.8 地理区域

乳腺癌的发病率在美国的不同区域不同，在世界其他地区也不同。（关于肿瘤发病率的进一步讨论，请参见第1章）

5.1.2.9 盖尔模型高分值（High Gail Model Score）

盖尔模型估计，女性一生中患乳腺癌的风险百分比基于以下因素：初潮年龄、首次生育年龄、以前活检的次数、非典型增生的存在、乳腺癌一级亲属的人数。该模型对确定散发性乳腺癌的可能性是非常有用的，并在临床中常规使用。这种模式的局限在于未考虑二级亲属，且几乎排除父亲一方的乳腺癌史。出于这个原因，肿瘤的遗传咨询更多依赖于预测 *BRCA1* 或 *BRCA2* 基因突变可能性的风险模型（见章节5.3.1.2）。

5.1.2.10 激素

许多激素影响乳腺细胞的活性，如雌激素、孕激素、催乳素和催产素。一生中月经周期数更多的女性比周期数低的女性患乳腺癌的风险更高。这意味着，初潮更早（年龄<12）和（或）绝经年龄更晚（年龄>55）的女性，患乳腺癌的风险增加。从未怀孕的女性、生育后从未母乳喂养的女性、首次足月妊娠年龄超过30岁的女性，以及使用避孕药或长期激素替代治疗的女性，乳腺癌风险均增加。

5.1.2.11 肥胖和久坐的生活方式

有证据表明，超重和（或）久坐增加患乳腺癌的风险。肥胖会影响循环的激素水平，绝经后肥胖的女性患乳腺癌的风险更高。高脂肪饮食可能会增加患乳腺癌的风险。缺乏规律的运动也可能会增加患乳腺癌的风险。一些证据表明，青春期缺乏体力活动，可能会影响日后乳腺癌发病率。

5.1.2.12 乳腺癌的个人史

已确诊乳腺癌的女性（无论是浸润性或原位癌），其对侧乳房发生乳腺癌的风险增加。如果最初的肿瘤是导管癌，对侧乳房患乳腺癌的风险约为

15%;如果是小叶癌,对侧乳房患乳腺癌的风险约为20%。

5.1.2.13 辐射暴露

胸部受到过度的辐射,特别是在儿童期或青春期,会增加患乳腺癌的风险。证明辐射暴露和乳腺癌之间联系的资料来源包括:脊柱侧凸接受连续X线的年轻女孩、霍奇金病接受放射治疗的女孩、广岛和长崎原子弹爆炸中的女性幸存者。所有人都显示出乳腺癌发病率的提高。辐射的剂量越大,乳腺癌的后续风险越高。此外,辐射暴露的年龄是重要的,青春期前被辐射的女孩具有更高的乳腺癌发病率。

5.1.3 良性乳腺病变

有些乳腺病变被认为是无害的,而有些则增加了罹患肿瘤的风险。最常见的乳腺良性病变类型描述如下。

5.1.3.1 囊肿

乳腺囊肿是液性囊肿,可触摸到乳房肿块或乳房质地变软。单纯的囊肿不增加患乳腺癌的风险,但其可能会干扰对乳房恶性组织的评估。有时可能需要抽吸以便确认是液性的囊肿而非肿块。复杂的囊肿可能含有异常或恶性细胞。

5.1.3.2 纤维腺瘤

纤维腺瘤是与乳腺癌高风险无关的良性病变。纤维腺瘤为光滑的圆形体,可在乳腺组织内轻松移动(而恶性肿瘤是固定的)。一些女性有单一的乳腺纤维腺瘤,而一些女性有多发的纤维腺瘤。纤维腺瘤好发于十几岁或二十几岁的年轻女性,其他年龄阶段也可能发生。在绝经期女性中,例如,使用激素替代疗法(hormone replacement therapy,HRT)可促进纤维腺瘤的生长。纤维腺瘤生长至一定大小(石子大小),通常会保持休眠状态,时间可从数月至数年。有时要对一个纤维腺瘤进行活检,以确认其不是一个缓慢生长的恶性肿瘤。

罕见类型的纤维腺瘤包括错构瘤、乳头状瘤和巨纤维腺瘤。错构瘤及乳头状瘤与乳腺癌发生风险无关,但女性PTEN错构瘤综合征(PTEN Hamartoma syndrome,PHS)与乳腺癌发生风险有关。巨纤维腺瘤可长至柠檬大小,但通常是良性的。约1%的巨纤维腺瘤包含一种被称为叶状囊肉瘤的罕见恶性肿瘤。

5.1.3.3 钙化

乳房X线检查中可发现细小钙化斑点。微钙化发生在正常乳腺组织中,而某些微小的钙化灶与乳腺肿瘤有关。多发、广泛散在或大的钙化灶不用担忧,但数个紧密聚集的微小钙化灶可能是浸润癌或原位癌的预警信号。20%的微钙化与恶性肿瘤有关。

5.1.4 乳腺原位癌

乳腺原位癌是恶性肿瘤的早期阶段,还未开始从其起源部位扩散。两种主要类型的导管内乳腺癌为导管原位癌(ductal carcinoma *in situ*,DCIS)和小叶原位癌(lobular carcinoma *in situ*,LCIS)。

5.1.4.1 导管原位癌(DCIS)

导管原位癌占乳腺癌病例数的2.5%。在导管原位癌中,恶性细胞存在于乳腺导管内,但还没有进一步侵入乳房。与低侵袭性的小叶原位癌不同,如果不移除,部分导管原位癌会转变成浸润性癌。导管原位癌的三个主要亚型:微乳头型、筛状型和粉刺型。粉刺型是一种高级别的肿瘤,转变成浸润性癌的风险最高。约20%~25%的低级别导管原位癌将进一步发展为浸润性癌,高级别导管原位癌发展为浸润性癌的可能性更高。

5.1.4.2 小叶原位癌(LCIS)

小叶原位癌占乳腺癌病例数的2.5%。在小叶原位癌中,恶性细胞存在于乳腺小叶内,还未进一步侵入乳房。小叶原位癌发生于一侧乳房会增加对侧乳房患乳腺癌的风险。由于小叶原位癌转化为浸润性癌的风险低,目前尚不清楚浸润性小叶癌是否来自于LCIS,或者LCIS是否是浸润性小叶癌发生的危险因素。患小叶原位癌的女性,每年发生浸润癌的风险约为1%,一生中发病的最大风险约为15%。

5.1.5 浸润性乳腺癌

浸润性乳腺癌是具有转移潜能的肿瘤,包括Ⅰ~Ⅳ期的乳腺癌。绝大多数的浸润性乳腺癌出现于乳房腺体组织。有超过30种不同组织类型的乳腺癌。下面列出了浸润性乳腺癌中最常见的类型。

5.1.5.1　浸润性导管癌

约 65% 的乳腺癌中起源乳腺导管的上皮细胞。浸润性导管癌是肿瘤突破导管壁进入周围的乳腺组织。浸润性导管癌的女性对侧乳腺发生乳腺癌的风险约 15%。一些乳腺肿瘤是浸润性导管癌和其他类型肿瘤的混合,如小叶癌、黏液癌、或乳头状癌。

5.1.5.2　浸润性小叶癌

约 10% ~15% 的乳腺癌患者患有小叶癌。采用激素替代疗法的女性更易患小叶癌。小叶癌比导管癌大,但更难检测。小叶癌可能表现为乳腺组织的增厚,而非摸到的硬块。小叶癌的患者对侧乳腺癌的发生风险约为 20%。

5.1.5.3　乳腺管状癌

约 6% ~8% 的乳腺癌是乳腺管状癌,其在显微镜下为圆柱形。这些肿瘤往往是低分化或未分化的肿瘤,比其他类型乳腺癌的侵袭性低。

5.1.5.4　髓样癌

约 6% 的乳腺癌是髓样癌亚型。髓样癌和脑延髓的颜色相似。这种类型的乳腺癌更常见于年轻(绝经前)女性。

5.1.5.5　黏液癌

约 3% 的乳腺癌是黏液癌(也称为腺癌)。黏液性肿瘤产生胶水样黏液,故名黏液癌。这些肿瘤往往低度恶性,分化较好,且比其他一些亚型侵袭性低。

5.1.5.6　乳腺佩吉特病

乳腺佩吉特病占乳腺癌病例数的 3%。佩吉特病的初期症状表现为湿疹,如皮肤痒、红肿、乳头剥落,这些症状不随着时间的推移而改善。其他症状包括过敏、疼痛、结痂、溃烂、溢液。目前并不清楚肿瘤是起源于乳房窦然后扩散到乳头,还是起源于乳头本身。佩吉特病通常是单侧的(两侧乳房皮疹是佩吉特病的可能性不大)。约一半的佩吉特病患者没有可触及的肿块。部分佩吉特病的女性会发现有另一个原位癌或浸润性肿瘤。佩吉特病本身通常是低级别和生长缓慢的。

5.1.5.7 炎性乳腺癌

炎性乳腺癌占乳腺癌患者的1%。炎性乳腺癌的早期表现为乳房皮肤的红斑和局部皮温升高。乳腺炎症性疾病往往无明显的肿块。炎性乳腺癌为高级别侵袭性强的肿瘤。

5.1.5.8 乳头状癌

乳头状癌约占乳腺癌患者的1%或更少。这些肿瘤含有能形成细小的指状突起(称为叶状体)的细胞。乳头状癌往往在乳头和乳晕的下方。

5.1.5.9 乳腺肉瘤

乳腺肉瘤仅占乳腺癌患者的0.1%。乳腺肉瘤起源于乳房的结缔组织(纤维肉瘤)或脂肪(脂肪肉瘤)。乳腺肉瘤与利-费综合征(Li-Fraumeni syndrome,LFS)有关。

5.1.5.10 叶状囊肉瘤(恶性)

不到1%的乳腺肿块被诊断为叶状囊肉瘤,其中只有5%的叶状囊肉瘤是恶性的,其来源于支持基质细胞。这种低级别肿瘤通常包裹在纤维腺瘤内。恶性叶状囊肉瘤通常见于LFS女性患者。

5.1.5.11 其他类型的乳腺癌

还有其他类型很少发生于乳房内的肿瘤,如皮脂腺癌、淋巴瘤、汗腺癌和肉瘤,这些是乳房或腋下罕见的肿瘤。

5.2 乳腺癌管理:筛查、诊断和治疗

5.2.1 筛查和预防指南

表5.3列出了美国肿瘤协会(American Cancer Society,ACS)关于普通人群乳腺癌筛查的指南。建议有1位或多位亲属患乳腺癌的女性在早于家族中最年轻乳腺癌患者患病年龄的7~10年开始乳腺癌的筛查。

表 5.3　ACS 乳腺癌筛查指南

对于普通女性：

- 40 岁开始每年乳房钼靶检查
- 临床乳房检查是女性定期健康检查的一部分,20 岁和 30 岁的女性每 3 年 1 次,40 岁以上的女性每年 1 次
- 女性应及时向医疗保健者提供乳房变化的报告。应告知 20 多岁的女性乳房自我检查(BSE)的益处或局限性。若其选择不检查或者偶尔检查都是可接受的
- 老年女性无论多大年龄,应每年进行乳房钼靶检查,只要没有严重的慢性疾病。有严重健康问题或预期寿命短的女性,要评估目前早期检查的优点和局限性

来源:美国肿瘤协会(American Cancer Society,2011)。

美国预防服务工作组和独立专家小组在 2009 年发布了乳腺癌筛查的建议:

- 50 ~ 74 岁的女性应该每 2 年行乳房钼靶检查。
- 40 ~ 49 岁的女性不应该行常规乳房钼靶检查。
- 75 岁以上的女性不需要乳房钼靶检查。
- 不建议女性进行乳房自我检查(breast self-examinations,BSEs)。
- 无论是医生查体,还是乳腺数字化钼靶检查或磁共振成像(MRI),相比乳腺钼靶检查,其对乳腺癌的临床检出率并未带来额外的获益。

虽然美国乳腺癌筛查政策(及医保范围)在美国保持不变,但需注意的是,临床指南的依据是目前的科学研究,其与欧洲许多国家的指南相似。

虽然成像技术在乳房疾病早期的诊断方面已越来越好,但乳腺癌通常由女性患者本人发现的。表 5.4 列举了乳腺癌的警示标志。乳腺癌最常见的标志是异常肿块。然而要记住,乳房肿块大多数是良性病变或囊肿。

表 5.4　乳腺癌警示信号

乳腺及其附近或腋下在月经周期中有持续存在的肿块或增厚区

豌豆大小的结节或肿块

乳房大小、形状或轮廓的改变

乳头血性或清澈液体的溢出

乳房或乳头皮肤的感觉或外观改变(酒窝、丘疹、鳞屑和炎症)

乳房或乳头皮肤发红

两侧乳房出现一个明显不同于其他部位的区域

皮肤下弹珠样变硬区域

来源:中央社(WebMD,2010)。

与进行自我乳房检查相比,女性更容易在淋浴或在床上翻身时发现异常肿块。尽管每月自我乳房检查仍被包含在 ACS 的指南中,但有越来越多的证

据表明,其可能为女性带来更多的焦虑,而非一种有效的自我筛查手段。

Dr. Susan Love's Breast Book 一书(第4版,2005)给出了女性如何降低乳腺癌风险的建议:

- 服用多种维生素,并确保足够的叶酸摄入;
- 每周5天锻炼,每天至少30分钟;
- 保持正常的体重,特别是绝经后女性;
- 在35岁之前生育;
- 哺乳;
- 避免不必要的X射线;
- 饮酒适度,饮酒时需补充叶酸;
- 除非必要,否则尽量避免使用激素(激素替代疗法、生育药物);
- 评估乳房产生的症状或变化;
- 必要时行乳房钼靶检查;
- 如果需要应用药物来防止绝经后的骨质丢失,可考虑应用雷洛昔芬。

需要注意的是,目前尚不清楚这些策略是否能有效减少有遗传易感性的女性患乳腺癌的风险。

5.2.2 诊断乳腺癌策略

本节描述的乳腺癌的诊断检查主要用于乳腺癌的鉴别和分期。

5.2.2.1 乳房临床检查

乳房临床检查为针对乳房、腋窝的仔细、有序的触诊。这些检查由医生、护士或医师助手完成。临床医生主要查看乳房的大小和形状、有无皮疹、酒窝征或肿大的淋巴结。恶性肿块与良性肿块不同,形状不规则、质硬、活动度差的肿块更可能是恶性肿瘤。圆形、光滑、柔软、可移动的肿块更可能是纤维腺瘤(见5.1.3.2)。

5.2.2.2 乳房钼靶检查

乳房钼靶检查是一种乳房的X线检查。乳房钼靶检查可检测临床上尚未扪及的或临床检查中无法发现的肿块。乳房钼靶检查不仅用于乳腺癌的筛查,也是乳腺癌诊断程序中的首要检查。乳房钼靶检查是为了发现没有任何乳腺癌症状的女性乳房的微钙化灶或其他病灶的迹象。乳房钼靶检查将进一步调查和评估所关注乳房的特定区域。但在乳房囊肿、良性病灶或年轻女性形成的致密乳房中,乳房钼靶检查所提供的信息有限。

5.2.2.3 乳房磁共振检查

磁共振研究提供了乳房的增强图像。被检者体内要注入造影剂(通常是钆),磁共振技术使用一个连接到电脑的磁铁检测造影剂的吸收。乳腺 MRI 通过异常的数字或血管群来提示血管供应丰富的肿瘤。乳腺 MRI 对乳腺组织密度高的女性而言是不错的筛查方式。但生长缓慢、低血供的肿瘤可能会被漏诊。因此,乳腺 MRI 只是一种辅助治疗手段,而不能代替乳房钼靶检查。其局限性在于,它是一种相对较新的技术,因此可能检测到一些不常见的病灶类型而需要随访,然而有些时候这种随访是没有必要的。

5.2.2.4 超声检查

超声检查被作为通过临床查体、乳房钼靶检查及乳房磁共振检查发现异常的乳腺的随访检查。超声检查应用乳房组织对声波的反应,形成计算机图像。超声检查可以确认一个肿块的存在,且可以评估其是否是良性的囊肿或需要活检。随访或连续的超声检查可发现病变部位形状和大小的改变。良性的纤维腺瘤和囊肿的大小可随女性的月经周期而改变,但恶性肿瘤不会。

5.2.2.5 正电子发射断层扫描(Positron Emission Tomography Scan, PET)

PET 扫描主要观察葡萄糖被某些组织吸收的速度。女性接受含放射性葡萄糖分子注射液后进行扫描,这类似于计算机断层摄影(CT)扫描。PET 扫描仪与电脑产生数字图像区域。一般来说,乳房恶性组织摄入的葡萄糖比正常组织多,所以葡萄糖的高吸收显示肿瘤的存在。PET 技术也可用于判断侵袭性疾病是否存在局部扩散。

5.2.2.6 活检

确认肿块的病理性质往往需要活检。活检可通过评估肿块细胞来寻找恶性或潜在恶性的证据。通常情况下,局部麻醉乳房肿块部位,用针和注射器吸取组织液和(或)细胞。组织液和活检获得的细胞将被送至病理科检查。主要有两种类型的活检方式:切取活检,取少量样本;切除活检,切除整个病灶。活检是为了确认恶性肿瘤的存在,通常会附加邻近的淋巴结活检,以确定扩散的程度。癌细胞转移到淋巴结基本可以预测,外科医生会经常选取最靠近肿瘤的一两个淋巴结(称为前哨淋巴结)活检,而不需要活检多个淋巴结,以避免发生淋巴水肿的风险(即淋巴管阻塞,导致液体滞留和肿胀)。如果前哨淋巴结对肿瘤细胞不敏感,则不需要取更多的淋巴结样本。如果前哨淋巴结对肿瘤细胞敏感,则可以对其他淋巴结进行更加完整的研究。

5.2.2.7 肿瘤分级

肿瘤分级是确定肿瘤的具体特征的过程。(更多信息请见章节 2.2.2 的肿瘤分级。)

肿瘤的具体特点将有助于指导临床医生向患者推荐合适的治疗方法。肿瘤治疗逐渐趋向于针对肿瘤的某些生物学、组织学或遗传特性。在乳腺肿瘤中,确定肿瘤是否含有雌激素或孕激素受体是很重要的。若受体阳性,则需要内分泌治疗。因此,肿瘤治疗可通过抗激素治疗来“饿死”肿瘤。乳腺肿瘤也需要检测人类表皮生长因子受体-2(HER-2/neu)。雌激素受体为阳性的肿瘤往往恶性程度不是特别高。人类表皮生长因子受体-2(HER-2/neu)为阳性的肿瘤的恶性程度高。三阴性指乳腺癌患者的雌激素受体、孕激素受体、人类表皮生长因子受体-2(HER-2/neu)均为阴性。三阴性乳腺癌可能与 *BRCA1* 或 *BRCA2* 突变有关。

HER-2/neu 阳性肿瘤可能与 LFS 有关。

5.2.2.8 肿瘤的分期

乳腺癌从 0 到Ⅳ期,随着分期数目的增加,生存率降低(更多信息请参见章节 2.2.3 的肿瘤分期)。用于乳腺癌的临床分期系统见表 5.5。

表 5.5 乳腺癌 TNM 分期

0 期	Tis N0 M0
Ⅰa 期	T1 N0 M0
Ⅰb 期	T0 N1mi(micrometastases,微转移)M0 或 T1 N1mi M0
Ⅱa 期	T0 N1 M0 or T1 N1 M0 or T2 N0 M0
Ⅱb 期	T2 N1 M0 or T3 N0 M0
Ⅲa 期	T0 N2 M0 or T1 N2 M0 or T2 N2 M0 or T3 N1 M0 or T3 N2 M0
Ⅲb 期	T4 N0 M0 or T4 N1 M0 or T4 N2 M0
Ⅲc 期	任何 T N3 M0
Ⅳ期	任何 T 任何 N M1

T(原发肿瘤):T0=没有证据表明为原发肿瘤;Tis=原位癌;T1=肿瘤大小≤2cm;T2≥2cm 但≤5cm;T3≥5cm;T4=任何大小的肿瘤直接侵犯胸壁和(或)皮肤。N(区域淋巴结):N0=无区域淋巴结转移;N1=同侧腋窝淋巴结转移,Ⅰ、Ⅱ水平腋窝淋巴结转移;N2=Ⅰ、Ⅱ水平腋窝淋巴结转移、融合,或者与周围组织粘连、同侧内乳淋巴结转移;N3=同侧锁骨下淋巴结转移(第三水平腋窝淋巴结)伴或不伴有Ⅰ、Ⅱ水平腋窝淋巴结转移,或者同侧内乳淋巴结转移伴有临床证实的Ⅰ、Ⅱ水平腋窝淋巴结转移,或者同侧锁骨上淋巴结转移伴或不伴有腋窝或内乳淋巴结转移;M(远处转移):M0=无远处转移的临床和影像学证据;M1=远处转移。

来源:American Joint Committee on Cancer(2010),pp. 421-442.

5.2.2.9 其他检查

一旦乳腺肿瘤被确定,需要确认其是否已转移是非常重要的。在乳腺癌中,最常见的转移部位是骨骼、肝脏、肺和大脑。患者将进行一系列的血液学检查,以便评估肝功、骨酶和癌胚抗原(carcinoembryonic antigen,CEA)等情况。其他检查可能包括脊椎、臀部、腹部和头部的X线、CT扫描、磁共振成像等。

5.2.3 乳腺癌治疗

类似于其他肿瘤,乳腺癌的局部治疗包括手术和放疗,而系统治疗包括化疗、内分泌治疗和生物治疗。下面将描述这些治疗方法。

5.2.3.1 手术

新诊断为乳腺癌的患者的主要治疗抉择是,是否行乳房全切术(去除大部分的乳腺组织),或行肿块切除术(也称为部分乳房切除术)。两种方式的生存情况相似,但对于遗传性乳腺癌女性的影响目前尚不清楚。以下情况推荐乳房全切术:

- 怀疑肿瘤扩散(肿瘤偏大或侵袭性强);
- 同侧乳房有≥2个的肿瘤;
- 乳房多发钙化灶;
- 保乳术后切缘连续阳性;
- 担忧放疗的有效性或安全性,针对孕妇、自身免疫性疾病患者、既往曾有放疗史患者(如霍奇金病患者),或放疗致相关第二肿瘤风险增加者。

大多数女性的乳房切除术经历了从乳房根治术到改良根治术的过程。术中,外科医生将切除部分乳腺、乳头及乳晕组织,但并不需清除所有腋下淋巴结。对女性来说,重要的是要知道无法切除所有乳腺组织,因为乳腺细胞相互交织成胸壁。大多数女性在乳房根治术后会选择乳房重建。乳房重建可应用生理盐水或硅胶植入物,也可用来自自体背部或腹部的皮肤、肌肉等组织。接受预防性乳房切除手术的女性会选择保留乳头和乳晕,获得更好的美容效果。

5.2.3.2 放疗

放射治疗部位为残留的乳腺组织、邻近的淋巴结和胸壁。放射治疗分为外部放疗或外科手术中植入放射粒子。放疗方案有所不同,经典方案为一周5天,持续6周。放疗剂量和治疗时间的调整需要依据肿瘤的反应情况和副作用情况。女性可以通过新辅助放疗缩小肿瘤,增加手术切除机会。乳房肿瘤切除术后的女性需要术后辅助放疗。肿瘤足够大或者有多个淋巴结转移的患者也需要放疗。放疗还可以缓解肿瘤对神经和骨骼的压迫症状,达到姑息治疗的目的。

5.2.3.3 化疗

有肿瘤转移的患者或原发肿块超过3cm的患者均需要化疗。化疗方案中使用的试剂有:环磷酰胺、甲氨蝶呤、5-氟脲嘧啶、多柔比星、表柔比星等。根据肿瘤的特点和疾病的阶段选择不同的化疗药物、方案组合、剂量、治疗时间,依据肿瘤疗效和副作用情况调整治疗。化疗方案一般每3周为一疗程,持续6~12周期。新辅助化疗通过缩小肿瘤提高手术率。化疗药物还可用于姑息治疗。

5.2.3.4 内分泌治疗

内分泌治疗可用于晚期乳腺癌患者的一线治疗,也可用于治疗后取得缓解的乳腺癌患者,以减少肿瘤复发的风险。内分泌治疗可通过抑制相关激素分泌来抑制残留肿瘤细胞的生长。激素受体阳性的女性患者常应用5年术后辅助内分泌治疗方案,治疗药物如他莫昔芬或雷洛昔芬等。他莫昔芬可结合雌激素受体,干扰雌激素与受体结合,减少约50%的复发风险。芳香化酶抑制剂是另一种有发展前景的内分泌治疗药物。芳香化酶抑制剂可抑制卵巢外的其他器官(如肾上腺、脂肪、乳腺癌、大脑和肌肉等)产生雌激素。阿那曲唑和来曲唑可暂时阻止雌激素的生成,依西美坦可永久阻止雌激素的生成。绝经前女性需抑制卵巢功能,推荐每月注射卵巢功能抑制剂来暂时抑制,或者使用外科卵巢切除术永久性抑制。

5.2.3.5 生物治疗

生物制剂包括肿瘤疫苗、单克隆抗体和肿瘤血管生成抑制剂。很多治疗方法还处于临床试验阶段,包括在治疗*BRCA*相关的乳腺癌或卵巢癌上获得了一定疗效的PARP抑制剂。曲妥珠单抗是治疗乳腺癌中常见的生物制剂。曲妥珠单抗是HER-2/neu生长因子的单克隆抗体,可用于新辅助治疗或辅助治疗中HER-2阳性的患者。

5.2.4　不同分期的治疗方法

本节概述不同分期乳腺癌患者的治疗方案的选择。

5.2.4.1　0 期

0 期患者除了肿物切除外，一般不需要任何治疗。相比之下，DCIS 女性普遍接受保乳术及辅助放疗。腋窝淋巴结一般不需要活检，除非肿块很大或肿瘤分级高。激素受体阳性患者需服用他莫昔芬。少数 DCIS 患者要行乳房全切术而非保乳术。0 期乳腺癌患者的生存率高达 98% ~100% 。

5.2.4.2　Ⅰ期

Ⅰ期乳腺癌的女性通常需要行保乳手术及放射治疗。如果肿瘤特别大、具有强侵袭性或有放疗禁忌证，应尽可能行肿瘤切除术。雌激素受体阳性患者需服用他莫昔芬。Ⅰ期乳腺癌患者需要行前哨淋巴结活检。Ⅰ期乳腺癌生存率为 85% ~97% 。

5.2.4.3　Ⅱ期

Ⅱ期乳腺癌的女性通常行保乳术和放疗。雌激素受体阳性患者需服用他莫昔芬。推荐行前哨淋巴结活检术。通常推荐选择辅助化疗和(或)内分泌治疗。Ⅱ期乳腺癌生存率为 70% ~90% 。

5.2.4.4　Ⅲ期

Ⅲ期乳腺癌患者通常行保乳术、放射治疗或改良根治术。该阶段的女性可通过新辅助化疗或放疗将肿瘤缩小到可手术切除的水平。Ⅲ期乳腺癌患者需要进行淋巴结清扫；需接受内分泌治疗和生物治疗。Ⅲ期乳腺癌生存率为 40% ~70% 。

5.2.4.5　Ⅳ期

Ⅳ期乳腺癌的女性可行内分泌治疗、化疗和(或)生物疗法(如应用曲妥珠单抗)。Ⅳ期乳腺癌的主要问题是乳腺癌转移的病灶，而不仅是肿瘤本身。因此，需要系统治疗，而非局部治疗(手术或放疗)。然而，放射治疗有时可用于缓解疼痛。Ⅳ期乳腺癌的生存率为 5% ~20% 。

5.2.4.6 复发性乳腺癌

复发性乳腺癌的治疗取决于其转移的位置和复发的程度。局部复发患者可接受更广泛的手术。发生远处转移的乳腺癌的治疗方法包括化疗、内分泌治疗和生物治疗。

5.3 乳腺癌综合征

不少乳腺癌患者或有乳腺癌家族史的人,对 *BRCA1* 和 *BRCA2* 基因检测很有兴趣。然而,重要的是,乳腺癌也是其他遗传性肿瘤综合征的一个相关特征。

主要的遗传性乳腺癌综合征有:遗传性乳腺癌-卵巢癌综合征(Hereditary Breast-Ovarian Cancer syndrome, HBOCS)、遗传性弥漫性胃癌(Hereditary Diffuse Gastric Cancer,HDGC)综合征、LFS、Peutz-Jeghers 综合征和 PHS。这五种综合征大大增加了乳腺癌的风险。增加乳腺癌患病风险的其他遗传性肿瘤综合征见表 5.6。

表 5.6 增加了乳腺癌风险的遗传性肿瘤综合征

以乳腺癌为主要表现:	以乳腺癌为辅助表现:
• 遗传性乳腺癌-卵巢癌综合征	• 自身免疫性淋巴细胞增生综合征
• 遗传性弥漫性胃癌综合征	• 共济失调性毛细血管扩张症
• Li-Fraumeni 综合征	• Bloom 综合征
• Peutz-Jeghers 综合征	• 黑素瘤,皮肤的恶性肿瘤
• PTEN 错构瘤综合征	• Werner 综合征
	• 着色性干皮病

来源:indor et al.(2008);Petrucelli et al.(2011).

本节重点介绍这五种类型的乳腺癌综合征,主要内容包括肿瘤的特征、家族史评估和治疗建议。

5.3.1 遗传性乳腺癌-卵巢癌综合征

遗传性乳腺癌-卵巢癌综合征(HBOCS)约占乳腺癌遗传病例的 60% ~ 75%。据估计,5% 的乳腺癌患者具有 *BRCA1* 或 *BRCA2* 基因突变。患有 HBOCS 的女性在其一生中乳腺癌的发病率为 50% ~ 85%。*BRCA1* 基因突变的男性,患乳腺癌的风险是 3%,*BRCA2* 基因突变的男性,患乳腺癌的风险是 6%。(有关 HBOCS 的详细信息请参见章节 4.7。)

5.3.1.1　遗传性乳腺癌-卵巢癌综合征的肿瘤类型

- 乳腺癌——已有报道指出，各种导管癌和浸润性小叶癌与 *BRCA1* 和 *BRCA2* 基因突变有关。恶性肿瘤起源于乳房的上皮细胞。DCIS（导管原位癌）也是 HBOCS 的一个特点。相较于散发性乳腺癌，*BRCA1* 相关性乳腺癌多表现为髓样型或"基底样亚型"（即肿瘤通过免疫组织化学表达基细胞角蛋白），组织分级更高，淋巴结阳性，雌激素受体阴性，孕激素受体阴性，HER-2 受体阴性的可能性更大。*BRCA2* 相关的乳腺肿瘤和散发性乳腺癌相似，不会出现特定的病理亚型。相较于 *BRCA1* 相关肿瘤，*BRCA2* 相关肿瘤不大可能是三阴性（雌激素受体、孕激素受体和 HER-2 受体阴性）或基底样亚型。
- 卵巢癌——*BRCA* 基因突变的女性罹患的卵巢肿瘤 90% 以上是浆液性腺癌。相比于黏液性肿瘤，浆液性腺癌在双侧发生的可能性更大，级别更高。然而，*BRCA* 相关的卵巢癌的存活率似乎比散发性卵巢癌更高。
- 其他肿瘤——与 HBOCS 相关的其他恶性肿瘤包括：
  - 输卵管癌；
  - 原发性腹膜癌；
  - 前列腺癌；
  - 胰腺癌；
  - 黑色素瘤（皮肤、眼）（主要见于 *BRCA2* 携带者）。

5.3.1.2　HBOCS 家族史评估

以下患者 *BRCA* 基因突变的可能性更高：发病年龄低于 40 岁的乳腺癌患者，德系犹太裔的患者，对侧乳腺癌患者，和（或）卵巢癌患者或有卵巢癌家族史的患者，胰腺癌患者或男性乳腺癌患者。据估计，有≥3 名的乳腺癌或卵巢癌患者的家族，其中 2/3 的家族成员发现有 *BRCA* 突变。

人们已经研究出了许多经验风险模型，以帮助评估 *BRCA1* 或 *BRCA2* 基因突变的可能性。这些模型在确定基因检测的价值上可能是有用的，但临床医生提醒，每个模型都有其弱点。临床实践中使用最广泛的模型是 BRCAPRO（Bayes Mendel Group，Johns Hopkins Medical Institutions：http://astor.som.jhmi.edu/BayesMendel/brcapro.html. Baltimore，Maryland）。BRCAPRO 模型根据以下因素来确定 *BRCA1* 和 *BRCA2* 基因突变的概率：患者的年龄、患者的乳腺癌和卵巢癌病史、一级和二级亲属罹患乳腺癌和卵巢癌的病史，以及是否为德系犹太人后裔。

5.3.1.3 HBOCS 的诊治建议

BRCA 基因突变的女性患者的诊治建议见表 5.7。自 25 岁开始,行乳房钼靶检查及乳腺 MRI 检查,有家族史的则需要更早进行检查。自 25 岁开始每半年行 1 次临床乳房检查。尽管建议中包含乳房自我检查,但最近的研究表明,每月进行乳房自我检查可能没有什么价值。

表 5.7 HBOCS 患者的管理指南

HBOCS 女性患者:

- 建议自 25 岁开始,每半年进行 1 次临床乳房检查
- 建议自 25 岁开始,每年进行 1 次乳房钼靶检查,有乳腺癌家族史的应比家族中已知最早的乳腺癌诊断年龄(取最早的患者年龄)早 5 ~ 10 年
- 建议自 25 岁开始,每年进行 1 次乳腺磁共振成像(MRI),或者比家族中已知最早的乳腺癌诊断年龄(取最早的患者年龄)早 5 ~ 10 年
- 建议已生育的女性在 35 ~ 40 岁之间完成预防性输卵管卵巢切除术
- 对于没有行卵巢切除术的女性,自 25 ~ 35 岁开始,可以讨论选择每半年 1 次盆腔检查、经阴道超声检查、CA125 测定。
- 可考虑从成年早期开始,每月进行 1 次乳房自我检查[a]
- 可考虑预防性乳房切除术,作为降低患乳腺癌风险的战略性选择
- 可考虑化学预防的选择,这可以减少乳腺癌或卵巢癌的患病风险
- 可考虑专为 *BRCA* 基因突变女性设计的临床研究

HBOCS 男性患者:

- 建议自 40 岁开始,每年 1 次直肠指检和前列腺特定性抗原(prostate-specific antigen,PSA)检查
- 建议每年或每半年 1 次临床乳房检查
- 若男性乳房发育或存在其他乳腺癌的危险因素,考虑使用乳房钼靶检查
- 可考虑自成年早期开始,每月进行 1 次乳房自我检查[a]

来源:Petrucelli et al. (2007) and National Comprehensive Cancer Network Clinical Practice Guidelines in Oncology. Genetic/familial high risk assessment: breast and ovarian. V. I. 2009, www. nccn. org.

[a]最新的证据表明,乳房自我检查不是有效的筛选方法,临床医生可能希望不再强调这一建议。

降低 *BRCA* 女性携带者患乳腺癌风险的最佳方法是通过手术去除大部分的乳腺组织。该方法称为预防性乳房切除术,能减少 90% ~ 95% 的乳腺癌风险。年龄越大,手术的作用可能越小。绝经前女性行卵巢切除术也可以降低 50% 乳腺癌的风险。化学预防也是降低乳腺癌风险的另一种有效方法。普通女性和 *BRCA2* 突变的女性使用他莫昔芬,可以减少约 50% 的乳腺

癌风险;然而,这对 *BRCA1* 突变的女性的效果较差。

卵巢癌的监测包括检测血液中肿瘤标记物 CA125 的水平和阴道超声检查。然而,这两种方法对早期卵巢癌的监测效果都很差。因此,建议 *BRCA* 突变女性接受预防性卵巢切除术,35 ~ 45 岁期间接受该手术者能减少 70% ~95% 的卵巢癌风险;绝经前接受手术者的受益最大。输卵管癌也是 HBOCS 的一种表现,因此在行预防性卵巢癌切除术时也应该切除输卵管。普通人群和 *BRCA* 突变的女性口服避孕药 6 个月以上,也可以使卵巢癌风险降低一半。

BRCA 突变的男性应该进行临床乳房检查,以及考虑乳房钼靶检查。如果 *BRCA* 男性携带者存在乳房发育症或乳房致密,可以考虑每年 1 次乳房钼靶检查。他们也应从 40 岁开始,每年进行 1 次前列腺检查和前列腺特异抗原(PSA)检测。

BRCA2 基因突变的人罹患皮肤或葡萄膜恶性黑色素瘤的风险也会小幅度增加。虽然 HBOCS 筛查指南不包括详细的皮肤或眼睛检查,但临床医生可以考虑皮肤或眼睛检查是否对患者有益。

原发性腹膜癌和胰腺癌也是 HBOCS 的特征,然而,针对 HBOCS 人群的上述两种恶性肿瘤的早期检测或预防指南尚未建立。

5.3.2　遗传性弥漫性胃癌综合征(HDGC)

据统计,*CDH1* 基因突变的女性罹患乳腺癌的风险是 39%。然而,由 *CDH1* 引发的乳腺癌的总数是极低的。*CDH1* 基因突变的男性罹患乳腺癌的风险似乎不会增加。

约 5% ~10% 的胃癌缘于遗传易感性。其中归因于 *CDH1* 突变所占的百分比尚不清楚。*CDH1* 突变的男性一生之中罹患弥漫性胃癌的风险约为 67%,女性约为 83%。(有关 HDGC 的更多信息,请参见章节 4.12.1)

5.3.2.1　遗传性弥漫性胃癌综合征(HDGC)肿瘤类型

- 乳腺癌——HDGC 相关的乳腺癌几乎都是浸润性小叶癌。然而,也有浸润性导管癌的相关报道。
- 胃癌——HDGC 患者是弥漫性胃癌(也称为"胃印戒细胞腺癌")的高危人群。弥漫性胃癌占胃癌的 35% 左右。胃癌的另一个主要类型是肠型胃癌,与 *CDH1* 突变无关。弥漫性胃癌使胃壁增厚(称为"皮革样胃"),而非离散型肿瘤。相比于肠型胃癌,弥漫性胃癌发生于胃远端的可能性要小些,与幽门螺杆菌感染相关的可能性也小些。黏膜内(原位)胃印戒细胞腺癌也可能是 HDGC 的相关特征。

- 其他的肿瘤——HDGC 患者罹患结肠印戒细胞腺癌和胰腺胰岛细胞癌的风险可能也会增加。

5.3.2.2 HDGC 家族史评估

HDGC 患者的确诊取决于弥漫性胃癌的存在。由于 2/3 的胃癌不是弥漫型,获得医疗记录资料很重要。HDGC 相关胃癌通常发生于 40 岁以下人群,所以发病年龄是一个重要的评估指标。

符合临床标准的 HDGC 家族中大约有 1/3 发现有 *CDH1* 基因突变。如果弥漫性胃癌患者的亲属患有弥漫性胃癌、乳腺小叶癌、结肠印戒细胞腺癌、天生唇裂和(或)腭裂,则患者本人 *CDH1* 基因突变的可能性更高。

5.3.2.3 HDGC 诊治建议

HDGC 患者诊治的建议见表 5.8。这些检测方法的价值尚未得到证实。

表 5.8 HDGC 综合征的诊治指南

HDGC 女性患者:
• 自 18 岁开始,每月 1 次乳房自我检查[a]
• 自 18 岁开始,每 6～12 个月 1 次临床乳房检查
• 自 35 岁开始,每年 1 次乳房钼靶检查,或者比家族中已知最早的乳腺癌诊断年龄早 5～10 年
• 自 35 岁开始,考虑每年增加 1 次乳腺 MRI 检查或乳房超声检查
HDGC 男性和女性患者:
• 自 16 岁开始,每 6～12 个月进行 1 次内镜下胃壁多处随机活检
• 考虑自 16 岁开始,每 6～12 个月考虑选择染色内镜检查,而不是定期做胃镜检查
• 考虑选择预防性胃大部切除术,有家族史者应比家族中最早患病年龄早 5 年检查
• 有结肠癌家族史的 HDEC 患者,每 12～18 个月进行 1 次结肠镜检查,应比家族中最早患病年龄早 5～10 年检查

来源:Kaurah and Huntsman(2006);Lindor et al.(2008,p. 44).

[a]最新的证据表明,乳房自我检查不是有效的筛选方法,临床医生可能希望不再强调这一建议。

弥漫性胃癌高风险的人只进行内镜检测是不够的。弥漫性胃癌早期在胃壁上的变化非常细微,可能会被内镜忽略。多处随机活检有助于弥漫性胃癌的检测,但也可能会遗漏早期肿瘤。因此,一些临床医生建议 HDGC 患者进行专门的内镜手术即染色内镜检查。染色内镜检查采用一种专门的红色染料和五肽胃泌素刺激素,在检查弥漫性胃癌的早期症状时更有效。

鉴于胃癌的高死亡率和筛查技术的不足,高危人群可能考虑行预防性胃切除术。预防性胃切除术是在手术中切除胃,能极大地减少胃癌的危险,但也会引发许多长期后遗症。

HDGC 女性患者应该自 35 岁开始,每年 1 次乳房钼靶检查,也可以考虑行乳房磁共振检查。

5.3.3　Li-Fraumeni 综合征(LFS)

LFS 患者具有患乳腺癌、肉瘤、脑肿瘤和肾上腺皮质癌(adrenal cortical carcinomas,ACC)的高风险。除了 LFS 相关性核心肿瘤外,LFS 患者在儿童期和成年期罹患其他恶性肿瘤风险也会增加。

LFS 占乳腺癌总病例的不到 1%。然而,年轻时罹患乳腺癌的女性(<30 岁),其 *TP53* 突变的概率较高。

据估计,LFS 女性患者罹患乳腺癌的风险约为 90%,且通常都发生在二三十岁的年龄段。LFS 男性患者患乳腺癌的风险似乎只是轻微增加。LFS 女性患者发生恶性肿瘤的风险≥90%,男性则为 65% ~70%。患第二原发肿瘤的风险约 50%。(更多关于 LFS 的信息请参阅章节 4.16)

5.3.3.1　LFS 肿瘤类型

- 乳腺癌——LFS 女性患者患浸润性导管癌、乳腺小叶癌及 DCIS 的概率显著增加。LFS 相关的乳腺肿瘤 HER-2 阳性的可能性更大。其他 LFS 相关的乳腺恶性肿瘤包括罕见的肿瘤类型,如乳腺肉瘤和乳腺叶状肿瘤。
- 肾上腺皮质瘤——肾上腺皮质瘤(ACC)是罕见的肾上腺肿瘤类型。LFS 患者通常在 50 岁以下罹患 ACC(通常发生在儿童期)。
- 脑肿瘤——已有报道发现,LFS 患者的家庭中可出现数种类型的良性和恶性脑肿瘤。LFS 相关的脑肿瘤包括脉络丛癌、室管膜瘤、星形细胞瘤、胶质母细胞瘤。此外,还有中枢神经系统的其他肿瘤,如神经母细胞瘤和原始神经外胚层肿瘤。LFS 患者通常在儿童或 50 岁以下时罹患脑肿瘤。
- 肉瘤——已有报道发现,LFS 患者可罹患各种骨骼、肌肉或结缔组织的恶性肿瘤。恶性肉瘤包括骨肉瘤、纤维肉瘤和横纹肌肉瘤。唯一的例外是尤因肉瘤,其似乎不是 LFS 的一个特征。LFS 患者罹患骨骼、肌肉或结缔组织的良性或癌前肿瘤的风险也可能会增加。
- 其他的肿瘤——医生 Frederick P. Li 曾说,LFS 患者"所有的器官都有潜在危险"。LFS 患者罹患风险增加的已知或可疑的恶性肿瘤包括:
  - 大肠癌
  - 白血病和淋巴瘤

- 肺癌
- 黑色素瘤
- 甲状腺癌

5.3.3.2 LFS家族史评估

在一组罹患乳腺癌的30岁以下的患者中,4%的患者有*TP53*基因胚系突变。对于30岁以下罹患乳腺癌的患者而言,如果其亲属有LFS相关的关键恶性肿瘤(脑肿瘤、肉瘤或ACC),那么该患者*TP53*突变的可能性是16%(Gonzalez et al.,2009)。45岁以上乳腺癌患者的*TP53*突变的可能性是非常低的,除非其有LFS个人史或家族史。

在符合典型LFS标准的患者中,可检测的*TP53*突变的几率为75%,额外发生大片段重排的几率为4%。约有10%~20%符合LFS样综合征标准的患者发生了*TP53*突变。具有以下情形的个人或家族史的患者发生*TP53*突变的可能性更大:关键恶性肿瘤(乳腺癌、肉瘤、脑肿瘤及ACC),罕见的肿瘤类型,发病年龄异常年轻,儿童肿瘤,发病年龄低于45岁的成人发生恶性肿瘤,多发性恶性肿瘤。

*TP53*突变率最高的是儿童脉络丛癌患者或ACC患者;这些患者*TP53*突变的阳性率≥50%。

5.3.3.3 LFS诊治建议

LFS患者的诊治建议见表5.9。

LFS女性患者罹患乳腺癌的风险极高,乳腺癌是LFS相关恶性肿瘤中为数不多的能实行有效监测的肿瘤之一。建议自20岁开始,女性接受每年1次的乳房磁共振检查。然而,由于累积的辐射暴露,这一建议是有争议的。尽管通常认为单侧乳房因接受X光检查而发生恶变的风险小,但LFS患者因辐射诱发恶性肿瘤的风险确实会增加。

LFS女性患者也应考虑接受预防性乳房切除术作为降低其患乳腺癌风险的最佳方法。

针对其他实体瘤的风险,临床研究人员正在探索每年1次的成像研究,包括PET扫描、腹部超声及脑部MRI。

LFS患者一旦发现有肿瘤的症状或前兆,应立即求医,并进行适当的后续检查,以排除恶性肿瘤。

LFS患者罹患儿童恶性肿瘤的风险高。为了监测已知或可疑的LFS儿童,目前临床研究人员正在探索更为广泛有效的监测方法。

表 5.9 LFS 综合征患者的管理指南

对于 LFS 女性患者：

- 建议自 20～25 岁，开始每半年 1 次临床乳房检查
- 建议自 20～25 岁开始，每年 1 次乳房钼靶筛查，或者比家族中已知最早的乳腺癌诊断年龄（取最早的患者年龄）早 5～10 年检查
- 建议自 20～25 岁开始，每年 1 次乳腺 MRI 筛查，或者比家族中已知最早的乳腺癌诊断年龄（取最早的患者年龄）早 5～10 年检查
- 讨论进行预防性乳房切除术，以减少患乳腺癌的风险
- 讨论自成年早期开始每月 1 次乳房自我检查[a]

对于 LFS 男性和女性患者：

- 建议每年 1 次全面的身体检查，其中应包括对皮肤和神经系统的详细检查
- 建议自 20～25 岁开始，每 2～5 年 1 次结肠镜检查
- 考虑建议从出生到 24 个月的时间里，进行额外的肿瘤筛查测试，以发现腹部和脑部的肿瘤
- 考虑针对患者家族内发生的恶性肿瘤进行更多的肿瘤筛查测试
- 提供给患者肿瘤相关症状和体征方面的知识
- 降低后续检查的标准，以排除恶性肿瘤
- 讨论选择新型成像技术或参加临床研究

来源：Schneider K and Garber J：2010. Li-Fraumeni syndrome. Gene Reviews. Pagon RA, Bird TD, Dolan. CR et al. eds. Seattle WA：Univ Wash, Seattle, 1993. www. genereviews. org；National Comprehensive Cancer Network Clinical Practice Guidelines in Oncology. Genetic/familial high risk assessment：breast and ovarian. V. I. 2009, www. nccn. org.

[a]最新的证据表明，乳房自我检查不是有效的筛选方法，临床医生可能希望不再强调这一建议。

5.3.4 Peutz-Jeghers 综合征（PJS）

PJS 与胃肠道息肉、独特的皮肤和黏膜病变（斑）有关。PJS 患者罹患特定的胃肠道息肉和生殖系统恶性肿瘤的风险增加。

乳腺癌也是 PJS 的一个特征。PJS 女性患者罹患乳腺癌的风险可能高达 30%。有报道发现，PJS 男性患者也会罹患乳腺癌。（更多有关 PJS 的信息请参阅章节 4.27）

5.3.4.1 PJS 肿瘤类型

- 胃肠肿瘤——PJS 的一个标志特征是整个胃肠道系统存在错构瘤息肉。错构瘤的病理组织学显示，黏膜含有树状分支特征的平滑肌束。PJS 相关息肉最常见于小肠，也好发于结肠、直肠、胰腺和胃。息肉的数目可以从几个至几百个不等，通常始发于儿童期或青春期早期。也有极年幼儿

童的息肉病例的报道。错构瘤转化为恶性肿瘤的可能性低;然而,错构瘤常导致慢性出血和梗阻等病变。PJS 患者也能罹患癌前腺瘤性息肉。结肠直肠癌是 PJS 最常发的肿瘤。PJS 患者患胃肠道肿瘤(包括小肠癌、胰腺癌、胃癌和食管癌)的风险也会增加。

- 乳腺癌——大多数 PJS 相关的乳腺癌都是导管癌,这同普通人群相似。浸润性小叶癌也可能发生。PJS 相关的乳腺肿瘤似乎并没有特定的组织学特征。
- 女性生殖系统肿瘤——PJS 患者罹患卵巢癌(通常是黏液性颗粒亚型)的风险增加。几乎所有的 PJS 女性都会罹患环管状性索间质肿瘤(sex cord tumors with annular tubules, SCRAT)。PJS 相关的 SCRAT 肿瘤往往是双侧、多灶性小肿瘤,很少转化为恶性。相比之下,偶发的 SCTAT 肿瘤恶变的可能性更大,单侧肿瘤恶变的风险是 20%。PJS 女性患恶性宫颈腺癌的风险也会增加,这是一种罕见的侵袭性宫颈癌。也有 PJS 女性输卵管癌和子宫内膜癌的病例报道。
- 男性生殖系统肿瘤——PJS 男性患者患分泌雌激素的睾丸支持细胞瘤的风险会有小幅度增加,这可能会导致男性乳房发育症。

5.3.4.2 PJS 家族史评估

PJS 的临床诊断依靠胃肠道(特别是小肠)出现的胃肠错构瘤性息肉,以及嘴唇、手指、阴茎或肛门出现的特征性斑疹。几乎所有符合 PJS 临床标准的家族都发现有 *STK11* 基因突变。

有恶性宫颈腺癌或 SCTAT 肿瘤个人史的女性要考虑 PJS。

5.3.4.3 PJS 诊治建议

PJS 个人筛查建议见表 5.10。

绝经前女性有可能罹患 PJS 相关的乳腺癌,因此建议自 25 岁开始,进行乳房成像检查。此外,PJS 成年女性应筛查其他生殖系统肿瘤,也可以考虑行全子宫切除术。PJS 男性应进行睾丸肿瘤筛查。除非有乳房发育症,一般 PJS 男性没有必要进行乳房检查。

对 PJS 患者的主要建议包括筛查胃肠道良性错构瘤及癌前腺瘤。这些息肉在儿童时期发病,因此应在 8 岁和 10 岁时就开始筛查。若孩子出现症状,或家族中出现过更年轻的息肉患者,则应该于更早的年龄开始筛查。

表 5.10　PJS 患者管理指南

对于 PJS 女性患者：
- 自 20 岁开始，每年行临床乳房检查
- 自 20～25 岁开始，每 2～3 年行乳房 X 光检查
- 自 20 岁开始，每年行妇科检查、盆腔超声检查、宫颈涂片检查
- 完成生育后，考虑行子宫切除术和输卵管卵巢切除术

对于 PJS 男性患者：
- 自 10 岁开始，每年进行睾丸检查

对于 PJS 男性和女性患者：
- 自 8～10 岁开始，每 2 年 1 次上消化道内镜检查
- 自 8～10 岁开始，每 2 年 1 次小肠钡剂造影（钡餐）检查
- 考虑自 8～10 岁开始，每 2 年 1 次视频胶囊内镜或双气囊内镜，以取代钡餐检查
- 自 25 岁开始，每 2～3 年 1 次结肠镜检查
- 自 30 岁开始，每 1～2 年 1 次内镜超声（如有条件）或腹部超声时重点关注胰腺

来源：Amos et al. (2007)；Lindor et al. (2008，p. 70).

由于 PJS 相关肿瘤可以发生于整个消化系统，这给筛查方向带来了困难。真正的困难是鉴定息肉，尤其是位于胃和小肠的息肉。可以考虑较新的技术，如视频胶囊或双球囊内窥镜检查。应切除所有发现的息肉。即使错构瘤很少会转化为恶性，但发生频率很高。可以筛查胰腺癌，但筛查的效率尚待确认。

5.3.5　PTEN 错构瘤综合征

PHS 占乳腺癌的病例不到 1%；然而，这个数值几乎可以肯定被低估了。PHS 的主要特征包括头大畸形、皮肤黏膜病变、错构瘤、甲状腺癌和乳腺癌。（关于 PHS 和 Bannayan-Riley-Ruvalcaba 综合征的详细信息请参阅章节 4.28，本节不包括这些信息）

PHS 女性患者一生之中患乳腺癌的风险是 25%～50%。PHS 男性患者患乳腺癌的病例也有报道。

5.3.5.1　PHS 肿瘤类型

- 乳腺癌——PHS 相关的乳腺癌大多数是导管癌（浸润性癌或原位癌），但是小叶癌也有报道。PHS 患者双侧和多发性乳腺癌的风险增加。PHS 的特点是增长旺盛，这一点体现在很多不同类型的良性乳腺肿瘤与 PHS 相关。这些良性乳腺肿瘤包括乳房的乳头状瘤、错构瘤、纤维瘤、乳腺纤维

囊性疾病、乳腺导管增生和LCIS。2/3的PHS女性具有某种类型的良性非典型乳腺细胞。

- 结肠/直肠——PHS患者可能罹患胃肠道错构瘤,特别是于结肠和直肠部位。发生于PHS的错构瘤与发生于PJS的错构瘤不同,前者引起问题(如出血、阻塞或转化为恶性)的可能性小些。事实上,PHS患者患结直肠癌的风险只略有增加。
- 皮肤——面部特征性病变是PHS的特定性特征。这些良性皮肤病变包括:
  - 肢端角化病;
  - 乳头状瘤丘疹;
  - 易有毛发膜细胞瘤。
- 甲状腺——PHS患者患甲状腺癌的风险会增加,甲状腺癌大多数为滤泡亚型上皮性癌,也有乳头状甲状腺癌。甲状腺良性病变包括腺瘤、结节性甲状腺肿。
- 子宫——PHS女性患者患子宫腺癌的风险增加。良性子宫肿瘤,如纤维瘤和错构瘤,在PHS女性患者中常见。
- 其他——其他与PHS相关的良性和恶性肿瘤包括:
  - 小脑发育不良性神经节细胞瘤(Lhermitte-Duclos病);
  - 肾细胞癌。

5.3.5.2 PHS家族史评估

乳腺癌、甲状腺癌、子宫癌或肾细胞癌患者如果有大头畸形的个人病史(前额突出)、面部丘疹、过度增生的表现(例如,多发性错构瘤、脂肪瘤或乳头状瘤)和(或)自闭症,则*PTEN*基因突变的可能性更大。PHS的一些特点,如脂肪瘤和乳腺纤维囊性疾病,在普通人群中也是常见的;因此,在评估*PTEN*基因检测的潜在价值时,有必要着眼于不常见的特征。

在满足临床标准的PHS患者中,大约有80%会发生*PTEN*基因突变。大多数PHS患者将在20~30岁期间出现某些功能障碍,这有助于确定是新发生的还是遗传性的*PTEN*突变。

5.3.5.3 PHS管理建议

PHS患者的筛查建议见表5.11。PHS患者患恶性肿瘤风险最高的部位是乳腺、甲状腺和子宫。

表 5.11　PTEN 错构瘤综合征患者诊治指南

对于 PHS 女性患者：

- 建议自 25 岁开始，每年或每半年 1 次临床乳房检查
- 建议自 30～35 岁开始，每年 1 次乳房 X 光检查，或者比家族中已知最早的乳腺癌诊断年龄（取最早的患者年龄）早 5～10 年检查
- 建议自 30～35 岁开始，每年 1 次乳腺 MRI 检查，或者比家族中已知最早的乳腺癌诊断年龄（取最早的患者年龄）早 5～10 年检查
- 讨论选择子宫内膜癌筛查
- 讨论自成年早期开始选择每月 1 次乳房自我检查[a]
- 为了降低肿瘤的风险，讨论选择预防性乳房切除术和（或）子宫切除术

对于 PHS 男性和女性患者：

- 建议自 18 岁开始，每年 1 次全面体检，特别要注意乳房和甲状腺的检查
- 建议自 18 岁开始，每年 1 次甲状腺超声检查
- 建议考虑每年 1 次详细的皮肤检查
- 建议考虑自 50 岁开始，每 5～10 年 1 次结肠镜检查，出现症状者或有结肠癌家族史者，应提前开始检查。

来源：Stein J and Eng C (2006) Cowden syndrome. Gene Reviews. Pagon RA, Bird TD, Dolan. CR et al. eds. Seattle: University of Washington, Seattle, 1993. www. genereviews. org; and National Comprehensive Cancer Network Clinical Practice Guidelines in Oncology. Genetic/familial high risk assessment: breast and ovarian. V. I. 2009, http://www. nccn. org.

[a]最新的证据表明，乳房自我检查不是有效的筛选方法，临床医生可能希望不再强调这一建议。

绝经前女性有可能罹患与 PHS 相关的乳腺癌，因此建议自 25 岁开始进行乳房影像学检查，如乳腺 MRI。良性乳腺疾病很广泛，很难个个都去鉴别是恶性还是癌前病变。频繁的活检可能引发患者的焦虑，所产生的瘢痕组织甚至可能会使后续的乳腺癌筛查变得更加困难。PHS 女性可考虑采用抗激素剂（如他莫昔芬）来预防乳腺癌，也可考虑选择预防性双侧乳房切除术。重要的是要认识到，乳腺 MRI、他莫昔芬或预防性乳房切除术对 PHS 女性患者的效果尚未经过研究评估。

建议通过盆腔检查和子宫内膜活检来应对子宫癌的风险，也可以考虑选择子宫切除术。

甲状腺癌可发生于成年早期，所以应该从 18 岁开始筛查甲状腺癌，通常采用临床触诊及超声检查等手段。

5.4 扩展阅读

American Cancer Society. 2007. Breast Cancer Facts and Figures, 2007–2008. American Cancer Society, Atlanta, GA, 1–36.

American Cancer Society. 2011. Breast Cancer: Early Detection. http://www.cancer.org/Cancer/BreastCancer/MoreInformation/BreastCancerEarlyDetection/breast-cancer-early-detection.

American Joint Committee on Cancer. 2010. Cancer Staging Handbook, 7th edition. Springer, New York.

Amos, CI, Frazier, ML, and McGarrity, TJ. 2007. Peutz-Jeghers syndrome. Gene Reviews (online). Pagon, RA, Bird, TD, and Dolan, CR (eds). University of Washington, Seattle, 1993. http://www.genetests.org.

Berliner, JL, and Fay, AM. 2007. Risk assessment and genetic counseling for hereditary breast and ovarian cancer: recommendations of the National Society of Genetic Counselors. J Genet Couns 16:241–260.

Dollinger, M, Rosenbaum, EH, Tempero, M, et al. 2002. Breast. In Everyone's Guide to Cancer Therapy, 4th edition. Andrews McMeel Pub, Kansas City, MO.

Frank, TS, Manley, SA, Olopade, OI, et al. 1998. Sequence analysis of BRCA1 and BRA2: correlation of mutations with family history and ovarian cancer risk. J Clin Oncol 16:2417–2425.

Gonzalez, KD, Noltner, KA, Buzin, CH, et al. 2009. Beyond Li-Fraumeni syndrome: clinical characteristics of families with p53 germline mutations. J Clin Oncol 27:1250–1256.

Haites, N, and Gregory, H. 2002. Overview of the clinical genetics of breast cancer. In Morrison, PJ, Hodgson, SV, and Haites, NE (eds), Familial Breast and Ovarian Cancer: Genetics, Screening, and Management. Cambridge University Press, Cambridge, UK.

Kaurah, P, and Huntsman, DG. 2006. Hereditary diffuse gastric cancer. Gene Reviews. (online). Pagon, RA, Bird, TD, and Dolan, CR (eds). 1993. University of Washington, Seattle, 1993. http://www.genetests.org.

Lindor, NM, McMaster, ML, Linder, CJ, et al. 2008. Concise Handbook of Familial Cancer Susceptibility Syndromes. J Natl Cancer Inst Monogr 38:1–93.

Link, J, Cullinane, C, Kakkis, J, et al. 2007. The Breast Cancer Survival Manual, 4th edition. Holt Paperbacks, New York.

Love, S, and Lindsey, K. 2005. Dr. Susan Love's Breast Book, 4th edition. Da Capo Press, Cambridge, MA.

Petrucelli, N, Daly, MB, and Feldman, GL. 2011. BRCA1 and BRCA2 Hereditary Breast and Ovarian Cancer. Gene Reviews (online). Pagon, RA, Bird, TD, and Dolan, CR, et al. (eds). University of Washington, Seattle, 1993. http://www.genetests.org.

Web MD. 2010. Breast Cancer Guide. Web MD, LLC. http://www.webmd.com/breast-cancer/guide/default.htm.

第 6 章

结直肠癌

2000 年凯蒂·柯丽克在节目 *Today* 上播放了她的结肠镜检查过程，揭开了人们常常羞于讨论的一项检查的神秘面纱。"我曾听说过所有关于结肠镜检查的笑话，人们可能感觉像是，'闭嘴吧，你看她，又来谈论结肠'，但我认为利大于弊。"她说。

(*Evans*, *R*, Ladies Home Journal, *March 2010*, *p. 88*)

6.1 结直肠癌综述

这一章节首先描述了结直肠的正常解剖结构，随后是对结直肠癌高危因素和肿瘤类型的综述。

6.1.1 结肠和直肠的基本解剖结构

结直肠是胃肠道的一部分，也被称为大肠。大肠包括阑尾、盲肠、结肠、直肠和肛管。在成人中，大肠长约 5 英尺(1.5 米)。结肠和直肠的正常解剖如图 6.1 所示。

结肠和直肠的主要组成如下所述。

6.1.1.1 结肠

结肠是长管状结构。自小肠(和盲肠)开始，至直肠结束。大肠的主要功能是形成粪便并将其临时存储，推动粪便向肛门移动并排出体外。在结肠内，粪便内多余的水和剩余的营养会被许多酶所分解，或者被细菌所吸收。据估计，常驻结肠(和大肠的其他部分)的细菌有 400 种。结肠被细分为以下部分：

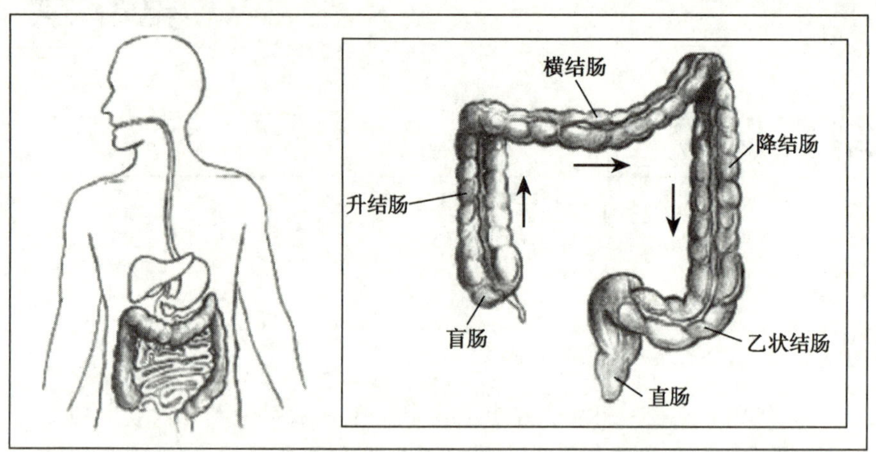

图 6.1 正常结肠和直肠的解剖图。来源：http://www.wellsphere.com/digestive-health-article/anatomic-problems

- 升结肠(右侧结肠)——这是结肠的第一段,由小肠开始,由横结肠结束。成人升结肠长约 25cm。
- 横结肠(中段结肠)——结肠的第二段,横结肠完全被腹膜包绕,在升结肠和降结肠之间横向延伸。成人横结肠长约 45cm。
- 降结肠(左侧结肠)——结肠的第三段,始于横结肠,结束于乙状结肠,为腹膜后器官(即腹膜覆盖其前的一面)。成人降结肠长约 15cm。
- 乙状结肠(左侧结肠)——为结肠的第四段,位于降行结肠和直肠之间。它同降结肠一起组成左侧结肠,在成年人中长约 40cm。

6.1.1.2 直肠

直肠是管状器官,上接乙状结肠,下接肛门。在成人中,直肠长约 15cm。靠下部 1/3 的直肠不被腹膜覆盖,有时被称为"直肠壶腹"。直肠的功能与上面列出的结肠的功能相同,唯一的区别在于此处的粪便只含很少的营养和水分。之后每从粪便中吸收一些营养价值,直肠就会把粪便向肛管推移,从而使其从身体中排放出去。

6.1.1.3 结直肠壁

结直肠管状的肠壁由以下四层组织组成(图 6.2)。

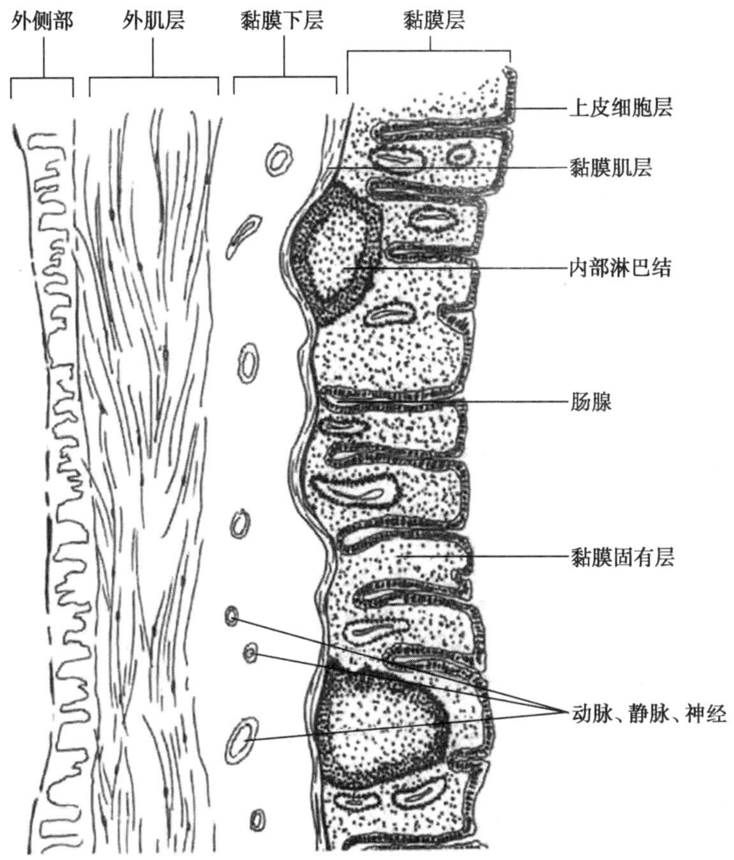

图 6.2　构成结直肠壁的四个主要细胞层的微观结构，最内层的黏膜组织是大多数结直肠癌的起始位置。来源：Adrouny（2002），9，fi g 1.1 by Alan Estridge. Reproduced by permission of University Press of Mississippi.

- 黏膜层——黏膜是结直肠壁最内一层组织。黏膜层主要由上皮细胞组成，形成结直肠的内层。正常上皮细胞寿命较短，每6天更新一次。上皮细胞的不断更新，以及其与粪便中存在的污染物的直接接触，使其更易于向癌细胞转换。结直肠黏膜还含有其他类型的细胞，包括：
  - 腺上皮细胞（隐窝）——分泌激素，吸收粪便中最后的水分和营养物质，并推进粪便的排出。
  - 杯状细胞——产生黏液，有助于保持细菌远离血液。
  - 胶原蛋白细胞（固有层）——在正常结肠黏膜的隐窝细胞和其他细胞周围形成一张保护网。

  - 免疫系统的淋巴细胞和其他细胞——可帮助其他细胞免于感染，其在结直肠中扮演的角色至今未完全明确。
- 黏膜下层——结直肠壁的第二层，含有遍及结直肠的动脉、静脉、神经网络结构。
- 肌层——结直肠壁的第三层，由肌肉组成，推动粪便通过肠腔。
- 浆膜层——结直肠壁的第四层和最外层是浆膜层，其维持结直肠在体内的位置，这层组织也被称为外膜。

6.1.1.4 血管

为结直肠提供营养的血管形成一围裙形状围绕大肠。这些血管是肠系膜动脉和静脉系统的一部分。为升结肠和横结肠提供营养的血管来源于肠系膜上动脉。为降结肠、乙状结肠和直肠提供营养的血管起源于肠系膜下动脉。

6.1.1.5 淋巴管

淋巴系统收集所有从血管漏出和细胞间积攒的液体，这些液体可经由淋巴结滤过，然后返回到循环系统。淋巴结的主要目的是吞噬碎片并监控任何免疫反应的需要。在结直肠附近主要有三站淋巴结。

- 结肠周围淋巴结，位于结肠外表面的附近。
- 中间淋巴结，沿结肠主要血供分布。
- 中央淋巴结，位于主动脉和肺的附近。

6.1.2 结直肠癌的危险因素

结直肠癌(colorectal cancer，CRC)是一种多因素疾病，可由多种因素引起。本节中描述的因素已被证明或被怀疑是CRC的危险因素。

6.1.2.1 年龄

结肠癌的风险随着年龄的增加而增加。超过90%的结直肠癌病例发生于50岁以上的患者。在美国，患CRC的平均年龄在普通人群中是62岁。不到1%的结直肠癌病例发生在20岁以下。

6.1.2.2 饮酒

饮酒会增加CRC的风险。一项研究显示，每周喝酒超过7瓶的人患结直肠癌的风险比每周少饮酒的人增加了60%。每天喝酒超过3瓶的人似乎有最高的患结肠癌的风险。至于饮用的酒精是葡萄酒、啤酒还是烈性酒，似乎并不重要。

6.1.2.3　糖尿病

Ⅱ型糖尿病患者患结直肠癌的风险增加。依赖于胰岛素的患者患结直肠癌的风险比糖代谢正常者可能会高出20%～40%。糖尿病患者患结直肠癌的预后也会较差。

6.1.2.4　饮食因素

食物中的致癌物质可以影响结肠壁腺上皮细胞。癌症在结直肠中发生的几率比在小肠中发生的几率更高，因为可能包含致癌物质的粪便会更长时间存储于结直肠内，因此增加了结肠壁上皮层被破坏的可能性。含有大量红肉的饮食、加工肉类、以及对身体来说更难消化的脂肪，都会增加结直肠癌的患病风险。富含水果、蔬菜、纤维素的饮食会降低结直肠癌的患病风险。人体内较低的维生素D、钾、钙水平可能会增加结直肠癌的患病风险。

6.1.2.5　种族因素

非裔美国人是结直肠癌发病率最高的人群之一，但其原因不明。拥有德系犹太裔遗传基因的人患结直肠癌的风险也有所增加，主要由于*APC*基因的I1307K突变较常见。I1307K突变的存在使结直肠癌的患病风险呈小至中度的增加。

6.1.2.6　家族史

直系亲属中患有癌前息肉（腺瘤）或结直肠癌的人，罹患结直肠癌的风险升高（表6.1）。对于79岁老人而言，无直系亲属患病的CRC发病风险为4%，而有≥2位直系亲属被诊断为CRC，其CRC的发病风险将升至16%。

6.1.2.7　性别

与女性相比，男性似乎有更高的癌前病变和结肠恶性肿瘤的发病率，特别是在年龄较高的人群中（69岁以上）。此外，直肠癌的发病率上，男性比女性高得多。被诊断为直肠癌的男女比例估计为4∶1。

表 6.1 基于家族病史的结直肠癌(CRC)的风险估计

一级亲属(first-degree relative,FDR)	相对风险	绝对风险(79 岁)(%)
无结直肠癌亲属	1	4
1 位一级亲属:腺瘤	2.0(95% CI,1.6~2.6)	8
1 位一级亲属:结直肠癌	2.3(95% CI,2.0~2.5)	9
1 位一级亲属:<45 岁,结直肠癌	3.9(95% CI,2.4~6.2)	15
2 位一级亲属:结直肠癌	4.3(95% CI,3.0~6.1)	16

来源:National Cancer Institute, Genetics of Colorectal Cancer(PDQ), p. 3. http://www. cancertopics/pdg/genetics/colorectal/HealthProfessional_12.

CI,置信区间。

6.1.2.8 遗传易感性

MSH2、*MLH1*、*MSH6*、*APC*、*MYH*、*PMS2*、*TACSTD1*、*SMAD4*、*BMPR1A* 和 *STK11* 基因有遗传突变的人患有 CRC 的风险大大增加。这些遗传危险因素只占 5% ~10% 的结直肠癌病例。然而,相对于其他因素而言,基因异常带来的风险要大得多。错配修复基因的异常甲基化在某些情况下也可导致非遗传性结直肠癌。例如,*BRAF* 基因的突变(尤其是 V600E 突变)存在于约 8% 的结直肠癌病例中。*BRAF* 突变经常与 *MLH1* 基因甲基化相关联。还有几个低外显率的基因,其突变时会使结直肠癌的患病风险呈低至中度增加。一个低外显率基因的最著名的例子是 *APC* 基因中的 I1307K 突变,其可导致结直肠癌的患病风险低至中度增加。

6.1.2.9 炎性肠病

患有炎性肠病(inflammatory bowel disease, IBD)——例如溃疡性结肠炎和克罗恩病的患者,其患有侵袭性结直肠癌的风险增加。伴有炎性肠病的结直肠癌患者的平均年龄为 48 岁。IBD 引起的结肠或直肠壁黏膜细胞的复发性炎症和溃疡最终可导致肿瘤的形成。确切的与炎性肠病相关的结直肠癌的患病风险取决于病情的严重程度(溃疡的数量)、结肠和直肠受影响的程度、患者患病时间等。溃疡性结肠炎往往会加重黏膜上皮细胞病变,而克罗恩病可导致结直肠壁全层的炎症和溃疡。肠易激综合征的患者未有结直肠癌患病风险增加的表现。

6.1.2.10 微卫星不稳定性肿瘤

具有高水平微卫星不稳定性(microsatelliteinstability, MSI)的结直肠肿瘤患者很有可能患有 Lynch 综合征，这是由一个错配修复基因的胚系突变所引起的。一组≥5 个的基因标记试剂盒可用于确定 MSI 状态。可能的 MSI 结果如下：

- 稳定的 MSI——在任何标记中都没有不稳定出现。
- 低 MSI——在<30% 的标记中出现不稳定。
- 高 MSI——在>30% 的标记中出现不稳定。

MSI 被称为 Lynch 综合征的"指纹"检查。约 90% 与结直肠癌相关的 Lynch 综合征为高 MSI；而只有 15% 的散发肿瘤为高 MSI。散发肿瘤中 MSI 的主要原因是体细胞 *MLH1* 基因的甲基化。

6.1.2.11　肥胖

处于病态肥胖的人患结肠癌的风险增加，特别是体重指数（BMI）为≥25 的超重人群。高体重指数人群患结肠癌的危险似比直肠癌高。暴饮暴食和久坐不动的生活方式也可能是结直肠癌的危险因素。

6.1.2.12　个人结直肠癌病史或腺瘤病史

个人的结直肠癌病史会增加其发生第二次结直肠癌的风险。结直肠腺瘤的发展也增加了结直肠癌的患病风险，尤其是当患者已经出现一个大腺瘤（>1cm）或出现多个腺瘤时。

6.1.2.13　射线暴露

个体接受下腹部或盆腔区域放射治疗后，发生结直肠癌的风险增加。

6.1.2.14　吸烟

吸烟似乎也增加了罹患结直肠腺瘤和癌症的风险。在一项研究中，男性吸烟者死于结肠癌的风险较不吸烟者高 34%，女性吸烟者与不吸烟者相比，前者高出 43%。死于结肠癌的风险与日常抽烟数量及抽烟年限有关。使用烟斗吸烟者，其结直肠癌的患病风险也增加了。

6.1.3　良性结肠病变

大约 95% 的结直肠癌源自息肉（主要是腺瘤）。这些息肉有两种基本形状——有蒂的或无蒂的。有蒂的息肉有圆形的蘑菇状外观及附着在黏膜的细长的茎。无蒂息肉像指状突起，直接固着于黏膜。有些无蒂息肉扁平地固着于结直肠壁，使其更难被检测（和被剔除）。管状腺瘤是有蒂息肉，绒毛状腺瘤属无蒂息肉(图 6.3)。到 50 岁时,几乎 1/4 的人产生结直肠息肉,仅有少部分会转化为癌前病变。如果息肉是腺瘤、大小较大或发生于升结肠,则更容易转变成恶性肿瘤。一个大小小于 1cm 的腺瘤恶性病变的风险小于 1%,而一个 2cm 大小的腺瘤有 15% 或更高的可能性含有恶性细胞。息肉的主要类型如下所述。

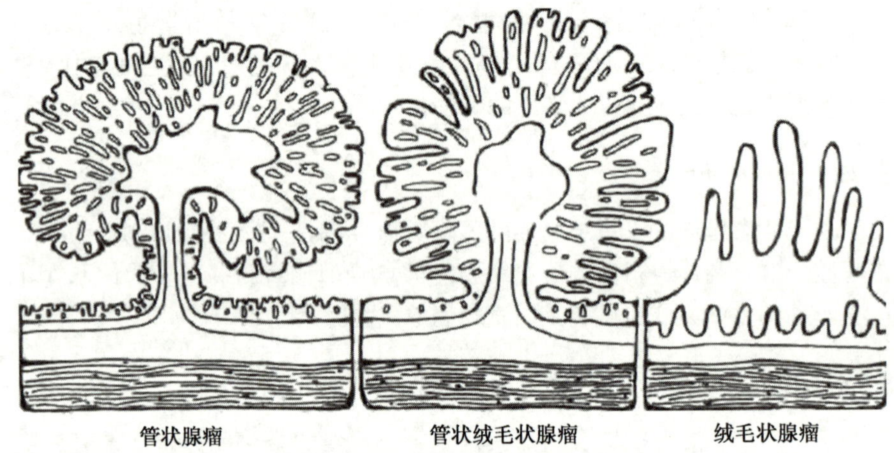

图 6.3 三个主要类型的腺瘤

来源:Adrouny(2002),18,fig 2. 2 by Alan Estridge. Reproduced by permission of University Press of Mississippi.

6.1.3.1 腺瘤

腺瘤发生于结肠最内层黏膜的腺上皮细胞。大约 70% 的息肉呈腺瘤的特点。腺瘤性息肉被认为是癌前病变,因为其具有较高向肿瘤转变的潜能。一般来说,腺瘤转变为恶性肿瘤的时间需要 5 年。腺瘤性息肉病的定义为,至少有 100 个腺瘤存在于结肠和直肠。腺瘤有几种类型,包括:

- 管状腺瘤——管状腺瘤为有蒂的息肉。管状腺瘤是发生于结肠的最常见的一种肿瘤。大约 90% 的散发管状腺瘤发生在直肠和乙状结肠。管状腺瘤约有 2% 的风险转化为恶性肿瘤。
- 绒毛状腺瘤——绒毛状腺瘤是无蒂息肉。这种类型的发生率没有管状腺瘤息肉那么高,但一旦出现,就会有 35% 的恶变风险。绒毛状腺瘤也称为乳头状腺瘤。
- 管状绒毛状腺瘤——这些息肉兼有管状和绒毛状腺瘤的特点。有些管状绒毛状腺瘤有固着或扁平外观。管状绒毛状腺瘤的恶变风险约为 20%。管状绒毛状腺瘤也称为绒毛腺管状息肉。

- 无蒂腺瘤——这些腺瘤性息肉也有些增生性息肉的特点。事实上,这些罕见的癌前息肉被认为来自于良性增生性息肉。无蒂腺瘤占所有结直肠息肉的 0.1% ~0.5%。这些腺瘤的潜在恶变取决于其组织学类型,即是否有管状、绒毛状或管状绒毛状息肉的特点。

6.1.3.2　错构瘤

错构瘤是一种带蒂的息肉,是由正常细胞形成的一个非典型(错构)组织。错构瘤发生恶变或引起疾病的发病率很低。幼年性息肉(juvenile polyp)通常是一种具有独特特性的错构瘤,通常(但不总是)发生于童年。幼年性息肉病被定义为有≥5 个幼年性息肉的发生。波伊茨-耶格息肉(Peutz-Jegher polyp)也有独特的特点。

6.1.3.3　增生性息肉

增生性息肉是良性病变,代表正常(有序)大肠细胞数量的增加。增生性息肉通常不增加结直肠癌的患病风险。然而,这些息肉一般会在结肠镜检查时切除,而后送去进行病理检查确认,以排除非典型或恶性细胞的存在。有一种罕见的癌症早期的腺瘤,称为无蒂锯齿状腺瘤,可来自增生性息肉。有些人一生中可发生多个增生性息肉,这又引发了其可能会增加结直肠癌患病风险的怀疑。

6.1.3.4　炎性息肉

多数炎性息肉是由慢性炎症刺激黏膜引起的。这种类型的“假息肉”通常发生于炎性肠病患者中。另一种类型的炎性息肉是良性淋巴样息肉。淋巴样息肉包含正常淋巴组织,恶性倾向较低。该种罕见的息肉更多发生于直肠(较结肠多见),儿童较成人多见。

6.1.3.5　平滑肌瘤

平滑肌瘤是一种罕见的良性肿瘤,起源于结肠或直肠的平滑肌细胞。在某些情况下,这些低级别肿瘤常常被错分为潜在的恶性的胃肠道间质瘤(gastrointestinal stromal tumor,GIST)。

6.1.4 黏膜内结直肠癌

6.1.4.1 原位腺癌

原位腺癌完全是由恶性肿瘤细胞组成,但这些恶性细胞或位于黏膜的一处特定区域,或被完全包含于一个息肉内。

6.1.4.2 黏膜内腺癌

黏膜内腺癌是指,恶性肿瘤已开始超出最初的组织病变范围,但仍局限于黏膜内。

6.1.5 浸润性结直肠癌

浸润性肿瘤部分或完全穿透结直肠壁。几乎 50% 的结直肠癌发生于下 1/3 结肠(降结肠和乙状结肠)及直肠。诊断时,约 50% 的患者发生转移性疾病。结直肠癌最常见的转移部位是邻近器官、腹膜、肝脏和肺部。

6.1.5.1 腺癌

绝大多数的结直肠恶性肿瘤是腺癌,起源于黏膜腺上皮细胞。浸润性腺癌是完全恶性的肿瘤,可扩散至局部淋巴结和邻近器官。其有多种不同的腺癌组织学亚型。下面将描述三种特殊类型的结直肠腺癌:

- 黏液性癌(胶体样癌)——黏液性癌产生黏液,形成池样或胶体样空间(空洞样外观)。黏液的存在似乎使癌细胞扩散更快,这或许可以解释为什么该肿瘤亚型具有较高转移率的侵袭性。据估计,大约 10% ~15% 的腺癌是黏液性癌。
- 印戒细胞癌——印戒细胞癌产生黏液,与黏液性癌相似,但其黏液保持于细胞的细胞质内。这使细胞核被推至一边,细胞在细胞显微镜下呈"戒指样"。印戒细胞癌治疗困难,其侵袭性往往比黏液性肿瘤更强。只有 1% ~2% 的腺癌是印戒细胞癌亚型。
- 鳞状细胞癌(表皮样癌)——鳞状细胞癌起源于黏膜的表皮细胞。这些细胞类似于皮肤表皮细胞,尽管如此,结直肠鳞状细胞癌的治疗与结直肠腺癌的治疗类似。

6.1.5.2 胃肠道间质瘤(GIST)

胃肠道间质瘤(GIST)源于自主神经系统中被称为 Cajal 间质细胞(interstitial cells of Cajal，ICC）的特定细胞，Cajal 间质细胞（ICC）又被称作消化道的“起搏器”，其功能是将信号发送到肌肉，促进食物的消化和运动，以及代谢废物的排出。比起结肠或直肠，胃肠道间质瘤更常发生于胃和小肠。这种罕见的肿瘤可能是恶性的，也可能是良性的。

6.1.5.3　平滑肌肉瘤

平滑肌肉瘤是软组织肉瘤，源自结肠壁的平滑肌细胞。结肠的软组织肉瘤往往是侵袭性的，有较高的转移率。平滑肌肉瘤占结直肠癌的比例不到 2%，平均诊断年龄为 60 岁。

6.1.5.4　淋巴瘤

淋巴瘤来源于位于结肠或直肠壁的淋巴细胞。一些非霍奇金淋巴瘤［如滤泡细胞、套细胞、大 B 细胞、间变性大细胞、伯基特淋巴瘤，以及黏膜相关淋巴瘤组织（mucosa-associated lymphoma tissue，MALT）］，可以发生在结肠或直肠。相比于结肠，淋巴瘤更可能发生于直肠。淋巴瘤占结直肠恶性肿瘤比例为 1% 或更少。

6.1.5.5　黑色素瘤

原发性结肠或直肠黑色素瘤仅占结直肠恶性肿瘤的 1% ~2%。更常见的情况是，在结肠或直肠中发现的黑色素瘤细胞是从身体的其他部位转移来的。

6.1.5.6　神经内分泌肿瘤

大约 4% 的结直肠癌为大细胞或小细胞神经内分泌癌（neuroendocrine carcinoma，NEC）。神经内分泌癌源自肠壁神经系统的激素分泌细胞。这些肿瘤往往具有很高的侵袭性。相反，也发生于结肠或直肠的类癌，则往往是缓慢增长、转移率很低的神经内分泌肿瘤。

6.2　结直肠癌管理：筛查、诊断和治疗

6.2.1　筛查和预防指南

美国癌症协会关于在普通人群中结肠癌的筛查指南于表 6.2 中列出。标准建议为，每个 50 岁的人都应进行乙状结肠镜或结肠镜的基线检查。检

查过程中,插入内窥镜在直肠和结肠中寻找异常增生、梗阻或炎性病灶。如果检测到任何息肉,通常进行圈扎和切除,我们常称之为息肉切除术。因此,结肠镜检查和息肉切除术的过程不仅可以检测结直肠癌,也可以阻止其的发生。但是,许多人由于不喜欢检查前必要的清肠准备或恐惧检查的本身过程,而推迟或拒绝内镜检查。

表 6.2 美国癌症协会的普通人群结肠癌筛查指南

从 50 岁开始,结直肠癌发病风险为一般水平的男性和女性,应该选用以下筛查试验之一。优先推荐能同时发现早期癌症和息肉的检测手段。

用于同时发现息肉和癌症的检查:

- 每 5 年进行 1 次乙状结肠镜检查[a]
- 每 10 年进行 1 次结肠镜检查
- 每 5 年进行 1 次双重对比钡灌肠[a]
- 每 5 年进行 1 次 CT 结肠镜检查(虚拟结肠镜检查)[a]

主要用于发现癌症的检查:

- 每年进行 1 次粪便隐血检测(fecal occult blood test,FOBT)[a,b]
- 每年进行 1 次粪便免疫化学检测(fecal immunochemical test,FIT)[a,b]
- 粪便 DNA 测试(stool DNA test,sDNA),时间间隔不确定[a]

来源:American Cancer Society:http://www.cancer.org/docroot/PED/content/ped_2_3X_ACS_Cancer_Detection_Guidelines_36.asp.

[a]如果测试结果是阳性的,应该做结肠镜检查。

[b]当采用 FOBT 或 FIT 作筛查时,应采取在家中多次取样的方法。在医生直肠指诊检查中进行 FOBT 或 FIT,不足以满足筛查要求。

乙状结肠镜检查结肠的下 1/3 段,而结肠镜检查则检查整个结肠。由于大多数散发结直肠癌发生于结肠或直肠的下部,因此,对大多数人来说,乙状结肠镜检查可能就足够了。然而,如果个人有额外的结肠癌危险因素,则建议进行更全面的结肠镜检查。

溃疡性结肠炎患者需要每年进行 1 次结肠镜检查,病变局限于左侧结肠的,可以在确诊的 15~25 年后开始进行;全结肠炎(病变涉及整个结肠)者可以在确诊的 8~10 年后开始进行。累及结肠的克罗恩病患者,也应该根据疾病的持续时间和病变程度进行更频繁的结肠镜检查。

结直肠癌的患病征兆包括一般的腹部不适(频繁的胀气、疼痛、腹胀、饱胀或痉挛),以及排便习惯的显著改变,特别是频率的增加(表 6.3)。如果肿瘤位于低位结肠或直肠,则症状更容易发生。持续进展的结直肠癌可引起明显的内部出血、体重下降及贫血。如果肿瘤已经穿透肠腔,那么其可能导致类似于阑尾炎或胆囊痛的极度疼痛。

表 6.3　CRC 的征兆

排便习惯的改变	原因不明的体重减轻
便血	持续的疲劳
便秘或腹泻	贫血和黄疸
大便比平时更细	呕吐和恶心
一般腹部不适	

来源：Dixon(2007b)；About. com：Colon Cancer http://coloncancer. about. com/od/coloncancerbasics/a/colcansymptoms. htm.

美国癌症协会建议采取以下策略来减少发生结直肠癌的风险：

- 在总量上控制饮食，达到健康的体重并保持下去。
- 每天要吃≥5 份的各式蔬菜和水果。
- 选择全谷类，而非加工(精制)的谷物。
- 限制加工食品和红肉的摄入。
- 避免过度饮酒；女性每天不超过 1 杯，男性每天不超过 2 杯。
- 保持积极的生活方式，每天从事某种体力活动至少 30 分钟，每周至少 5 天。
- 如果有任何结肠癌的可疑症状，及时联系医生。
- 如果年龄在 50 岁以上，要安排 1 次结肠癌筛查。

减少结直肠癌风险的其他策略还有减少膳食脂肪的摄入，膳食脂肪可以刺激肠黏膜。增加膳食中纤维的摄入量，因为纤维可结合胆汁，阻止胆汁对肠黏膜的刺激。

补充钙、叶酸；阿司匹林或其他非甾体类抗炎药(nonsteroidalanti-inflammatory drug，NSAID)也可减少结直肠息肉和癌症的风险。

切记，目前尚不清楚这些策略对减少遗传易感人群的结直肠癌患病风险的有效性。

6.2.2　结直肠癌的诊断策略

本节中描述的诊断检测主要用于鉴定结直肠癌和结直肠癌分期。

6.2.2.1　结肠镜检查和乙状结肠镜检查

结肠镜检查和纤维乙状结肠镜检查是用于诊断结直肠癌的主要检查方法。这些措施通常由一位胃肠病专家进行。操作前，患者按指示使用泻药，将粪便清理出肠道。检查需要将一条细长管插入直肠和结肠。在纤维乙状结肠镜检查中，将管插入结肠的下 1/3 部分。而在结肠镜检查中，插入管应贯穿结肠的全长。检测通常将结肠充气，使结肠扩张，以使结肠表面显示得更清楚。水或特殊染料也可以用来增强黏膜层的镜检。通常给予镇静剂使患者完全镇静，以行结肠镜检查，但在乙状结肠镜检查中可不给予镇静剂。在检查期间，如发现任何可疑病变，应予以套扎切除，除非息肉过大或过多而不能被简单切除。结肠镜检查或乙状结肠镜检查中最常见的副作用是胀痛和轻微的直肠出血。严重的并发症如感染或结直肠穿孔是非常罕见的。

6.2.2.2 CT 结肠镜

计算机断层扫描（CT）结肠镜也称为虚拟结肠镜检查，是一种成像技术，可创建结肠的三维视图。准备步骤包括服用泻药（类似于结肠镜检查或乙状结肠镜检查）。如果 CT 结肠镜检测到任何可疑增生，则患者需要进行传统结肠镜检查，以重新评估和移除病变。虽然 CT 结肠镜比结肠镜检查的侵入性更低，但需要考虑到该方案对扁平（无蒂）息肉的检测不够有效。出于此原因，不推荐结直肠癌患病风险较高的人采用虚拟结肠镜检查。

6.2.2.3 临床检查

一套全面的临床检查通常包括直肠指检。直肠指检是由临床医生将戴着润滑手套的手指伸进直肠去检查直肠、前列腺、女性生殖器官的异常病变。临床医生也可以按压腹部，检查其他结直肠癌的迹象，如压痛、疼痛、鼓音、肝肿大或腹腔扩张。

6.2.2.4 粪便隐血检测

粪便隐血检测（FOBT）也称为粪便愈创木脂化学法检测，是一种无创性结直肠癌的筛检试验。检测过程中，收集的患者粪便样本（通常是 3 份）被放置在一个专门的标本容器中，送至实验室检查。实验室将评估粪便里微观血液的含量。其他实验室分析也可以进行，如粪便免疫化学检测（FIT）和粪便 DNA（sDNA）检测。

6.2.2.5 钡灌肠双重对比

钡灌肠双重对比检查是一种 X 射线检查，可帮助确定是否需要进行结肠镜检查或乙状结肠镜检查。准备钡灌肠双重对比检查，患者需要服用泻药清理肠道。检查前，医生将硫酸钡灌入患者直肠，而后采取不同角度进行 X 射线摄像。硫酸钡可形成白色的结肠壁轮廓，有助于息肉的检测。空气可以用来膨胀结肠、增强影像。如果在 X 射线检查中检测到任何息肉，则接下来应进行结肠镜检查或乙状结肠镜检查。

6.2.2.6　血液测试

被诊断为结直肠癌的患者经常进行血液测试来评估肿瘤标志物癌胚抗原(carcinoembryonic antigen,CEA)的水平。这是一种由大多数结直肠肿瘤表达而正常细胞不表达的抗原。因此,CEA 的水平可以用来监测肿瘤的生长或退化。其他血液测试还包括全套的全血细胞计数(complete blood count,CBC)、肝功能检查,以及 CA19 肿瘤标记测试。

6.2.2.7　活组织检查

结直肠病变通常在结肠镜检查或乙状结肠镜检查过程中进行活检或切除。针刺活组织检查或核心活检也可能被执行。这些活检过程通常是在 CT 扫描或超声波监测下一起执行。大肠癌标本将被送至病理部门进行进一步仔细审查。如果肿瘤是恶性的,邻近淋巴结的活检同样重要。一般情况下,取 7 ~ 14 枚淋巴结活检。

6.2.2.8　肿瘤分级

病理学家在结直肠肿瘤的分级中,会考虑肿瘤的大小、结构外形和组织病理学(更多有关癌症分期的信息见章节 2.2.2)。大约 20% 的结直肠肿瘤被归类为低分化(进展期)肿瘤。其他可行的额外检查包括 MSI、免疫组织化学和染色体检查。

6.2.2.9　癌症分期

传统的结肠癌 Dukes 分期(A ~ D 期)已被适用于所有实体肿瘤的 TNM 系统取代(更多信息请参见章节 2.2.3 关于癌症分期)。用于结直肠癌的临床分期系统在表 6.4 中列出。

6.2.2.10　其他研究

结直肠癌患者通常会进行影像学检查以寻找转移病灶。结直肠癌可以转移至任何器官,但是最常见的远处转移部位是肝脏和肺。癌灶扩散到结肠或直肠的其他节段、小肠和腹膜也很常见。影像学研究寻找转移性疾病的迹象通常包括重点检查肺的胸部 X 射线检查、腹部 CT 扫描或重点检查肝的 MRI 检查。

表 6.4 CRC TNM 临床分期系统

0 期	Tis N0 M0
Ⅰ期	T1 或 T2 N0 M0
Ⅱa 期	T3 N0 M0
Ⅱb 期	T4a N0 M0
Ⅱc 期	T4b N0 M0
Ⅲa 期	T1 ~ T2 N1/N1c M0 或 T1 N2a M0
Ⅲb 期	T3 ~ T4a N1/N1c M0 或 T2 ~ T3 N2a M0 或 T1 ~ T2 N2b M0
Ⅲc 期	T4a N2a M0 或 T3 ~ T4a N2b M0 或 T4b N1 ~ N2 M0
Ⅳa 期	任何 T 任何 N M1a
Ⅳb 期	任何 T 任何 N M1b

T(原发肿瘤):Tis = 原位癌:上皮内或侵犯固有层;T1 = 肿瘤侵入黏膜下层;T2 = 肿瘤侵入固有肌层;T3 = 肿瘤通过肌层侵入肠周组织;T4a = 肿瘤穿透表面的脏腹膜;T4b = 肿瘤直接侵入或附着于其他器官或结构。

N(区域淋巴结):N0 = 无区域淋巴结转移;N1 = 1 ~ 3 个区域淋巴结转移;N1a = 1 个区域淋巴结转移;N1b = 2 ~ 3 个区域淋巴结转移;N1c = 肿瘤在浆膜下层、肠系膜、或者非腹膜化的结肠周围组织或直肠周围组织,无区域淋巴结的转移;N2 ≥4 个区域淋巴结转移;N2a:4 ~ 6 个区域淋巴结转移;N2b:≥7 个区域淋巴结转移。

M(远处转移):M0 = 无远处转移,M1 = 远处转移;M1a = 转移至一个器官或部位;M1b = 转移至多个器官/部位或腹膜。

资料来源:American Committee on Cancer(2010),pp. 174-198.

6.2.3 结直肠癌的治疗策略

一般的结肠癌和直肠癌的治疗策略描述如下。

6.2.3.1 手术

手术是治疗结直肠癌的主要策略。即使患者已有转移性疾病,原发性结直肠肿瘤也需要手术切除,这是因为出血或梗阻的发病风险很高。标准操作是切除包含肿瘤部分的结肠或直肠,而后再将剩余的部分连接起来。这个过程被称为节段或楔形切除术。因为恶性肿瘤细胞通常浸润结肠直肠壁,故该方法被认为是最好的防止局部传播的方法。直肠癌手术可能比较困难,因为直肠与盆骨呈楔形对抗(使其难以获得明确的边缘),同时,避免损伤括约肌(控制排便)也是很重要的。如果肿瘤很小或恶性细胞被完全包含在一个息肉内,那么只切除肿瘤而不带正常的肠段和组织是可能的。区域淋巴结采样几乎总是用于恶性结直肠细胞识别。结肠切除术指手术切除整个结肠和直肠。如有以下情况,可建议进行结肠切除术:

- 巨大或侵袭性肿瘤;
- 有≥2 个原发性结直肠肿瘤;

- 肿瘤边界没有明显界限；
- 有结直肠癌遗传倾向的患者。

结肠切除术后，体内代谢废物通常会通过结肠和直肠被重新运送至一个内部构造袋（回肠肛门袋或J形袋）或一个在体外的小袋子（结肠造瘘袋）。结肠造口术也可以被用作为一项临时措施来促进组织愈合。

6.2.3.2　放射治疗

放射治疗用于缩小肿瘤、减少局部转移的可能性。放射治疗常用于治疗直肠癌，因为直肠癌的局部复发率高于结肠癌。放射治疗很少用于治疗结肠肿瘤。但盲肠肿瘤（发生在小肠和大肠的连接部位）可能是一个例外；放射治疗有时会减少其复发的风险。放射治疗可以通过外部光束发射离散剂量，也可以连续不断利用放射性“种子”发射，并将其放射至直肠。放射性治疗还可用于治疗局部转移病灶，或用于缓解神经或骨骼的压力，从而缓和病情。

6.2.3.3　化疗

如果任何结直肠恶性肿瘤已蔓延至肠壁或淋巴结，或者肿瘤已明显成为高转移性肿瘤（如巨大肿瘤），那么辅助化疗是非常必要的。主要用于治疗结直肠癌的化学治疗剂是5-氟尿嘧啶，但对于其治疗高MSI肿瘤的有效性仍存有争议。其他化疗药物包括亚叶酸、伊立替康、左旋咪唑、奥沙利铂、氟尿苷。化疗方式有药丸形式、静脉注射或肌肉注射，或者直接将药物放入癌灶附近的腹腔。化疗药物也可以用来缩小肿瘤，以利于手术切除或用于缓和病情，从而缓解神经或骨骼的压力。

6.2.3.4　生物治疗

生物制剂包括癌症疫苗、单克隆抗体药物和肿瘤血管生成抑制剂。这方面的治疗仍然处于临床实验阶段。目前用于治疗结直肠癌的处于临床实验期的一种生物制剂是MOAB 17-1A，靶标是一些大肠癌癌细胞表达的细胞表面抗原。

6.2.4　结直肠癌的分期治疗

6.2.4.1　0期

原位结直肠肿瘤除了手术切除肿瘤和肿瘤周围的正常组织（肿瘤周围

至少 5cm)之外,可能不需要其他治疗。带蒂的结肠肿瘤通常可以通过套扎移除,而无蒂的固着肿瘤和低位直肠肿瘤则需要更广泛的切除。辅助治疗在早期恶性肿瘤中不是必需的。0 期肿瘤的 5 年存活率高于 95%。

6.2.4.2 Ⅰ期

结直肠癌的Ⅰ期治疗标准是外科手术切除肿瘤和周围正常组织。可以根据肿瘤位置选择经肛门手术或经腹手术。尽管癌细胞已经开始蔓延,但其并未超越结直肠黏膜层范围。辅助或新辅助治疗通常不是Ⅰ期结肠肿瘤所必需的。新辅助放疗可用于缩小Ⅰ期直肠肿瘤,从而提供更好的手术选择。区域淋巴结也可根据肿瘤的特点来采样。Ⅰ期肿瘤的 5 年存活率约为 90% ~95%。

6.2.4.3 Ⅱ期

手术仍然是Ⅱ期肿瘤的主要治疗策略。在Ⅱ期结直肠癌中,恶性肿瘤细胞已经蔓延超过黏膜层,但还未到达淋巴结。标准的外科手术包括节段结肠切除术和邻近淋巴结(阴性)切除。辅助或新辅助化疗和放疗通常是直肠癌患者的治疗方法。如果根据结肠癌患者肿瘤的大小、特点或初始肿瘤的扩散程度认为肿瘤复发的风险较高,则可给予辅助化疗。辅助放疗可用于肿瘤已经开始蔓延的盲肠癌的治疗。Ⅱa 期结直肠癌的 5 年存活率约为 80% ~85%,Ⅱb 期结直肠癌的 5 年存活率大约为 65% ~70%。一般来说,结肠癌的存活率较直肠癌高。高 MSI 肿瘤似乎也有更好的预后。

6.2.4.4 Ⅲ期

在Ⅲ期结直肠癌中,恶性细胞局部扩散至淋巴结,但并未出现远处器官的转移。标准治疗为节段切除后化疗,也可以应用生物制剂治疗。Ⅲ期结直肠癌的 5 年存活率在 20% ~60%,具体取决于局部播散的程度和阳性淋巴结的数目。高 MSI 肿瘤的预后似乎更好一些。

6.2.4.5 Ⅳ期

在Ⅳ期恶性结直肠癌肿瘤中,癌细胞已经转移至远处器官(通常是肝脏和肺)。因此,治疗重点是系统性的治疗,如化疗和生物治疗。伴孤立肝转移病灶的患者可接受手术,切除肿瘤转移灶。Ⅳ期恶性结直肠癌肿瘤的 5 年存活率约为 5% ~10%,高 MSI 肿瘤患者有更好的预后。伴有孤立的转移病灶的患者通常有更高的存活率(约 20% ~25%)。伴转移灶的结直肠癌患者最常见的死因是肝功能衰竭。

6.2.4.6　复发性疾病

复发肿瘤的患者可以被给予化疗和放射治疗。治疗的重点一般是转移病灶。手术也可以用于治疗局部复发病灶、孤立的转移病灶,或者用于缓和疾病。

6.3　结直肠癌综合征

结直肠癌综合征分为息肉性综合征和非息肉性综合征。息肉性综合征主要包括家族性腺瘤性息肉病(familial adenomatous polyposis,FAP)综合征,幼年性息肉病综合征(juvenile polyposis syndrome,JPS),MYH 相关息肉病(MYH-associated polyposis,MAP)和 Peutz-Jeghers 综合征(PJS)。主要的非息肉性综合征有 Lynch 综合征(LS)。在这五种综合征中,结直肠癌和息肉是主要特征。其他带来更大结直肠癌患病风险的遗传性癌症综合征列于表 6.5。

表 6.5　增加了结直肠癌患病风险的遗传性癌症综合征

结直肠癌在下列疾病中为主要特征:	结直肠癌在下列疾病中为次要特征:
• 家族性腺瘤性息肉病综合征(FAP) • 幼年性息肉病综合征(JPS) • Lynch 综合征(LS) • MYH 相关息肉病(MAP 综合征) • Peutz-Jeghers 综合征(PJS)	• Bloom 综合征(BS) • 家族性 GIST • 遗传性弥漫性胃癌综合征 • Li-Fraumeri 综合征(LFS)

来源:Kohlmann and Gruber(2006); Lindor et al.(2008).

本节提供肿瘤特征的相关信息,家族病史评估,以及 FAP、JPS、Lynch 综合征、MAP 综合征的管理建议。(Peutz-Jeghers 综合征的有关信息参见章节 5.3.4)

6.3.1　家族性腺瘤性息肉病(FAP)综合征

家族性腺瘤性息肉病(FAP)综合征占结直肠癌病例总数的不到 1%。家族性腺瘤性息肉病(FAP)综合征的标志性特征是遍及结肠和直肠壁的癌前息肉。

很少有遗传性癌症综合征有 100% 的癌症风险,但家族性腺瘤性息肉病(FAP)综合征就是其中之一。患有家族性腺瘤性息肉病(FAP)综合征的男性和女性患者几乎有100%的风险发生结直肠癌，除非他们接受全结肠切除术。[关于家族性腺瘤性息肉病(FAP)综合征的其他信息见章节4.10]

6.3.1.1 肿瘤类型

- 腺癌——家族性腺瘤性息肉病(FAP)综合征相关癌症来源于胃肠道器官的黏膜层细胞，包括结肠、直肠、小肠、肝胰管壶腹、胆管、胃、胰腺。结肠直肠的腺癌更可能是黏液性或印戒细胞癌。
- 脑瘤——家族性腺瘤性息肉病(FAP)综合征患者有较高风险患脑部肿瘤。大多数家族性腺瘤性息肉病(FAP)综合征相关的脑部肿瘤为神经管细胞瘤。然而，其他类型的脑肿瘤，如室管膜细胞瘤和神经胶质瘤等，也可以发生。[患有结直肠息肉病和脑瘤的患者会有Turcot综合征，这是家族性腺瘤性息肉病(FAP)综合征的一种亚型。]
- 硬纤维瘤——硬纤维瘤来源于形成肌腱和韧带的软组织细胞。硬纤维瘤很少为恶性，但很难根除或控制。家族性腺瘤性息肉病(FAP)综合征相关的硬纤维瘤通常发生于腹部而非外部的四肢。硬纤维瘤与家族性腺瘤性息肉病(FAP)综合征的Gardner亚型相关，是进行结肠切除术的家族性腺瘤性息肉病(FAP)综合征患者的最常见的死因。
- 息肉——经典的家族性腺瘤性息肉病(FAP)综合征患者的体内有成百上千的沿结直肠壁分布的腺瘤。这些腺瘤可能是管状腺瘤、绒毛状腺瘤或两者相结合的混合腺瘤(管状绒毛状腺瘤)。许多结直肠腺瘤是无蒂的，虽然有柄的息肉也可能发生。腺瘤也可以发生在小肠，尤其是在肝胰管壶腹，即小肠与大肠的连接处。生长于胃部的家族性腺瘤性息肉病(FAP)综合征相关的息肉更倾向于发生为胃底腺息肉(错构瘤)，其具有较低的向恶性转化的可能性。胃腺瘤也可能出现。
- 其他的肿瘤——其他与家族性腺瘤性息肉病(FAP)综合征相关的肿瘤包括：
  - 表皮囊肿和其他良性皮肤损伤；
  - 肝母细胞癌；
  - 脂肪瘤；
  - 骨瘤(良性骨增生)；
  - 胰腺癌(胰岛细胞肿瘤)；
  - 甲状腺非髓样癌。

6.3.1.2 家族病史评估

经典的家族性腺瘤性息肉病(FAP)综合征被定义为具有遍布结直肠壁的≥100 个腺瘤。因此,经典的家族性腺瘤性息肉病(FAP)综合征的临床诊断是相当简单的。主要诊断难点发生在患者拥有 10～100 个腺瘤时。临床医生需要评估患者是否可能患有不严重的家族性腺瘤性息肉病(FAP)综合征、MAP 综合征,还是为不寻常的 Lynch 综合征的表现。

APC 突变更有可能发生于有结直肠息肉病或癌症,肝母细胞癌,硬纤维瘤,胃底腺息肉,骨瘤,皮脂或表皮样囊肿,牙科异常,以及视网膜色素上皮细胞的先天性肥大(congenital hypertrophy of the retinal pigment epithelium, CHRPE)等疾病的个人病史或家族病史的患者身上。大约 25% 的 *APC* 基因突变发生于基因新发突变事件中,因此受此影响的患者有可能家族史完全阴性。

6.3.1.3 管理建议

表 6.6 列出了临床对家族性腺瘤性息肉病(FAP)综合征患者的建议。经典的家族性腺瘤性息肉病(FAP)综合征患者需要接受结肠切除术移除整个结肠,甚至还有直肠。这个手术通常在 25 岁之前,即青春期执行。预防性手术的时机取决于息肉的发病、息肉病家族史和结直肠癌病史,以及基因型信息。而患有不严重的家族性腺瘤性息肉病(FAP)综合征的患者都可以进行每年 1 次的结肠镜检查,其他患者则需要行结肠切除术[尽管患病的年龄较经典家族性腺瘤性息肉病(FAP)综合征患者的年龄大]。

保留直肠的家族性腺瘤性息肉病(FAP)综合征患者,保留的上皮细胞始终存在发生息肉的高风险。非甾体抗炎药 NSAID(如舒林酸或塞来昔布)的使用,被发现可用于减慢或减少息肉的发展。重要的是要注意,使用非甾体抗炎药 NSAID 不能替代经典家族性腺瘤性息肉病(FAP)综合征患者的结肠切除术。

由于预防性结肠切除术减少了风险,家族性腺瘤性息肉病(FAP)综合征患者更有可能死于结肠外的恶性肿瘤,而非结直肠癌。与家族性腺瘤性息肉病(FAP)综合征相关的腹部纤维瘤的治疗最具挑战性。硬纤维瘤是最难管理的肿瘤,手术切除很可能会刺激肿瘤的生长。因此,相对于手术治疗来说,临床医生在针对家族性腺瘤性息肉病(FAP)综合征相关的硬纤维瘤的管理中,宜采取保守的方法治疗。

表 6.6 对家族性腺瘤性息肉病(FAP)综合征患者的管理建议

- 推荐每年1次纤维乙状结肠镜检查或结肠镜检查,10~12岁开始。一旦息肉开始出现,则需要每年都进行结肠镜检查(而非乙状结肠镜检查)
- 一旦腺瘤开始出现,应通过直肠结肠切除术或结肠切除术行外科手术切除结肠。结肠切除术的时机取决于几个因素,如息肉的出现和发展的程度
- 如果由结肠切除术造一个回肠袋,则建议后续行回肠袋内镜监测,每2年进行1次
- 如果直肠在结肠切除术后保留下来,则建议每年1次乙状结肠镜检查
- 如果在结肠切除术后保留直肠,则需要考虑使用非甾体类抗炎药物(NSAID)减少息肉负担
- 建议胃镜检查从25~30岁开始,或从结肠手术切除后开始,每1~3年1次(以时间靠前者为准)
- 推荐每年进行1次临床甲状腺检查,由18岁开始
- 建议结肠切除术后每年进行1次腹部触诊
- 考虑进行腹部和盆腔计算机断层扫描(CT)或磁共振MRI,每3年1次,特别针对有硬纤维瘤家族史的患者
- 考虑在腹部和盆腔CT或MRI扫描中添加小肠可视化功能,特别针对有小肠癌家族史的患者
- 考虑建议肝母细胞癌筛查,包括肝脏触诊、腹部超声检查和甲胎蛋白测量,每3~6个月1次,从出生至5周岁

来源:Burt and Jasperson(2008) and National Comprehensive Cancer Network(NCCN), Familial Adenomatous Polyposis. v. 1. 2010 http://www. nccn. org.

来 源: National Comprehensive Cancer Network (NCCN), v. 1. 2010 http://www. nccn. org/professionals/physician_gls/f_guidelines. asp.

[a]家族性腺瘤性息肉病(FAP)综合征患者的手术选择如下:行经腹全结肠切除术+回肠直肠吻合术(TAC/IRA),全直肠切除术+肛门回肠造口术(TPC/EI),或者全直肠切除术+回肠袋肛门吻合术(TPC/IPAA)。

[b]对经典家族性腺瘤性息肉病(FAP)综合征患者来说,结肠切除术通常是在15~25岁进行。然而,对不严重的家族性腺瘤性息肉病(FAP)综合征患者来说,结肠切除术的时机可能要推迟数年。

6.3.2 幼年性息肉病综合征

幼年性息肉病综合征是一种罕见的遗传性肿瘤综合征,占直肠癌病例的不到1%。幼年性息肉病综合征的诊断标准为青少年期有≥5个的息肉存在。

幼年性息肉病综合征患者有超过90%的可能发生特征性结肠、直肠、胃肠道的其他器官的息肉。结直肠癌是最常见的与幼年性息肉病综合征有关的恶性肿瘤。幼年性息肉病综合征患者一生中罹患肿瘤的风险可能低至10%,高达50%。(幼年性息肉病综合征的其他信息见4.14。)

6.3.2.1　肿瘤类型

- 结肠癌——幼年性息肉病综合征患者患结直肠腺癌的风险增高。幼年性息肉病综合征患者患有的结直肠癌似乎没有一个具体的形态学和组织学类型。一个假说认为,大多数幼年性息肉病综合征相关的结直肠癌来自腺瘤息肉,而不是来自青少年息肉。
- 幼年性息肉——幼年性息肉,被归类为一种错构瘤,有不同于其他类型的胃肠道息肉的组织学和病理学类型。正如 Joy Haidle 和 James Howe 所描述的,"幼年性息肉显示为正常的上皮细胞,具有致密的基质,伴有炎性浸润,有一个伴扩张的光滑表面,是固有层充满黏液的囊性腺体;肌肉纤维和腺瘤的增殖特征通常在幼年性息肉中不表现"(2008,p. 2)。幼年性息肉可以呈无蒂或带蒂形状,可以生长于整个消化道,尤其是在小肠、胃、结肠和直肠。多数息肉是良性的,具有较低的潜能(但非 0)转化为恶性。青少年息肉可以出现在不同年龄段——从婴儿到成年,虽然大多数青少年息肉发生于儿童和青少年时期。
- 其他肿瘤——幼年性息肉病综合征患者患胃和小肠癌症的风险也有所增加。

6.3.2.2　家族病史评估

幼年性息肉病的特殊特征是青少年息肉的存在。大多数幼年性息肉病患者在 20 岁前已经发生至少 1 个特征性息肉。因此,幼年性息肉病诊断的一个关键因素是由技术熟练的病理学家对单个或多个息肉进行仔细审查。

SMAD4 及 *BMPR1A* 突变约占 40% 的幼年性息肉病病例。这些突变可能为新发基因突变,所以患者的家族史可能是完全阴性的。有 *SMAD4* 突变的患者也可表现出遗传性出血性毛细血管扩张(hereditary hemorrhagic telangiectasia,HHT)的特征。因此,患者可能会报告频繁鼻出血史,脸或手指上小血管的破裂(毛细血管扩张)或动静脉先天畸形(arteriovenous malformation,AVM)。

6.3.2.3　管理建议

幼年性息肉病患者需要注意定期监测结肠和胃(表 6.7)。有些幼年性息肉病患者长出多个息肉,需要部分或完全的结肠切除术或胃切除术。然而,大多数幼年性息肉病患者经过连续的高位和低位内镜检查可得到有效的管理。

表 6.7 对幼年性息肉病患者的医疗管理建议

- 如果有任何症状，则推荐在大约 15 岁或更早的时候进行基本结肠镜检查。如果发现息肉，则建议后续的每年都进行结肠镜检查；如果未发现息肉，则每 2 ~3 年检查 1 次
- 如果有症状，则推荐在大约 15 岁或更早的时候行基线胃镜检查。如果发现息肉，则推荐每年 1 次的内镜随访；如果未发现息肉，则每 2 ~3 年 1 次内镜随访
- 如果息肉变得难以管理，则需要讨论预防性结肠切除术或胃切除术的选择

来源：Haidle and Howe(2008) and National Comprehensive Cancer Network(NCCN), JuvenilePolyposis syndrome, v. 1. 2010 http://www. nccn. org.

平均而言，幼年性息肉病患者在 15 岁时开始进行高位和低位内镜检查。如果孩子体检时发现任何异常的胃肠道症状，或者任何孩子的家庭成员在早年患有息肉疾病，则这些检查应该在较早的年龄开始进行。如果未发现息肉，接下来的内镜检查应该每 2 ~3 年进行 1 次，如果发现息肉(任何类型的)，则需每年进行 1 次检查。

一些医生建议每隔几年进行一次血液检查(CBC)，寻找可能的内部出血的迹象。

6.3.3 Lynch 综合征

Lynch 综合征，定义为错配修复蛋白的遗传性缺乏，占结肠直肠癌病例的 2% ~3%，占所有子宫内膜癌的 2%。(关于 Lynch 综合征的更多信息，请参见章节 4.17)

Lynch 综合征患者约有 70% ~85% 患结直肠癌的风险，和 30% ~60% 患子宫内膜癌的风险。发生第二个结直肠原发肿瘤的风险是 30% ~50%。其他胃肠道、生殖道、泌尿道恶性肿瘤的发病风险也增加。Lynch 综合征的癌症风险可能不同，这取决于个人的性别、种族或地理区域。例如，在亚洲的部分地区，胃癌是最普遍的。

6.3.3.1 肿瘤类型

- 结直肠癌和息肉——患有 Lynch 综合征的患者出现一个或多个结直肠腺癌肿瘤的患病风险增加。相比于散在的结肠肿瘤，Lynch 综合征相关的结肠癌更容易发生于升结肠(右侧结肠)。此外，Lynch 综合征相关癌症低分化的可能性更大，有黏液或印戒组织学表现，IHC 分析显示，其微卫星序列不稳定，且有一个或多个错配修复蛋白的缺乏(如 MSH2、MLH1、MSH6 和 PMS2)。Lynch 综合征患者的腺瘤，相比于普通人的腺瘤来说，

往往会长得更大,并伴有更多发育异常的特征。Lynch 综合征相关息肉也更倾向于无蒂(扁平的),使其难以被识别和移除。此外,与一般人群相比,Lynch 综合征患者恶性腺瘤的转移发生得更频繁,常在较短的时间内转移。

- 子宫——Lynch 综合征女性患者发生子宫内膜腺癌的风险增加。患者也有发生同步或非同步肿瘤的风险。一些子宫内膜癌通过 IHC 分析显示微卫星序列不稳定及错配修复蛋白缺失。一些研究人员提出,相比于散发性子宫癌,Lynch 综合征相关的子宫肿瘤更容易发生肿瘤的淋巴细胞转移,更容易表现出肿瘤的异质性,并侵及子宫下部。
- 皮肤——Lynch 综合征患者也会增加发生不寻常的皮肤损伤的风险,如角化棘皮瘤、上皮瘤、皮脂腺瘤、皮脂腺癌。
- 其他肿瘤——Lynch 综合征相关的恶性肿瘤还包括:
  - 胆道癌;
  - 胶质母细胞瘤和其他脑瘤;
  - 卵巢癌;
  - 小肠癌(特别是肝胰管壶腹部位);
  - 胃癌;
  - 尿道癌症(特别是移行细胞癌)。

6.3.3.2 家族病史评估

Lynch 综合征是少数几个明确的遗传性肿瘤综合征中的一种——有明确的诊断标准用于识别相关家族和提供基因检测。

满足 Lynch 综合征的 Amsterdam 第二诊断标准(参见章节 4.17.2)的患者应该进行 DNA 检测和肿块分析(MSI 和 IHC)。这些测试可以同时完成;即使肿块的分析结果是正常的,可仍然建议进行 DNA 测试。DNA 测试通常由 *MLH1*、*MSH2* 和 *MSH6* 基因的综合分析开始,检查基因突变和缺失。如果这些最初的 DNA 测试是阴性的,但 IHC 检测结果提示 *EPCAM*(*TACSTD1*)基因或 *PMS2* 基因的任何一个可能发生突变,或没有肿块可用于分析,那么客户可以考虑检测这两个基因是否有突变。

符合 Bethesda 诊断标准的患者,需要进行肿瘤的 MSI 和 IHC 分析。如果肿块检查结果异常,则应进行 DNA 测试。如果肿块结果显示稳定的 MSI,IHC 分析呈现蛋白完整,则在大多数情况下不建议进一步的基因测试。

有 Lynch 综合征的家庭疾病谱系往往包括早期发病的结直肠癌(尤其是印戒细胞类型)、<10 个腺瘤性息肉、油性皮肤病变、多重原发疾病,以及子宫内膜、卵巢、胃、小肠、肝胰管壶腹、肾或输尿管肿瘤。一些家族不表现明

显的病史，因此肿瘤的测试较实用。新型实用电脑风险模型，如 PREMM 和 MMRpro，也可用于评估错配修复缺陷的可能性。

6.3.3.3 管理建议

见表6.8中关于Lynch综合征患者的医疗管理的建议。Lynch综合征患者需要从20~25岁开始，每年进行1次结肠镜检查。结直肠息肉的恶性转移在Lynch综合征患者中更为迅速，因此结肠镜检查的时间间隔不应超过12个月。此外，息肉更可能是固着带蒂的(即扁平状)，使其更难被切除，所有被检测到的息肉均应被切除并送往病理科进行仔细检查。如果临床医生关注结直肠癌的分期发展，或者患者非常担心结直肠癌的发展，或者其因频繁的筛查而痛苦，也可以考虑行预防性结肠切除术。

表6.8 Lynch综合征患者的医疗管理建议

- 推荐从20~25岁开始，每1~2年行1次结肠镜检，或者从家庭中最早诊断为Lynch综合征的年龄的前10年开始(以先发生的时间为准)
- 推荐从20~25岁起每1~2年行1次直肠内窥镜检查
- 如果发现任何息肉，经过仔细病理学检查后，应通过内镜息肉切除术切除息肉
- 在诊断为结直肠癌后，推荐全结肠切除术
- 推荐每年行常规身体检查，包括神经和皮肤检查
- 如果有难以切除的腺瘤，或者腺瘤高度异型，则需对结肠切除术术型的选择进行讨论
- 讨论任何为Lynch综合征患者设计的临床筛查研究
- 为患者提供关于Lynch综合征相关癌症的症状和体征的教育
- 考虑建议行上消化道(GI)内窥镜检查，包括从25~30岁开始的每1~3年进行1次的侧视检查，特别针对胃或小肠癌家族病史的患者
- 考虑建议女性患者咨询妇科肿瘤学家，以筛查妇科癌症，尤其是子宫内膜癌
- 考虑建议女性患者在更年期或生育年龄行预防性经腹全子宫切除术和双侧输卵管-卵巢切除术
- 考虑每年行尿液检查，以检查移行上皮细胞癌

来源：Kohlmann and Gruber(2006) and National Comprehensive Cancer Network. (NCCN) Lynch syndrome, v. 1. 2010 http://www. nccn. org.

Lynch综合征相关结肠癌患者在最初诊断的10年内发展出第二个结肠癌的风险增加。因此，建议患结肠癌的Lynch综合征患者进行部分或全部结肠切除术，而非简单的恶性肿瘤的切除术。

也推荐进行筛查胃部和壶腹部肿瘤的高位胃镜检查，尽管对于Lynch综合征患者来说，尚不清楚这个检查需要间隔多长时间进行1次。胶囊内镜的

使用可以用来检查小肠的癌症;但是,该检查的有效性还未确定。

Lynch综合征的女性患者也应接受子宫内膜癌的筛查。然而,临床医生承认,目前子宫内膜癌的筛查——包括经阴道超声波检查、盆腔检查、子宫内膜活检——在检测早期阶段的子宫癌时是明显不足的。因此,Lynch综合征的女性患者在已生育的情况下,可考虑行子宫全切术,包括切除子宫和卵巢。

Lynch综合征患者也可能发生皮肤病变,如皮肤癌。因此,有患病风险的患者进行定期皮肤检查是很有意义的。

6.3.4 MYH相关息肉病综合征(MAP)

MAP综合征是一种隐性遗传疾病。据估计,MAP综合征占结直肠癌病例总数的不到1%。尽管双等位基因*MYH*突变很罕见,单等位基因*MYH*突变可发生于近1%的普通人群中。

双等位基因*MYH*突变患者有近80%的患结直肠癌的风险,患腺瘤性息肉的风险同样高。单等位基因*MYH*突变患者可能会略微增加结直肠癌或息肉的患病风险。(关于MAP综合征的详细信息请参见章节4.21)。

6.3.4.1 肿瘤类型

- 腺癌——MAP综合征患者患结肠、直肠、小肠的十二指肠部分腺癌的风险增加。这些肿瘤往往具MSI稳定性,但似乎并未显示任何其他的病理或组织学异常特征。
- 息肉——MAP综合征患者通常会有结直肠腺瘤性息肉,但息肉的数量可从几个至数百个不等。大多数MAP综合征患者一生中会有≥15个结直肠腺瘤性息肉。MAP综合征患者还可以发生小肠腺瘤和胃底腺腺瘤息肉。

6.3.4.2 家族病史评估

有多个腺瘤性息肉(15个或更多)的患者,或50岁以下的诊断为MSI稳定性结直肠癌的患者应该进行*MYH*基因检测。

MAP综合征是一种常染色体隐性遗传疾病;因此,相比于父母或孩子,患者常有同样患病的兄弟姐妹。该病类似于其他隐性遗传,可由近亲婚配产生,或者患者可能并没有该病的家族史。

MAP综合征是一种罕见的、新描述的遗传性肿瘤综合征。该综合征的特征和癌症相关的风险仍在进行研究。患有MAP综合征的家族可能会让人联想到其他结直肠癌综合征的特征,如:

- ≥100 个结直肠腺瘤、胃底腺息肉、CHRPE、骨瘤、牙囊肿(类似于 FAP)
- 10～100 个结直肠腺瘤(类似于不严重 FAP)
- 结直肠癌、几个结直肠腺瘤和小肠肿瘤(类似于 Lynch 综合征)
- 结肠或直肠的多个增生性息肉(类似于增生性息肉病综合征)

因此,一个家庭的 MAP 综合征的确诊通常需要首先排除 FAP 或 Lynch 综合征。

6.3.4.3 管理建议

MAP 综合征患者的临床管理在很大程度上依据个体的息肉的发展(表 6.9)。不伴息肉的患者(这种情况可能发生)应每 3～5 年进行 1 次结肠镜检查。伴有多个腺瘤性息肉的患者应每年进行 1 次结肠镜检查,可根据息肉的大小或特征考虑选择部分或全部结肠切除术。患有多发性腺瘤性息肉(息肉病)的患者的管理建议与 FAP 类似,即建议患者接受全结肠切除术,并对剩下的直肠组织要密切观察。

表 6.9 MAP 综合征患者的医疗管理建议

伴双等位基因的 *MYH* 突变、无息肉的患者:

- 在 25～30 岁时推荐基本结肠镜检查。如果没有发现息肉,则继续进行随后的结肠镜检查,每 3～5 年 1 次。如果发现息肉,则每 1～2 年 1 次
- 考虑建议从 30～35 岁开始,每 3～5 年进行 1 次高位胃镜检查和侧面十二指肠镜检查

伴双等位基因的 *MYH* 突变、伴息肉的患者:

- 在 25～30 岁时推荐基本的结肠镜检查。如果息肉被检测到,那么推荐后续的结肠镜检查为每 1～2 年 1 次。如果没有发现息肉,则推荐每 3～5 年 1 次
- 考虑建议从 30～35 岁开始,每 3～5 年进行 1 次高位胃镜检查和侧面十二指肠镜检查
- 如果随着时间的推移,结直肠腺瘤变得过多或切除困难,则需讨论选择部分或全结肠切除术
- 如果结直肠腺瘤性息肉病不断发展,则参照 FAP 的管理建议(见表 6.6)

伴单等位基因 *MYH* 突变的患者:

- 考虑建议行结肠镜检查,每 5 年 1 次,从 40 岁开始

来源:Lindor et al.(2008)and National Comprehensive Cancer Network(NCCN),MYH-Associated Polyposis,v. 1. 2010 http://www. nccn. org.

MAP 综合征患者也应该从 30～35 岁开始,每 3～5 年行高位胃镜检查,寻找胃或十二指肠息肉或癌症的迹象。十二指肠镜检查的使用也可以提供一个诊断的依据。

6.4 扩展阅读

Adrouny, AR. 2002. Understanding Colon Cancer. University Press of Mississippi, Jackson, MS.

American Cancer Society. 2011. ACS Guidelines for the early detection of cancer. http://www.cancer.org/healthy/findcancerearly/cancerscreeningguidelines/american-cancer-society-guidelines-for-the-early-detection-of-cancer.

American Joint Committee on Cancer. 2010. Cancer Staging Handbook, 7th edition. Springer, New York.

Burt, RW, and Jasperson, KW. 2008. APC-associated polyposis conditions. Gene Reviews. http://www.genetests.org.

Cho, E, and Smith-Warner, S. 2004. Alcohol intake and colorectal cancer: a pooled analysis of 8 cohort studies. Ann Intern Med 140:603–613.

Dixon, S. 2007a. How is colon cancer diagnosed? About.com: Colon Cancer http://www.coloncancer.about.com.

Dixon, S. 2007b. What are the symptoms of colon cancer? About.com: Colon Cancer http://www.coloncancer.about.com/od/coloncancerbasics/a/colcansymptoms.htm.

Haidle, JL, and Howe, JR. 2008. Juvenile Polyposis syndrome. Gene Reviews. http://www.genetests.org.

Kohlmann, W, and Gruber, SB. 2006. Hereditary non-polyposis colon cancer. Gene Reviews. http://www.genetests.org.

Lindor, NM, McMaster, ML, Lindor Carl, J, and Greene, MH. 2008. Concise Handbook of Familial Cancer Susceptibility Syndromes, 2nd edition. JNCI Monogr, 38:1–93.

Markowitz, S, and Bertagnolli, M. 2009. Molecular basis of colorectal cancer. NEJM 361:2449–2460.

Myers, D. 2008. Top 10 colon cancer prevention tips. About.com: Colon Cancer http://www.coloncancer.about.com.

Schneider, K, and Garber, J. 2010. Li-Fraumeni syndrome. Gene Reviews. http://www.genetests.org.

Tsong, W, and Koh, W. 2007. Cigarettes and alcohol in relation to colorectal cancer: the Singapore Chinese health study. Br J Cancer 95:821–827.

第7章

肿瘤家族史的收集和解读

> 我将一个人的家族系谱图(家系图)看作一张色彩斑斓的被单,由个人的患病史和家族史交织在一起。家系图是临床医生进行风险评估与提供临床诊断建议的基础。然而就如裁缝制作一个独特的艺术作品般的被单一样,这个过程是一个尝试性的艺术创造,对于医生来说,每个家族的家系图背后都有一个独特的故事。
>
> (*Bennett*,*2010a*,*p. 9*)

仔细收集和分析个人和家族的肿瘤史,是进行肿瘤咨询的基础。本章提供了收集综合性的肿瘤病史的策略,并介绍了在此过程中可能出现的问题。本章同时探讨如何对肿瘤家族史进行评估和分类,并以三例临床病例结束。

7.1 收集癌症病史

收集全面的肿瘤病史包括向咨询者提出一系列的问题来收集相关的个人和家族医疗信息。遗传咨询师所必须拥有的最重要的技能之一就是能够准确而完整的收集家族史。本章首先定义了家系和介绍收集家系的目的,介绍收集家系的关键步骤,包括收集信息的实用技巧以及肿瘤诊断的最终方法。

7.1.1 家系图的定义和目的

遗传咨询师收集病人相关的家族病史并通过对家系图的解读将信息转换成图案的形式(如图7.1)。请参阅附录B,以查看基本的家系图符号。图

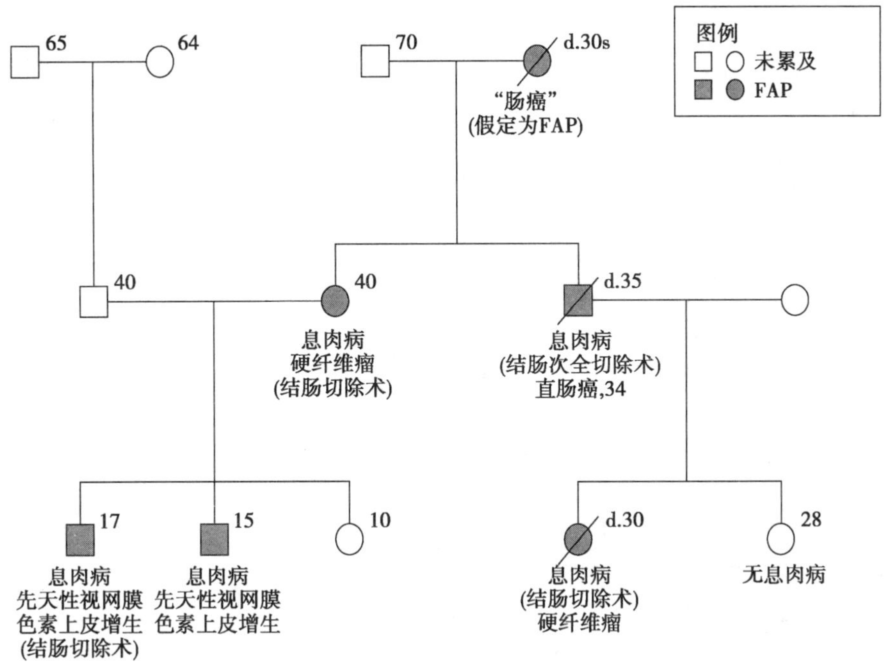

图 7.1　该家系图表明 FAP 在家族中的发病情况

7.2 描述了在丹娜-法伯癌症研究所的癌症遗传和预防中心使用的基本家系图系统。

家族史的采集涉及一系列开放式、有针对性的问题，遗传咨询师仔细聆听和记录咨询者的反应。在随后的章节中将介绍绘制家系图能为遗传咨询师解决哪些问题。

7.1.1.1　肿瘤综合征的鉴定

在肿瘤咨询中，收集个人史和家族史是为了确认患者是否患有特定的遗传性肿瘤综合征。大部分的遗传性肿瘤综合征已经建立了相应的临床诊断标准，可在与咨询者咨询的内容中询问有针对性的问题(综合征条目可参见第 4 章)。

7.1.1.2　确定基因检测的必要性

DNA 检测常用于确诊符合遗传性肿瘤综合征诊断标准的患者，以及识别家族中潜在的基因突变。DNA 检测也同样适用于高风险及中等风险人

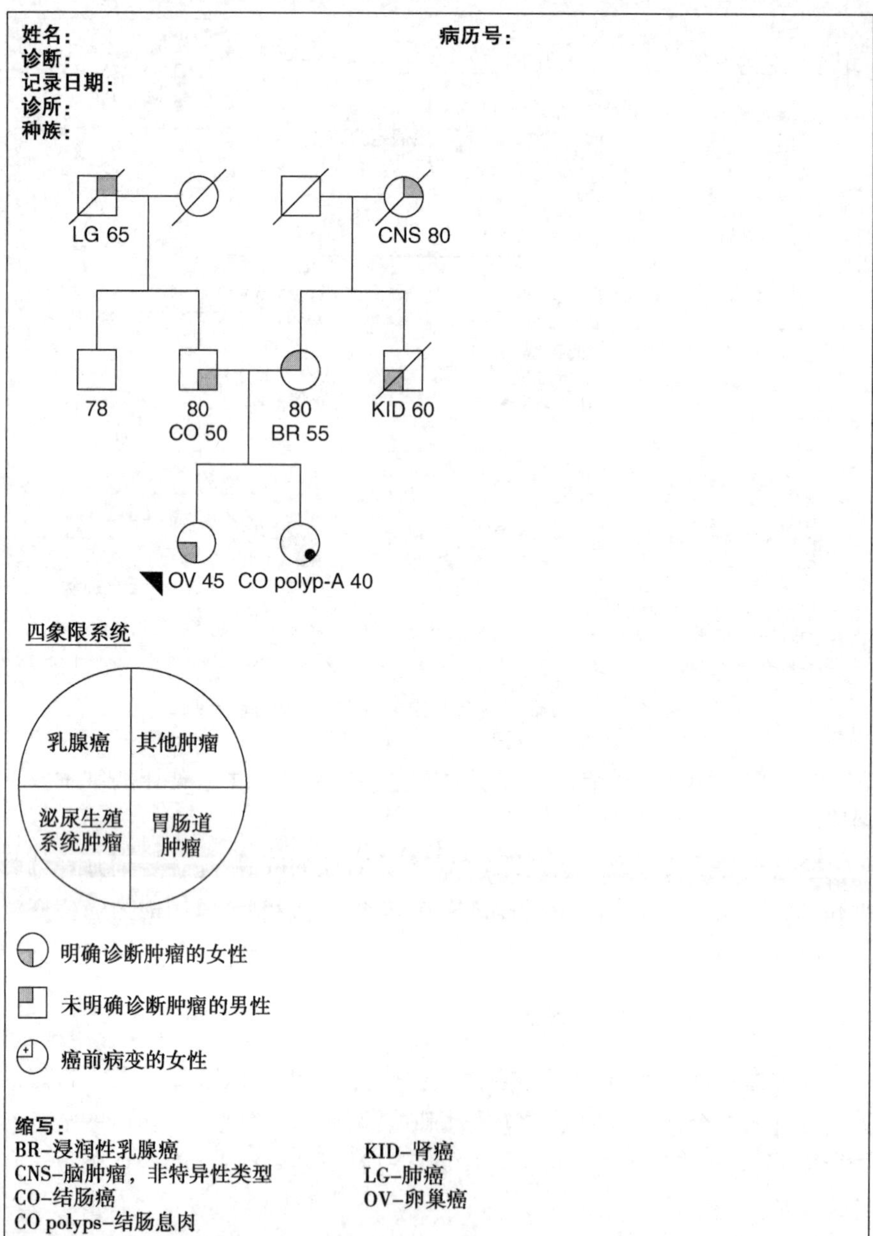

图 7.2 癌症家系四分图系统（此模板由波士顿 Dana-Farber 癌症研究院癌症遗传与预防中心主任 Judy Garber 博士提供，波士顿，马萨诸塞州）

群。DNA 检测也可用于低风险人群，使其消除疑虑。对于没有完整而清晰家族史的人群，DNA 检测可以明确其患病风险。

7.1.1.3 协助临床诊治

对于遗传性肿瘤的高风险人群，医生在临床诊治时必须考虑患者的家族史，同时参考相应疾病的早期诊治和预防的文献（有时会很少）。即使这个遗传性肿瘤综合征的诊疗指南已经存在，医生应该考虑患者癌症家族史的具体特点。例如，临床上建议 *BRCA* 基因突变携带者的女性应在 25 岁开始做乳腺医学影像学检测，但对于携带 *BRCA1* 基因突变的年轻女性，而其母亲又在 28 岁前患乳腺癌，可能会建议其在更年轻的时候开始乳腺筛查。

7.1.1.4 发现其他疾病

几乎所有的肿瘤遗传咨询师都有过这样的经历，患者的家族史提示一种特定的综合征，最后却发现其基因表型并不相符。例如，一位有阳性乳腺癌家族史的女性行 *BRCA* 检测，结果显示她患有 Li-Fraumeni 综合征或 *PTEN* 错构瘤综合征。此外，收集家族史信息可以发现其他非肿瘤的遗传病，或对研究该类疾病有益。类似的病史有流产、出生缺陷、精神疾病、心脏或呼吸系统问题或阿尔茨海默氏病。

7.1.1.5 确定疾病的遗传模式和其他亲属的风险

一个肿瘤家系通常包含受影响和未受影响的三代或三代以上的信息。通过浏览一个家族的家系图，可以快速准确地评估一个家族遗传病的遗传模式和生物学关系。由此可以确定该疾病为单基因显性或隐性遗传病。例如，三兄弟都患有结肠腺瘤，相比于另一家族中祖父、父亲和儿子患腺瘤，前者患常染色体隐性遗传性息肉病的可能性更大。一个完整的家系图也能描绘出哪些家族成员有遗传肿瘤基因突变综合征的潜在风险，并且应接受遗传咨询和检测。

7.1.1.6 制定有用的咨询援助

在讨论患病风险和筛查中，一个完整的家系图可以用来说明很多问题，包括：

- 遗传性肿瘤综合征的遗传模式
- 与肿瘤综合征相关的恶性肿瘤类型和其他特点
- 特定亲属的患病风险

7.1.1.7 创建重要的临床记录和研究的工具

家系图是非常有价值的家族史信息，以供不断的研究和及时更新。建立标准化的家系图是指标准化的格式和符号，这样可以更方便的供肿瘤基因研究的同事和临床医生的使用。临床方案往往使用计算机的家系图绘图程序，比如 Progeny Software，LLC（http://www.progenygenetics.com），来创建一个标准化的家系图。使用计算机绘出的家系图的另一个优点是，它能成为所有家族成员家族史信息的数据库，可由此进行排序或搜索。例如，一个肿瘤遗传学项目可以在其家系图中搜索同时患胰腺癌及携带有 *BRCA* 基因突变的病例数。因此，家系图信息可以指导临床诊疗和研究策略的制定。

7.1.1.8 了解家庭动态变化和支持度

家系图含有重要的家族关系信息，包括患者与相关家属的亲缘关系程度，每一代的亲属的数目和性别以及是否在世。这些信息是进行社会心理评估的基础，可通过非正式的家族史的收集，也可应用专门的评价体系，如家谱图或彩色生态遗传关系图（CEGRM）（见章节 10.2.3、10.2.4 对这些社会心理评估体系的更多描述）。

7.1.1.9 倾听患者的家庭故事

倾听患者关于其某个家族成员患晚期癌症而且每况愈下的细节可能和肿瘤确诊无关联，但对于做咨询影响很大。倾听患者家庭的故事可以给遗传咨询师提供大量的信息，包括：

- 他们寻求遗传咨询和检测的目的
- 他们认为什么是重要或相关的
- 在家族中关于肿瘤的神奇想法或观点
- 他们对肿瘤家族史以及遗传学联系的认知
- 对于他们患病风险的心理准备程度
- 通过讲述故事，了解他们的反应和情感
- 了解他们对医疗系统筛查的信任程度
- 他们对基因检测的态度

7.1.1.10 评估患者的情绪状态

在癌症咨询中被咨询者可能会有不同的情绪，包括恐惧、困惑、愤怒、决绝，或渴望。在讲述家庭故事的时候，遗传咨询师通过观察被咨询者的情绪和反应有助于确定其痛苦程度和潜在的弱点。这将帮助咨询师在接下来的遗传咨询中更好地提出或讨论某些问题。

7.1.1.11　确定谈话的基调

在最初的肿瘤遗传咨询时,患者通常会紧张焦虑。在询问家族史时,系统而又友好的问题和一问一答的方式可以帮助人们放松。此外,咨询师在交流中表现出的热心和同情心会建立起患者对咨询师的信任和支持,是之后工作成功的关键。

7.1.2　全面收集肿瘤家族史的关键因素

通常在肿瘤遗传咨询开始时收集患者的家族病史资料。多数遗传咨询者在交流开始时向患者简要说明询问家族史的原因和目的。然后咨询师收集患者的肿瘤诊断和当前健康状况的信息,并对患者的以下亲属提出类似问题:

- 孩子
- 兄弟姐妹
- 侄子侄女
- 父母
- 姨妈、舅舅和外祖父母
- 表兄弟姐妹
- 姑姑、叔伯、祖父母
- 堂兄弟姐妹
- 祖辈(如果有相关资料)
- 远房亲属(如果有相关资料)

不同的咨询师有不同的收集信息的顺序。然而最好是以一种系统的方式提出问题,而不是以散乱的方式来跳过不同的亲属提问(虽然有时这是患者回答问题的方式!)。在肿瘤家族史收集中,主要获得的信息见以下描述(见表 7.1)。

7.1.2.1　肿瘤诊断

肿瘤家族史收集的主要关注焦点是明确家族中的肿瘤患者。由于遗传性肿瘤综合征往往与特定的肿瘤类型或组织类型相关,最好获得更具体的肿瘤信息。理想的情况是,患者能提供准确的信息,比如"我的母亲在 51 岁时被诊断出患有浆液性卵巢腺癌,在 55 岁去世。实际上咨询的患者更可能这样回答:"我的母亲在 50 岁出头时患卵巢癌并在几年后去世"。有时患者

表 7.1 家族史问题清单样本

- 你的亲属是否健在吗？
  - 如果是：你的亲属现在多大了？
  - 如果否：你的亲属在几岁过世？那是在什么年份？你的亲属死于什么疾病？
- 你的亲属得过癌症吗？
- 你知道你的亲属患有什么类型的癌症吗？
  - 你知道你的亲属的癌症是从什么器官开始的吗？
  - 你知道癌症的确切名称吗？
  - 你有患病亲属的医疗记录吗(病理学报告)？
- 当你的亲属被诊断患有癌症时，他的年龄？
  - 你知道那是哪一年吗？
- 你知道你的亲属接受过什么样的癌症治疗吗？
  - 你的亲属住在哪里？
  - 你知道你的亲属在哪间医院接受治疗吗？
- 你的亲属接受过基因检测吗？
  - 如果是：你的亲属接受过什么类型的基因检测？结果是什么？你可以向他索要一份基因检测结果报告吗？
  - 如果否：你的亲属有没有被建议行基因检测？你的亲属是否咨询过基因检测的顾问呢？
- 你的亲属是因为接触过任何有害的物质导致的癌症吗？
  - 你的亲属吸烟吗？
  - 你的亲属做什么工作？
  - 他的医生是否提及何种物质可能导致癌症？

家属只有模糊的诊断描述，比如："我母亲患有女性生殖系统肿瘤，她在 50 岁去世。"因此应当鼓励患者家属携带书面癌症诊断证明(章节 7.1.4 讨论确认家系图信息的方法)。如果患者提到某个亲属患有多个肿瘤，确定其患肿瘤是原发性癌或转移性癌非常重要。最后，不同类型的癌症，其他方面的特征(例如，双侧的疾病或某些肿瘤标志物的阳性结果)也是很重要的。

7.1.2.2 年龄和日期

个人被确诊肿瘤的年龄是决定其患有遗传性肿瘤综合征的可能性的关键因素。需要注意此处指的是正式确诊肿瘤的年龄，而不是症状出现的时间。其他有用的时间点包括：

- 确诊肿瘤的时间(年)
- 患者的年龄和出生日期
- 目前亲属的年龄段，以及出生日期

- 已逝亲属的死亡年龄
- 近亲的出生日期
- 受影响亲属的死亡时间

患者的出生日期可以从其医疗记录中获得,但值得咨询师在随访时复查。患者的年龄是制订医疗方案和评估患病风险的重要因素,也可以提高或降低罹患某种肿瘤的风险。患者家属可能更容易记住其死亡年龄,而不是诊断癌症的时间。如果是这样的话,可以询问患者死亡时间与确诊癌症的时间间隔。肿瘤确诊时间或患者死亡时间有助于获取病理报告或死亡证明。如果是在近十到二十年去世的,如果可能获取的话,其肿瘤病理标本可用于肿瘤的确诊和遗传学研究。

7.1.2.3　癌症治疗及随访

癌症治疗的标准方法,包括手术、化疗和放疗等。咨询师需要询问一些关于患者和亲属已经接受(或正在接受)的治疗。这一信息有助于评估患者并发其他肿瘤疾病的风险。例如,患遗传性视网膜母细胞瘤的儿童并发肉瘤的风险增高;如果他们接受放射治疗,并发肉瘤的风险显著增高。同样咨询师应了解患者是否同意进行持续的肿瘤筛查。如果患者不确定某些癌症诊断或使用不常用的术语,那么了解治疗和随访的细节有助于明确疾病的诊断。

7.1.2.4　现状及预后

在获取更多的家族史信息或进行基因检测之前,必须了解咨询者或其家属患病的现状和短期预后。而且与长期肿瘤患者和肿瘤复发的患者相比,接受积极治疗的患者有着不同的心态。如果患者正处于癌症的晚期或无法继续耐受肿瘤治疗,可以建议其他家属配合完成基因检测所需要的标本和文书。如果咨询者及其家属无法继续配合咨询师获取基因检测必需的标本和文书,可暂时停止工作,直到家属同意准备好和咨询师配合。

7.1.2.5　现行的检测措施

在许多家庭中,咨询者及其亲属都会接受某些基线筛查。有时他们可能接受高风险监测方案。对于接受过筛查项目的患者,需要获得以下信息:

- 筛查的类型
- 筛查的日期
- 筛查的结果
- 筛查的频率

尽可能获取患者的筛查结果的书面报告。如果患者的家族成员中已有人患有遗传性肿瘤，这可能影响患者的患病风险。此外，这些筛选检查在基本的模式上采取一定的变化，根据患者的基因检测结果、患者家族肿瘤病史的类型和其他风险因素而改变。获得患者近亲的癌症筛查的信息也非常重要，尤其是阳性的筛查结果。

7.1.2.6 良性病变

在询问患者的家族史期间，咨询师应涉及其他的健康信息和良性病变。某些遗传性肿瘤综合征可表现为身体上可见的改变，包括：

- 良性病变：Gardner 综合征相关的皮脂腺囊肿
- 体格检查改变：如咖啡牛奶斑与神经纤维瘤
- 生命体征：如嗜铬细胞瘤与高血压
- 行为或者学习障碍：如自闭症和错构瘤综合征
- 先天缺陷：如先天性虹膜缺失综合征与家族性肾母细胞瘤
- 收集家族史时应记录所有的临床信息和良性病变，特别是对于有肿瘤家族史的患者。如果诊断需要仔细的体格检查和临床检验，应由专业的肿瘤科医生完成。

7.1.2.7 未受影响的亲属

如果一个家族中有相当多潜在易感肿瘤风险的亲属最终发展至肿瘤，那么可以确诊为其患有遗传性肿瘤。然而，一个完整的家系图也应该包括那些没有患癌家属的信息。例如，在一个家族中一对姐妹同时患有癌症可能意味着肿瘤有遗传倾向，但如果此家族中有 12 个姐妹，这又说明不了什么。此外必须了解患者父母双方的家族史，即使有明显一方有阳性肿瘤家族史。有时候，看上去没有肿瘤倾向的一方反而是遗传性肿瘤的来源。对于未受影响的亲属，应获取以下信息：

- 患者亲属现在的年龄，如果其已过世，死亡原因和死亡年龄。
- 患者亲属是否接受过任何的肿瘤筛查或手术治疗。
- 患者亲属是否有与癌症相关的良性病变。

7.1.2.8 其他癌症的危险因素

现已知确定的几种环境因素可增加肿瘤易感风险（见表 1.15）。主要的环境因素包括日照，酒精和烟草。根据家族性肿瘤综合征，咨询师可明确是否是由特定的致癌物导致癌症的发生。常见的环境致癌因素包括：

- 生活习惯——吸烟,这与肺癌相关
- 患者的既往病史——克罗恩病,与结直肠癌相关
- 病毒——人类乳头状瘤病毒(HPV),与宫颈癌有关
- 工作相关的致癌物质——在船厂工作接触木工与石棉,与间皮瘤相关
- 环境中的致癌物——如喷洒农药或有毒的垃圾,与区域性癌症相关

7.1.2.9　社会心理因素

患者的心理因素极大地影响了其对患癌风险的评估和对基因检测的认同。因此,咨询师获取关于患者的家庭支持度、家庭的交流方式和患者可以接受的支持度信息,将更有益于工作的开展(见章节 10.2 关于此主题的更详细的描述)。

7.1.2.10　民族背景

获取患者的种族信息非常重要(包括出生地、国籍、宗教信仰)。在美国许多人都有混合血统,将种族与肿瘤家族史结合起来分析是非常有用的。这些信息可以指导最合适的基因筛查项目。例如,一个东欧(德裔)犹太混血儿,有着乳腺癌和卵巢癌家族史,会建议其进行三项 *BRCA* 突变基因检测。

癌症的家系图一般延伸至家族内 4 代(祖父母、父母、患者、孩子)。如果一个家族中肿瘤综合征符合特定的遗传性肿瘤表现,咨询师应提出一系列针对于某种肿瘤的问题(见表 7.2)或寻找其他符合遗传性肿瘤的表现(见表 7.3)。完善家族史的收集,咨询师需要列出的问题如表 7.4 所示。

表 7.2　乳腺癌随诊问题样本

"你提到你家里有不止一人患乳腺癌。我们重点放在你妹妹近期乳腺癌的确诊。"

- 肿瘤发生于单侧乳房还是双侧?
- 乳腺癌起源于乳腺导管还是乳腺小叶?
- 乳腺癌的分期?
- 肿瘤是雌激素受体或孕激素受体阳性吗? 你妹妹计划接受他莫昔芬治疗吗?
- 肿瘤 HER2/neu 是否阳性?
- 你妹妹的主治医生是否提到其肿瘤有特殊性?
- 你妹妹的乳腺癌是怎么发现的? 她有什么症状吗?
- 你妹妹的肿瘤治疗方案是怎样?
- 你妹妹是如何面对的? 她的家庭是如何面对的? 你是如何面对的?
- 你妹妹之前有没有得过其他乳腺疾病?
- 你妹妹有没有其他健康问题?
- 你妹妹是否接触过大量的辐射吗? 她吸烟或嗜酒吗? 在工作或在家,她有可能接触到任何有害的物质(致癌物)吗?

表 7.3　寻找与遗传性乳腺癌相关特征的随访问题示例

"有些家族有乳腺癌遗传易感性。下面的问题会有助于确定你的家族是否属于这种情况。"

- 在你的家族里有无卵巢癌患者？
- 在你家族里有无胰腺癌患者？
- 在你的家族中有无前列腺癌患者？
- 在你的家族中有人同时患有两种癌症，如双侧乳腺癌或乳腺癌和卵巢癌？
- 在你们家族有无乳腺癌男性患者？
- 在你的家族中，有无任何异常的皮肤病变？比如胎记？要去除的痣？
- 你家里有没有人的头颅过大？
- 你家里有人有没有人切除过任何脂肪肿瘤（脂肪瘤）？
- 在你的家族中，有无甲状腺癌患者？有无甲状腺肿患者？有人做过甲状腺手术吗？
- 在你的家族中有自闭症患者吗？
- 在你的家族有无难治性高血压患者？
- 在你的家族中有没有人死于意外如中风？手术？分娩？
- 在你们家族有没有儿童被诊断出癌症？
- 在你的家族中，有没有孩子在年幼时去世？你知道他们的死因是什么？
- 在你的家族中，有无骨肿瘤或软组织（肌肉）肿瘤（肌肉）患者？
- 在你家里有没有人患有脑肿瘤？
- 在你的家族中，有人在 45 岁之前被确诊肿瘤吗？
- 你家里有无结肠癌患者？有无直肠癌，小肠癌或胃癌患者？
- 你家人中有人患有结肠或直肠息肉吗？消化道其他部位中发现过任何息肉吗？
  - 如果是的话，你知道是什么类型的息肉？你是否有息肉的病理报告？你的亲属要求再次行结肠镜检查吗？
  - 如果不是的话，家族里是否有人行乙状结肠镜或结肠镜检查来筛查结肠肿瘤吗？

表 7.4　绘制癌症家系图的一般性问题举例

- 有没有其他亲属得了癌症而我没有问过？
- 家族里有没有孩子出生时有严重缺陷或者小孩夭折？
- 有没有人患有皮肤癌？

续表

• 你有做过癌症筛查吗？ 　• 如果是:进行了哪些类型的检查？最近检查的日期？检查的结果？你能获得这些检查结果并发给我吗？你什么时候计划进行这些检查？ 　• 如果没有,你有没有和你的医生谈过接受癌症筛查？你打算在什么年龄起开始筛查？
• 你有什么身体健康问题吗？
• 你母亲的家族是什么民族？父亲呢？
• 你是否有欧洲犹太人(犹太人)血统？
• 你和你丈夫可能会有亲缘关系吗？近亲或者远亲？
• 有什么问题我没有问到你,但你认为我应该询问的？

7.1.3　附加的策略和有用的技巧

遗传咨询师都有其独特的收集家族史的方法。本节为咨询师提出了一些额外的策略和建议。这些建议特别适用于刚入职的遗传咨询师,且不是专门针对肿瘤家族史的收集。

7.1.3.1　学习收集家族史的技术和技巧

我们可以既艺术又同时富有技巧地收集患者家族史,并绘制一个准确的家系图。在表 7.5 中列出了有效和准确地收集家族史的方式方法。咨询师的措辞是很重要的,可能使患者压抑的问题应温和地提及。尽量避免使用专业医疗术语,除非咨询者也是一个医疗专业人士,提问应由易到难。如果有时间的限制,或者患者没有良或恶性肿瘤家族史,或者患者不了解详细家族史,可以略过相应内容。最重要的是,应以尊重和友好的方式对待患者。

表 7.5　采集家族史的技巧

• 使你的问题简单化和具体化
• 系统的方式,一次问一个问题
• 注意你的言语,避免医学术语
• 使用开放式的提问
• 掌握每个问题的目的,以防咨询者需要知道为什么你这么问

续表

- 把你的问题和咨询者的需求和文化背景相适应
- 避免提出作为评判的“为什么”的问题
- 在略过某些问题时,要知道什么时候合适,什么时候不恰当
- 轻微地控制或引导谈话,有效地管理时间
- 倾听咨询者的回答,如果你有疑问,请其解释
- 避免打断咨询者的回答,但允许咨询者打断你
- 允许沉默;不要问不必要的问题
- 带着同情心倾听患者的故事,更有人情味

来源: Veach et al. (2003, pp. 75-78); Schuette and Bennett(2009, p. 53).

7.1.3.2 以感同身受的方式回应咨询者

在分享家族史的过程中,患者会讲述他们生活中的重要事件。有时这些事件与肿瘤的论述密切相关,例如筛查过程的痛苦经历、近期肿瘤的确诊或亲属因肿瘤而过世。有时患者提起的事件与肿瘤的论述无关。

例子包括婚礼、孩子出生、毕业、离婚甚至破产。听完这些事件对患者造成的巨大影响,咨询师应通过言语或行为表示同情。这些反应传达出咨询师对患者的人情味,而不是冷冰冰的收集病史。即使患者不希望深入谈论,他们也会理解咨询师所做的努力。这使家族史的询问不那么像一个正式的医疗问诊,更像是帮助和正常谈话。

7.1.3.3 使用标准化家系图术语

构建肿瘤的家系图就像草写体手书,虽有标准格式,但每个人都有自己的风格(参见附录 B,关于标准家系图命名的综述)。一些肿瘤风险评估程序使用特定的象限系统或不同类型的阴影表示不同种类的癌症(见图 7.2 Dana-Farber 癌症研究所所用系统)。高风险评估程序可能需要安装计算机绘图软件,它使用标准化的遗传学术语。程序还应该决定如何描述其他性状,如确诊的肿瘤和遗传检查结果。

7.1.3.4 坚持保密的原则

家系图记录的是敏感的信息,需要慎重处理。癌症风险评估程序将评估需要在家谱中包含的信息。这包括亲属的全名、基因检测的结果和其他潜在的敏感信息(如领养现状、精神疾病、自杀、酗酒、HIV 状态)。如果有疑

问，咨询师应该询问患者某些辅助信息是否应记录于成型的家系图里。虽然家系图的副本（在我看来应该）放置在咨询者的永久病历里，但亲属的名字不应该包括在内，因为他们没有知情和同意将自己的私人信息公布。将家系图转发给其他机构或医师应省略患者及其亲属的姓名等身份信息，除非你有权限转发此信息。

7.1.3.5　考虑记忆的准确度

咨询者对其一级亲属肿瘤的诊断往往可以准确的讲出，但对远房亲属来说就没有那么准确。这并不奇怪，因为咨询者常作为近亲家属照顾患者。肿瘤的发病部位也会影响描述的准确率。乳腺癌、前列腺癌和黑色素瘤的描述往往是相当准确的，其他肿瘤的准确率会低得多。特别是以下类型的癌症：

- 胃肠道肿瘤
- 女性生殖道肿瘤
- 常见的肿瘤转移器官
- 罕见肿瘤或名字较长的肿瘤

遗传咨询师需要懂得判断何时家族史信息不够准确。如果家族史信息不清楚，咨询师应该鼓励咨询者与其亲属核对信息或通过获得书面文件进行核实。显然，这种要求需要有技巧地实现。在以下情形中，咨询师更应明确信息的可信度。

咨询者提供的信息与一个家族成员提供信息不一致。咨询者可能提及三个亲属患有肾癌，而咨询者的亲表妹坚称这些亲属中有大肠癌或良性肾脏疾病。在这种情况下，咨询师的任务是确定谁更可能是准确的。

- 患者给工作人员提供不同的信息。患者告诉他的医生，三名亲属死于脑肿瘤，但在进行遗传咨询时，他说只有一个亲属有脑肿瘤（其他 2 名亲属死于中风）。有时候，这可能是咨询者信息的更新造成的，有时却是咨询者自己混淆或仅凭猜测。
- 患者提供有关癌症诊断的信息，与文献报道的治疗或生存时间并不符合。举个例子，咨询者提到其亲属患有实体肿瘤，但不需要手术治疗，或患有恶性程度高的肿瘤（如胰腺癌或胃癌）的亲属生存期较长，这时遗传咨询师需要进一步询问咨询者。
- 咨询者提供其他信息表明诊断报告是不准确的。例如，咨询者叙述她的表姐诊断患有子宫癌（通常行子宫切除术），几年后诞下一个婴儿。

- 咨询者提供的家族史信息,包括双方家族亲属中均患有罕见的癌症。排除有血缘关系的可能性,罕见肿瘤病例的聚集的可能性非常小,如一个叔叔和一个外祖父母同时患有胃肠道间质瘤(GIST)。
- 咨询者提供的家族史信息,多个亲属在相同的年龄患癌症。咨询者可因自己或近亲的确诊时间而锁定特定的年份,然后叙述其他所有的亲属都在相同的年龄患病。

7.1.3.6 在现有家庭关系中开展工作

咨询师要获得一个全面的家族史,取决于咨询者的能力和意愿。但是咨询师应该认识到,获得这些信息是非常耗时的,并且在某些情况下,会遇到情感上的地雷。咨询师可以向咨询者提供方法,尽量使其家属少参与。例如,咨询者新近诊断出癌症,他可能不会求助于远方表亲,但他的姑姑可能了解情况,并愿意代表咨询者。

7.1.3.7 使用家族史作为咨询工具

家族史的采集可以阐明肿瘤在家系中遗传的模式,也可以提供家族成员间的关系、咨询者对风险的看法、对肿瘤监测或基因检测的态度。此外,咨询师应注意哪些问题会引起咨询者情绪激动或平静,这些“触发点”可能是重要的线索,提示着咨询者如何处理个人或家庭问题。如果咨询师发现咨询者痛苦的谈论某个问题,咨询师应以移情的方式回应。然后根据情况,咨询师可以使用以下的方式:

- 保持几分钟沉默,让咨询者有时间重新整理思绪然后继续进行家族史的收集。
- 避免引入与其家族史无关的话题。
- 明确是现在就提及需要讨论的事情或在稍后再提及。因为这是令患者烦恼的问题,尽可能的委婉温和地和患者讨论。
- 收集有关咨询者的精神状态的信息。通过评估,向其推荐心理咨询治疗。如果患者正在接受治疗,且咨询者希望进行基因检测,咨询师应直接与心理治疗师联系。
- 咨询师应清楚讨论的内容可能对患者的情绪造成严重影响,过多的讨论可能超出普通遗传咨询的范畴。在咨询之后,咨询师如果担心患者的心理问题,或考虑之后该如何继续与患者接触,应当联系心理治疗专家获取建议。

7.1.3.8　使用家庭问卷调查表

收集家族史信息可能占用大部分的咨询时间。因此咨询师可以使用基本的家族史问卷,使工作更有效率。多个研究小组致力于研究快速收集家族史的方法,以及使更多的遗传咨询过程变得正确。除了现有众多的书面家族史问卷,现在更流行使用程序化或网页化的形式。

7.1.4　确认家系图的方法

获取家族家系图的信息的准确度是最重要的。然而即使咨询者的记忆力非常好,也可能提供不准确或不完整的信息。这也是为什么疾病诊断证明书、病理报告或医生的记录仍然是最好的标准。但是,获取文书对患者和咨询师来说都是费时费力的。有时即使非常努力,也很难获得所需的记录。因此更可行的办法是把重点放在与癌症相关记录上,而不是试图收集和确认家族中每个癌症相关的诊断。举例来说,想要确定患者的家族是否患遗传性结直肠癌,咨询师可以把重点放在结直肠癌、息肉和其他相关的癌症,如子宫癌的记录。

确认家族史信息需要本人的首肯(如果已去世,需要其直系亲属的知情同意)。通常需要以下信息:亲属的全名(包括婚前姓名)、出生日期、诊断日期(或死亡),以及进行癌症确诊或尸检的医院名称。

如果需要咨询师帮助患者获取医疗文件,那么他/她应该知道患者接受治疗的医院的名称。缺乏准确的信息会使工作更加繁琐且难以成功。有时候,患者不知道如何去获取相关的文件。获得的医疗记录的繁琐流程可能使不熟悉医院办事流程的人望而生畏,他们可能也不习惯直接与医生或医院联系。咨询师应告诉咨询者获取资料的方法,有时这需要其家庭的帮助。

确认癌症病史的方式如下文所述:

7.1.4.1　口头确认

获取全面的癌症家族史可能需要与多个家庭成员交谈。咨询师与家庭中其他的成员再次讨论家族史的信息,可以在口头上确认相关的信息和获取新的信息。与患癌亲属的交谈方式应该是直接的。如果不行应与其配偶或近亲沟通。咨询师需要认识到,患者和其家属对家族史的认知和兴趣不尽相同。

鉴于患者隐私权的严格规定,最好是从那些愿意讨论病情的亲属开始交流。

7.1.4.2 病理报告

获取病理报告是获得肿瘤医学记录的最好方法。肿瘤的诊断主要是恶性细胞的分析,通常呈现在病理报告中。病理报告一般包括:

- 病人的全名和医院的编识号
- 病人的出生日期和年龄
- 病理分析的日期
- 原发肿瘤的名称和原发位置
- 肿瘤的组织学、病理学和分期

评估病理报告应与医生一起完成(最好是肿瘤学家或病理学家)。病理报告通常是个人医疗记录的一部分,也可以通过医院的病理科获取。

7.1.4.3 遗传检测结果

如果患者提到家族中有人接受过基因检测,咨询师应取得检查的结果。尤其是患者想做特定的基因检测,或者患者需要根据其亲属基因检测的结果做决定。基因检测阳性的结果可能是并不确切的描述,阴性的结果也并不能让人高枕无忧,因为有可能接受检测的家属实际上并不需要。基因检测的技术在不断的进步,可以鼓励患者及其家属接受更先进的检测。

7.1.4.4 住院记录

如果无法取得病理报告,可以获取和审阅医疗记录中的其他项目,如手术记录、住院和出院记录及门诊随诊记录。咨询师应寻找明确诊断时的医疗记录,里面有关于疾病最准确和最详细的信息。

7.1.4.5 尸检报告

如果尸检报告已经完成,其中将包含关于恶性肿瘤或其他的信息。这份报告通常在死者的个人医疗记录中。

7.1.4.6 死亡证明

确认信息的另一个途径是死亡证明。死亡证明会列出个人的癌症诊断当其为死者的直接死因。如果癌症是致死的次要因素(次要诊断),其在死亡证明中也有体现。如果死者患癌多年,且死于其他原因,则死亡证明中没有癌症诊断的描述。死亡证明通常表明尸检已经完成(常提及癌症诊断)。死亡证明是公共记录,获取它应得到咨询者(死者家属)的知情同意。所需信息通常包括逝者死亡时的区域(城市和州)和死亡日期。同时可获取个人的出生日期,配偶的名字和父母的名字等信息。

7.2　收集完整家族史会遇到的问题

咨询师根据咨询者的叙述获取准确而完整的家族史。然而,这样获取癌症的家族史可能非常不准确。这可能因为咨询者与其家属已经失去了联系,或者他们并不清楚实际的诊断。最大的问题是咨询者提供了非常具体的肿瘤诊断,最后发现是错误的。本节讨论获取错误家族史的原因和如何获取正确的信息。

7.2.1　家族史信息不完整

有些咨询者擅长详述家族史信息。有时咨询者不能很好地讲述家族史。咨询者不能很好讲述的原因将在以下章节阐述。

7.2.1.1　家族成员直接距离较远

当今一个大家族很少会聚集在一个城市或地区。家族的成员常常在分散在国内各地,在家庭聚会的时候才会聚在一起,这是咨询者不清楚其所有家族成员健康情况的原因。也有可能咨询者间接的了解(通常不可靠)其亲属的病情。当该亲属与咨询者较生疏时,咨询者可能不太愿意追问详情。即使他们之间关系好,咨询者也不会深究过多问题。他们可能会担心提起这些话题会使对方伤心、难过甚至生气。

7.2.1.2　咨询者没有准备好回答问题

咨询者可能不擅于回忆日期,或对死因感到模糊。因此可以在咨询开始前,向咨询者提供问题的类型,使其做好准备。也有可能在咨询时,患者难以回忆起详情。

7.2.1.3　家族中不讨论癌症

上一代人常称癌症为“大写的C”(Cancer),因为癌症这个词本身就让人害怕。虽然现在人们更多谈起其所患癌症,仍有人对他们的健康问题讳莫如深。咨询者可能想要去了解相关信息,但遭到拒绝;或者他们尊重家属不想谈论病情的心情。还有一种情况缺乏交流的机会,如果只在节假日见面,他们之间很难去讨论癌症的细节。

在上述情况下咨询者依然不清楚的家族史也还是有办法能去获取的。在收集家族史时，咨询师可以应用以下技巧：

- 询问每一个家族成员特定的问题，帮助咨询者回想记忆。
- 其他家族事件或特殊场合的年龄或日期。
- 咨询者亲属中有可能有咨询者需要的信息，帮助咨询者思考如何最好地与这些亲属讨论话题。
- 评估哪些是必须得到的咨询者信息。
- 安抚咨询者，即使一次不能把所有的家族史信息收集完整也是可以接受的。（否则，他们可能不会再回来接收咨询。）

7.2.2 无法提供家族史信息

在某些情况下，家族史信息可能无法获得。在随后的章节中讨论这种情况。

7.2.2.1 亲属失去联系或记录丢失

家族成员相距甚远，随着时间的推移会失去联系。咨询者可能对某些亲属的当前健康状况没有一点了解，甚至可能没有当前的联系方式。关键的亲人死亡也可能导致与整个分支的家族失去联系。如果父母中一个去世时很年轻，父母健在的又再婚。即使咨询者与亲属保持联系，也未必能确认疾病信息；医生退休，医院正在拆除，存储的记录可能被遗失或放错位置等。

7.2.2.2 家族关系疏远

家族关系可能充满欺诈矛盾，或家族成员间几乎不联系，在这种情况下，咨询者可能得不到关于他们亲属癌症病史的完整信息。有时即使是在同一个城市生活的家族成员几年中都没有说过话。这有可能是复杂原因造成的，如遗弃、性或身体虐待、使用药物或酒精、或家族裂痕。有时 Hatfield 和 McCoy 家族世仇类型的矛盾，不是咨询者割断了和家族成员的联系，是咨询者上一代人割断跟家族中的某一支的联系。咨询者与家族成员将没有办法获得他们的癌症诊断或基因检测结果。事实上，咨询者可能会丢失有关家族的整个分支的信息。

7.2.2.3 领养或捐赠卵子/精子

被收养为婴儿或小孩的人一般只拥有其亲属有限的信息。以下信息通常包括出生证上：

- 亲生母亲的名字
- 亲生父亲的名字(如果可获得)
- 出生日期
- 母亲(也可能是父亲)的种族和年龄

目前,大多数领养是通过私人安排而不是通过收养机构的。被领养人的信息量因人而异。作为被领养人成年后,一些人会和他们的血亲亲属联系,这样是能够获得一些家族的医疗信息。个人或夫妻也可以利用捐献者的卵子或精子成为父母。安排这些程序的机构通常收集一些有关捐赠者的医疗信息。然而,大多数的时间,对于他们的生物学亲属的精子和卵子的咨询者信息都是比较少的。

- 在上述情况下,访问信息可能是有限的,咨询师可以考虑利用以下策略:
- 专注于目前可获得的信息,至少包括咨询者的个人历史。
- 在失去联系或家族关系疏远的情况下,探讨替代方式,如接触其他可能有需要的信息的亲人或朋友的家人。
- 在收养或捐赠卵子/精子的情况下,探讨该咨询者是否有任何选择,并有兴趣尝试获取有关生物学亲属的信息。

不可能获得更多的信息的情况,接受这种情况,让咨询者放心。

7.2.3　家族史是错的

最具挑战性的咨询情况是咨询者提供信息不准确的家族史。这些情况下,可能会是由于咨询者错误或混淆的癌症诊断,或故意伪造病史。

7.2.3.1　咨询者误以为癌症诊断

亲属肿瘤诊断的可能是良性病变,进行了活检或切除。亲属可能接受的手术与癌症诊断无关。例如,咨询者的姨妈可能因为子宫良性肌瘤而不是因为子宫癌做了子宫切除。如果他们因某种临床指征而进行侵入性手术或治疗,也可能被其亲属错当成癌症。例如胃溃疡和炎症性肠病。

7.2.3.2　咨询者混淆了癌症诊断

咨询者可能会把亲属癌症的类型和发病的位置搞错或会混淆哪位亲属患有哪种癌症。他们可能知道,例如亲属有结肠息肉,但不是息肉错构瘤。此外,咨询者经常分不清癌症和转移性疾病的原发灶和转移灶。事实上,它可能是更容易被记住的转移灶,因为那可能是导致亲属死亡的原因。咨询者可能也具备一些解剖或医学术语的知识。因此,"胃癌"可能意味着任何腹部恶性肿瘤,"子宫癌"可能是任何一个女性生殖癌的委婉的说法,"脑肿瘤"的含糊的说法也可以是有问题的,因为它可以用于任何一种良性囊肿、血管母细胞瘤或恶性星形细胞瘤。

7.2.3.3 咨询者蓄意伪造家族史

咨询者故意伪造自己的癌症家族史的情况很罕见,但一旦发生,它会造成一个尴尬的咨询困境。咨询者伪造病史,因为他们希望确保他们能被紧密地监测或能接触一些预防措施,如预防性手术。除了提供癌症的家族史,咨询者还可能会错误地声称,他的家族有一个致病的基因突变。有时,不是咨询者伪造家族史,而是其另一个亲属。咨询者或亲属制造癌症的历史,因为他们正在寻求同情或关注。这种行为也可以表示一种情绪障碍,称为Münchausen(住院癖)综合征。Münchausen 综合征的个体,多为女性,有疑病症的患者其实可能在寻求同情或关注或侵入性的医学操作。

无论是有意或无意的伪造信息,都是对家族史的滥用。咨询师可以采用以下策略来确保叙述的家族史是正确的:

- 鼓励咨询者和其他家族成员确认,而不是推测某个医学诊断。
- 获得癌症诊断的文件,特别是当其为解释家族史的关键时。
- 诊断出现可疑的,应进一步探讨,但要通过尊重和温和的方式。
- 如果有证据表明家族史是伪造的,仔细考虑把这个消息和咨询者分享会带来的潜在后果。
- 除非纠正信息错误与风险评估相关,最好不要质疑咨询者亲属或咨询者的陈述。

7.3 癌症家族史解读

一旦收集到癌症的家族史信息,并已被绘制出来,就可以评估家族中癌症的模式,该咨询者有一个遗传性肿瘤综合征的可能性。本节介绍了遗传性肿瘤综合征的主要特点,并讨论了可能的癌症在家系中遗传模式分类方法。

7.3.1 遗传性肿瘤的特点

作为家族史信息的收集,咨询师应该对某些家族的家系图上插"红旗"。这一节描述了八例家系分析,如果存在,将提高咨询者家族中遗传性肿瘤综合征的可能性。这些功能也列于表 7.6。遗传性肿瘤综合征的家系的一些特征在随后的章节中介绍的。

表 7.6　遗传性肿瘤综合征的几个主要特点

• 有几个亲属患同一或相关癌症 • 发病年龄比该癌症典型发病的年龄年轻 • 常染色体显性遗传模式的癌症 • 存在罕见癌症	• 多发性或双侧性癌症 • 多原发性癌症 • 存在其他非恶性特征 • 不存在环境危险因素

7.3.1.1　几个亲属有相同或相关的肿瘤

遗传性肿瘤家族首要及最重要的特征是一个家族有肿瘤发生。在一般情况下,三个或更多的亲属患癌症的家族可能会存在某种遗传性肿瘤综合征。如果是与咨询者血缘关系密切的亲属患有癌症,存在家族遗传性肿瘤综合征的可能性就更大了。因此,有一个兄弟姐妹,母亲和姨妈有相似肿瘤的咨询者比有三个姨妈患有癌症的咨询者患遗传性肿瘤综合征的倾向性更大。患癌的家族成员越多,其可能性就越强。遗传学肿瘤综合征有的是发病率高但不多见,如家族性腺瘤性息肉病(familial adenomatous polyposis, FAP,如图 7.1 所示),有五个或更多的家族成员患病。然而,家族中几个成员患相同类型的癌症比多个家族成员患各种不同癌症的病例更加能提示其遗传倾向性。肿瘤易感基因通常与癌症的特定类型相关。评估家族性癌症的模式时,一个重要的部分是决定哪些诊断可能是由于相同的基因突变导致的。对咨询师来说,熟悉癌谱是非常重要的,它们可能与相同的基础遗传因素有关。例如,遗传性卵巢癌可以与:

- 腹膜癌、输卵管癌、乳腺癌、胰腺癌和前列腺癌(都是遗传性乳腺癌-卵巢癌综合征)。
- 癌症的子宫,结肠、直肠、小肠、胃、肾、输尿管(都是 Lynch 综合征的特征)。

7.3.1.2　发病年龄较轻

遗传性肿瘤通常比散发性肿瘤的发病年龄早。事实上,在比正常更小的年龄被诊断肿瘤是遗传风险的最强预测因子之一。遗传性儿童肿瘤比散发性肿瘤早发病几个月或几年,也更有可能在孩子一岁前就发病。在成人发病的肿瘤综合征,恶性肿瘤发病年龄比一般人群早几年或几十年。因此,一个或多个家族成员早发肿瘤强烈提示遗传性肿瘤。然而,迟发性的恶性肿瘤不应完全否定家族性的可能性;重要的是要评估肿瘤的总体格局。另外,某些肿瘤,明显与发病年龄无关,如卵巢癌、男性乳腺癌、嗜铬细胞瘤和其他不常见的肿瘤。

7.3.1.3 常染色体显性遗传模式

目前发现的大多数的遗传性肿瘤综合征是常染色体显性遗传模式。因此,肿瘤的模式应该呈现为一种垂直模式,发生在家族两代或多代的某些分支中。换句话说,对于遗传性肿瘤综合征,在祖父母、父母和子女中同时存在肿瘤是比在同一代的表亲中发生肿瘤更令人信服的证据。然而,显性遗传模式依据不同的外显率、家族规模、或家族成员年轻化而表现不同。有性别区分的肿瘤(例如,卵巢和前列腺)或受性别的影响的肿瘤(如乳腺癌)也可能更难在家系中追溯。

7.3.1.4 存在罕见肿瘤

某些特定的肿瘤在一般人群中很少发生,对于这种偶然发生事件难以解释,但为遗传学提供了证据。当兄弟姐妹中两位患大肠癌可能是由于共同的多因素或随机造成的,当两个兄弟姐妹患十二指肠癌症几乎肯定有某种潜在的遗传易感性。对肿瘤的遗传模式可能有提示作用的还包括某亚群中的恶性肿瘤易发展为恶性的。例如男性乳腺癌,青少年患结直肠癌和非洲裔美国人患黑色素瘤。

7.3.1.5 多发性或双侧性肿瘤

大多数肿瘤是单克隆,这意味着数量巨大的恶性细胞是从单一的癌细胞发展而来的。遗传性肿瘤的患病个体更经常出现的恶性肿瘤多灶性(多个肿瘤在同一个器官)或双侧(肿瘤发生在两个配对的器官)。

7.3.1.6 多原发肿瘤

癌症幸存者有癌症的遗传易感性会增加再次患恶性肿瘤的风险。这些第二次出现的原发肿瘤可以是同时性(与初次诊断原发癌相同时间)或异时性的(在不同的时间诊断)。尽管所有的癌症幸存者发生二次癌症的风险都有轻微的增加,遗传性肿瘤综合征患者再发风险是呈指数级别的增加。例如,女性乳腺癌幸存者携带 *BRCA* 基因突变一生的患对侧乳腺癌的风险可能高达 65%,这比散发性乳腺癌的风险更高。

7.3.1.7 其他非恶性肿瘤特征的存在

某些遗传性肿瘤综合征与良性肿瘤或其他的身体特征相关。例如

PTEN 错构瘤综合征者头较大,先天性视网膜色素上皮细胞肥大(CHRPE)相关性家族性腺瘤性息肉病的特殊眼征,幼年性息肉、黑斑息肉综合征中罕见类型的息肉。表 7.7 列出了一些与遗传性肿瘤综合征相关的临床特征。附录 A 列出了遗传性肿瘤综合征的肿瘤类型,包括一些相关的临床特征。

表 7.7　遗传性肿瘤综合征的全身表现*

类型	特　点
先天性缺陷	肾输尿管缺陷,拇指缺如,先天性无虹膜
牙齿	缺牙、多生牙
眼睛	先天性视网膜色素上皮肥大、血管瘤、眼睑下垂
神经系统	癫痫,共济失调,自闭症,智力障碍,强迫性暴食
息肉	腺瘤、错构瘤、增生性息肉、先天性息肉
骨骼	头颅过小,脊柱侧弯,肋骨缺损
皮肤	咖啡牛奶斑,发育不良性黑素细胞痣,蜘蛛痣,皮脂腺腺瘤,毛外根鞘瘤、皮肤异色症

来源:Lindoretal. ,2008.

*综合征相关信息参见附录 A

7.3.1.8　环境风险因素的缺失

环境致癌也是非常重要的。这类肿瘤的发生常与接触致癌物相关,如间皮瘤(石棉)、肺癌(烟草)以及病原体感染,如宫颈癌(人乳头状瘤病毒)和胃癌(幽门螺杆菌)。某些癌症与患者的健康状况相关。如艾滋病患者患淋巴瘤和 Kaposi 肉瘤风险增大,溃疡性结肠炎患者易患结肠癌,先天性隐睾患者易患睾丸癌。尽管有报道在井水污染、建有造纸厂或制造业工厂的地区肿瘤发病率较高,然而这类癌症聚集现象相对较少,也很难被证明有聚集现象。

7.3.2　肿瘤家族史的分类方法

肿瘤发病在家族中呈群聚现象,原因包括遗传因素、接触共同致癌物或仅仅是随机的(运气不好)。即使家族中没有人患遗传性肿瘤综合征,家族成员仍有一定患癌风险。当已收集和评估完家族史,遗传咨询师下一步将癌症家族史进行分类。

在一个家族的肿瘤模式可按以下几个方面分类,这是后续章节的话题。

7.3.2.1　遗传性肿瘤综合征

家族遗传性肿瘤表现通常符合表 7.6 中列出的一个或一个以上的特征。

简言之,以显性遗传的遗传性肿瘤综合征的家族成员更易患癌症,遵循以下3-2-1显性遗传规律:

- 3个人有类似或相关的肿瘤
- 2代中均有肿瘤患者
- 1位异常年轻的患者(例如,50岁以下的肿瘤患者)。

此外,家系图应表现出的鲜明特点高度提示特定的遗传性肿瘤综合征。一个被发现有遗传性肿瘤综合征的咨询者,即使他并没有相关肿瘤家族史,他罹患相关恶性肿瘤的风险也大幅度增加。

7.3.2.2 癌症家族聚集性

家族聚集性癌症更可能是由多因素引起的,即遗传因素和环境因素的组合。如果咨询者有2个或更多亲属患过类似的癌症,咨询者可能会有癌症的家族聚集现象,但是这个家族没有任何其他的特征暗示为遗传性肿瘤综合征。家族性癌症的咨询者可能会增加患癌症的风险,但相关的癌症风险往往比家族的遗传性肿瘤综合征低的(和不可预测的)。

7.3.2.3 环境导致肿瘤的集群

在某些情况下,因为暴露于相同的致癌物,同一家族的成员已经出现类似的肿瘤。如果一个家族的几名成员暴露于同一种致癌物,那么肿瘤也可能会呈现家族式的发病率。例如:

- 家族企业中的致癌物质,如干洗店、工厂工人、农民和建筑工人。
- 生活习惯,如饮食偏好和使用烟草或酒精。
- 广泛暴露于致癌物质,如过多的阳光照射或有毒的井水。

环境因素导致肿瘤的家族中的个体,如果他们也暴露于共同的致癌因子,则患肿瘤的风险增加。例如,一个男性咨询者可能会报告说,他的几个亲属在长期吸烟后患上肺癌。鉴于这个家族病史,如果他自己吸烟,则患肺癌的风险也增加了。

7.3.2.4 散发性癌症

要记住大多数癌症的发生是随机的,没有一个明显的潜在危险因素。事实上是只有少数特定的肿瘤是有明确病因的。因此,一个家族的肿瘤模式可能很好地说明同一个家族中的多个病例只是偶然地发生在同一个家族中。特别是如果家族成员有人患常见的肿瘤,而且发病年龄和一般群体一致,或者是家族成员患各种各样的肿瘤,通常不是由相同基因突变或致癌物导致的。

7.3.3　高、中、低和不确定的风险类别

另一种分类肿瘤病史的方法是根据家族可能患有遗传易感性肿瘤的可能性大小。区别“高风险”和“低风险”的家族,从讨论的基因检测选项到提供医疗管理建议的讨论,都将影响咨询讨论。风险的分类,即有遗传性肿瘤综合征的可能性将在后续章节讨论。

7.3.3.1　高风险家族

高风险的家族显示出强有力的遗传倾向证据。家族中肿瘤的遗传模式与某特定遗传性肿瘤综合征一致或高度提示。应该告知家族成员综合征诊断标准,即使基因检测结果未提供信息。换句话说,当家族存在某一综合征,家族成员的一个不确定的阴性测试结果不会排除他仍有患家族肿瘤综合征的可能性。图 7.3 显示了一个家族遗传性视网膜母细胞瘤。

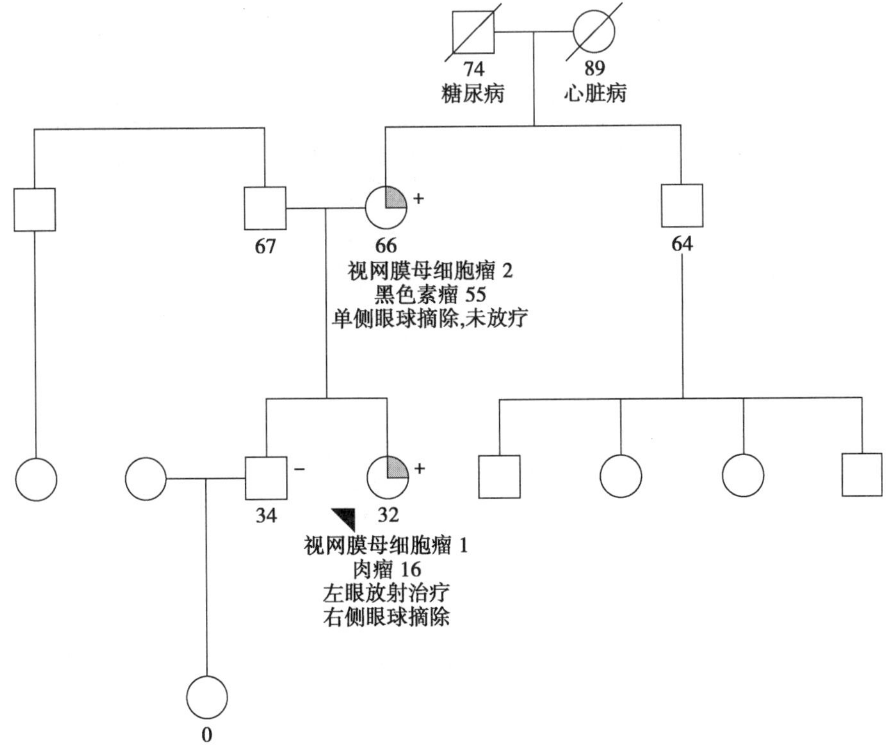

图 7.3　一个遗传性视网膜母细胞瘤家庭的家系图

7.3.3.2 中等风险家族

中等风险遗传倾向的家族具有某种特征提示其为肿瘤综合征。然而，家族可能不完全符合综合征标准或家族可能有一些特征和综合征是不一致的。图7.4给出一个例子。在这个家系图中，咨询者有两个肾囊肿，符合冯希佩尔(von Hippel-Lindau，VHL)综合征的特征。虽然她一级亲属没有VHL综合征，但她有一个患肾细胞癌的叔叔，这是VHL的一个基本特征。因此，在评估这个家族时，遗传咨询师应该列出提示/不提示VHL的特点。

- 该家系提示VHL的特征：
  - 咨询者有2个肾囊肿
  - 叔叔/伯伯有肾细胞癌
- 提示没有VHL的特征：
  - 咨询者没有其他VHL的表型
  - 父亲(假定为肯定携带者)没有表现出VHL症状

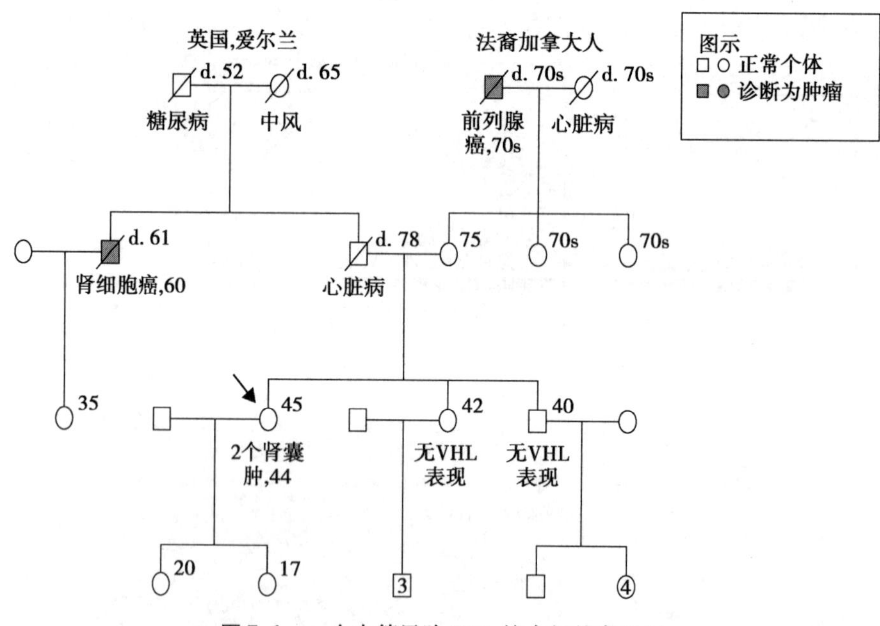

图7.4 一个中等风险VHL综合征的家系图

7.3.3.3 低风险家族

低风险家族是指遗传性肿瘤综合征史阴性，或者有与遗传性肿瘤综合征无关的肿瘤患者。图 7.5 的例子,癌症经常发生在老年个体上。这种肿瘤的模式不像是遗传因素造成的。低风险通常包括以下特点:

- 很少有第一或第二级亲属的肿瘤
- 通常家族成员患的肿瘤不是与遗传性综合征相关的肿瘤
- 发病年龄在典型年龄段
- 患一般人群中常见的肿瘤
- 无肿瘤的同胞对或父母-子女对
- 无不寻常的肿瘤特征或其他目测的异常

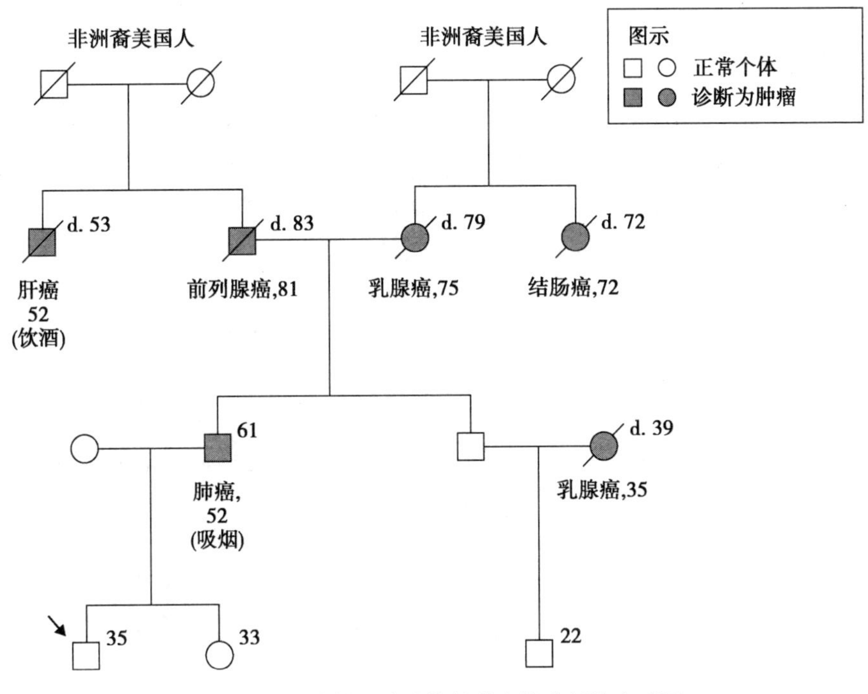

图 7.5　一个低风险遗传性肿瘤综合征的家系图

7.3.3.4　风险不确定家族

即使是最有能力的遗传咨询师也不可能为每个咨询者都提供一个有意义的肿瘤风险评估。正如前面 7.2 节所讨论的,有些咨询者比其他人记忆力好,家族史提供得完整而准确。可能有关键的家族历史信息丢失,或有可能会怀疑口头历史的准确性。在某些情况下,咨询师可能需要延迟评估咨询者的家系,直到获得额外的信息和(或)文档。如果咨询者不能够获得任何进一步的信息,咨询师可以告诉咨询者不能解释家系图,或只能提供部分解释。

7.4 案例分析

随后三个例子说明肿瘤家族史收集和解读中遇到的一些挑战。

案例3:"我们家族男性没有谁活过50岁。"

当遗传咨询师问Mike为什么来这里咨询,他示意他妻子,"去问她。"而妻子解释说他们的内科医生关注到在Mike的家人患肿瘤的人数多,咨询师注意到这样一个事实:Mike一直盯着他的鞋子像个学生希望老师别叫到他一样。

注意到Mike穿的T恤是当地的体育团队的,顾问说:"Mike,我看你喜欢家乡的团队,我也喜欢。你认为我们有机会赢得下一场比赛吗?"当他们聊起体育,Mike明显放松,开始更加详细地讨论。

咨询师然后过渡到收集家族历史信息等。Mike 46岁,健康状态良好,他有一对8岁的双胞胎儿子。Mike的弟弟比他小3岁,健康。他们的母亲72岁,没有肿瘤,但是他们的父亲在他五十岁生日前几个月突然心脏病发作去世了。父亲的尸体解剖结果,广泛性癌转移,原发癌不明。母亲的家族没有任何肿瘤的历史,所以咨询师在他妻子的帮助下,集中收集了有关的父亲亲属的信息。Mike的姑姑80岁时也未患肿瘤,但他的叔叔四十多岁时死于肿瘤。

"你知道你叔叔患有什么类型的肿瘤吗?"咨询师问道。

"是他身上的某个地方。我认为是他的某个器官。"Mike认真的回答。

顾问不知道他是否想讲一个笑话,但他决定不继续开玩笑了。"这个叔叔有孩子吗?"

"是的,他有三个孩子,Lisa,Alan和Matt。"Mike答道。

咨询师问:"Lisa是肿瘤患者吗?"

"是啊,她上个月被诊断出肿瘤。她和我一样的年龄。"

"你知道你的表姐Lisa有什么类型的肿瘤吗?"咨询师问。

"嗯,也许是肺癌吗?"他猜想说。他的妻子插话道,"不,是别的肿瘤。但我不知道它的名字。这是一种罕见的癌,我记得她这样说。"

在家族家系图上,咨询师写的"罕见的肿瘤,类型未知"。

"好吧,那你的表哥Alan呢?"问咨询师。

"Alan死于肿瘤。他的脖子上得了肿瘤。"Mike说。"是"

他妻子同意,“它转移到他的大脑。大约 2 个月后他就去世了。太可怕了。”

“这听起来很糟糕。”“听起来像是 Alan。”

“他死时相当年轻。你还记得他去世时的年龄吗?”

“好吧,让我想想看,他的儿子还在上高中,”Mike 说。“是我们坐那艘邮轮之后,”他妻子说。咨询师的笔在 Alan 的名字上徘徊,但她不知道在家族家系图上写什么。她决定尝试不同的询问战术。“你说,Lisa 是和你的年龄差不多。Alan 比你们年轻还是年长呢?”

“哦,他比我大 2 或 3 岁。”

“所以你认为 Alan 死的时候可能已经四十出头?”

“是啊,是的。我们家的男人不会活过 50 岁。”

“哦,别这样说,”他妻子皱着眉头。“我不喜欢你谈论这种家族诅咒。”

Mike 耸了耸肩。“好吧,我们可以做些什么呢? 只是似乎发生在男人,至少,这直到 Lisa 得了肿瘤。现在我不知道该怎么想。”

“好吧,你家里有这么多遗憾的事情,我可以明白你为什么会认为这是一种诅咒。一些家族有肿瘤遗传易感性,这是家族性的特点。”

遗传咨询师停了一下,然后问:“喜欢听我给你讲讲吗?”

Mike 想了几分钟。“好吧,我想这取决于你告诉我什么。但我认为找出真相是重要的。我意思是,我有两个儿子,我很担心他们。”“这可以理解的。我敢肯定你想看着他们长大! 知道你有肿瘤的某些风险好处是,你可以有更好的筛查计划。让我们再看看你的家族谱图,看看它能告诉我们什么”。遗传咨询师回顾了最初的家系图(见图 7.6),注意的是四个密切相关的个体发生肿瘤的年龄在 50 岁以下,是个令人担忧的肿瘤群体,然而,这是一个未知类型的肿瘤,这意味着它可以是任何东西或什么也不是。信息的缺乏使咨询师无法提供任何类型的有意义的风险评估。所以要讨论获得更多关于家族的肿瘤信息的方法。

遗传咨询师解释了她一直在思考的问题,然后说:“你来这里是为了找到答案,但我怕我需要更多的信息才可以帮助到你。我们需要找出你的叔叔和表兄妹们的肿瘤是哪些类型。你能想到谁能有这些信息?”“我的母亲会知道的。她不停地追溯所有的东西。”

Mike 说。“问你的母亲,你会感到很舒服吗? “咨询师问道。“当然可以,但她不会做得比我更好了,她有老年痴呆症。”Mike 实事求是地说。“噢,亲爱的,我很遗憾听到这个,”遗传咨询师回答道。“这对你们而言就更难了。”

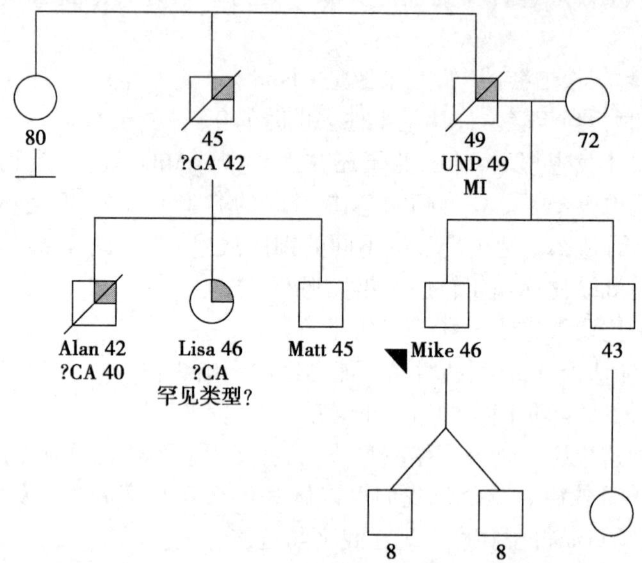

图 7.6 Mike 的最初的家系图。该图由于信息不全而无法评估(该案例的进一步讨论见正文)。CA = 癌症,种类未知;MI = 心肌梗死;UNP = 未知来源的原发

“是啊,那你要怎么做?”Mike 耸了耸肩,谈话显然令他不舒服。

咨询师婉转的恢复了讨论的话题“嗯,谈论肿瘤诊断最好的人选会是你的表妹,Lisa。你有没有和她说起过这事儿?”

“好吧,我看她家里事情特别多,婚礼,生日,像那样的事情。我很长一段时间没见过她了”Mike 说。

“你觉得你能轻松的和她联系并找出更多关于家族的肿瘤信息吗?”咨询师问。

“我不知道,”Mike 欲言又止。“她现在正在经历很多的事。我不想打扰她。”然后他示意一下他的妻子。“但你可以做到这一点,你很擅长打扰别人。”

妻子和咨询师都笑了起来。妻子说:“好吧,他是对的。我会安排一个所有家族成员参加的聚会。我很高兴打电话给 Lisa。”

“你肯定这可以吗?”咨询师问。“你认为 Lisa 会愿意跟你谈谈吗?有可能这会让她不高兴的。”

“哦,我认为和 Lisa 谈论这些东西没问题。她是一个护士,全家都问她有关他们的医疗问题。除此之外,她有她自己的孩子,她可能担心他们患肿

瘤,"Mike 的妻子说。遗传咨询师写了一个问题清单让她如果可以的话询问 Lisa。她还拟了一个定期随访 Mike 和他妻子的时间表,一旦他们有了更多的信息就继续来对家族史进行讨论。经过第二次咨询访问后,Mike 家的家系图就看起来很不一样(见图 7.7)。根据 Lisa 和确认的医疗记录-她的父亲死于肾透明细胞癌,她的弟弟 Alan 死于恶性副神经节瘤。Lisa 的肿瘤是良性嗜铬细胞瘤。这种肿瘤高度提示遗传性副神经节瘤-嗜铬细胞瘤综合征或 von Hippel Lindau 综合征。遗传咨询师正在为家族安排基因检测。

案例 3 总结:这个案例说明了处理家族史不完整的咨询者(也可能很麻烦的)的可能方法。

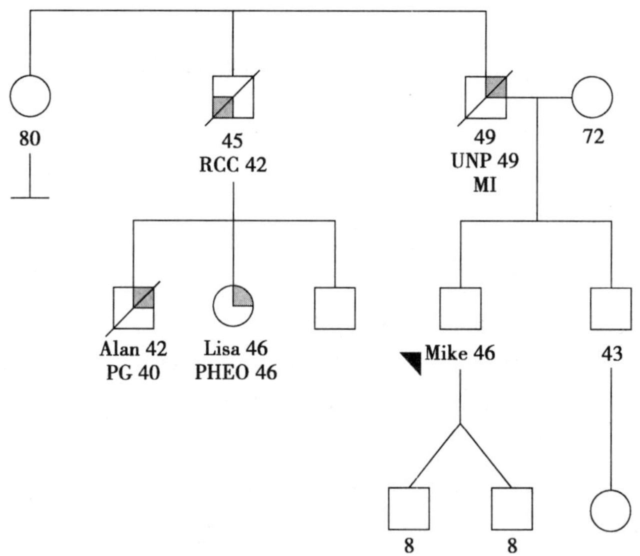

图 7.7　Mike 的最终的家系图。该图高度建议嗜铬细胞瘤-副神经节瘤综合征(该案例的进一步讨论见正文)。MI = 心肌扩张;PG = 副神经节瘤;PHEO = 嗜铬细胞瘤;RCC = 肾细胞癌;UNP = 未知来源的原发

案例 4:"我不想把事情搞得沸沸扬扬,但也不想视而不见。"

"终于见到你太好了,Emma"遗传顾问对她的下一个咨询者问候道,确定来之前,Emma 至少调整了三次她的高危遗传咨询门诊预约时间。Emma 笑了笑,说她也很高兴。作为一个戏剧专业人士,让她在教学和排练间预约就诊时间是件难事。Emma,22 岁,有一头尖尖的黑色的短发,长围巾绕在脖子上的几圈。她坐在咨询师的办公桌旁的椅子上,蜷缩着她的腿。

遗传咨询师拿出她记下的她们在早些时候的电话交谈中记录的手写家谱。

“为了确保信息正确，咱们从头开始吧，”咨询师开始了。Emma 陷入了她的故事：“好吧，22 年前我的父母收养我时，我才 3 天那么大。大约 3 个月前，突然，在 Facebook 上我得到一个消息，问我是否出生在宾夕法尼亚州的 Allentown，一位名叫 Nicollette Raines 的妇女是我的母亲。我说是的，我们开始聊天。原来她是我的妹妹，是有我的一半血缘的妹妹。她的名字是 Krystal，她大约是 17 岁。我还有几个兄弟。但我对他们一无所知。Nicollette，大家都叫她 Nicki，她有酗酒的问题，她所有的孩子都被国家夺取了监护权，但是 Nicki 和 Krystal 保持着联系。据 Krystal 说，Nicki 终于振作清醒了，但是她得了很恶性的乳腺癌，去世了。她只有 38 岁。这实在太难过了，不是吗？”

咨询师觉得这是一个悲伤的故事。她问 Emma 谈论这件事是否感到很难过。

Emma 摇了摇头，咯咯地傻笑。“并没有，我是说我从来都不认识她。就好像我是在讲一个关于陌生人的故事。”

目前掌握的家族史信息太有限了，咨询师想了解更多信息。在注意到 Emma 是如何提到她的出生母亲的，顾问决定继续收集她的家庭史。

“你肯定 Nicki 去世的时候是 38 岁？”“是的，我在网上搜了一下，在一个地方发现她的讣告报纸。我抄了一份，等一等”Emma 俯身下去拿。她从钱包里拿出一张折叠起来的纸交给咨询师。“它告诉人们要给乳腺癌患者捐钱而不是送花，也提到最后谁照顾了她。”

咨询师看了讣告，其中精选的照片，一个年轻的女人，短短的黑发，灿烂的笑容。咨询师是不知道怎么回应好，却觉得她应该在收集家族史前说些其他的。她觉得先说点普通的话题。“当有人去世的时候总是很悲伤，如此年轻的年龄更是如此。这张照片很漂亮。”

“这幅照片很漂亮，不是吗？她看起来很像我，不是吗？”Emma 微笑。

“我觉得毫无疑问这个照片很好看，”咨询师笑着答应。

“你应该看看 Krystal 照片。哦，我的上帝，她就像我的双胞胎。这很奇怪。”

“我可以想象，”咨询师说。“你能多说说有什么奇怪的事么？”

“我不知道，知道有人在那里跟我一模一样。我的意思是，她是我的妹妹，但在同时，她像一个完全陌生的人。这都有点奇怪，”Emma 解释说。

“你希望她没有联系过你吗？”咨询师轻轻地问。

“哦,不,我很高兴她联系了。这只不过是一种习惯,仅此而已。”

“你现在正在处理一些重大的事情。有时这种情况可以带来很多不同的感觉。有没有人能和你谈谈这事?”咨询师问。

“好吧,我和我的朋友谈过一点,但我说给了我妈妈。她是伟大的。事实上,她和我谈的大约在几周后,我的妈妈支持我和 Krystal 见面;事实上,她也想在某个时候遇到她。这将是一个有趣的聚会,哈”Emma 笑着眯着眼睛。

“听起来你妈妈很支持你?”咨询师问。

“是的,她是。当然现在她是担心我会患乳腺癌。她真的想跟我一起去。”

“是你的母亲她鼓励你来找我们咨询吗?”咨询师问。

“其实是我的妇科医生首先建议。她认为这对我来说是一个好主意。我的意思是,我不想做这件大事,但我也不想忽视它,你知道我的意思吗?”Emma 说。

“是的,这听起来很有道理。好吧,在我们讨论基因测试之前,让我们看看我们能从家族里学到什么。有人提到 Krystal 家里其他人谁有过乳腺癌吗?”咨询师问。

“噢,是的,我忘了提她了。她说,她的姥姥得了乳腺癌,是 Nicki 的妈妈。”

“你知道 Nicki 得了肿瘤吗?“咨询师问。

“不,我不知道,”Emma 说。

“你知道这个家族中有其他肿瘤患者吗?”

Emma 摇了摇头。“不知道。”

“好吧,我们知道她至少有一个妹妹。你知道她是否还有其他兄弟姐妹么?”咨询师问。

“我没有听说过其他的兄弟姐妹,我真的没有问过”。Emma 承认,“这重要吗?”

“好的,我们了解越多的信息越好。但它不是最重要的。如果你了解更多的亲属,我可以随时添加进家系图。如果你不想提供更多的信息,当然也可以。”她不希望 Emma 感觉在她准备好之前就被迫讨论她的亲生父母。“现在,我知道你的养父,但你知道你的亲生父亲是谁吗?”咨询师问。

“我对他一无所知,甚至连他的名字都不知道。我知道她和我有不同的父亲,但她不知道她父亲的事。”

咨询师看了看已完成的家谱图(图 7.8),并和 Emma 讨论说,她的亲生母亲有 *BRCA* 基因的可能性突变,给她早期诊断的年龄。Nicki 的酗酒几乎可以肯定对她乳腺癌的发展,但也不排除遗传倾向的可能性。咨询师说明了基因检测的过程,包括风险和收益以及可以给她的结果类型。咨询师还鼓励她先花一点时间来思考,因为她认为这可能是有助于Emma有更多的时间来处理一切。Emma似乎不放心接下来的测试(虽然这可能是因为她对抽血有些敏感)。

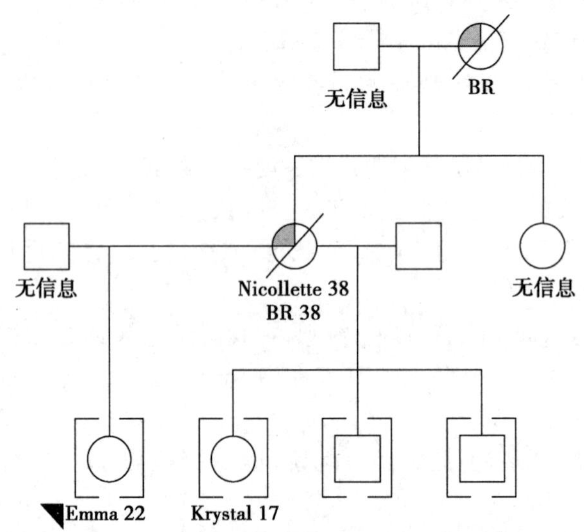

图7.8 Emma的家系图。该图建议遗传性乳腺-卵巢综合征(该案例的进一步讨论见正文)。BR=乳腺癌,浸润性

安排Emma大约1个月后重返高风险门诊,进一步探讨测试,并与乳腺肿瘤专家讨论适当的乳腺癌监测。咨询师也给了Emma关于*BRCA*基因测试的书面信息。Emma渴望与她的母亲分享这个消息,并计划将带她来参加下一次的会谈。

案例4总结:本案例演示了由于潜在的情感问题而导致家族史收集不完整。

案例5:"真正的病史陈述者请起立好吗?"

Kim Tatro,38岁,在遗传咨询师完全进入房间前就打开了话匣子。

"我的母亲是癌症患者,她所有的兄弟姐妹都是。现在我的姐姐也患癌。我知道我是下一个。我有可怕的心脏疼痛,我总是会胃痉挛;是不是肿瘤的迹象?"遗传咨询师深吸了一口气,试图找出他应该从哪里开始讨论。他向kim承诺会给出一些答案。他还解释说,她将与一个肿瘤科医生会面。肿瘤科医生会根据咨询者的病历提供建议。"等到你跟医生见面了,再来回答你的问题好吗?”

“我想这很好。但我们要谈什么呢?”

“好吧,我的角色是把重点放在家族史上,看看它是怎样的影响你患肿瘤的风险。听起来有点像你家族里的肿瘤多发。我可以问你一些关于家族史的问题吗?”

“当然。我家里有很多健康问题。许多精神的问题,如果你真的想知道,”Kim 说到,接着她讲了关于她的“疯狂的叔叔”和“偏执的姐姐”的故事。

记录这样的家族史真是一种挑战。Kim 的说话的风格是焦虑过度与喋喋不休的结合体,因此很难将事情说清楚。她提供了各种各样的信息,如哮喘,糖尿病和疝气手术,唯独没有涉及肿瘤。她提到自己跟五个兄弟姐妹相处得不融洽,但和妹妹 Julie 偶尔有联系。

Kim 说她的姐姐,Elizabeth,去年 47 岁已被诊断卵巢癌,他们的两个姨妈在四十多岁时患上乳腺癌(“我很确定他们中的一个,但不那么肯定另一个”)。她还提到了最近 70 岁的舅舅死于肺癌。据 Kim 说她的母亲家的表亲中没有过肿瘤。她的父亲 65 岁死于中风,父系家族中没有肿瘤患者。

咨询师停下来回顾一下这家系图(见图 7.9),并判断如果病人的妹妹真的有卵巢癌,这家人可能有 *BRCA* 基因突变的可能性,“你姐姐 Elizabeth 得了卵巢癌,你有多肯定?”咨询师询问。

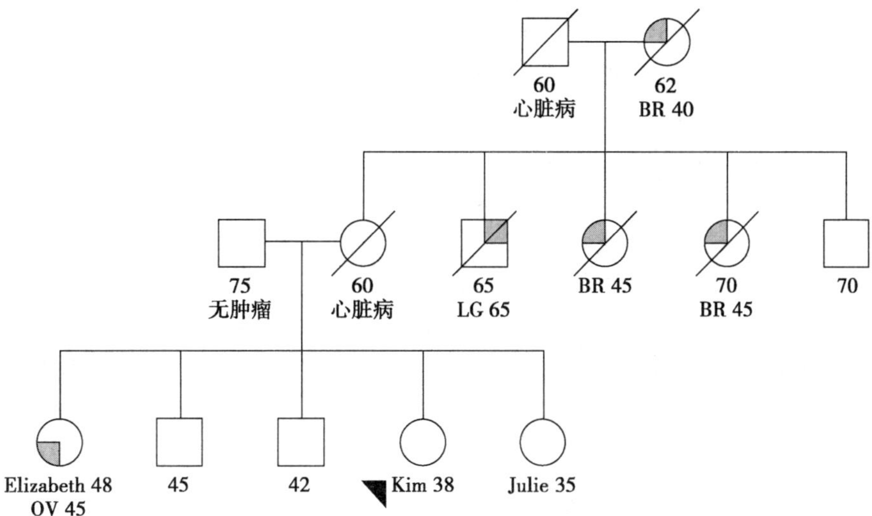

图 7.9　Kim 的家系图。该图提示遗传性乳腺-卵巢综合征(该案例的进一步讨论见正文)。BR = 乳腺癌,浸润性;LG = 肺癌;OV = 卵巢癌

“我相当肯定她是卵巢癌。我是说她做了子宫全切。当然,我不直接跟她说话。这就是我从其他家庭成员那里听说的。她的所有医疗相关的事项都是秘密。有一次她因肺炎住院了整整一周,都没有告诉任何人。”

在咨询者将展开另一个家庭故事之前,咨询师将谈话拉回到肿瘤的家族史,“如果你姐姐真的是有卵巢肿瘤。但卵巢癌有不同类型。有些与遗传性乳腺癌有关,有些没有。有没有可能你可以得到你姐姐的卵巢癌的书面确认吗?”

“不可能。自从我们的父亲死后,我们有 5 年没有彼此交谈过了。”Kim 说,充满期待地看着咨询师问他们争吵的根源。

咨询师说:“你和你的家人肯定经历了很多。我很感激你和我分享你的家人的故事。我不想长话短说,但是这样医生可能会听得头昏脑胀!所以我们最好在接下来的 15 分钟左右试着把这个咨询完成。你觉得好吗?”

“可以。我有很多问题要问医生。”Kim 说。

咨询师在心理上提醒医生这不是一个短时间的访谈。

“嗯,确诊你姐姐的肿瘤类型是有好处的,家里其他人是否有更多的信息?”咨询师问道。

“我不这么认为。就像我说的,她不跟任何人谈论她的疾病问题。”

遗传咨询师然后探讨了获得她姨妈乳腺癌诊断记录的可能性。不幸的是,这两个阿姨已经去世,Kim 和她们的儿女都没有联系。鉴于乳腺癌和卵巢癌的家族史,是时候可以和 Kim 讨论 *BRCA* 检测了。当顾问开始谈论基因检测的选择时,Kim 打断了他。“噢,是的,我的妹妹 Julie 曾经检测过,但没有得到任何结果。”

“你认为你可以拿到你妹妹检测结果副本吗?对于这些结果的回顾分析很重要。”咨询师问。

Kim 说,她将会传真她妹妹的检查结果到咨询师的办公室。Kim 允许咨询师查看她的家系图和她妹妹的基因测试结果。

咨询师强调了她妹妹的测试结果的重要性,进一步解释说明在她妹妹的 *BRCA* 阴性结果却也不能排除 Kim 可能有遗传易感性。Kim 似乎明白这一推理,并希望继续进行测试。咨询师询问检测是否会加剧 Kim 对肿瘤的担忧,但 Kim 并不这么认为,“我知道我是杞人忧天,但我的检测结果会帮助我更密切地监测。没有检测结果我会更紧张。”

遗传咨询联系了肿瘤科医生,他们认为 Kim 这么做是合理的(虽然不理想)。咨询师欣慰的是,由于交通拥堵,他的下一个咨询者来晚了,因为他平时的 45 分钟的交流可以延长很长一段时间。

Kim 的 BRCA 检测结果为阴性。同一个星期，咨询师收到了来自于 Julie 的咨询师的家系图和基因检测结果（见图 7.10）。Julie 的 *MSH2*，*MLH1* 和 *MSH6* 的突变检测结果呈阴性，没有测试 *BRCA*。两位遗传咨询师通过比较和讨论来确定哪位咨询者（或者两人都）曾准确地说明了家族史。

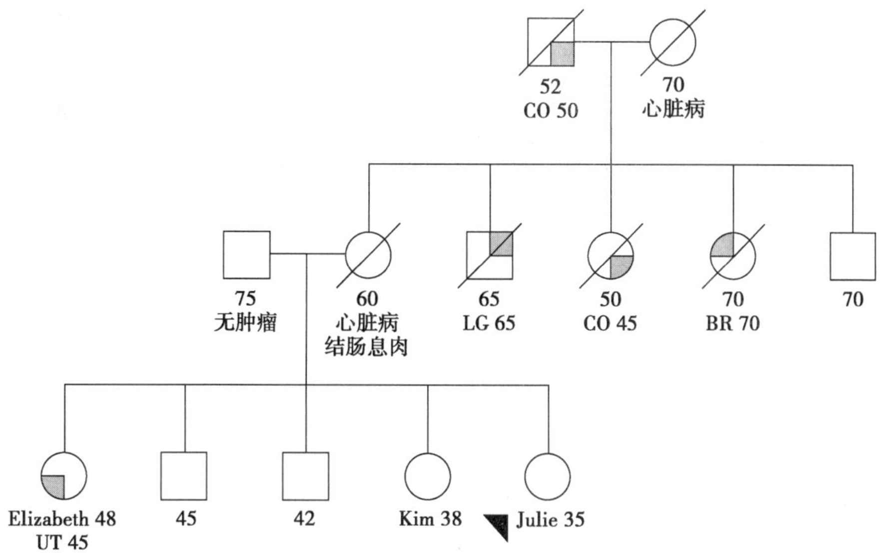

图 7.10　Julie 的 Tatro 家系图。家系提示 Lynch 综合征。CO＝结肠癌；LG＝肺癌；BR＝乳腺癌；UT＝泌尿道癌

Kim 将于下周返回讨论她的基因测试结果和她妹妹的遗传咨询信息。遗传咨询师期待着与他们的另一次咨询。

案例 5 总结：这个案例说明了矛盾冲突，最有可能是由不可靠的家族史信息引起的。

7.5　扩展阅读

Armel, SR, McCuaig, J, Finch, A, et al. 2009. The effectiveness of family history questionnaires in cancer genetic counseling. J Genet Couns 18:366–378.

Bennett, R. 2010a. The language of the pedigree. In The Practical Guide to the Genetic Family History, 2nd edition. Wiley-Blackwell, Hoboken, NJ, 1–17.

Bennett, R. 2010b. Using a pedigree to recognize individuals with an increased susceptibility to cancer. In The Practical Guide to the Genetic Family History, 2nd edition. Wiley-Blackwell, Hoboken, NJ, 177–219.

Bennett, R. 2010c. Medical verification of family history, and resources for patients to record their genetic family histories. In The Practical Guide to the Genetic

Family History, 2nd edition. Wiley-Blackwell, Hoboken, NJ, 220–229.

Dominguez, FJ, Lawrence, C, Halpern, EF, et al. 2007. Accuracy of self-reported personal history of cancer in an outpatient breast cancer. J Genet Couns 16:341–345.

Lindor, NM, McMaster, ML, Lindor, CJ, et al. 2008. Concise handbook of familial cancer susceptibility syndromes, 2nd edition. J Natl Cancer Inst Monographs 38:1–93.

Schuette, JL, and Bennett, RL. 2009. The ultimate genetic tool: the family history. In Uhlmann, WR, Schuette, JL, and Yashar, BM (eds), A Guide to Genetic Counseling. Wiley-Blackwell, Hoboken NJ.

Veach, PM, LeRoy, BS, and Bartels, DM. 2003. Gathering information: asking questions and taking client genetic history. In Facilitating the Genetic Counseling Process: A Practice Manual. Springer, New York, 73–92.

第 8 章

肿瘤风险咨询沟通

> 在整个遗传咨询过程中，遗传咨询师都在与他们的患者评估、解释和讨论患病的风险。但风险沟通不仅仅是对罹患遗传疾病的统计概率做出估计，还涉及感受、信仰，以及对风险总体观念的理解和应对。
>
> （*Dixonand Konheim-Kalkstein*，*2010*，*p. 67*）

从许多方面来看，遗传咨询就是风险沟通。在整个咨询和检查过程中，肿瘤遗传咨询师需要应对风险沟通的各个方面。本章提供关于遗传咨询和风险沟通的背景信息、有效的交流策略，以及针对遗传性肿瘤综合征低危、中危、高危家庭的咨询技巧。本章末尾包括三个典型案例。

8.1 遗传咨询与风险感知

8.1.1 肿瘤遗传咨询会谈的要素

风险沟通影响肿瘤遗传咨询会谈的各个环节，从最初与客户设定会谈的目的，到讨论基因检测结果和癌症监测手段。为从适当角度切入风险沟通这一主题，本节首先对典型的肿瘤遗传咨询会谈做一概要介绍。

在下面的章节中列出了一次肿瘤遗传咨询会谈的主要要素（见表 8.1）。

表 8.1　初次肿瘤遗传咨询会谈的主要要素

• 为会谈设定目标 • 采集癌症家族史 • 进行风险评估 • 沟通风险信息 • 讨论和安排基因检测	• 讨论医疗处置手段的选择 • 探究社会心理问题 • 给予适当的转诊建议 • 就随诊计划达成共识

8.1.1.1 为会谈设定目标

目标设定有2个主要组成部分：

- 咨询师的目标——遗传咨询师通常以采集信息或健康教育为目的。咨询师可以对客户说："在这次会谈中，我们将回顾和总结您的家族病史，以确定您是否有遗传的癌症易感倾向"或"我来向您介绍遗传基因检测的优缺点，以帮助你决定是否接受检测"。咨询师还应当说明上述目标是否能够通过这一次会谈就完成。咨询师也可以向客户介绍咨询会谈的主要环节，使其对后续内容有合理预期。
- 客户的目标——客户的目标可能是相当宽泛的，例如"我想了解一些基本信息"或者"什么是遗传基因检测?"其他客户可能有非常明确具体的目标，例如"我们家族有 *BRCA* 基因突变的事情，应该怎样告诉我16岁的女儿?"或者"根据我的家族史，我需要多久做一次结肠镜检查?"咨询师应当认真听取客户的目标，并相应地调整会谈的计划。在少数情况下，咨询师可能会发现客户的目标在这一次会谈期间不能实现，客户可能会对遗传咨询或检测可以提供的信息有错误的期待，或者更适合由其他医务人员接待。在这些情况下，咨询师要再次确认他或她可以为客户提供哪些服务，然后双方需要就各自不同的目标达成一致意见，否则应为客户介绍更合适的医务人员。

8.1.1.2 采集癌症家族史

咨询师通常要采集家族里至少三代人的病史来画出一个家系图，随着时间的推移还可能修改或扩大。一些高风险的咨询项目要求在会谈之前就先收集家族史信息。这可以通过使用家族史问卷调查或接听电话来完成。在会谈之前完成信息采集有助于病案准备并可能节约会谈的时间，虽然家族史应该总是在会谈期间当面确认。对家族中的每个癌症患者收集尽可能多的详细信息非常重要，包括确切的诊断和诊断时的年龄。只要条件允许，癌症诊断应根据医疗文书记录进行确认。(关于采集癌症家族史的更多具体信息参见章节7.1)

8.1.1.3 进行风险评估

一旦完成家族史资料收集，咨询师将根据家族成员罹患癌症的模式来判断家族是否可能有某种特定的遗传性肿瘤综合征。在某些病例中，鉴定一个肿瘤综合征可能需要更多的诊断信息，额外的诊断测试，或遗传基因检

测。(关于家系风险评估的更多具体信息参见章节 7.3)

8.1.1.4　沟通风险信息

遗传咨询师将告知客户患有遗传性肿瘤综合征和发生癌症的可能性。咨询师和客户需要就风险信息展开对话,以澄清可能存在的任何误解,并帮助客户作出接受癌症基因检测或医疗处置的决定。(关于风险沟通的更多具体信息参见章节 8.2 和 8.3)

8.1.1.5　讨论和安排基因检测

许多肿瘤遗传咨询的客户面临是否接受基因检测的选择。关于基因检测的初步讨论可以包括检测是否适当,可能的检测结果,检测的局限性,检测的风险和收益,以及检测过程的物质需求。(关于检测前遗传咨询的更多具体信息参见章节 9.2)

8.1.1.6　讨论医疗处置手段的选项

癌症监测的目的是在出现症状以前发现肿瘤。监控策略包括影像学、内镜、血检、尿检或随机活检。措施可以包括提前在较早的年龄启动,或以更频繁的时间间隔进行标准的癌症筛查试验(例如乳房 X 线检查),以及针对高风险人群使用不太常用的筛查方法(如磁共振)。需要提醒客户,这些肿瘤筛查试验中没有一种是 100% 有效的,并且有可能带来一些可疑的发现,需要进一步检查。咨询师可以为客户推荐适当的专家,帮助他们更频繁地进行评估,或在出现症状时寻求医疗照顾。

8.1.1.7　探究社会心理问题

探究社会心理问题是遗传咨询会谈中更接近"心理咨询"的部分。它涉及评估和讨论客户的情绪状态和反应,以及面对风险信息、遗传检测或医疗处置决定的感受。为加强咨询师与客户的紧密关系,咨询师需要用专业和富有同情心的态度来提供信息,仔细并移入感情地倾听客户的所有反应和问题。(关于社会心理方面的更多具体信息见章节 10.2)

8.1.1.8　作出适当的转诊

有些客户转诊给其他医务工作者可能会更好,包括医学遗传专家、肿瘤专家、胃肠病专家、皮肤病专家或外科医生。有些客户明显适合转诊到另一类专家,如精神健康治疗师、悲伤辅导师、心理医生或社会服务工作者。遗传咨询师可以与客户讨论看其他医生的好处,也可以协助进行转诊。

8.1.1.9 就随诊计划达成共识

在遗传咨询会谈结束时,咨询师和客户应该就后续计划达成一致,包括记录病历,以及预约检测或随诊。遗传咨询师通常会在客户的病历里记录本次会谈,并通常在会谈之后向客户发送信件详细说明和总结本次咨询的讨论、家族史信息和(或)检测结果,还应当鼓励客户如果有任何关于讨论内容的问题,或者得知家族中有新的癌症诊断信息时随时联系遗传咨询师。

8.1.2 肿瘤遗传咨询访谈的类型

接受基因检测的客户通常会被安排 2 次或 3 次遗传咨询(参见图 8.1;关于基因检测过程更详尽的讨论见第 9 章)。如下所述,咨询的目标和讨论内容在每次访谈时会有所不同。

8.1.2.1 风险评估访谈

在首次遗传咨询访谈期间,首要目的是收集详细的家族史,并判断客户是否有某个特定的遗传性肿瘤综合征的风险。讨论和安排基因检测也日益成为首次访谈的理性内容。然而,并不是所有的客户都会在此时准备好接受检测;有些需要保险预授权,其他人对检测有医学上的或情绪上的顾虑。如果客户在最初的风险评估访谈中缺少关键的家族史信息,那么就可能有必要安排后续访问,以便完成风险评估和讨论基因检测的选项。

8.1.2.2 基因检测访谈

本次咨询访谈的主要目标是取得知情同意和遗传检测的样本。检测和风险评估常常结合在一起完成。知情同意过程包括详细讨论可能的测试结果、测试的局限性、风险和收益,以及测试的物质需求,包括各种相关费用。客户还需要被告知他们将如何获知检测结果(例如,在下一次访谈或通过电话)以及大约需要经过多长时间。客户应该被告知可以选择推迟测试或不接收他们的测试结果。

8.1.2.3 结果披露/后续访谈

此时对于部分或全部客户而言,肿瘤基因检测的结果往往在为客户安排后续随诊的电话交谈中披露。通常要求对得到阳性结果或不确定结果的

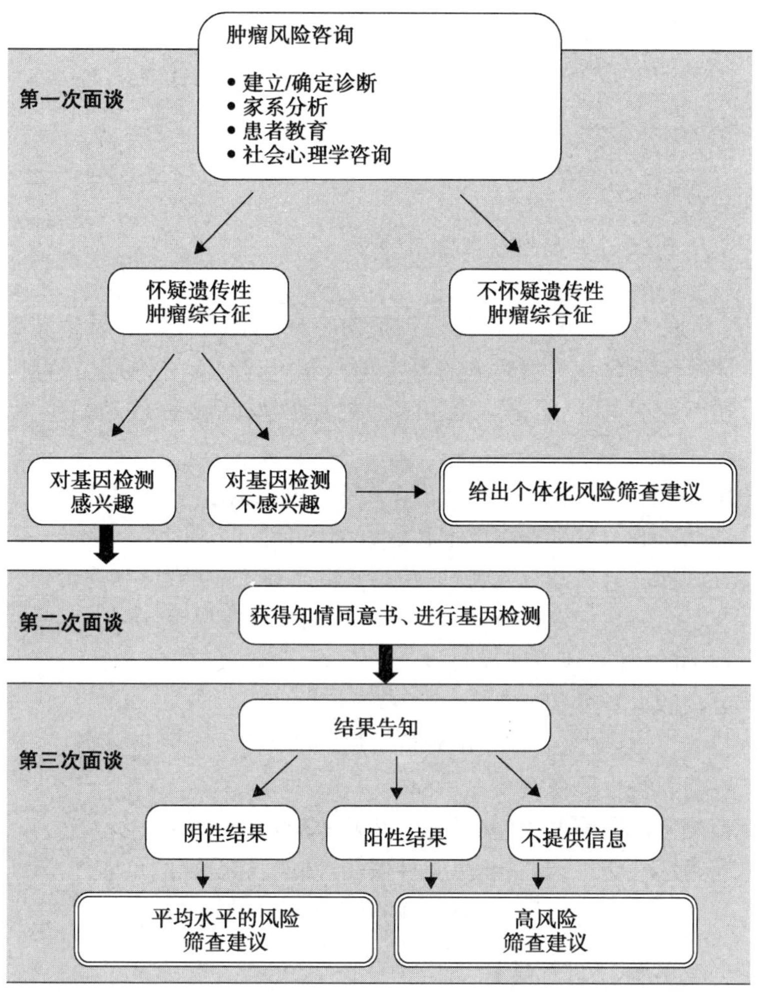

图 8.1　风险评估、基因检测和随访主要目的说明图。来源：Yelland(2004, p. 31). 由 Springer 授权使用

客户进行后续的访谈。结果披露/后续访谈的主要目标是回答有关基因检测结果的问题，并讨论检测结果对客户及其亲属在医疗上和情感上的影响。对于有阳性结果的客户，在这次访谈中有一位医生参加为宜，因为大多数问题都与医疗处置有关。

8.1.3　风险沟通的定义和目标

风险定义为某个特定事件发生的概率。“风险”这一说法也意味着结果具有不确定性，并且至少有一个可能的结果是不合意的。

肿瘤风险沟通的主要目标是为客户提供充分的信息帮助他们做出有关遗传基因检测和(或)医疗处置的决定。客户也可能是代表其子女和亲属来了解风险信息。

一次成功的关于风险的对话应该让客户：

- 增加自我掌控感或安全感
- 减少焦虑和(或)能够更好地应对焦虑
- 对风险有更现实的预计

在肿瘤遗传咨询中，风险沟通包括向客户宣教与其癌症风险和患有遗传性肿瘤综合征的可能性有关的事实信息和统计概率。因此，咨询师必须准确了解当前可用的相关风险信息，并且必须能够有效地将其传达给客户。

肿瘤遗传咨询会谈可以包括以下类型的风险信息：

- 客户或其家族有某种特定的遗传性肿瘤综合征的风险
- 遗传性肿瘤综合征的临床特征，包括它的外显率、表现度和遗传模式
- 估计与某个特定的遗传性肿瘤综合征相关的癌症风险
- 基因检测的风险、获益和局限
- 遗传分析的灵敏度和特异度
- 基因检测得出阳性、阴性或不确定结果的概率
- 遗传性与获得性胚系突变的风险
- 癌症监测和风险降低策略的风险、获益和局限
- 客户若为阳性结果，其亲属患同种遗传性肿瘤综合征的可能性
- 与客户对风险的感知和讨论相关的社会心理问题

8.1.4 客户的风险感知

"风险感知"一词是指客户对个人风险信息的反应、理解和吸收。遗传咨询师需要注意客户透过他们的个人经验和知识过滤实际的风险信息。客户可能在经过一段时间或发生重大事件后改变对风险的看法和态度。例如，曾经自认为不需要担心家族癌症风险的客户，在成为父母或接到异常的癌症筛查试验结果之后，对此问题的感受会有很大不同。

为了使工作更有成效，遗传咨询师需要了解客户对风险信息的感知并由能力相应调整对话。客户的风险意识也影响他们如何利用风险信息进行决策。例如，客户认为的癌症风险程度比他们实际的风险程度更能预测他们是否会接受遗传基因检测。

下面的章节具体阐述决定客户风险感知的因素(见表 8.2)。

表 8.2　影响客户风险感知的因素

• 认知能力 • 文化或民族身份 • 情绪和应对方式 • 家庭互动 • 类比 • 其他信息来源	• 预期负担 • 个人特质和健康状况 • 与疾病有关的个人经历 • 人格类型 • 宗教信仰

来源:Veachetal. (2003);Baty(2009).

8.1.4.1　认知能力

客户对风险的感知可能受到他们对统计概念的理解、抽象思维能力、把握数学概念的自如程度和(或)对医学术语熟悉程度等因素的影响。客户的学习方式也会影响他或她对风险的理解。

8.1.4.2　文化或民族身份

客户对健康、疾病、遗传检测,或对医疗卫生系统的总体看法,受其民族或文化的影响很大。举例来说,在中国长大的客户对癌症风险(以及如何管控这些风险)的态度可能与在美国长大的华裔客户有非常大的不同。遗传咨询师还需要注意,不要想当然地认为某一文化或族群内的所有人都持有类似的观点。

8.1.4.3　情绪和应对方式

当深入思考个人风险时,客户可能会感到恐惧、压力、脆弱、内疚、悲伤、愤怒或羞愧。所有这些情绪体验都可以强烈地影响客户对风险信息的理解和感知。虽然客户探寻风险信息常常是为了更好地抵抗脆弱和恐惧等情绪,但有时压倒性的痛苦感受可能触发心理防御机制,导致客户无法继续进行对话(至少是暂时的)。客户对风险的情绪反应也可能影响客户对基因检测或医疗处置的最终决定。一般而言,对潜在的后果越担心,越不愿意冒这个风险。由于肿瘤是一个非常可怕的结果,一些客户可能会坚持进行遗传基因检测(他们认为这是积极主动的医疗),即使得到有意义的检测结果的可能性很小。风险带来的复杂情绪可以导致各种各样的应对方式,其中一些还可能影响到风险的感知。(有关客户的情绪反应和应对策略的更多信息参见章节 10.1.1 和 10.1.2)

8.1.4.4 家庭互动

客户看待风险的角度往往强烈地受家人的态度和反应的影响。其他对风险反应有影响的因素包括家庭的沟通方式、价值观、支持程度等。家庭成员的种族和地理距离也可以影响到其他亲属的参与程度。一些客户在做出与健康相关的决定时,很大程度上依赖他们亲属的意见,而有些客户则是高度自主地做出决定。

8.1.4.5 类比

类比是大脑在试图将先前的知识和经验与新获得的信息协调起来理解时所采用的一种捷径。类比影响客户风险感知的例子包括:

- 认识多个患者,或感到这种疾病"到处都有"
- 过去对该疾病有过多次和(或)负面的经验
- 在某个方面与患病的亲属有一致或类似的感觉
- 在咨询会谈之前先入为主地坚信自己的风险很高

8.1.4.6 其他信息来源

客户可能已经从各种其他来源收集到一些风险信息,包括他们的私人医生、亲戚、朋友、互联网。客户对信息的来源信任程度越高,越有可能作为事实来接受(并使得咨询师更难以纠正其中存在的错误信息)。媒体高度关注特定的疾病也可能导致客户感觉更容易受到这种疾病的威胁。

8.1.4.7 预期负担

疾病的严重程度也会影响客户对风险的反应。如果疾病是高死亡率和(或)高患病率的,客户接受起来可能会更困难。比起"低负担"的疾病(如普通感冒),客户可能更不愿意冒发生"高负担"疾病(如癌症)的风险。

8.1.4.8 个人特质与健康状况

男性和女性对风险的感知不同,并可能对风险信息的价值有不同看法。例如,二十几岁的客户对风险的感知和六十多岁的客户有很大的不同。客户当前的健康状况也很重要。例如,正在接受癌症治疗的客户可能会感到身体不适或憔悴不堪,使得他们更难集中精力处理这些信息。

8.1.4.9　与疾病有关的个人经历

对疾病有过一些个人经历的客户往往会用自己的经验作为参照系，来理解自己的风险。例如，有亲属死于癌症的客户可能比癌症亲属都幸存的客户在面对个人风险时感到更加不安。有亲身经历的客户可能过高估计自己的风险。咨询会谈相对于癌症经历的时机也可能会影响客户的风险感知。例如，刚被诊断为癌症的客户对风险信息的反应，与从未患过癌症或多年以前患过癌症的客户有很大的不同。

8.1.4.10　人格类型

- 客户的人格类型，也可以影响他/她对风险的感知。大多数的主要人格类型都比较稳定，尽管个人经历肯定可以影响其对风险的看法。例如，一个长期自觉不幸的客户在得知基因检测阳性结果可能不会感到惊讶，但会比实际上的癌症风险感觉更加悲观。下面的人格类型可能会影响客户的风险感知：
- 追求成就或恐惧失败
- 乐观或悲观
- 寻求信息或回避信息
- 承担风险或规避风险

8.1.4.11　宗教信仰

客户的宗教信仰及其与宗教团体的关系可能会影响他们对风险的感知和随后的决定。客户的宗教信仰可以成为重要的社会支持来源，或者，在某些其他情况下，宗教信仰可能会加剧内疚感或羞耻感。

8.1.4.12　风险感知对客户反应的影响

客户对风险的感知可以妨碍客户理解或接受风险信息的能力。遗传咨询师讨论癌症风险信息时，客户可能会想：

- 我不理解这些“如果”和“可能”；它要么会发生，要么不会发生（难以理解概率的概念和进行抽象思维）。
- 哦，我永远理解不了这些医学人士想说的是什么（不懂医学术语，不是听觉型学习者）。
- 我知道我会像我的母亲一样得癌症，因为我跟她看起来很像（类比，悲观）。

- 我眼看着我的两个姐妹得了癌症。关于这个愚蠢的基因我已经知道了所有需要知道的事(个人经验,愤怒)。
- 嗯,我的医生不是这么说的(其他信息来源,信任)。
- 呀,我不想听到这些东西,太吓人了(恐惧反应,回避信息)。
- 过去几年里我努力不去回忆父亲的死,但谈论这个话题使我又重新回想起来,让我如此难过(悲伤反应,个人经验)。
- 这些风险数字可能对大多数人来说是真的,但我不认为与我有关(类比、应对方式、人格类型)。
- 该发生的终究会发生。我要把一切都交给神之手(宿命论、宗教信仰)。

8.2 风险沟通

风险沟通是肿瘤遗传咨询的一个重要方面。除了给出患病风险的数字,咨询师还应讨论其准确性、局限性、相关性、和社会心理等方面的意义。本节介绍了提供定量和定性数据的策略,并为有效的风险沟通和咨询提供更多建议。

8.2.1 呈现风险信息

肿瘤遗传咨询中对风险的描述往往涉及充满歧义和警示的复杂统计概念。概率是许多客户感到迷惑的一个重要原因。某些统计数字如50/50、0和100%,很容易被传达,因为人们往往能够理解“全或无”的情况。不幸的是,在临床肿瘤遗传学中使用的统计数据是很少有这样直白的,因此需要有这么多不同的方式来描述风险。

肿瘤遗传咨询师在向客户告知癌症风险信息时有一系列的数字表述方法可供选择。咨询师可以以多种方式呈现有关风险的统计数字,包括百分比、比值和范围。要知道单一的方法不可能适用于所有的客户。风险的估计可以用不同的方式展现给客户,下面将一一进行介绍(见表8.3)。

表8.3 呈现风险信息的格式

• 数字	• 比率
• 百分比	• 定性描述
• 范围	• 与其他疾病或事件比较
• 比例	• 与一般人群风险比较
• 赔率	• 个体化或结构风险

8.2.1.1　数字

咨询师通常会给客户用些数字来表示风险评估的结果。例如，咨询师可能会说“这个综合征的患者中有 1/4 的人会得乳腺癌”。

8.2.1.2　百分比

在遗传咨询中经常使用百分比。咨询师应该注意有的客户对百分比理解困难（经典的例子是即使受过教育的人也并不总是反应得上来 100 个里有 1 个就等于 1%）。但是许多公开发表的风险评估是用百分比表示的，使百分比格式在遗传咨询中很流行。咨询师可以说“患有这个综合征的女性发生乳腺癌的几率是 25%”。

8.2.1.3　范围

使用范围格式，让咨询师能够给客户展示风险的最低的和最高估计值。当风险评估存在矛盾信息或者目前评估建立在少数案例基础上时，这一方式尤其有用。用范围表述还可以让客户了解到相关癌症风险有所提高，但不是一定的。咨询师可以说“患此综合征的女性有 15% ~25% 的几率发生乳腺癌。”

8.2.1.4　比例

比例就是用发病的人数比上高危人群的总数。咨询师可以说，“如果总共有 100 名女性患有这种综合征，那么其中 25 个会患上乳腺癌。”

8.2.1.5　赔率

赔率（也被称为“胜算”）看来是一种说明风险数字的有效方法。事实上，有些客户对赔率比百分数或分数更容易理解。咨询师可以说，“在这一综合征中，患乳腺癌的赔率是 3∶1，”这意味着不发生乳腺癌的几率是发生乳腺癌的 3 倍。

8.2.1.6　比率

通常在癌症风险咨询中，相对于其他方式而言，比率不是很有用的说法。客户把握比率的概念有困难，甚至用比率这个概念比用百分比或分数更容易使客户高估他们的风险。用比率来说的话，咨询师可以说“患有这种综合征的女性发生乳腺癌的风险比一般女性高 2 倍。”

8.2.1.7 定性描述

使用“高”、“中”、“低”这样的形容词可以帮助客户记住他们的风险估计值。然而,咨询师应当知道客户对这些形容词的理解可能和咨询师想要表达的程度完全不同。例如,客户可能认为“高风险”意味着结局无法避免,而咨询师实际上是想说明有高达40%的风险。因此,在用文字描述之前先提供风险概率的具体数字可能更有帮助。咨询师可以这样说:“正如我前面说过的,这一综合征的女性发生乳腺癌的几率是25%,或者说风险程度中等”。客户也可能会拒绝接受位于风险频谱两个极端的数字(非常高或非常低)。

8.2.1.8 与其他疾病或事件比较

有时将风险估计值与另一种疾病或事件的风险相比较可能会有用。例如,咨询师可以说:“患有这种综合征的女性有四分之一的几率发生乳腺癌,比起与这种综合征有关的主要风险——胃肠道息肉的几率要低。”

8.2.1.9 与一般人群风险比较

与一般人群的癌症风险进行对比,有助于将遗传综合征相关的癌症风险信息纳入到适当的比较范畴之中。它还提醒客户,所有的人都有发生癌症的风险。咨询师可以说:“这一综合征患者一生当中发生乳腺癌的风险是四分之一,而一般女性人群中发生乳腺癌的风险则是九分之一。”

8.2.1.10 个体化的或有参照的风险

在这种策略中,咨询师可以解释客户的真实风险可能比公开发表的估计值略高或略低的原因。例如,咨询师可以说,“这一综合征的妇女有25%的几率发生乳腺癌。但这一数字并没有考虑到你会被仔细监测并采取措施降低乳腺癌的发病风险。”

8.2.2 呈现风险信息的有效策略

有许多不同的方法来介绍和讨论风险信息。本节提供了一些具体策略,帮助遗传咨询师有效地将风险信息呈现给客户(见表8.4)。

8.2.2.1 从客户知道的内容开始

一种有效的咨询技巧是要求客户自己来描述风险信息,然后把这些信

表 8.4　呈现风险信息的有效策略

• 从客户知道的内容开始 • 同时提供定量和定性数据 • 聚焦最相关的事实和数据 • 从正反两面描述风险数字 • 提供绝对风险而不是相对风险 • 解释风险数据的局限性 • 强调风险数字并不保证结果一定会发生	• 描述肿瘤综合征的特征 • 讨论诊断的确定性 • 保持语言简洁 • 使用可视化图像 • 保持灵活性 • 适应客户的偏好

来源：Weil(2000)；Veach et al. (2003)；Baty(2009)；Uhlmann(2009).

息作为讨论的起点。客户对癌症术语的理解和他们对自己风险的了解程度各不相同。有些客户早就意识到家族中有遗传性的癌症易感性，而另一些人则可能在得知这个信息后感到震惊。这样不但可以评估客户对自身癌症风险的知识，也可能有助于确定他们的信息来源。

8.2.2.2　同时提供定量和定性数据

在提供风险信息时，应当鼓励咨询师同时展示具体数值和定性的形容词。使用定量和定性相结合的方法能够最大限度地促进客户对风险的理解和记忆。

8.2.2.3　聚焦最相关的事实和数字

选择与客户分享哪些事实和数字是成为有效沟通者的起点。客户很少需要被告知所有的事实和数据，实际上，引用多个统计数字可能超出客户的理解能力并让客户感到迷惑。咨询师可能要从最重要的风险估计开始谈起，并在确定客户的兴趣和理解程度之后，再进一步提供更复杂、细致的统计资料。另一个技巧是在结束会话时重申客户应当记住的最重要的信息。

8.2.2.4　从正反两面描述风险数字

描述一个事件可能发生的概率和一个事件可能不会发生的概率看起来似乎是多余，但这似乎是一个有用的技巧。同时这也是一个看起来更价值中立的呈现方式。因此，咨询师应该养成一种习惯，说："你有 50% 的几率带有突变基因，还有 50% 的几率不带有突变基因。"

8.2.2.5　提供绝对风险而不是相对风险

尽管教科书里喜欢使用相对风险，但这会给人们带来错误的印象。说一个人患某种癌症的风险增加了200倍，可能实际的风险值却只有6%。前者的说法当然更加惊人，这也是为什么它出现在媒体报道中，但对客户也这样说可能会危言耸听并产生误解。

8.2.2.6 解释风险数据的局限性

之前很少被报道，或者最近才被报道的肿瘤综合征，与之相关的风险估计可能是被夸大的（因为个案报道基于最典型、最引人注目的家系）或基于一个很小的病历系列。随着时间的推移，一些肿瘤综合征相关的癌症风险很可能会改变。可能有更多的相关癌症风险目前没有被知晓，或者随着更多的肿瘤综合征家系被发现而使得风险估计数字发生波动。因此明智的遗传咨询师在给出风险估计时应留有余地。

8.2.2.7 强调风险数字并不保证结果一定会发生

肿瘤遗传咨询中的风险估计，让客户能够对遗传基因检测和医疗处置做出知情决定。然而咨询师应当提醒客户，这些风险数字并不保证任何特定事件一定会发生。癌症的风险估计是健康相关的决策中很有用的数据，但它不是水晶球，不能预测任意一个客户的未来。

8.2.2.8 描述肿瘤综合征的特征

讨论肿瘤综合征应从准确的命名开始，包括正确的发音和拼写，以及标准的缩写（如家族性腺瘤样息肉病，familial adenomatous polyposis，FAP）。肿瘤综合征的描述还应包括遗传方式、外显率和不同的表现度，以及与该综合征相关的肿瘤范畴和其他特征。

8.2.2.9 讨论诊断的确定性

在部分病例中，遗传性肿瘤综合征的诊断是确凿无疑的。但更多的情况下，诊断有一定程度的不确定性。咨询师应当描述与综合征一致和不一致的表现。如果家族病史提示可能有超过一种肿瘤综合征，那么每一个综合征都应该被描述。

8.2.2.10 保持语言简洁

遗传咨询师的任务之一就是将复杂的科学和统计信息用日常语言转述给客户，并且保持原意。总体来说，咨询师解释的语言越简洁，客户越容易理解。

8.2.2.11　使用可视化图像

“一张图片胜过千言万语”这句话对肿瘤遗传咨询师来说非常适用。使用图形来说明概率概念极为有效。建议包括：画图、图表、报纸插图或盛行不衰的 Greenwood 活动挂图。类比也有助于描述一些基本概念如“两次打击”理论(见章节 3.2.2)或遗传家族性基因突变的风险。例如，一个肿瘤易感基因的突变可以类比为：

- 一本书里拼错的单词
- 一套计算机软件程序中的错误
- 一串项链上不同颜色的珠子
- 汽车上的一套有故障的刹车片
- 装满白袜子的抽屉里的一只绿色袜子

8.2.2.12　保持灵活性

对于遗传咨询的各个方面，对所有客户采用同一个风险沟通策略是行不通的。咨询师的关键是评估客户的理解程度、对细节的需求和情绪反应的类型，并相应地展示信息。

8.2.2.13　适应客户的偏好

咨询师应尽量将风险的呈现方式与客户的偏好相匹配。例如，如果提供许多数字给对数字不在行的客户，可能会使客户不知所措或感到迷惑。相反有的客户正在寻求这样的数据，如果咨询师偏偏避免使用确凿的数据，客户会感到越来越沮丧，甚至怀疑咨询师。然而辨别客户喜欢的信息呈递方式并不总是很容易。即使询问客户也不能保证咨询师了解到客户的真正偏好，客户可能无法清晰地表达，或者他们可能会告诉你他们认为你希望听到的答案。

8.2.3　额外的咨询策略和提示

风险沟通不仅仅是陈述相关事实和数字。它更是一个过程，包含了客户对风险的感知和他们作出的进一步澄清或管理这些风险的决定。本节介绍了一些额外的策略，让咨询师更有效地为客户进行风险咨询(见表 8.5)。

表 8.5 风险沟通中有效咨询策略

• 为会谈做好充分的准备 • 语言和非语言信号保持一致 • 注意措辞 • 避免过分安慰 • 警惕个人偏见 • 经常与客户核实 • 注意客户如何看待风险	• 对文化差异保持敏感 • 接受并验证客户的经验 • 讨论客户的情绪反应 • 鼓励提出问题 • 不知道答案时要承认 • 明智地管理时间 • 向客户提供资源

来源:Weil(2000);Veach et al.(2003);Baty(2009);Uhlmann(2009).

8.2.3.1 为会谈做好充分准备

咨询师需要确保在癌症咨询会谈之前准备好所有必要的事实和数据。案例的准备包括了解转诊的理由、有关遗传性肿瘤综合征的遗传模式特征、遗传基因检测的选项、检测的风险和收益,以及可能的医疗处置方法。确定现有风险数据的来源和准确性也很重要。在准备过程中,咨询师还可以考虑在讨论风险时可能出现什么样的问题和话题。例如,一个癌症长期幸存者可能更关心他或她子女的癌症风险是否升高,而新近诊断为癌症的客户可能更关注的基因检测的结果是否会改变治疗或随访计划。

8.2.3.2 语言和非语言信号保持一致

咨询师在和客户讨论时,咨询师的举止、姿态、语调和抑扬变化与当前话题保持一致很重要。咨询师的语言和非语言信号不一致可能会使客户困惑。例如,咨询师过度乐观的举止,可能会使客户在理解高风险数字时下意识地认为情况并没有像数字暗示的那样糟糕。相反地,如果咨询师采取过于严峻的态度给客户解释一个低风险的情况,可能令客户产生过度的担忧。

8.2.3.3 注意措辞

与客户分享风险数据的目的是提供信息,而不是忠告。咨询师需要确保他们对风险的表述方式是非指示性的和无偏见的。此外,咨询师需要对令某些客户感到痛苦或者反感的词汇保持敏感。也许有必要澄清某些词语的含义,或者寻找更容易让客户接受的其他词汇或短语来表达。例如,患有脑瘤或乳腺导管内瘤变的客户可能会因听到他们的诊断被称为“癌症”而感到不满。承认并模仿客户使用的“术语”可以帮助遗传咨询师与客户建立融洽关系。

8.2.3.4 避免过分安慰

咨询师想要安慰在风险讨论中泪流满面的客户是很自然的。然而,重要的是给予客户足够的时间和空间来表达他们的情绪和反应。同样重要的是要认识到,风险信息带来的情感冲击不是咨询师可以或者应当尝试消除的。过度地向客户保证“不要担心”或“没有那么糟糕”可能会被看作是居高临下或者不够诚恳。相反,遗传咨询师应当承认这个噩耗是难以接受的、并提供必要的支持和信息,并探索帮助客户接受这一信息的方法。

8.2.3.5 警惕个人偏见

没有妈妈的女儿、垂死的病人、患癌症的儿童、新诊断的患者,这些悲伤的情况都会拨动咨询师的心弦,妨碍咨询师进行客观的以信息为基础的咨询。另一方面,有可能碰到好争辩的、要求苛刻的、或大惊小怪的客户,可能给咨询师带来不同的刺激。最后,还可能会有某些类型的个案与咨询师自身的情况非常相似,导致咨询师对客户或局面产生过于强烈的共鸣。对咨询师来说重要的是意识到自己的偏见,使得在遗传咨询讨论中能够排除自己的情绪和偏见的影响。遗传咨询师应该总是自省哪些案例能够引发自己强烈情绪反应。咨询师与其他同事或在遗传咨询督导小组内讨论这些类型的病例可能会有所帮助。

8.2.3.6 经常与客户核实

当进行在风险对话时,咨询师只是尝试了解或者猜测客户正在某个方面面临困难是不够的。咨询师应当在会谈期间经常与客户核实,包括询问客户有关风险信息的理解、感知、或应对的问题。暂时中断讨论并让客户有机会处理信息和提出问题也是有益的。这些问题也许可以用一个简单的信息回答,也可以是就风险的某个方面更深入谈话的引子。

8.2.3.7 留意客户如何看待风险

提供数字化的风险估计的一个挑战是同样的数字在不同的客户会以不同的方式解释。例如,同样是有 5% 的风险携带突变基因,有些客户会乐观地认为风险很低,而另一些则认为 5% 的风险高得惊人。影响客户风险感知的因素包括从前的生活经历、应对方式,以及感知到的威胁本质等(关于风险感知的更多信息请参看章节 8.1.4)。咨询师要承认客户的风险认知是主观的个人观点,并不是什么需要纠正的错误答案。

8.2.3.8 对文化差异保持敏感

当与不同种族的客户讨论风险信息时,咨询师要敏感地意识到可能会影响讨论的文化因素。词汇的选择、语言和非语言信号,友好关系,甚至提问的方式都可能受到客户的文化背景的影响。尽管不可预先假设每个来自同一族群的客户拥有同样的价值观，同时仍然有必要认识到，文化差异可能导致咨询师对线索的解读脱离实际。例如在不同文化里，提出问题的倾向或显示情感的程度可能会有所不同。在咨询中借助翻译使对话和医患关系的复杂性再上一层。此外，同样重要的是要认识到，客户可能有比种族或出生地影响更大的文化差异因素。客户可能来自特定的社群，足以影响其对疾病、健康、和风险的看法，例如以宗教信仰为中心的社群（佛教、基督教科学派，哈西德犹太人），或性取向（男同性恋，女同性恋，或变性人）。遗传咨询师都很清楚地认识到，需要以人道和尊重的态度来对待所有的客户。

8.2.3.9 接受并验证客户的经验

遗传咨询师需要考虑客户的经验，以及这些经验在他们的风险感知中可能扮演的角色。例如，客户家里可能也有一些说法解释癌症发生的原因，从暴露于化学物质到吃错了食物。咨询师有时会分心试图“纠正”客户对个人经验的印象或风险感知，这种策略很少奏效。相反，咨询师应该接受这些印象和看法，并在后续讨论中考虑它们。接受这些故事作为客户体验的一部分（而不是简单地抛弃他们），客户会更容易听你的解释恶性肿瘤可能是起源于一个遗传基因的突变。

8.2.3.10 讨论客户的情绪反应

客户可能会被如此严肃地讨论癌症家族史感到强烈担忧，也可能会因为尽管有家族癌症史却被认为是“低风险”而感到恼火。任何强烈的情绪反应都会影响客户听取和处理信息。探索客户对“癌症”和“综合征”这两个词的反应也可能是恰当的。（参见章节 10.2.2 中关于如何提供有效的心理癌症咨询的建议）

8.2.3.11 鼓励提出问题

应当鼓励客户在遗传咨询会谈上提出问题。这有助于形成互动并成为一次真正的对话，而不是一次讲课。它还允许客户成为主动的参与者，而不是被动的听众。咨询师需要认识到，有些客户会不敢或羞于打断咨询师或者要求澄清，因此可能需要鼓励他们提问。只要有可能，咨询师应该尽快回答客户的问题，即使意味着要转换话题。重要的是衡量客户是否对了解答案真正感兴趣，还是出于恐惧或焦虑而不停地向咨询师发问。记住，持续就统计数字的细枝末节或不合逻辑的推论提问可能掩盖了客户潜在的恐惧和无助感。探究这些潜在的感受可能是更好的咨询策略。

8.2.3.12　不知道答案时要承认

如果不知道某一个特定问题的答案,遗传咨询师需要坦诚地告诉客户。新手咨询师可能会担心,承认这一点会降低他们在客户心中的可信度。但有证据表明,事实结果恰恰相反。客户欣赏这种坦诚,并可能带来更深层次的信任和尊重。咨询师可以向客户建议找出答案的方法,也可以提议替客户找到答案。

8.2.3.13　明智地管理时间

遗传咨询师需要有充足的时间向客户解释和探讨风险信息的含义。为了在额定时间内把所有事情都做完而被迫仓促完成各个环节,对咨询师自己或客户都是不好的。首先,这是一个很有压力的咨询方式;其次,如果咨询师的关注重点是时间,则使得咨询师与客户很难建立起牢固的信任关系、评估社会心理因素和鼓励客户提出问题。在时间约束严重的情况下,在会谈开始时让客户了解时间的限制,并共同商议如何设置优先级以最高效地利用时间。咨询师可以放弃或缩短某些与客户当前状况不甚相关的主题,或也可以安排随访或通过电话继续讨论。对于那些特别健谈或容易分心的客户,咨询师应该注意时间,将客户重定拉回到当前的话题是完全可以接受的。

8.2.3.14　向客户提供资源

咨询师通常会向客户提供大量的信息,客户可能希望在会谈结束后复习。可以鼓励客户在讨论过程中做笔记,咨询师还应该提供一些辅助材料。这些资源可以帮助客户确认得到的信息,并允许客户重新回顾,也许是通过不同的格式。有用的客户资源可以包括小册子、事实表格、医学论文、网站链接、支持小组信息和个性化的摘要。此外,客户的问题和需求往往随时间而不同。例如,正在计划组建家庭的 FAP 患者可能想知道后代的风险,以及产前和植入前检测有关的可能选项,但在未来他们提问的核心可能是为自己的孩子进行测试或筛查。咨询师应该始终鼓励客户在未来出现问题时联系他们,但也应该为客户提供替代资源。

8.3　为不同风险程度的客户提供咨询

本节介绍为遗传性肿瘤综合征风险分类为高、中、或低风险的客户提供咨询时的讨论要点(关于风险分类的更多信息请参阅章节 7.3.3)。讨论的要点包括肿瘤综合征的可能性、患癌症的风险、其他家族成员的风险、基因检测的选项和推荐的监测方法。正如本章将要展示的,与面对不同级别风险的客户讨论的要点也不相同。

8.3.1 癌症风险评估:低风险

客户在获知患有遗传性肿瘤综合征的风险较低时,他/她可能会为癌症风险没有如预期的那样高而松一口气。虽然临床项目的主要焦点是发现高风险的客户,让低风险的客户放心也是一个重要的目标。

8.3.1.1 患肿瘤综合征的可能性

可以告诉低风险的客户,没有证据表明他们患有遗传性肿瘤综合征。咨询师可以指出家族中的癌症模式不支持存在肿瘤综合征,从而解释这一结论得出的原因。图 8.2 描述了一个评估为遗传性肿瘤综合征低风险的客户。在这个例子中,咨询师可以向客户解释:"的确,你的母亲患有卵巢癌,

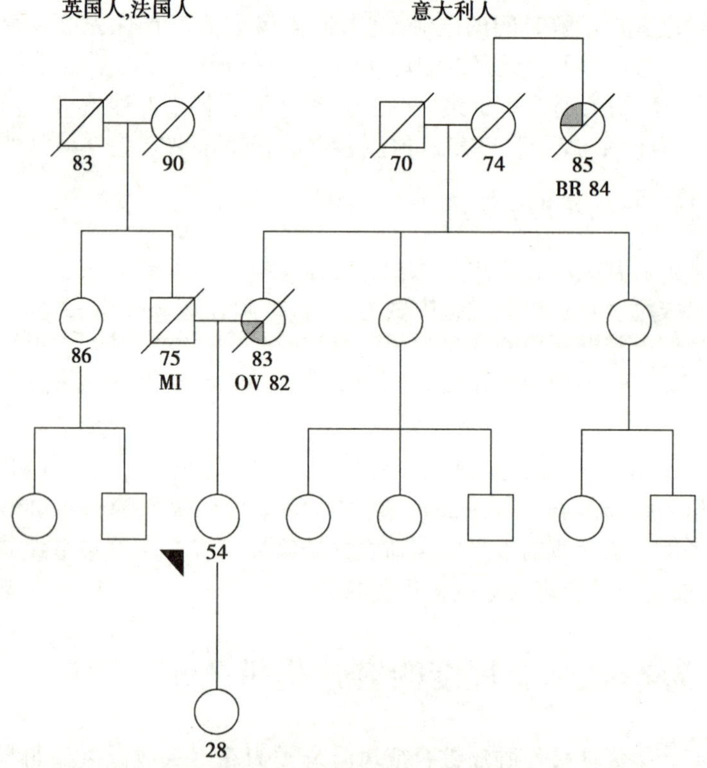

图 8.2 家系图描绘了一个遗传性乳腺癌-卵巢癌综合征低风险的客户。BR=乳腺癌,浸润性;OV=卵巢癌;MI=心肌梗死

你的姑母患有乳腺癌,但是两人都发生在 80 多岁时。此外,在你母亲的家族中没有其他人被诊断出癌症。母亲的卵巢癌是由一个潜在的遗传风险因素造成的可能性非常小。”

8.3.1.2　癌症风险

低风险客户的癌症风险与一般人群的相同。此类信息可以通过美国癌症协会(http://www.cancer.org)或美国国家癌症研究所(http://www.cancer.gov)获得。如果只有一个一级亲属患某种癌症,那么客户发生这种癌症的风险可能比一般人群高 2～3 倍。因此,从共同的遗传和环境因素出发,讨论客户癌症风险的升高是合适的。例如,一个普通的美国妇女一生中有 1.5% 的风险发生卵巢癌。如果母亲被诊断出患有卵巢癌(而其余的家族史基本上是阴性),那么这位女性一生当中发生卵巢癌的风险可能会增加至 6%～9%。

8.3.1.3　其他家族成员的风险

有时客户进行遗传咨询是出于对其他家庭成员,特别是后代和兄弟姊妹的担心。可以告知低风险的客户,他们的亲属处于高风险的可能性不大。参见图 8.2,客户的女儿患上卵巢癌的遗传风险更小,特别是如果客户本人并未患上癌症。

8.3.1.4　基因检测的选择

通常不建议低风险的客户进行遗传基因检测,因为获得阳性结果的可能性极低。从此类检测中获益的可能性很小,并且和其他医学检测一样,可能得出不确定的结果(例如意义不明的变异),徒增不必要的筛查和焦虑。在大多数情况下,咨询师可以劝慰低风险的客户,他们没达到符合遗传基因检测的标准,只要做出建议的理由解释充分,客户可以释然。然而可能有个别客户,尽管先验风险为低,仍然坚持要进行遗传基因检测。例如,如果图 8.2 所示的客户坚持要做 *BRCA1* 和 *BRCA2* 基因的检测,那么她需要被告知,鉴于她没有明显的家族史,保险可能不会报销遗传分析的费用。

8.3.1.5　监测建议

一般来说癌症筛查的标准指南适用于低风险的客户。美国癌症协会、美国国家癌症研究所、美国国家综合癌症网络(http://www.nccn.org)是为低风险(以及高风险)的个人提供癌症筛查建议的优秀资源。尽管客户发生遗传性癌症的风险很低,他们可能有癌症的其他高危因素需要考虑。因此,应当鼓励客户在对癌症监测方案做出任何改变之前,与他们的医生联系。

8.3.2 癌症风险评估:中等风险

遗传性肿瘤综合征中等风险的客户是咨询师最具挑战性的服务对象之一。在中等风险的家系中,癌症的模式可能是遗传的也可能是由于多因素引起的。遗传咨询师的挑战是要在中等风险的家系中找出有遗传性肿瘤综合征的那一小部分。

8.3.2.1 肿瘤综合征的可能性

中度风险客户的范围涵盖从家族史明确提示有某个特定的综合征,到看上去不太可能但又不能完全排除肿瘤综合征的家庭。图 8.3 和图 8.4 为中等风险家系的两个例子。请注意,图 8.3 的家系几乎满足 Lynch 综合征的阿姆斯特丹 II 诊断标准(又称遗传性非息肉病性肿瘤综合征)。相比之下,图 8.4 描述的家系有 Lynch 综合征的可能性不大,尽管不能完全排除。如果客户只能提供有限的家族史信息,或者家属中存在风险的人数过

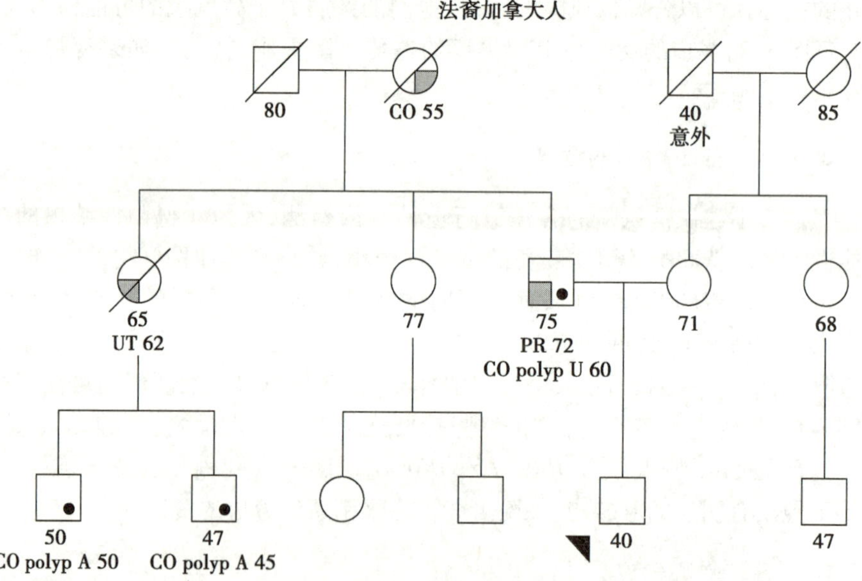

图 8.3 家系图描绘了一个 Lynch 综合征(也被称为遗传性非息肉性结直肠癌综合征)中度风险的客户。值得注意的是,癌症的模式在家族中几乎符合 Lynch 综合征的临床标准(参阅章节 4.17.2)。CO = 结肠癌;COpolypA = 结直肠腺瘤;CO polyp U = 类型不明的结肠息肉;PRO = 前列腺癌

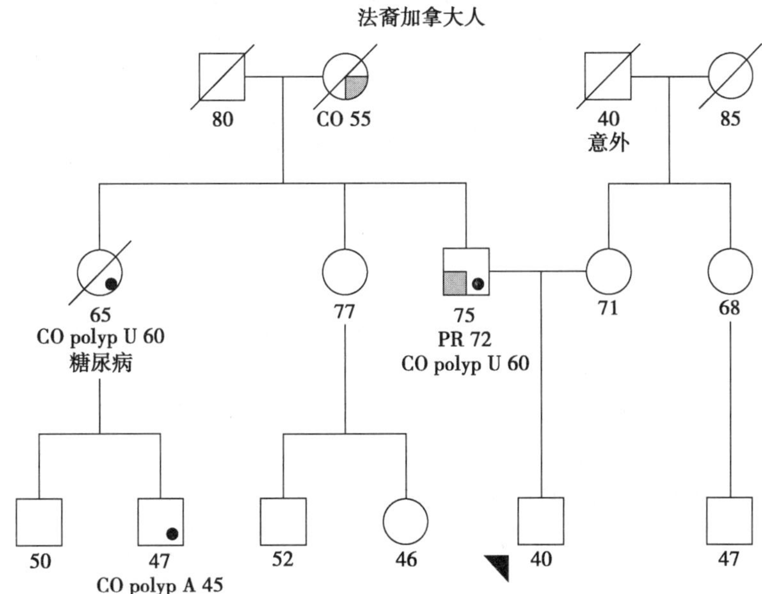

图8.4　家系图描绘了一个 Lynch 综合征中度风险的客户。请注意，在这个家族癌症的模式比图 8.3 家族中的癌症的模式不显著；然而，Lynch 综合征不能完全排除。CO = 结肠癌；CO polyp A = 结直肠腺瘤；CO polypU = 类型不明的结肠息肉；PRO = 前列腺癌

少，咨询师在排除肿瘤综合征时应当谨慎。咨询师应给中度风险的客户提供更多关于可能存在的肿瘤综合征的信息。讨论过程中可能会从客户那里得到更多有助于确诊或者排除肿瘤综合征的信息。只要有可能，诊断应得到医疗文书记录的确认，同时应该鼓励客户如果其家族内部有新诊断出的肿瘤患者，应当与咨询师再次取得联系。如果家族中确实存在遗传性肿瘤综合征，那么随着时间的推移几乎肯定会诊断出新的癌症患者。如果未来几年内没有新的肿瘤病例发生，那么这个家族就不太可能有一个遗传性肿瘤综合征。

8.3.2.2　癌症风险

客户的癌症风险增加的程度将取决于家庭的癌症模式。如果家系几乎满足一个已知的遗传性肿瘤综合征的诊断标准（见图 8.3），客户可以被告知综合征相关的癌症风险。咨询师应该清楚的是，客户的癌症风险可能与患有肿瘤综合征的个体一样高，但也有可能低得多。咨询师可以提供一个风险范围，或针对两种不同的情形（例如，家族里有或没有 Lynch 综合征）给出

两套不同的风险估计。家系只有少数特征符合遗传性肿瘤综合征的客户(见图8.4)也可以用给出范围的形式告知风险。然而在这种情况下,向客户解释时应当强调真实风险处于上限的可能性不大。咨询师在告知客户“可能有”或“可能没有”肿瘤综合征时,需要肯定这些结论是基于可靠的证据,即家系的文字资料,而非屈服于客户的压力而采用某个特定的方式来解读风险或安慰他们。

8.3.2.3 其他家族成员的风险

如果客户被评估为癌症风险有中等程度的升高,那么其他家族成员的癌症风险也可能升高。在某些情况下,家属可能比客户的风险更高。例如,在图8.3中,两个患有腺瘤的表姐妹可能比客户的风险更高。对于这类中度风险的家族,可能更适合于提供一般的风险信息而非一个确定的数值,并把重点放在改进全家的癌症风险评估上。

8.3.2.4 基因检测的选择

中等风险的家族也许是从基因检测结果中获益最大的。一个阳性的结果将确认遗传性肿瘤综合征的存在,而一个阴性的结果则可以降低——尽管不是完全消除——遗传性癌症的可能性。按照规则,来自中等风险家族的客户应该推荐进行临床上现有的基因检测。如果检测只在研究的基础上可用,那么咨询师需要先确定客户是否符合入组标准,再将测试作为一个选项提供给客户。

8.3.2.5 监测建议

没有针对中等风险家族癌症监测的标准指南。监测建议通常是基于家族中癌症发生的具体模式、综合征相关的癌症类型和检测手段的可行性、实用性,以及创伤程度。中等风险的客户通常建议中等风险的客户接受部分或全部适用于特定肿瘤综合征的专门监测项目,和(或)采取更频繁的监测频率。医疗处置建议应当由相应的专科医生与客户的个人医生沟通后提出。然而也可以由咨询师列出可能的医疗干预选项和进行适当的转诊。随着时间的推移,监测结果可能会修正客户患遗传性肿瘤综合征的几率。例如,咨询师很可能建议图8.3描述的客户做一次基线的结肠镜检查,并转诊给消化科医生。同样为中度但风险不那么高的客户,例如图8.4描述的客户,可以等到50岁以后再开始结肠镜检查,但基于其结肠癌家族史,可能会被建议每5年而不是每10年接受一次结肠镜检查。

8.3.3　癌症风险评估:高风险

从某种意义上说,为高风险客户咨询是最直接了当的。咨询师可以利用肿瘤综合征相关的公开数据、风险估计、基因检测选项和相应的监测方案。

8.3.3.1　肿瘤综合征的可能性

高风险家族的癌症发病模式与遗传性肿瘤综合征的诊断标准完全符合或是高度近似。咨询师应该描述该遗传性肿瘤综合征的特征并与客户个人和家族史进行比较。如图 8.5 所示的家系,应该告知客户她的家族癌症模式符合遗传性弥漫型胃癌(HDGC)综合征标准。接下来咨询师可以描述 HDGC 综合征的特点,包括告知客户患上 HDGC 的风险是 50% 或者二分之一。客户可能需要时间来调整自己,并可能会产生各不相同的反应,可能会满足于得知确切病因,但也可能会对答案产生怀疑或恐惧。有些客户可能想知道为什么这样的诊断过去从未被提出过,他们可能会怨恨过往的医生,或寄希望于咨询师的评估是错误的。因此给客户提供书面的文献、支持小组和其他资源的信息是很有必要的。咨询师还应为客户提供情况说明书、小册子、网络资源、支持团体或组织的信息。鉴于需要向高风险客户传达的

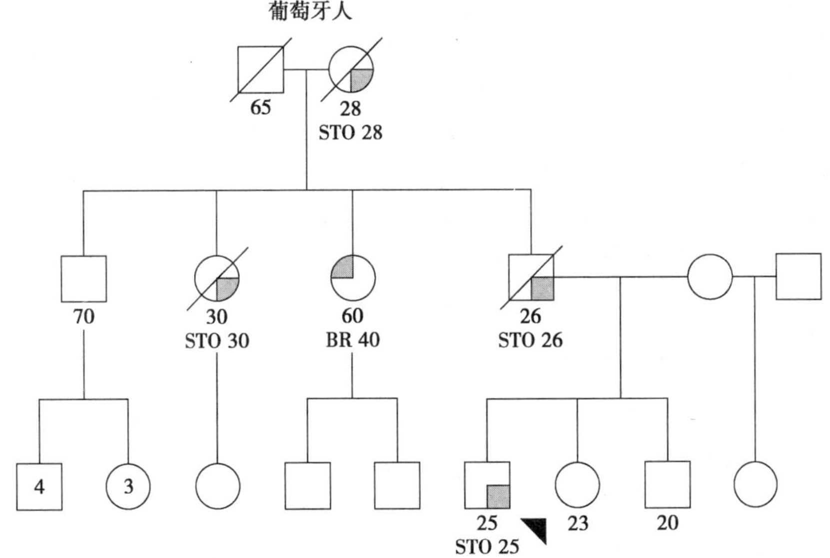

图 8.5　家系谱描绘的是一个遗传性弥漫性胃癌(HDGC)综合征高度风险的客户。BR = 乳腺癌,浸润性;STO = 胃癌,弥漫性

信息的数量和复杂性，咨询师在稍后的电话随访或复诊时复述这些信息可能会有所帮助。

8.3.3.2 癌症风险

在一小部分肿瘤综合征中，某些特征的存在能够明确地指示客户有遗传的癌症易感倾向和相关的癌症风险，例如基底细胞痣综合征、家族性黑色素瘤、神经纤维瘤病等。然而，大多数的遗传性肿瘤综合征，无法通过外貌体征来区分携带者和非携带者。因此，高风险客户的癌症风险通常是基于该综合征相关的癌症风险，客户在家系中的位置，以及该综合征的遗传模式来估计。患者的年龄和性别也可能会影响癌症的风险，这取决于综合征的具体类型。例如可以对图 8.5 中描绘的客户说：假如她确实患有 HDGC，则她有大约 80% 的风险会发生弥漫型胃癌，约 40% 的风险发生乳腺癌。但是，咨询师也要提醒客户，她还有 50% 的可能性没有 HDGC。

8.3.3.3 其他家族成员的风险

其他亲属患有综合征的可能性很大程度上取决于他们在家系中的位置。年龄和性别也可能会影响他们患综合征相关的恶性肿瘤的风险。大多数综合征的外显率小于 100%，因此某个个体未发病，并不能排除其子代的风险。然而对于一定规模的家系，有可能确定最高风险在家族的哪个分支中。遗传咨询师应该让客户知道哪部分亲属有较高的风险，并帮助客户在家族中传达信息。方式可以包括为客户写一封给家庭成员的信，或者当其他亲属有客户解答不了的问题时提供帮助。图 8.5 中的客户可能能够意识到，她弟弟的风险是升高的，但还应该提醒她父系的表/堂兄弟姊妹（尤其是两个姑姑的后代）患 HDGC 的风险也是升高的。咨询师还可以向客户保证，她的妹妹并不高危，因为不是出自同一个父亲。

8.3.3.4 基因检测的选项

临床上遗传检测可用于大多数常见的遗传性肿瘤综合征。应向高风险客户提供基因检测以搞清确切的遗传性基因突变。遗传基因检测鉴定为阳性不但可以明确诊断，而且可以知道其他家庭成员应当针对哪个基因进行检测。在图 8.5 所示的家系中，客户的哥哥新近被确诊为弥漫性胃癌，是 *CDH1* 基因检测的最佳人选。如果在家族中发现 *CDH1* 基因的突变，客户和其他亲属则有机会接受预测性的基因检测。遗传咨询师还需要提醒客户，基因测试可能检测不到家族中特有的基因突变。此外,阴性结果并不能排除疑似遗传性肿瘤综合征的临床诊断。没有得到阳性结果仅仅意味着家族中潜在的遗传突变在当前的技术条件下检测不出。

8.3.3.5　监测建议

有特定遗传性肿瘤综合征高风险的客户通常需要监测与综合征相关的癌症(前提是有可行的监测方法)。与风险较低或中等的客户相比,高风险客户通常会被建议在更年轻的年龄开始,并以较高的频率接受专门的筛查。遗传咨询师可以为肿瘤综合征患者总结已经公开发表的风险数据和指南,并讨论筛查建议的合理性和局限性。然后咨询师应将客户转诊给在治疗遗传性肿瘤综合征患者方面有经验的专科医生。图 8.5 中所示的客户应建议经常进行上消化道内窥镜检查,并考虑染色质色素内镜、胃黏膜活检、甚至预防性胃大部切除等选项。如果家族中发现了特定的 *CDH1* 基因突变,则等待客户完成相应的遗传基因检测来明确客户的癌症风险是合理的。如果证实客户有家族性 *CDH1* 突变,那么今后她将需要按照 HDGC 综合征患者的筛查指南接受筛查(参见表 5.8)。如果客户检测家族性 *CDH1* 突变为阴性,那么除非有其他危险因素,否则她不需要筛查胃癌。

8.4　案例分析

下面的三个案例说明在风险咨询的讨论过程中可能出现的挑战。

案例 6:"我们非得谈这个吗?"

当遗传咨询师第一次提到"结肠"和"直肠"这两个词,18 岁的 Marcus 做了个鬼脸,并且用手捂住了自己的耳朵。咨询师改用"肠"和"肠子",但这两个词似乎让 Marcus 更不自在。咨询师不得不停止介绍家族性腺瘤性息肉病(FAP)这个病,并试图重新介绍。

Marcus 的家族在高危 GI 门诊很出名。大约 10 年前他的家族被临床诊断为 FAP。当时,Marcus 的两个哥哥在基线结肠镜检查时发现了多发结直肠腺瘤,接着他们都接受了全结肠切除手术。但他们对于给家族成员进行基因检测的建议不感兴趣。Marcus 和他的妹妹在首次家访时还太年幼,在他们 13 岁时进行了结肠镜检查,结果为阴性;从那以后再没做过筛查(见图 8.6 所示家系)。

由于母亲已经死于癌症,Marcus 和他的兄弟姐妹都与外婆一起生活。他们的亲生父亲也去世了。这个家庭最初居住在百慕大群岛。

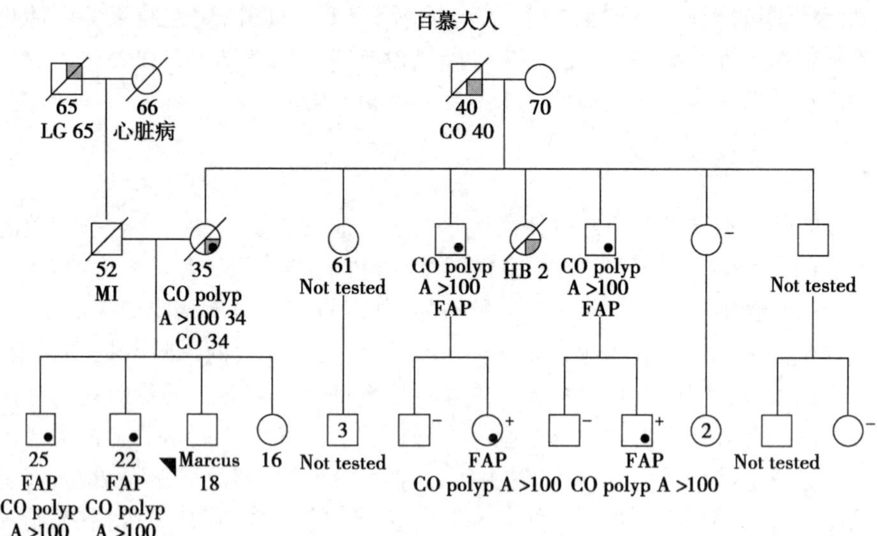

图 8.6 Marcus 的家系图。他的家族被临床诊断为 FAP（详见正文）。LG＝肺癌；CO＝结肠癌；CO polyp A＝结直肠腺瘤；HB＝肝母细胞癌；MI＝心肌梗死

大约 6 个月前，Marcus 的一个表兄弟同意接受基因检测，并发现携带有 *APC* 基因的一个突变。由此可以不经过结肠镜检查就有可能确定哪些亲戚有结肠息肉病的风险（大多数的亲戚都没有做肠镜）。*Marcus* 的外婆接到了关于 *APC* 阳性突变并鼓励高危亲属接受检查的信。今天的预约目的是为 Marcus 安排基因检测，并根据结果安排适当的筛查程序。Marcus 的妹妹则预约在另一次门诊。

遗传咨询师看着 Marcus 瘫在椅子上，反戴着一顶棒球帽。他看起来很苦恼。这个咨询师决定尝试单刀直入。"好吧，Marcus，这不是什么有趣的事。我敢说你一定不希望在这儿待着，是不是？"

"你说对了，"Marcus 重重叹了一口气说。

"我当然理解。但是你的外婆担心你的健康。你也想要保持健康，对吗？"

Marcus 耸了耸肩："我想是的。"

"我们也希望如此，这意味着我需要告诉你一些事情，医生也需要跟你谈。"

"我知道"，Marcus 又叹了一大口气。

咨询师觉得 Marcus 愿意接受信息，但显然没有兴趣参与讨论。她想要找到一种更好的沟通方式。她试着先和他聊天，但许多时候回答只有一个

字或是耸耸肩。她不认识他帽子上的符号,不知道是不是运动队或者乐队的标志。猜测错了的话,可能会使情况更糟了,所以她决定使用一个不同的方法。

她把表格和笔放在一边。"好吧,这么说吧。医生和我各有一些事情需要和你谈论。每次我与客户会谈,都需要谈三个话题。首先,我需要了解家族史,这个我已经从你的表兄和外婆那里问到了。所以我们可以跳过这个话题。其次,我需要向你介绍 FAP 的特征,这是我们刚刚说到的。第三个主题是血液遗传基因检测。我们完成得越快,你就越早能离开这里。让我们尽快完成 FAP 的话题,进入下一个主题的讨论。你觉得如何?"

Marcus 耸了耸肩,同时点头说 OK。咨询师觉得这是个情况转好的兆头。

"我们刚刚谈到 FAP 的特征。但这个似乎让你显得不舒服。你觉得这个话题会让你感到担心或是紧张吗?"

"那倒不是。只是有点儿……"Marcus 开始说道。他在椅子上扭来扭去。然后,他突然说"我们非得谈这个吗? 很难开口……我的意思是毕竟你是一个女孩……"

咨询师突然开始理解了,他觉得跟她谈论胃肠道和身体机能很尴尬。她一直集中注意力在考虑可能的文化差异,以至于没有想到性别与年龄因素。她原以为自己比较年轻会让她与 Marcus 沟通起来容易;相反,这一点似乎使他更不舒服了。

"我想我明白问题在哪儿了。是否让男性和你谈论 FAP 的特征会感觉更自然一些,比如由医生来说?"咨询师对于性别上的区别对待有些不满,但她尽可能把这些情绪放在一边。

Marcus 点头。

"好的。这样如何,我不会给你讲更多的关于 FAP 的细节,我也不会再问关于你身体健康的问题,只要你答应跟医生讨论这两个话题。怎么样?"

"成交",Marcus 说,他甚至给了她一点儿笑容。

"很好。那么我们开始最后一个话题,关于基因检测。基因检测是你想做的吗?""好吧,不是我想做的,"Marcus 说,"但我会去做。因为外婆很在意这个。"

"嗯,我说这话听起来有点儿蠢,不是吗? 没有人'想要'做这样的检测,"遗传咨询师同意道"不过听起来你是同意进行检测的。你知道,这是你的决定。"

"是的,我明白,"Marcus 说。

咨询师问他是否想让外婆也加入他们的讨论。Marcus 同意并且有外婆在场时他似乎显得更轻松。咨询师简单地介绍了测试。她温和地提醒 Marcus 即使在 13 岁时没有查出息肉,他仍有可能有 FAP。然后她说 *APC* 基因检测结果阴性将意味着 Marcus 直到他 50 岁都不需要做更多的结肠镜检查了。"那就太好了,"Marcus 很高兴地笑着说。他的外婆也表示赞同。

他们结束了这次咨询。咨询师告诉消化科医生她在与 Marcus 的咨询会谈期间已经完成和没有完成的话题。消化科医生同意给 Marcus 介绍 FAP 的特征和采集病史。后来,医生告知咨询师,他和 Marcus 交流时也是很艰难的,这让咨询师觉得自己和 Marcus 的互动没那么糟糕。Marcus 的 *APC* 测试结果还没出来。

案例 6 小结:咨询师在与客户沟通癌症风险和检测选项时,如果客户感到尴尬或不合作,应该如何进行咨询。

案例 7:"你是说我将来会得胰腺癌。"

Siobhan 的名字是纪念 50 多岁时死于胰腺癌的外婆。Siobhan 的母亲去年死于同样的疾病。Siobhan 担忧自己的风险是可以理解的。她来咨询时带来了她妈妈和外婆的医疗记录证实她们都是原发性胰腺癌。

咨询师首先感谢她提供了确诊的医疗记录,然后继续采集个人史和家族史信息。Siobhan 回想起最近从上臂上切除了一个早期黑色素瘤。咨询师注意到 Siobhan 白皙的皮肤,并询问她的种族。Siobhan 告诉他,她的母亲是爱尔兰人,父亲是英国和丹麦通婚的后裔。

收集了家族史的其他信息后,咨询师给 Siobhan 展示了她的家系图(图 8.7)。这个家族很明显地有胰腺癌的聚集。除了 Siobhan 的母亲和祖母外,一位母方的表哥据称也是死于胰腺癌。

咨询师借助挂图和插画描述散发性和遗传性肿瘤之间的差异。他接着解释说,遗传性胰腺癌可能是由一个特定基因的突变引起的,但到目前为止,研究人员只发现了很少的几个与遗传性胰腺癌相关的基因。这意味着,目前可用的基因测试很少能够确切地鉴定出遗传性胰腺癌的致病基因。Siobhan 问了关于每个图的细节问题,并做了大量的笔记。

"你是说我将来会得胰腺癌,"Siobhan 平静地就事论事地说。

咨询师吃惊地眨了眨眼,因为他不认为他有这么说过。

咨询师说"嗯,其实我想说的并不是这样。你可能有更高的几率会得胰腺癌,但我们现在还不能肯定。首先,我们不知道你家族里是否有肿瘤综合征。即使有,你也可能没有得这个病,因为你可能没有遗传到突变的致病基因。即使你遗传了突变的基因,你也可能永远不会得癌症。这是一系列的

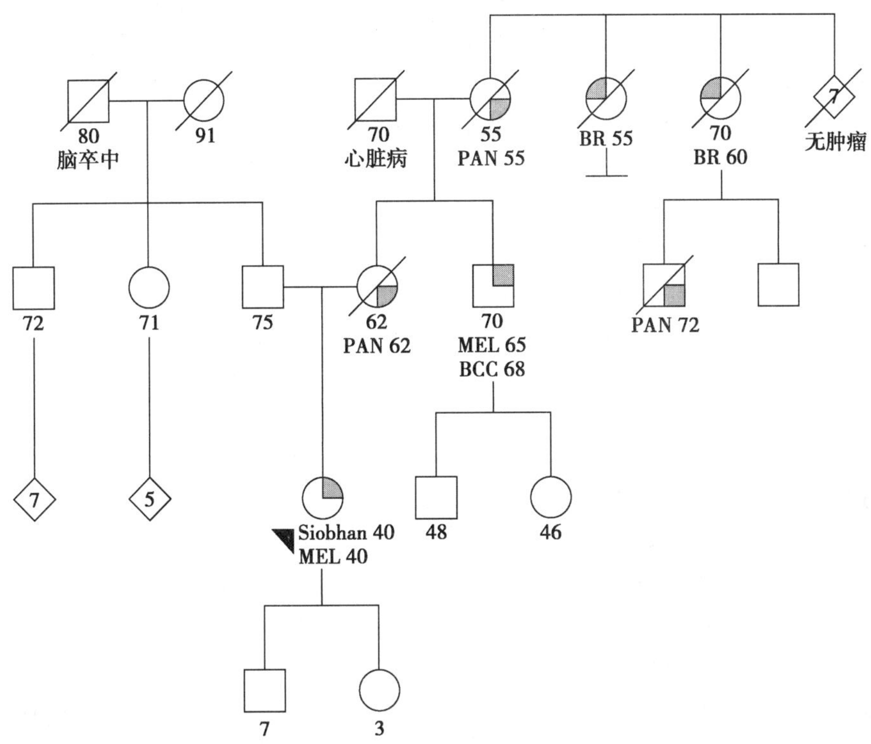

图 8.7　Siobhan 的家系图。她的父系亲属是英国人和丹麦人,母系亲属是爱尔兰人。BR = 乳腺癌,浸润性;PAN = 胰腺癌;BCC = 基底细胞癌;MEL = 黑色素瘤

‘如果’,这听起来合理吗?”

“当然,”Siobhan 一边做记录一边说,“但看起来肯定是遗传的。而且既然我已经得了癌症,我肯定有基因突变。我很担心我的孩子。可以给他们做检测吗?”

遗传咨询师意识到,客户正在从他所说的话跳跃到她自己的结论上。鉴于她对胰腺癌的恐惧,他不能责怪她。咨询师决定回答得更实在一些,延续她的问题来深入讨论癌综合征的可能性,而不是重申她和她的孩子可能并没有遗传性胰腺癌的发病风险。

“能够为你的孩子做检测是遗传咨询和检测的主要好处之一。下面是检测之前我们需要做的步骤:我们需要谈谈你的家庭可能有的遗传性疾病。然后我们需要从家族里选择一个人接受检测,以便找出导致癌症的家族遗传基因。如果我们找到癌症的遗传病因,那么我们也可以给您的孩子和其他亲属做检测。然而,有一些家庭中找不到明显的遗传病因。那样的话,基

因检测并不会有作用,但是每个家族成员都要高度警惕任何癌症的迹象。"

Siobhan 记录完后,咨询师重复信息以确保她记录正确,并再次强调需要完成几个步骤才可以进行测试。

看着自己刚刚做的记录,Siobhan 紧张地咬着笔,问道:"你觉得我们家有什么样的遗传疾病?"

咨询师说 Siobhan 的家族可能是家族性非典型痣黑色素瘤(FAMM)或者遗传性乳腺癌-卵巢癌综合征(HBOCS)。咨询师描述了这两个综合征的典型特征,但强调 Siobhan 家族具有其中任何一个综合征的可能性都很小。

Siobhan 非常担心她可能同时有咨询师所说的两个综合征。咨询师解释说,这种可能性极其小,并重申,大多数胰腺癌患者没有其中任何一种遗传性综合征。

Siobhan 看看她的笔记说,"嗯,我看起来很显然是 FAMM 综合征,因为我有过黑色素瘤。我肯定是得了这个病,对吗?"

咨询师耐心解释散发性黑色素瘤和 FAMM 相关的黑色素瘤之间的差异。他说,很难区分 Siobhan 的黑色素瘤是由于她白皙的皮肤(和臭氧层消失)或者是由一个遗传性肿瘤综合征导致的。他接着解释说,大多数 FAMM 患者会有多个异型增生或形状异常的痣。

Siobhan 立即给咨询师展示她肩膀和脖子上的几个外观正常的小雀斑(痣)。在确定 Siobhan 定期看皮肤科医生后,咨询师表示这些雀斑看起来不是异型增生。然而,他也强调,这不是他的专长,并鼓励她如果还是担心这些雀斑,应该与她的医生确认。此外,他还提醒 Siobhan 皮肤白皙的人在暴露于大量的阳光照射后更容易得黑色素瘤和其他皮肤癌。Siobhan 承认在她年轻的时候经常长时间的待在阳光下,儿童时期还有几次严重的晒伤。

接下来遗传咨询师将谈话转向了检测。Siobhan 急切地签署了 TP16 和 BRCA 基因检测的知情同意书。当他们结束会谈时,咨询师问她是否还有其他问题。

"哦,我有很多很多问题。但我可以等到检测结果出来," Siobhan 说。咨询师说这个打算是对的。

案例 7 总结:本案例给出了在客户对癌症风险有误解时,咨询师如何处理的建议。

案例 8:"我现在没法专心做任何事情。"

Nina,34 岁,最近刚刚完成了乳腺癌的治疗,她是 1 年前确诊的。Nina 回忆说,她在预产期前 4 个星期注意到乳房上的一个肿块。她说她确诊后的几个月过得令人眼花缭乱。她做了紧急剖宫产生下她的第二个孩子,并立即开始一个疗程的新辅助放射治疗,以缩小肿瘤。然后她做了乳房肿瘤切除术,几个疗程的化疗,目前正服用他莫昔芬。

遗传咨询师聆听了 Nina 讲述过去一年的经历,然后问 Nina 现在感觉怎样。

“我还好,”Nina 说,虽然她疲惫和凌乱的外表出卖了她的语言。“我总是很累,但我想对于有两个不到 5 岁孩子的妈妈来说是很正常的。”

遗传咨询师在心里记下了在本次会谈的后半部分还应进一步探讨这个问题,但眼下仍要继续收集家族史。当完成家系图后,她把它展示给 Nina 看(见图 8.8)。鉴于 Nina 被诊断出乳腺癌时异乎寻常地年轻,讨论 *BRCA* 基因检测是恰当的,但从家族史的其余部分来看,Nina 患遗传性乳腺癌的可能性不大。

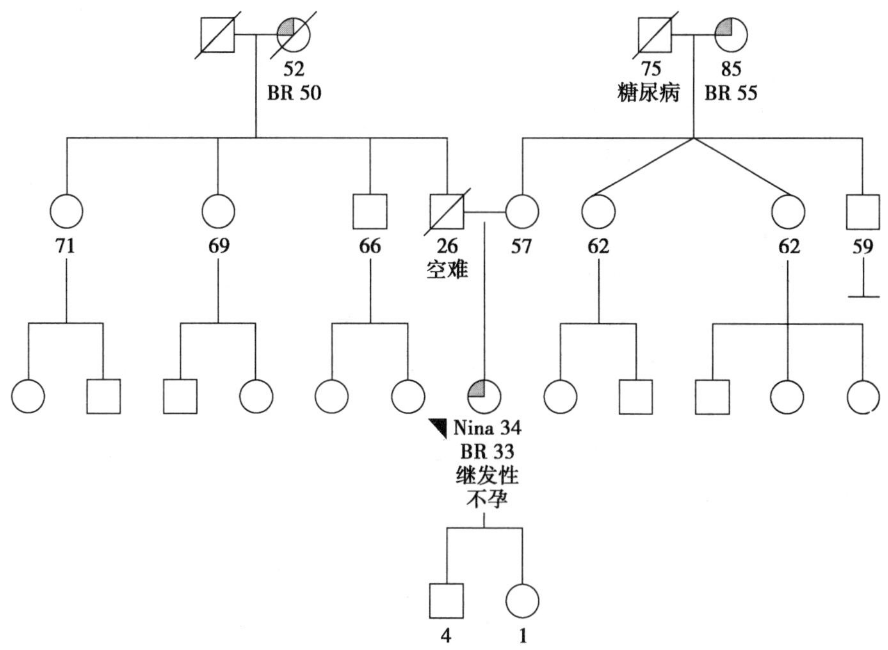

图 8.8 Nina 的家系谱。BR=乳腺癌,浸润性

咨询师用客户的家系图来描述支持和不支持遗传性乳腺癌的特征。咨询师拿出了一套示意图和统计表格,但在她开始对遗传学做出基本描述之前,咨询师注意到 Nina 看起来很担心,便问她是否有什么地方不对。

Nina 抱歉地说:“我必须承认,我的数学和科学不是很好。”

“没关系,”咨询师安慰到“我会慢慢来。如果你有不明白的事情请告诉我。”

接着咨询师介绍了 *BRCA1* 和 *BRCA2* 基因，和它们与癌症风险的关系，以及遗传基因检测的参数。Nina 问了几个基本的问题并且不停地道歉她“就是听不懂。”当 Nina 第三次问同样的问题时，咨询师意识到客户根本无法集中注意力进行谈话。他把图表放下来，并转移了会谈的焦点。

“让我们休息一会儿。你说的没错，这些问题很复杂。而且有时当我们的大脑里充满了其他的东西，就很难再接受任何其他东西。”咨询师犹豫了一下，如何在不冒犯客户的前提下询问客户是否精神/情绪正常。她决定先问几个一般性的问题。“听起来你刚刚过去的一年真的很艰难。”

“确实很不容易，”Nina 同意道。“谢天谢地它已经过去了。”

“谈论这种事情觉得有困难吗？”咨询师指着家系图和 BRCA 基因的示意图说。

“哦，不，”Nina 说。“我需要得到所有的事实。我知道这个测试对我来说有多重要。”

咨询师觉得 Nina 是在挑咨询师想听的说。咨询师意识到她必须采取更直截了当的做法。她深吸了一口气并且尽量委婉地说，“我注意到，你似乎不能把注意力集中在我们的谈话上。我知道数学和科学不是你擅长的，但似乎还有别的原因。你自己注意到了吗？你意识到这是个问题吗？”

最初感觉 Nina 似乎要否认有任何问题，但是随后她的眼睛充满泪水。“是的，这是个问题。我现在似乎没法集中注意力于任何事上。我甚至连报纸都看不了；我的心里总是胡思乱想，我也不知道我怎么了。我对任何事情都情绪激动。我不知道自己出了什么毛病。我已经变得不是我了。当知道自己得了癌症时几乎没有哭过。我只是想马上开始治疗。只有我始终保持积极的态度。我的丈夫崩溃了，我的妈妈也崩溃了，我是那个保持一切正常运转的人。看看我现在，真是一团糟。虽然我整天都很疲劳却没有办法入睡。光是挨过每一天就耗尽了所有的能量。最细微的事情也能让我哭泣，然后我就开始重温整个经历，并且被癌症会卷土重来吓得要死。这太疯狂了。”

遗传咨询师给予了一些同情的回应，但大多数时间只是听 Nina 说话。然后她解释说，考虑到她所经历的一切，Nina 的无力感其实是很正常的，并且随着时间的推移情况会有所好转。咨询师解释说，这一部分是由于化疗的副作用，一部分是由于情绪的原因。癌症患者一直保持注意力集中在治疗上，直到必要的治疗结束，然后就崩溃了是很正常的事情。

当 Nina 把眼泪擦干后，她说，听到自己不是发疯了是一种解脱。咨询师也同意 Nina"没有发疯"并且提醒她，她在过去一年里经历了两个巨大的生活事件——生下一个孩子，以及诊断出癌症。睡眠和日常活动有困难毫不奇怪！咨询师然后问 Nina 是否曾与心理治疗师或心理医生交谈过。

"不，我从来没有想过这样做，"Nina 承认道。"我只是不断告诉自己应该为拥有两个漂亮的孩子们和癌症正在得到缓解而感到多么感激。"

"当然，对于我们所拥有的感到感激总是很好的。但是给予自己时间和空间来体验其他可能会有的情绪，包括悲伤，恐惧或愤怒也是很重要的。我们医院有一个很好的心理医生。我想为你安排一次预约，和她见见面。这样可以吗？"

Nina 想了一会儿，然后同意与心理医生见面。遗传咨询师为 Nina 预约了下周去看心理医生。咨询师也联系了 Nina 的肿瘤医生，当晚肿瘤医生给 Nina 打了电话并开出了低剂量安眠药的处方。

Nina 和咨询师同意在未来 6 个月里暂时搁置关于基因检测的讨论。咨询师让 Nina 打电话给她，只要她想谈谈，并答应可以在几天之内为她安排检查。

大约 1 年后，Nina 回来接受遗传咨询和检测。这一次一切都进展得很顺利。

案例 8 总结：这个案例提供了咨询师在风险沟通时遇到客户无法集中注意力或者不能理解时的处理建议。

8.5　扩展阅读

Baty, BJ. 2009. Risk communication and decision-making. In Uhlmann, W, Schuette, JL, and Yashar, BM (eds), A Guide to Genetic Counseling. Wiley-Blackwell, Hoboken, NJ, 207–250.

Dixon, SD, and Konheim-Kalkstein, YL. 2010. Risk Communication: a complex process. In LeRoy, BS, Veach, PM, and Bartels, DM (eds), Genetic Counseling Practice: Advanced Concepts and Skills. Wiley-Blackwell, Hoboken, NJ, 65–94.

Eeles, RA, and Murday, VA. 2004. The cancer family clinic. In Eeles, RA, Easton, DR, Ponder, BAJ, and Eng, C (eds), Genetic Predisposition to Cancer, 2nd edition. Arnold Publishers, London, 391–403.

Hopwood, P, Howell, A, Lalloo, F, et al. 2003. Do women understand the odds? Risk perceptions and recall of risk information in women with a family history of breast cancer. Community Genet 6:214–223.

Uhlmann, WR. 2009. Thinking it all through: case preparation and management. In Uhlmann, W, Schuette, JL, and Yashar, BM (eds), A Guide to Genetic Counseling.

Wiley-Blackwell, Hoboken, NJ, 93–131.
Veach, PM, LeRoy, BS, and Bartels, DM. 2003. Collaborating with clients: providing information and assisting in client decision making. In Facilitating the Counseling Process: A Practice Manual. Springer, New York, 122–149.
Weil, J. 2000. Nondirective counseling, risk perception, and decision-making. In Weil, J (ed), Psychosocial Genetic Counseling. Oxford University Press, New York, 117–152.
Yelland, JM. 2004. Genetic counseling for inherited cancer syndromes. In Ellis, CN (ed), Inherited Cancer Syndromes: Current Clinical Management. Springer, New York, 30–60.

第 9 章

基因检测和遗传咨询

我知道有些女性害怕基因检测，但是……。当我感觉特别消极悲观时，我禁不住想，即使我因为癌症不能存活，但检测可能拯救家族下一代。

(*Marsha Posusney in Dizon and Abu-Rustum*, *2006*, *p. 122*)

肿瘤遗传咨询时通常会讨论基因检测。事实上，咨询者经常在进行遗传咨询时即期望进行基因检测。本章介绍检测和咨询过程的主要内容，包括安排检测以及检测前后的遗传咨询。本章最后将介绍三个遗传咨询的案例。

9.1 检测流程

检测流程包括：书面确定咨询者是否适合检测，选择适合的检测项目和实验室，向咨询者说明检测过程，并评估其检测兴趣以及是否准备就绪。

9.1.1 决定这个家系是否适合检测

由于只有 5% ~10% 的肿瘤与遗传基因有很强的关联性，因此基因检测并不适合每个个体。确定适合特定基因检测依赖于全面评估个人和家系肿瘤史。可能会有阳性检测结果者才有必要进行特定的遗传性肿瘤综合征基因检测。

如果一个家系被评估适合进行肿瘤基因检测，接下来的问题是要决定哪些家庭成员是进行检测的最佳人选。理想情况下，最先进行检测者应该是家系中最有可能携带基因突变的那个人，例如有该综合征相关的恶性肿瘤的家系成员；或者家系中的肯定携带者（即该个体父母和子女中有人曾患综合征相关肿瘤)。

检测亲属中的受累者(即有肿瘤或综合征的其他临床症状)可以为家系成员提供最有意义的结果。相关检测结果阳性,那么其他亲属患肿瘤的风险可能大,能够有针对性进行基因检测。相关检测结果阴性,那么有两种可能的解释:①家系中的肿瘤不是遗传因素导致;②检测没有包含家系中肿瘤相关的突变区域或者基因。也可以检测正常个体,但它是一种间接的把基因突变和家系肿瘤联系起来的方式,所以提供的有效信息较少。先检测患病亲属,再检测有风险个体的理由似乎显而易见,但却容易使咨询者费解。

在家系中患者去世(或不能检测),应先检测该家系中患者的直系亲属。再次,从遗传学角度来看,检测的目的是确定家系肿瘤的潜在原因,也就是为了得到阳性检测结果。因此,检测一个50%风险携带基因突变的个体比检测有12.5%几率携带突变的表亲更有意义。这种做法的理由之一是减轻其经济负担,初步的基因分析可能花费数千美元。

在确定咨询者适合进行检测后,咨询师还应该考虑的因素在后续章节介绍。

9.1.1.1 咨询者的肿瘤状态

如果家系中突变未知,那么应该对已经患综合征相关肿瘤的患者进行检测。如果咨询者没有患肿瘤,那么最好是对其患病亲属进行检测。

如果家系中突变已经明确,则咨询者不论是否患癌,都可以进行检测。罕见或不寻常的肿瘤类型,如基底细胞痣综合征或神经纤维瘤,有可能仅通过症状就能鉴定而不用基因检测。更常见的肿瘤类型,如结肠或乳腺癌,患者所有亲属都应该检测以明确是遗传性的还是散发病例。

9.1.1.2 咨询者的年龄

咨询者诊断时的年龄可能有助于评估遗传性或散发性肿瘤。一般情况下,应首先检测家系中肿瘤发病年龄最小的成员。例如,*BRCA*基因突变未知的一个家庭中两个姐妹患有乳腺癌,一个60岁,一个32岁,先检测年轻的妹妹更有意义。检测儿童时应更谨慎,尤其对于检测阳性者不能提供有效的筛选时。对儿童检测成年发病的遗传性肿瘤综合征很少得到任何医疗益处。

9.1.1.3 咨询者的先验风险

如果家系中突变已知,携带突变的风险取决于咨询者在家系谱中的位置。例如,如果该综合征呈显性遗传模式,咨询者一级亲属患病,则其有

50%的风险携带基因突变，他们的子女有25%的风险携带基因突变。一般情况下，应先检测家系每一支中现存辈分最老的有风险的个体。祖父母的检测结果将决定其子女和孙子是否有必要进行检测。如果某个个体不可能或不想进行检测，可以检测他们的子女或同胞，尤其当这种遗传性肿瘤综合征可以提供特定医疗干预时。

9.1.2　选择正确的检测

切记，临床可提供基因检测并不意味着这是一个强制性的检测。

(*Uhlmann*，*2009*，*p. 114*)

谱系评估的目的之一是确定咨询者是否需要进行一个或多个已知肿瘤易感基因的检测。目前，许多主要的遗传性肿瘤综合征都可以进行临床基因检测（见表 9.1）。

遗传咨询师可以订购的肿瘤基因检测种类见后续章节。

表 9.1　临床可提供检测的综合征列表

基因	综合征
ALK/PHOX2B	家族性神经母细胞瘤
APC	家族性腺瘤性息肉病
ATM	共济失调毛细血管扩张症
BLM[ASH]	Bloom 综合征（德裔犹太人的首发突变）
BMPR1A/SMAD4	幼年性息肉病综合征
BRCA1/BRCA2	遗传性乳腺癌-卵巢癌综合征
BWS	Beckwith-Wiedemann 综合征
CASP10	自身免疫性淋巴增生综合征
CDH1	遗传性弥漫性胃癌
CDK4/CDKN2A	皮肤恶性黑色素瘤
FANCA-FANCN	Fanconi 贫血症
FH	遗传性平滑肌瘤病和肾细胞癌
FLCN	Birt-Hoge-Dubé 综合征
MEN1	多发性内分泌腺瘤病 1 型
MET	遗传性乳头状肾细胞癌
MLH1/MSH2/MSH6/PMS2/TACSTD1	Lynch 综合征
MYH	MYH 相关性息肉病

续表

基因	综合征
NF1	1型神经纤维瘤
NF2	2型神经纤维瘤
PRKAR1A	Carney 综合征
PTCH	痣样基底细胞癌综合征
PTEN	PTEN 错构瘤综合征
RB1	遗传性视网膜母细胞瘤
RECQL4	Rothmund-Thomson 综合征
RET	多发性内分泌腺瘤病2型
RPL5/RPL11/RPL35A/RPS7/RPS10/RPS17/RPS19/RPS24/RPS26	先天性纯红细胞再生障碍性(Diamond-Blackfan)贫血
SDHB/SDHC/SDHD	遗传性副神经节瘤-嗜铬细胞瘤
STK11	黑斑息肉综合征
TP53	Li-Fraumeni 综合征
TSC1/TSC2	结节性硬化症
VHL	von Hippel-Lindau 综合征
WT1	家族性肾母细胞瘤
XPA/XPC	着色性干皮病

来源:Lindor et al. 2008. Natl Cancer Inst Monogr 38:1-93;Gene Tests(http://www. genet-ests. org).

9.1.2.1 诊断性检测

诊断性检测的目的是为了确认或排除患有恶性肿瘤、或具有某特定遗传性肿瘤综合征相关其他特征的患者是否有基因异常。产前或胚胎植入前基因检测也是诊断性检测的例子。肿瘤基因诊断性检测的例子包括检测Beckwith-Wiedemann 综合征、Bloom 综合征、Fanconi 贫血症、神经纤维瘤病和Werner 综合征。

9.1.2.2 症状前检测

症状前检测的目的是确定无症状个体是否携带100%发病的肿瘤或其他综合征症状的基因突变。例如 *APC* 基因检测,与家族性腺瘤性息肉病(FAP)相关。90%及以上恶性肿瘤发病风险(有时是症状前)的综合征基因检测如下:*TP53*(Li-Fraumeni 综合征),*RB1*(视网膜母细胞瘤),*RET*(多发性内分泌腺瘤病2型),*XP*(着色性干皮病)。

9.1.2.3 预测性检测

预测性检测的目的是确定无症状个体是否携带不是绝对会患而是使患肿瘤或其他症状的风险增加的基因突变。如果检测结果为阴性,患该综合征的风险降低,但不能完全排除患该病的可能,除非受试者基因检测之前该家系致病基因突变已经明确。大多数临床肿瘤基因检测属于这一类,其中包括检测遗传性乳腺癌-卵巢癌综合征和 Lynch 综合征。

9.1.2.4 携带者检测

携带者检测的目的是确定是否无症状个体携带一个特定的常染色体隐性或 X 连锁遗传病的基因突变。例如检测 Bloom 综合征、Fanconi 贫血症,或 MYH 相关息肉病患者未受累的父母,同胞或子女。

9.1.2.5 筛查检测

筛查检测的目的是确定某人群是否携带一个特定基因突变的可能性增加。该类检测在确定是否需要进行 DNA 检测时非常有用,特别是对患遗传性肿瘤低风险的人群。目前,癌基因筛查检测中的最佳范例之一是大肠癌和子宫癌个体的肿块分析。一个或多个错配修复基因的高微卫星不稳定性(MSI)和免疫组化表达阴性的个体建议进行额外的 DNA 检测。

9.1.3 检测选择面临的挑战

遗传咨询师针对特定的咨询者选择适当的基因检测时,需要事先考虑阳性结果的可能性、订购检测以及其他相关因素(如时限性要求、潜在的风险和益处)。

确定哪些基因检测最适合提供给咨询者的时候,遗传咨询师会面临各种各样的挑战,这些挑战在下面一一进行阐述。

9.1.3.1 谱系可能会提示不止一种肿瘤综合征

咨询者的个人和家族病史可能提示可检测两个或更多不同的肿瘤综合征。例如诊断患有腺瘤性大肠息肉病的咨询者可能有 Lynch 综合征、轻度 FAP,或 MYH 相关的息肉。在某些情况下,咨询者的个人病史可能会表明患某个综合征,而家族史则表明是另一种。例如,一个女性咨询者患肾透明细胞癌,遗传咨询师可能安排 VHL 检测,但咨询师还需要考虑的是,如果该咨询者是德系犹太人且有乳腺癌家族史,那么咨询师必须决定是否同时或先后进行不同肿瘤综合征的基因检测。

9.1.3.2 肿瘤综合征可能是由多个基因变异之一导致

某些遗传性肿瘤综合征是由两个或多个基因突变引起的。例如，至少5个错配修复基因的突变或缺失都可以引起Lynch综合征。咨询师可能要安排先后顺序进行检测，首先根据流行病学数据和（或）咨询者肿块免疫组化结果检测最有可能发生变异的基因。

9.1.3.3 检测仅适用于少数个体

即使肿瘤患者聚集的家族基因检测结果依然可能为阴性（不提供信息）。目前可用的基因检测只包含一小部分遗传病。也许通过当前的技术手段无法检测到遗传缺陷，或该综合征的基因尚未发现，例如有明显的黑色素瘤、淋巴瘤或前列腺癌病史的咨询者，其基因检测结果可能为阴性。

9.1.3.4 咨询者的保险可能不包括所有的遗传检测

决定进行哪些基因检测至少部分取决于咨询者的保险水平。遗传咨询师将优先安排保险覆盖的检测，以免产生多的自付费用。当然，决定采用的检测应根据咨询者实际需要，如果家系中致病基因突变已经明确就没有必要为咨询者进行全面的检测（即使保险可以支付）。如果咨询者自费检测，咨询师应该设置检测顺序，并且从最有可能获得阳性结果的检测开始。

9.1.4 选择合适的实验室

咨询师需要选择基因检测实验室。咨询师一般可以选择在哪个实验室做基因检测，只有*BRCA*基因检测例外，在北美由于目前专利限制，*BRCA*基因检测只能在唯一的一家实验室进行。遗传性肿瘤综合征类似于其他罕见的遗传疾病，某些实验室专门进行特定肿瘤综合征分析。例如，某些实验室提供*RET*分析，而其他实验室提供*MET*或*RB1*检测。单个病症的待检测者可能需要将标本送到一个以上的实验室。这方面Lynch综合征检测是一个很好的例子，*MSH2*、*MSH6*、*MLH1*、*PMS2*和*EP-CAM*（*TACSTD1*）基因的肿块分析和DNA测序及缺失检测可能需要将标本送往两个或更多不同的实验室。

肿瘤遗传咨询师通常需要选择几个不同的实验室，基因检测的首要任务之一就是确定分子遗传学实验室。这里有一些选择检测实验室的策略

- 登陆基因检测网站(http://www.genetests.org),其中列出了许多遗传综合征的临床服务性和研究性的实验室。
- 咨询曾经安排过类似肿瘤遗传学检测的同事。国家遗传顾问学会肿瘤特别兴趣小组(the National Society of Genetic Counselors Cancer Special Interest Group)讨论论坛是一个很好的资源。
- 进行文献检索和联系发表相关基因的研究人员。

临床实验室和研究型实验室都可进行基因检测,两者的区别如下文所述。

9.1.4.1 临床实验室

临床实验室是有偿提供基因分析的服务型实验室,遗传性肿瘤综合征的基因检测比较特殊,每个临床实验室有其自己的问卷表、付款系统、样品类型和运送要求。一些实验室要求随标本附上知情同意书。一般2~6周得到检测结果,具体因需要分析的基因而异。

9.1.4.2 研究型实验室

研究型实验室致力于致病基因定位、基因特征研究、完善分析方法,并确定特定人群中的基因突变频率。这些努力对于我们了解遗传性肿瘤是很重要的,往往促进临床基因检测项目的开发。参与研究可能需要大量记录的家系肿瘤诊断的病历、完整的调查问卷,并采集血液和(或)组织标本。目前通常研究型实验室进行基因检测不收费,但是它的测试结果可能需要数周或数月才能出来。在某些情况下,只有总的检测结果,而不是个体检测结果。在参与这种研究之前,检测者需要知道是否能够得到检测结果。如果研究型实验室同意公开初步研究成果,检测者需要知道,任何阳性结果需要在临床实验室再次确认。在结果被确认之前,检测者不应该根据检测结果,做出任何医疗决定,或让其他亲属进行检测。

过去,肿瘤基因检测是在科研机构数年后才发展到临床应用;如今,遗传性肿瘤综合征基因被发现不久就被应用于临床,有时甚至临床应用与科研同步。两种检测同时开始投入使用。这种发展速度对遗传咨询师提出了新的挑战,适应新的检测,而且确保检测者了解关于新发现的基因突变和肿瘤发展关系的知识。

9.1.5 考虑实验室的特征

在决定使用哪个基因检测实验室时,咨询师需要考虑实验室以下特征。

9.1.5.1 临床资格认定

在美国所有进行临床检验的实验室都要求有资质。DNA 检测资质分两个级别:通过临床实验室改进修正案 1988(CLIA)认证,或者通过美国病理学家学会(CAP)和美国医学遗传学会(ACMG)考核。CAP 认证更为严格,但两个都是可以接受的。需要注意的是非临床资质实验室的检测结果不能告知检测者,除非作为初级研究结果告知(需要临床确认)。

9.1.5.2 技术和精确性

实验室的技术多样,包括连锁分析、多重连接探针扩增技术(MLPA)、单链构象多态性(SSCP)、Southern 印迹和 DNA 测序。用哪种技术取决于所分析的基因以及家系基因突变是否明确。准确率也因所使用的技术而异。理想的基因检测应当具有接近 100% 的灵敏度,这意味着一个阳性结果实际上就是阳性结果。检测的特异性(阴性结果是否是真的阴性结果)通常低于检测的灵敏性。检测特异性很难确定,因为需要评估被遗漏的突变数量。家系中基因突变明确的成员,单个位点检测接近 100% 的敏感性和特异性。

9.1.5.3 价格政策

遗传性肿瘤综合征基因检测的成本约 500 ~4000 美元,不同实验室价格不同。一些实验室需要转诊者建立机构间账户,这样转诊医院负责支付实验室费用并收取检测者费用。还有一些实验室需要检测者预付款(支票或信用卡),无论他们是否有保险预先批准。

9.1.5.4 客户服务

遗传咨询师也可能会寻找一个“用户友好”的实验室。遗传咨询师确定实验室是否有在线表格和标本盒、现成的价格、协助保险审批或结算问题、可靠的出结果周期,以及解决检测过程中出现问题的工作人员(通常是遗传咨询师的同事)。

9.1.6 解释检测流程

应该向检测者明确列出检测过程(参阅表 8.1)。讨论可能包含下面提出的简单而重要的细节。

9.1.6.1　访问次数

检测者应了解前期检测程序是否需要一定数量的咨询访谈。大多数的肿瘤研究项目要求(或鼓励)两次遗传检测访谈:检测前访谈(可以与风险评估访谈一起)和告知结果或随访。尽管许多程序都变成电话告知结果,一些程序仍然要求亲自访谈时告知检测结果。

9.1.6.2　检测服务的团队

检测者应该知道每个检测环节提供检测服务者的名字和职能。团队可以由遗传咨询师、护士和医生(通常是肿瘤科医生)组成。检测程序也应该有临床心理学家或其他心理健康服务者,在有挑战性的病例中提供心理健康支持。一些项目鼓励所有检测者在检测过程与社会工作者或心理学家会面,检测者事先知道这些是很重要的。

9.1.6.3　知情同意程序

所有进行基因检测者都应签署书面知情同意书。该同意书可能来自检测实验室或检测程序。该同意书应说明:可能的检测结果,检测结果对于检测者和家庭的意义,检测的准确性和局限性,潜在的风险和好处(表 9.2)。同样重要的是,检测者有足够的机会询问有关检测的任何问题,并有时间考虑所有可能的后果。因此,应该是一个知情同意的过程,而不仅仅是让检测者在表格上签名。

表 9.2　肿瘤基因检测知情同意过程讨论的内容

• 描述要进行检测的条件	• 检测的替代方案
• 检测过程的流程	• 推迟,拒绝或取消检测是可选的
• 可能的检测结果	• 推迟或拒绝了解结果是可选的
• 检测的准确性和局限性	• 基因检测结果的隐私权和保密性政策
• 了解结果的风险和益处	• 工作人员的联系方式

来源:Geller et al. ,1997.

9.1.6.4　检测的流程

检测者依靠遗传咨询师做出基因检测的相应安排,包括正确的检测申请表、检测者签字和转诊者、完整的结算信息、正确标记的标本管,以及收集足够的标本和运输。

9.1.6.5 结果报告时间/告知

检测者总是问什么时候可得到结果。对于临床基因检测,时间一般介于2至6周。从研究型实验室获得结果可能需要更长的时间。由于DNA检测往往比预期需要更长的时间,谨慎的做法是提供一个时间范围,而不是指定一个确切的日期。检测者也应该了解有时需要第二次采血,并且有害突变的指示很少。告知结果的方式也需要事先讨论。有些肿瘤检测程序常规电话通知结果,而有的程序要求除非特殊情况(例如,检测者病重不能来),应当面告知检测者结果。

9.1.6.6 检测费

检测者有时抱怨他们收到有关基因检测的各种信息,但不包括检测费用。检测的总成本通常包括与检测团队会面,抽血和DNA分析。检测者需要知道检测相关的主要费用,因为他们可能需要事先联系他们的保险公司确定保险覆盖范围,或得到相应的转诊。在血样被运到实验室前检测者了解所有潜在费用是明智的。

如果检测者符合检测标准。医疗保险以及许多团体健康保险将支付*BRCA*、*APC*和*MSH2/MLH1/MSH6*基因检测费用。例如,如果满足下列条件之一,保险将支付检测者*BRCA*基因检测的费用。

- 检测者有乳腺癌病史和亲属中两人患乳腺癌或卵巢癌
- 检测者乳腺癌发病年龄小于40岁和亲属中一人患乳腺癌或卵巢癌
- 检测者患卵巢癌和亲属中一人患乳腺癌或卵巢癌
- 检测者为男性乳腺癌患者和亲属中一人患乳腺癌或卵巢癌
- 检测者患乳房癌和卵巢癌(没有其他肿瘤家族史)
- 检测者患乳腺癌或卵巢癌以及德系犹太血统
- 检测者的直系或旁系亲属有基因突变

当订购其他肿瘤基因检测时,咨询师可能需要填写医疗必要性、向保险公司解释检测的理由和(或)帮助检测者驳回保险公司的拒绝信。即使检测者已经事先获得保险公司批准,也应该告知潜在的费用。检测者可能要负担某些费用,如果他们有如下保险政策:

- 要求客户支付部分费用。例如,80/20比例,客户将负责该费用的20%。
- 要求客户每年缴纳一定的免赔额。即使检测已经预先获得批注,如果尚未完成免赔额度,则客户将不得不支付至少部分基因检测费用。
- 要求客户支付账单(平衡账单)的剩余部分,保险公司支付他们认为"通常的"价格,这可能比实际实验室收取的费用少很多。

某些检测者的肿瘤基因检测费用昂贵。一些医院和实验室建立了慈善基金以帮助没有足够资金进行检测的人。此外,一些基因检测实验室愿意为检测者定制付款计划,可以在数月分期支付。

9.1.6.7 保密措施

咨询师要确保检测者基因检测的结果和检测过程中共享的其他信息将以类似于其他受保护的医疗信息的方式保密。阳性检测结果公布给任何人之前(包括其他家庭成员),必须先征得检测者的书面或者口头许可。当遇到肿瘤进展很快的病例,咨询师应得到1~2名亲属(最好有血缘关系)的姓名和联系方式,患者死亡后检测结果可以告知该亲属。由于大多数肿瘤基因检测为临床提供依据,已成为标准医疗程序,大部分会将检测结果的副本存入患者的永久病历,特别担心自己隐私的检测者除外。

9.1.7 客观评定检测者的利益和意愿

请求进行肿瘤基因检测的理由各异,从"如果没有必要我不想做结肠镜检查"到"我仅仅想知道。"咨询师应该询问检测者是否正在做一个特定医疗决定,为了其他家庭成员,或者还有其他原因。咨询师应该确定检测者为什么对检测感兴趣,洞察他们的忧虑,以及他们对检测的整体理解。需要提醒检测者DNA检测是查找肿瘤易感基因,并不是确定是否发生肿瘤。已经进行基因检测的仍然需要继续监测其他肿瘤迹象。例如,即使*BRCA*检测结果阴性,女性可疑的乳房肿块应该做影像学检查和活检。

遗传咨询者应该以无倾向性和公正的方式向检测者描述可选择的基因检测,然后帮助检测者自己做出决定。在这个过程中,评估可能的检测结果以及潜在的风险和益处会对检测者有所帮助。(参见章节9.2.3)

检测者对遗传性肿瘤综合征基因检测感兴趣是因为一定程度上为疾病所累。虽然也有例外,但以下几种情况检测者对基因检测的兴趣往往较低:

- 肿瘤综合征可通过体检可靠地检测出(例如,基底细胞痣综合征)
- 该类肿瘤很少有家族史(例如,白血病和淋巴瘤)
- 缺乏有效的检测或预防策略时(例如,Li-Fraumeni综合征LFS)

有些综合征患者对基因检测的兴趣越来越高:

- 几乎不可能通过其他方式诊断的综合征(如遗传性乳腺癌-卵巢癌综合征)
- 肿瘤综合征存在有效的早期检测和减少风险的策略(如2型多发性内分

泌腺瘤）

- 推荐的肿瘤综合征监测手段负担重，创伤大或昂贵（例如，FAP）

对基因检测的兴趣因人而异，即使在同一个家庭内也是这样。有人认为是个机会，而有人认为是个威胁。后续章节会阐述影响个体基因检测兴趣的因素。

9.1.7.1 性格类型

如果属于下列情况者，可能更愿意做基因检测：

- 他们有直接的控制点；他们觉得自己可以控制是否患上肿瘤
- 他们认为拥有更多的信息，他们越能保护或让自己做好准备
- 他们对可用的监测和预防策略很有信心
- 他们处理确定性比处理不确定性好，即使是坏消息
- 他们能采取行动应对风险或获取更多信息

9.1.7.2 刺激事件

刺激事件可能触发检测的决定。这些事件经常与肿瘤相关的事件，例如患者或家庭成员有异常肿瘤筛查结果或新的肿瘤诊断。但是非肿瘤事件也能触发基因检测的决定，如计划搬迁到其他州或者国家，生孩子或者医疗保险马上要失效。

9.1.7.3 情绪反应/福利

过度焦虑或冷漠者不太可能去做基因检测。焦虑可能是担忧检测结果，冷漠可能是因为看不到信息的价值。对检测的选择以及目前的风险会有各种各样的情绪反应。任何情绪反应强烈的个体，情绪影响他们检测的决定，但不总是以同一种方式影响。例如，正在为亲属死于相关肿瘤悲伤的人，一些人可能觉得在情感上没有准备好进行检测，而另一些人可能会认为检测是其去世的亲属希望他们做的事。个人的心理健康状况使参加检测的决定更加复杂。此外，焦虑，抑郁，饮食失调，或药物滥用的个体可能不太有能力应付检测讨论所产生的情绪波动。情感脆弱者决定要进行检测可能需要额外的支持。（参见章节 9.2.5 以获取更多信息）

9.1.7.4 准备好面对检测结果

对于选择进行检测的个体，他们对可能的检测结果需要做好情感和理性准备。遗传咨询师了解个体对阳性或阴性检测结果可能的反应是很重要

的。“不愿意去想直到不得不面对”类型客户可能不太愿意提前讨论对结果可能的反应。因此，可能需要额外的检测后咨询和支持。如果检测结果阳性将击垮一个个体，则应该认真考虑推迟进行检测，直到他们已经处理好情感和获得更多的心理健康支持。

9.1.7.5　检测的时间问题

咨询师让检测者知道基因检测是可选择的并且检测的时间由检测者自己决定是很重要的。在大多数情况下，并不急于决定是否进行检测（例外情况包括检测结果出来之前其手术或医疗决定被搁置，但这些都是罕见的事件）。在大多数情况下，检测者可能需要一段时间考虑是否已经准备好面对基因检测结果。即使是检测一个身患绝症的患者时，家庭可以决定存储其血液或唾液样本，直到家人准备去基因检测。

咨询师了解检测者的生活现状对预测其对检测结果的反应很有帮助。例如，一个新诊断、亲戚重病的病例，或其重大的生活事件（如新生婴儿、离婚或失业）刚刚发生。如果基因测试结果是阳性，再加上患者处于伤心或压力过大时期，患者反应会更强烈。咨询师可能要提醒检测者可以推迟检测。咨询师也应该认识到某些纪念日会影响有关检测的决定。例如，有可能是一年中某个特定时间，检测者更重视与肿瘤相关的问题（或情感更脆弱），如诊断肿瘤或家庭中肿瘤患者死亡的日子。某些出生日期也可能引发有关检测的决定；当他们接近其亲属诊断或死于肿瘤的年龄时，检测者可能会突然“需要”检测。对于父母死于肿瘤的个体，当他们的子女年龄达到其父母去世年龄时，也可能寻求遗传咨询和检测。

9.1.7.6　宗教/文化信仰

有强烈宗教信仰者认为他们的命运掌握在“上帝之手”，他们可能对基因检测方案不感兴趣。他们可能觉得基因检测和自己的宗教信仰冲突，也可能觉得家人不支持进行检测的决定。遗传咨询师应尊重咨询者的信仰体系，并意识到有些人因为信仰对基因检测不感兴趣。有时咨询者表达的观点令咨询师不舒服（例如，咨询者拒绝筛查，认为肿瘤是过去不当行为的报应）。在这种情况下，了解咨询者的宗教信仰和民族文化对咨询师帮助咨询者寻求最佳方式继续指导是有帮助的。

9.1.7.7　理解检测

对检测感兴趣者应该被明确告知基因检测结果能告诉他们什么和不能

告诉他们什么。检测所有可能的影响和后果应在知情同意过程告知检测者。例如,检测者可能希望基因检测结果有助于确定他们是否需要额外的成像检测,但他们可能没有考虑阳性结果的所有后果,如其他亲属患病风险也增加了。

9.2 检测前咨询

检测前咨询的目的是提供足够的信息使咨询者做出是否要进行检测的知情决策。检测前咨询应包括以下主题讨论:可能的检测结果,检测准确度和局限性,检测对检测者和亲属的意义,检测的风险和益处,做出检测决定。检测前咨询讨论每个主题所花费的时间与检测者前期掌握的检测知识和问题数量有关,咨询师和检测者关注的任何特别的问题都应予以讨论。大多数检测前咨询需要30~60分钟。

9.2.1 基因检测可能的结果

检测者应该知晓可能得到不同的检测结果,这与具体的检测类型有关,本节描述5种检测的可能结果。

9.2.1.1 全面DNA分析

全面DNA检测一般指的是测序。测序分析包括基因的整个编码序列以及剪接位点。一般推荐家庭中第一个进行检测的个体或者家庭成员检测结果阴性者进行全面DNA分析。

全面DNA分析可能的检测结果如下:

- 阳性结果——阳性结果是指在基因的一个拷贝发现一个特定的种系突变。种系突变可能是一个移码突变(总是有害),或是已被证明影响基因功能的错义突变。阳性结果可以解释家系肿瘤的模式,同时意味着检测者患特定恶性肿瘤的风险增加。其他亲属也存在携带突变的风险,可以选择是否进行靶向基因检测。
- 不确定的阴性结果——一个不确定的阴性结果是指两个等位基因均没有发现突变或者变异。该结果可能会降低检测者患遗传性肿瘤的风险,但并不能排除患肿瘤的可能性。该家系可能有以现在技术无法检测到的突变,或者其他至今未发现的基因存在突变。高风险的遗传性肿瘤综合征家庭,阴性检测结果不应该被看作是令人欣慰的消息。该检测者可能仍有患肿瘤风险,仍然值得讨论是否增加肿瘤监测。有时检测其他亲属对获得阳性结果是有帮助的。

- 意义不明确的变异(VUS)——检测者需要注意的是并非所有基因检测都会产生明确的结果。由于进行全面 DNA 分析时,可能会检出新的 DNA 变异。这种新 DNA 变异被称为 VUS。通常情况下,一个 VUS 是一个错义突变(即,改变 DNA 一个核苷酸),不能肯定其影响功能、有害(阳性结果),或无临床意义的多态性(即阴性结果)。VUS 结果不会改变风险评估,或筛查建议,尽管检测者可能要推迟决定有关预防策略,直到 VUS 被明确分类,目前可能需要几个月甚至几年 VUS 被明确分类。直到 VUS 已被确定是有害突变前其他家庭成员不应当进行检测。然而,检测实验室可能要求额外的家庭成员的血液样本作为他们分类 VUS 的一部分证据。家属提供样品参与该项研究时要明确这些努力可能仍然无法将 VUS 明确分类。当有足够多信息时,检测实验室将重新分类 VUS 结果。也许回答下面的问题对重新分类 VUS 有益:
- 另一条等位基因是否有已知有害的突变? 大部分肿瘤综合征是由两个等位基因中的一个基因突变引起的。两个等位基因都突变会致命(例如,*TP53* 或 *BRCA1* 基因)或导致不同的遗传性疾病(如 *BRCA2* 或 *PMS2* 基因)。因此,如果突变和 VUS 位于不同等位基因(反式,不是顺式),则 VUS 不太可能是有害的。
- 该变异是否与家系中的肿瘤表型共分离? 家系研究(共分离研究)涉及检测其他患病亲属该 VUS 的情况,以帮助确定是否是有害的。例如,如果患者有很强的母源肿瘤家族史,如果其父亲鉴定出该 VUS,则检测者将松一口气,因为它显然与家庭中的肿瘤不共分离。但如果是检测者的母亲携带 VUS,那么该变体仍未必有害,但是可能性不能排除。
- 该变异所在区域在不同物种是否保守? 通过观察不同物种基因序列,实验室还可以评估 VUS 是否发生在该基因进化保守的区域。发生在该基因保守区的 VUS,结果更可能是有害的。
- 新的氨基酸是否改变蛋白质分子的形成或特性? 引起氨基酸或分子主要改变的变异(非保守)更可能是有害的。咨询师可以咨询其他实验室或查阅出版物或数据库如 PolyPhen 和 SIFT genome。

9.2.1.2　单个位点分析

如果之前已经明确家系中特异的基因突变,检测者可以选择针对该位点的基因检测分析。正如其名称所提示的,该类型基因检测针对一小部分 DNA 核苷酸序列。如果进行单个位点的检测分析,则有下面两种可能的结果：

- 阳性结果——检测者携带家系基因突变。该结果意味着检测者有肿瘤综合征，其患恶性肿瘤的风险增加。此外，检测者的后代携带突变的风险增加（通常为50%）。但其同胞基因突变概率不会改变，除非检测者是家系这个分支中的第一个阳性结果的个体。
- 阴性结果——阴性结果就是检测者不携带该家系基因突变。检测者后代没有携带家系基因突变的风险，以后也不需要检测。但阴性结果不会改变其同胞是否携带基因突变的可能性。

9.2.1.3 奠基者突变检测

这种类型的检测是在某些特定种族和地区的检测者要检测一个或多个特定的突变。例如，德裔犹太人通常要检测三个特定奠基者基因突变：*BRCA1* 基因 187delAG，*BRCA1* 基因 5385insC，*BRCA2* 基因 6174delT。德裔犹太人有 2% 概率携带三个 *BRCA* 奠基者基因突变中的一个。因此，所有德裔犹太人都应该检测这三个 *BRCA* 突变而不是单位点分析，因为他们从另一个非德裔犹太人父（母）继承突变的概率小。

奠基者突变检测可能产生以下结果：

- 阳性——检测者携带的是种族普遍存在的奠基者突变，并会引起特定的肿瘤综合征。这种类型的突变更可能来自遗传而不是新生突变。某些情况下，检测者家族性突变结果阴性，但却发现有一个奠基者突变。在这种情况下，其他亲属可能需要重新检测。
- 不确定的阴性——检测者不携带奠基者突变，这种类型的阴性结果可能让特定人群更欣慰。例如，*BRCA* 基因奠基者突变阴性的德裔犹太人遗传倾向降低了 90%。奠基者突变检测阴性者，如果肿瘤综合征风险足够高（可能是 10% 或更高）可以进行全面 DNA 分析。
- 真阴性——检测者不携带其家系的奠基者突变。因此，检测者不患有该家系的肿瘤综合征。此外，该检测者其他奠基者突变检测阴性。

9.2.1.4 基因组重排检测

一部分患有遗传性肿瘤综合征的个体有大的片段缺失而不是碱基改变。罕见情况下，整个基因可能缺失。标准的 DNA 测序无法检测这些基因组重排。例如，在荷兰人中只能通过 MLPA 或 Southern 印迹分析来检测 2 个奠基者 *BRCA1* 缺失。有时候分子实验室联合基因缺失检测和 DNA 测序分析，但大多数情况下基因缺失检测必须单独订购。基因组重排研究可能的结果说明如下：

- 阳性结果——阳性结果表明基因至少缺少一个外显子。该结果意味着检测者患有遗传性肿瘤综合征。大的缺失而不是碱基突变可能改变某些肿瘤综合征的风险。
- 不确定阴性——阴性结果表明该基因的每个区域都是完整的。因此，基因大的重排不能阐明检测者患肿瘤的原因，只能用其他遗传和非遗传因素来解释。
- 真阴性——检测者不携带家系中明确的基因缺失。因此，检测者不患有遗传性肿瘤综合征。

9.2.2　准确性和局限性

由于测试的参数和人为错误的可能性，遗传检测从来不能达到 100% 的准确。咨询师应告知检测者测试的准确率，并描述检测机制以防止或尽量减少错误，如仔细标记样品试管，细致的记录保存。单一位点 DNA 分析接近 100% 的准确度，而全面 DNA 测序准确率较低，是由于存在大量不确定的阴性（其中一部分可能是假阴性）。

让检测者了解肿瘤基因检测结果固有的局限性同样重要。例如阳性结果包括以下概念：

- 阳性结果并不等同于患肿瘤——许多遗传性肿瘤综合征外显率高，但很少是 100%。检测者要明白在现有的检测和预防策略下，阳性结果并不意味着一定发生肿瘤。此外，没有患肿瘤并不意味着检测结果是错误的（这是另一个单独的问题！）。
- 关于肿瘤的不确定性依然存在——检测者可能高估了 DNA 检测的能力，所以需要提醒检测者，检测结果仍然会留下许多无法解决的问题。阳性结果表明肿瘤风险增加，但无法确定会发生什么类型的肿瘤，什么年龄发病，或者如何治疗肿瘤。

阴性检测结果的局限性：

- 不能排除遗性易感性——检测者被告知没有检测到基因突变并不能排除遗传性肿瘤的可能。例如，约 25% 典型 LFS 家系经检测不携带种系 TP53 突变或大缺失。在这些情况下，遗传性肿瘤综合征的可能性也应该考虑检测者的临床特征和肿瘤的家系特征。一些检测者的阴性结果可能是由于当前的技术无法检测到突变或者突变位于其他没有检测的基因。
- 阴性结果不保证不会患肿瘤——检测结果阴性者应该意识到他们仍然可

能有患肿瘤风险。真阴性结果的个体可以放心,其患肿瘤的风险与一般人群是一样的-风险很低。这与其他类型遗传检测不同,后者非携带者患病风险几乎为零。

9.2.3 测试的潜在风险和益处

当有预防或治疗遗传性肿瘤的策略时,将会更少强调基因检测的风险与益处。如 *RET* 和 *APC* 基因检测都常规提供给先证者和他们有风险的亲属。然而,对于大多数基因检测,详细介绍检测利弊是检测前会话的重要组成部分(表 9.3)。

表 9.3 肿瘤基因检测的潜在风险和益处

风险	益处
• 可能增加肿瘤的忧虑和悲伤情绪	• 终结一个人的基因突变状态不确定性
• 可质疑的医疗福利	• 可能是阴性(正常)结果
• 可能导致基因歧视	• 可能影响医疗决策
• 可能导致家庭关系紧张	• 可以明确其他亲属的肿瘤风险

了解基因检测结果的潜在风险如下:

- 可能增加患者担忧患肿瘤及悲伤情绪——检测者应该被告知如果检测结果阳性,他们可能会经历悲伤或增加对肿瘤的担忧,尽管这些情绪往往是短期的。遗传性肿瘤综合征基因检测者中很少经历更严重的情感后遗症。
- 可质疑的医疗福利——对于许多遗传性肿瘤综合征,没有行之有效的预防措施可以在早期阶段检测肿瘤。即使综合征性肿瘤通过预防性手术,生活方式的改变,或化学预防减少肿瘤风险,预防肿瘤的发生是不可能的。当被告知没有办法预防相关的肿瘤时,咨询者基因检测兴趣降低。
- 有可能会导致基因歧视——有些人决定不进行遗传检测,因为他们担心可能的基因歧视。尽管有保护性立法,也并没有被歧视案例的记录,咨询者担忧如果他们收到阳性结果医疗保险会有问题。遗传咨询师向咨询者保证他们不大可能因为做了基因检测而遭到医疗保险或就业的歧视。向咨询者讲述 2008 年立法的保险业遗传信息非歧视法(Genetic Insurance Nondiscrimination Act,GINA)(表 9.4)也许是有帮助的。咨询者也可能关注阳性基因检测结果对其他类型没有立法保护的保险政策的影响,其中包括人寿,短期残疾和长期护理保险。军事服役资格也可能受到影响。

表9.4　遗传信息非歧视法(GINA)2008

GINA给寻求遗传咨询和检测的人提供保护,这项立法具体如下:

- 禁止医疗保险公司请求或要求提供个人或家庭成员遗传信息[a]
- 禁止医疗保险公司利用个人或家庭遗传信息来决定保险范围、保费率,或变动已有的保险条款[b]
- 禁止雇主使用遗传信息来决定招聘、解雇或晋升
- 禁止雇主使用遗传信息做出有关就业方面的任何决定

来源:National Human Genome Research Institute(2009),http://www.genome.gov/pages/policyethics/geneticdiscrimination/GINAinfodoc.pdf.

a　The insurance provisions do not apply to life, disability, and long-term care insurance plans. The employment provisions do not apply to employers with fewer than 15 employees.

b　The Health Information Portability Amendment of 1998 also disallows health insurers from using pre-existing conditions for decisions regarding coverage or rates.

- 可导致家庭关系紧张——有些人回避检测,因为他们不想处理阳性结果对家庭关系的影响。阳性基因检测结果可在家庭中引发连锁反应,并可能导致家庭关系紧张。虽然有些人进行检测的唯一目的是与他们的亲属共享结果,而有些人认为通知他们处于风险的亲属是不受欢迎的负担。无论检测者选择与所有亲属分享他们的检测结果还是对检测结果保密,都有使家族关系恶化的潜在风险。

了解基因检测结果的潜在益处:

- 可能明确基因状态——检测者进行检测前已经担忧患肿瘤很长一段时间。尤其在一个家庭中肿瘤非常普遍时,不知道是否有肿瘤高风险会使这种担忧更加恶化。了解基因突变状态可能会觉得可以控制肿瘤甚至掌控自己命运。此外,也有一些研究表明,不进行基因检测的家庭成员焦虑大于那些进行检测并发现携带遗传突变的家庭成员。对于一些人来说“不知道”是最难忍受的。
- 可能是阴性(正常)结果——进行检测通常有50%或更多的机会没有携带突变。真正阴性结果的个体患综合征相关肿瘤的风险没有增加,他们的后代没有遗传家系基因突变。因此,真阴性结果可能对检测者同时具有心理和医疗益处。收到不确定阴性结果的检测者也可以松一口气,但需要提醒他们检测不排除患遗传性肿瘤综合征的可能性。
- 可能影响医疗行为——检测的目的之一是明确发生肿瘤高风险的个体。有肿瘤遗传易感性的个体往往会被建议接受专业监测或早期监测和(或)更频繁监测。也有减少风险的策略,如化学预防或预防性手术。

弄清其他家庭成员的风险:阳性结果将直接影响其他亲属尤其是检测者的子女患肿瘤的风险。遗传的基因突变(而不是新生突变)使检测者同胞

和父母以及其他更多的远亲,包括姑姨、叔伯和表兄弟风险增加。阳性结果也让其他有风险的亲戚有机会进行针对性的基因检测。一些肿瘤患者参与基因检测主要动机是可以弄清其亲属的风险。一个真阴性结果使检测者现在及将来的子女没有风险。

9.2.4 作出检测决定

肿瘤遗传咨询的一个重要方面就是帮助咨询者做出基因检测决定,一些咨询者来遗传咨询室前已经在头脑里有了做或者不做的主意,而一些咨询者还没有决定是否进行检测。

根据遗传咨询师和心理治疗师 Jon Weil,咨询者决策过程的主要目的如下:

- 咨询者的决定根据足够多的选择和后果评估做出,并符合其价值观。
- 咨询者应该认为这是他/她在当前可能做出的最好决定。
- 遗传咨询过程应支持和促进咨询者的决定(Weil,2000;Baty,2009)的实施。

遗传咨询师可以利用一些策略帮助咨询者作出肿瘤基因检测的决定,相关策略在后续章节介绍(表 9.5)。

表 9.5 帮助咨询者做出检测决定的策略

- 展示所有相关事实
- 提供帮助,而不是给予建议
- 提供鼓励和支持
- 帮助咨询者进行有用的,价值中立的讨论
- 考虑集思广益或使用最佳情况/最坏情况作为例子
- 探究咨询者是如何作出其他与健康有关的决定的
- 确定其他人(伴侣,亲戚,朋友,医生),他们的看法对咨询者有帮助
- 鼓励咨询者深思熟虑再作出决定

来源:Weil(2000b);Baty(2009).

9.2.4.1 展示所有相关的事实

遗传咨询师在检测之前给咨询者提供所有与基因检测和遗传性肿瘤综合征相关的信息是非常重要的。包括可能的遗传检测结果,以及这些结果对检测者患癌风险和监测建议的影响。

9.2.4.2 提供协助,不提供建议

在决策过程中遗传咨询师的角色是协助咨询者自己作出有关检测的决

定。宗旨是无导向性咨询,强调提供信息和支持,而不是建议或个人意见。有些遗传咨询师担心他们会影响咨询者检测的决策。这似乎并不如此,即使咨询者求助,他们也会根据自己的喜好和经验来权衡建议。

9.2.4.3 鼓励和支持

有些咨询者可能需要有人帮助他们度过对这种情况的情绪反应,包括悲伤和恐惧。咨询师可以帮助咨询者作出有关检测适当的决定,并支持他们的决定。例如,如果咨询者推迟检测,咨询师应通知其转诊医生和项目其他工作人员,并解释咨询者做出这个决定的原因。

9.2.4.4 帮助咨询者展开有用的、价值中立的讨论

有些咨询者甚至不知道如何思考做出决定,并且不知道问什么样的问题。咨询师可能要建立一个讨论的框架,帮助咨询者专注于重要的事情,如健康、家庭和价值体系。

9.2.4.5 考虑集思广益或使用最佳情况/最坏的情况作为例子

可能有利于咨询者考虑到某一特定行为的所有不同方案和结果,咨询师可以与咨询者探讨不同的假设情况,例如,咨询师可以让咨询者想象某个决定的最好和最坏的后果。

9.2.4.6 探究咨询者如何作出其他健康相关的决定

由于咨询者以前没有经历过此类难以作出决定的检测。咨询师询问咨询者之前如何做出其他类型的健康有关的决定,也许对此是有帮助的。咨询者可以利用类似的策略帮助他们作出是否检测的决定。

9.2.4.7 找到对咨询者决定有帮助的人

咨询者可能希望做决定前与生活中特定人讨论这个决定。许多咨询者可能在遗传咨询之前或之后和配偶/伴侣,亲属,挚友或私人医生交流。咨询师鼓励咨询者应就肿瘤风险和基因检测结果相关事宜,与特定亲戚,如父母,兄弟姐妹和成年子女进行探讨。

9.2.4.8 鼓励咨询者深思熟虑再做出决定

咨询者在初次咨询期间做出检测决定可能会感到有压力。咨询师可以提醒咨询者这种类型的检测很少是紧急的,因此有尽可能多的时间考虑直

到他们做出适合自己的决定。

9.2.5 心理评估

肿瘤基因检测往往是一个人一生中的大事。告知基因检测结果无论是阴性还是阳性对一个人的情绪都有显著的影响。因此,遗传咨询师讨论检测对检测者情绪的潜在影响并评估其情感脆弱性是很重要的。虽然研究表明大多数接受 *BRCA* 检测者能妥善应对其结果,但其他肿瘤基因检测对情绪影响的资料很少。在检测过程中制定保障措施评估和帮助部分经历严重情绪困扰的检测者是非常重要的。

请咨询者接受肿瘤基因检测专题见后续章节。

9.2.5.1 当前的心理健康

由于检测过程会加重心理问题,咨询师应评估咨询者当前心理健康,包括咨询者情绪和饮食或睡眠习惯的任何变化。(见章节 10.2.1 以获取更多信息)

9.2.5.2 结果的预期影响

用语言表达出检测者知道有阴性和阳性基因检测结果会是什么情形,可能对检测者是有帮助的。这种练习可能是评估检测者产生严重不良反的可能性的一种方法。它也可能有助于启动有关医疗决策的讨论和与其他家庭成员沟通检测结果。询问咨询者是否希望得到一个特定的结果也是有用的。有些检测者确信他们携带基因突变,有些则确信结果是阴性。对于一些检测者,他们对结果的预期有一定的理由(腺瘤性息肉病的检测者期待一个 APC 阳性结果),但是对于其他检测者,可能是由于直觉或一厢情愿。了解检测者是否有预期结果及其原因有助于告知结果时提供支持。

9.2.5.3 应对资源

每个人都有一套对应困难局面的方法和策略,虽然有些策略相对于其他策略更健康。咨询师可以与检测者探索打算如何应对检测结果。了解他们如何处理生活中的其他压力事件可能是有用的。有些人应对压力事件是和朋友一起,或去健身房,有些人则可能孤立自己,或通过使用酒精或药物麻痹自己的情感。

9.2.5.4 支持性网络资源

如果没有挚友或家人的检测者可能需要一些额外的心理支持。或者检测者的选择值得商榷时也是这种情形(如临床抑郁的姐妹或一个 13 岁的儿子)。有些人可能通过内省的方式而不是求助他人应对忧虑或悲伤。也有可能检测者生活中有人支持,但不喜欢在咨询期间进行讨论。

9.2.5.5 其他主要生活压力

咨询者决定要检测时可能存在生活中其他压力性事件,这些事件可能是与肿瘤相关的(病重的亲戚),也可以是完全不相关的(工作压力,家庭问题)。肿瘤相关的压力应慎重对待,因为可能会引起对基因测试结果更强烈的情绪反应。非癌性压力不容忽视,因为阳性检测结果可能再添一个铺天盖地的压力。因为正经历某些事件的检测者相比没有经历者情绪反应不同。根据咨询者生活中的事件,咨询师可以与其讨论现在是否是检测的合适时机。

检测过程中设置一个步骤来处理那些需要更多心理支持的检测者是很重要的。提供一个适当的协议来处理需要更多心理支持的检测者是同样重要的。由于之前的肿瘤经历,缺乏支持,或其他重大生活压力导致处理检测结果有困难者,由心理健康专业人士来处理。

如果有证据证明告知检测结果可能会导致自杀,失能,抑郁或焦虑,应考虑推迟或拒绝提供基因检测。

9.3 告知结果和随访

告知结果和随访的目的是通知检测者基因检测结果并与之讨论。本节描述了结果告知的准备和过程,成功告知结果的策略,检测者可能的反应,以及随访的主题。本节以三个案例结束。

9.3.1 准备及过程

本节讨论告知肿瘤基因检测结果的过程。

9.3.1.1 告知结果模式

肿瘤基因检测结果可以通过电话或见面时告知。由于保密性问题,不应通过电子邮件,传真或信件通知结果。咨询师在告知结果时应考虑下列问题：

- 当面告知——在检测结果出来之前，遗传咨询师就应和检测者预约时间，并确保会议室已经安排好。检测结果公布的场所同样重要。咨询师应该注意房间的布置，确保有足够的椅子和座位安排，使每个人都感到是会谈的一部分。如果可能，要避免检测者坐在类似考试桌子旁或咨询师坐在办公桌后面。房间应该有一个可以完全关闭的门以确保隐私。我们也鼓励检测者带支持人员参加，如他们的配偶/伴侣，家庭成员或亲密的朋友。一些检测者带来了亲友团；而有些则倾向于自己单独来参加面谈。
- 电话告知——在电话告知结果前，遗传咨询师应确认检测者环境私密和谈话自由，建议遗传咨询师事先安排电话告知时间，或者至少确定一天中联系检测者的最佳时间。避免在检测者交通拥堵，工作忙碌和照看孩子时通知检测结果。除非事先已作出安排，否则所有结果应直接提供给检测者。如果电话无法联系上检测者，那么咨询师应该留言让检测者回电话。咨询师应为检测者提供电话和寻呼机号码，以便尽量减少客户联系不上的焦虑。
- 遗传咨询师需要知道的——遗传咨询师应该有一个告知的主题清单，但是灵活的，以备检测者有其他问题或关注点（深入探讨前需要时间处理信息）。告知任何结果前，遗传咨询师应该：
  - 知道通知结果的方式，并作出适当的安排（例如，设置预约或电话会议，提醒其他检测人员，如果合适的话）
  - 评估实验报告，解决有关结果的任何疑问，确认是检测者的结果
  - 书写告知结果过程主题清单，专注于检测者迫在眉睫的问题
  - 预见任何可能的挑战（意外的结果，复杂的家庭关系，脆弱的检测者）
  - 准备给检测者的材料（实验报告，总结信，简报，支持组信息）
- 检测者需要知道的——检测者需要知道期望从告知结果过程得到什么，事先知道：
  - 告知结果的方式
  - 告知结果的类型
  - 电话/会面告知结果参与人
  - 大概什么时候可以得到结果

9.3.2 告知结果

我不是新闻，只是它的信使。我和你一样都快被吓死。我不知道

怎么说。我希望你能原谅我。我不想告诉你。我不想告诉你。我不想告诉你。而且你不想知道。

(*Resta*,*2009*,*p. 12*)

告知肿瘤基因检测结果是检测过程中对于检测者和咨询师都是最难的一件事。本节讨论一些有用的策略,使咨询师以专业且善解人意的方式告知结果。

9.3.2.1 在会谈开始时告知结果

告知结果之前的几分钟时间是检测者最焦虑的。因此,最好在会谈一开始就告知结果,除非检测者有特殊要求。按事先安排的时间当面告知或电话告知结果很重要,拖延会增加检测者的担心。

9.3.2.2 使用直接和清晰的语言

咨询师应该用简单直白的语言告知结果。咨询师应该选择舒服的适合检测者的方式。例如,咨询师可以说,"实验室发现你有家族性的 *FH* 基因改变。"咨询师不妨提醒检测者是否已经了解他们的结果和(或)表达一些同理心:"你准备好知道你的检测结果了吗?实验表明你的 *PTEN* 基因有突变。我希望可以带给你更好的消息。"一些咨询师可能喜欢以更正式的方式告知:"遗传室筛查了 Lynch 综合征相关的 3 个基因,DNA 分析鉴定发现有 *MSH2* 基因突变,这是您患结肠癌的原因。"

9.3.2.3 允许检测者有时间做出反应

告知结果后,停顿一下,使检测者有时间考虑刚知道的结果和做出反应,不要马上进入详细说明,甚至需要鼓励一下,例如阳性结果并不坏。在那一刻,这个消息可能会有情感冲突,检测者可能需要时间做出反应,并重新振作起来。咨询师等到检测者最初的反应平息后再提供信息或鼓励。

9.3.2.4 有同理心但要专业

咨询师要善解人意理解检测者的失望和悲伤。对于一些检测者,尤其是那些从来没有得过肿瘤,阳性基因测试结果可能是他们收到的最糟糕的消息。这很正常,咨询师情绪也会受到影响,但咨询师需要保持专业态度。如果咨询师自己也心烦意乱,那么他就不是一个有效的咨询师。一些检测者会接受甚至会希望与咨询师适当的肢体接触以获得安慰(如轻柔的触摸手臂),但这些肢体接触会令有些人不舒服。咨询师要学会洞察检测者反应并尊重咨询师和检测者的界限。

9.3.2.5 让检测者决定其余议程

结果告知讨论的其余部分应根据客户的需求。当听到结果时,有些检测者有很多问题要问,而有些检测者可能需要更多时间来处理这个消息。如果是阳性/变异/未预料的结果,最好安排后续电话或会谈再讨论,不要期望首次告知结果谈话能涵盖所有主题。咨询师不妨提醒阳性结果的检测者,对他们来说最重要的事情是简单地适应消息。他们不需要跑出去通知所有的亲戚也不需要立即安排预约,尤其是消息使他们感到天旋地转时。

9.3.2.6 接下来做什么

让检测者了解接下来会发生什么,这一点很重要。这可能包括下列问题:

- 检测者需要后续的遗传咨询预约吗?如何安排?
- 如何转诊给其他专家?检测者是否需要给他们打电话或咨询师协助这些预约?
- 病历中会有基因检测结果的副本?
- 检测者能收到结果的副本连同总结报告?什么时候能收到?
- 谁通知转诊医生,咨询师还是检测者?
- 如果检测者的亲属有任何疑问或想预约检测,他们应该联系谁?

9.3.3 检测者可能的反应

本节叙述了人们收到不同肿瘤基因检测结果时,可能发生的各种情绪和反应。多数检测者反应都是轻微或短暂的;然而,咨询师应该对反应强烈的个别检测者有所准备。

- 阳性检测结果——当检测者得知携带有使他们患癌风险的基因突变时,可能会出现各种各样的情绪,包括悲伤、失望、震惊、恐惧、愤怒和怀疑。大多数情况下,结果阳性的检测者可以较好地调整情绪;只有极少数必须接受治疗或药物干预。但是,阳性检测结果可能引起延迟性悲伤反应,孤立或容易受伤的情绪,或紧张的家庭关系。另一种可能,得到阳性检测结果者也可能感觉宽慰,因为得到了家系里患癌的解释,或是因为他们终于知道了自己的基因状态。阳性结果也能增加更大动机监测和控制肿瘤,也能促进一些亲人更紧密的联系。

- 不确定的阴性结果——检测者听到他们没有基因突变通常会很安心。不确定的阴性结果,使被测试者得到一定程度的安心,程度取决于家庭现有癌综合征的可能性。针对某种肿瘤,风险较低的检测者可能会被告知,该阴性结果降低了有症状的可能性。而高风险检测者需要被告知,尽管他们检测结果阴性,但仍然有可能患该综合征。
- 明确的阴性结果——得到明确阴性结果的客户通常会放松,开心,对肿瘤的担忧降低。他们也可能对受累的亲戚抱有愧疚,还可能对生命中一些重大的决策感到遗憾。(例如,选择配偶时,看重照顾人的能力而不是其他因素。)得到明确阴性结果的检测者,在阳性结果的亲戚聚到一起讨论他们关注的问题和计划时,也可能感到被排除在外。长期生活在肿瘤恐惧中的检测者可能面对改变的风险状况很困惑,甚至感觉相信这个结果或取消肿瘤监测很困难。
- VUS——收到 VUS 结果的客户,比其他任何情况都感到困惑。检测者可能表现沮丧,愤怒或失望,因为基因检测没有为他们提供一个明确的答案。煎熬了数月甚至数年,检测者的紧张程度不亚于阳性结果的家庭。事实上,检测者可能需要被提醒(不止一次),VUS 结果不是阳性的基因检测结果。

多数检测者对阳性结果的应对是令人满意的。事实上,临床研究中一直都缺乏得到结果而崩溃的人。话虽如此,大多数肿瘤遗传咨询师都处理过反应强烈、需要更多支持的一个或多个检测者。

几乎不可能预测哪个检测者将会更悲痛。然而,可能加重阳性结果检测者负面情绪的一般因素,在后续章节中介绍。

9.3.3.1　检测者具有显著的抑郁或焦虑

拥有潜在抑郁症或焦虑症的检测者,阳性结果的消息会加剧其抑郁症或焦虑症症状,尤其当其精神健康状况没有得到有效处理时。

9.3.3.2　检测者有其他方面的压力

检测者正在面对其他压力时,可能具有更少情感方面的储备来应付阳性基因检测结果。检测者会为自己强烈反应感到惊讶,但更可能是他们生活压力累积的作用。

9.3.3.3　检测者从未有过肿瘤

对于从未患癌的检测者,收到阳性检测结果可能是他/她生平收到最难以接受(或可怕的)的消息,可能导致强烈的悲伤、脆弱,或对肿瘤的忧虑。

9.3.3.4 检测者有一个直系亲属死于肿瘤

有一个或多个亲属死于肿瘤的,阳性基因检测结果的意义更明显。当得知他们的结果,检测者更加强烈地同情受影响的亲属,或发生延迟性悲伤反应,这两者都可能使检测者对他们的检测结果反应更强烈。

9.3.3.5 非检测者预期的结果

如果他们收到的结果出人意料,检测者需要更长时间接受自己的基因状态。这包括意外收到阳性结果以及那些收到阴性结果而惊讶的检测者。意想不到的结果可能使检测者困惑,并使检测者难以相信这个消息或者相应地调整自己的行为。

9.3.3.6 检测者有子女

对于有子女的检测者,阳性结果最令人痛心的问题之一就是他们的孩子也可能处于风险之中。即使对自己的肿瘤风险乐观的人,也会难于与后代分享这个消息,让后代进行基因检测或肿瘤筛查。阳性检测结果可能会导致父母极度悲伤和内疚。

9.3.4 结果公布后的讨论和随访

肿瘤基因检测结果告知后,遗传咨询师要与检测者讨论几个主题。这些主题可以在告知结果后直接开始讨论,或在以后的随访或电话中进行。讨论的性质因检测者个体,检测结果,检测者的肿瘤状态,检测者的其他情况的不同而异。如果他们在以后有任何关于他们结果的问题,始终鼓励检测者再次联系遗传咨询师。

结果告知后与检测者讨论的主题,在后续章节呈现。

9.3.4.1 结果对检测者的意义

咨询师可能要问检测者他们对检测结果的理解是什么来展开讨论。检测者可能已经不止一次被告知,结果意味着他们的肿瘤风险。尽管如此,检测者得到检测结果后,经常会再次询问结果意味做什么。咨询师提醒检测者检测结果的不确定性和可变性是非常重要的。咨询师也应该把重点放在与检测者相关的特定信息。例如讨论 *BRCA2* 检测结果,会因为检测者性别,年龄和肿瘤状况不同而不同。

9.3.4.2 医疗决策选择

通常给阳性结果检测者提供该综合征的特殊监测指导,并且转诊给合适的医疗专家。也应鼓励检测者去向他们的初级保健医生寻求建议。此外,对于阳性结果的检测者还可能有其他的选择,如化学预防,预防性手术。检测者可能觉得做出医疗决策(如预防性手术)很急迫,但应该提醒的是他们有时间来仔细考虑这些选择。有些检测者面临决策时会头昏脑涨,很难对医疗决策做出决定,然而他们在某些方面是幸运的。肉瘤或胰腺癌患者没有很多有效的监控和降低风险的选择。

对阳性结果的检测者,结果告知后和检测者的话题应该聚焦在医疗决策的建议和选择。得到不确定阴性或 VUS 结果的客户,可以根据自己的不确定性或潜在肿瘤风险去选择筛查。虽然得到明确阴性结果的检测者往往能够减少其监测,他们可能会在肿瘤监测和健康生活方式的一般性讨论中获益。

9.3.4.3 检测结果对检测者家庭的意义

肿瘤基因检测结果对检测者有血缘关系的亲戚有潜在意义。应该鼓励得到阳性结果的检测者和他们的近亲分享信息。传播阳性结果信息给家人在情感上是很困难的,特别是如果关系已经十分紧张,或者检测结果是意想不到的。大多数客户得到阳性结果后,至少会和一部分亲属分享信息。咨询师确定检测者家庭内部交流的模式,并提醒检测者有关检测程序中保密性部分。有些家庭谁参加检测是个秘密;而有的家庭则更加开明。咨询师还需要探讨把检测结果告知其他有可能有患病风险家庭成员时可能有的障碍。例如,检测者可能不愿意把检测结果与关系过分疏远或者过分冷漠的亲属分享。应该由检测者决定如何将结果告知其他家庭成员,但咨询师可以帮助检测者决定如何以更好的方式将信息告知家庭成员。咨询师也可以通过其他方式,如给家庭成员写信,对家庭成员现场提问,推荐给当地的遗传咨询服务机构。卫生部门有法律义务确保携带 *APC*(FAP)或者 *RET* 基因突变(MEN2)的检测者的直系亲属知晓他们的风险。然而这是例外,但不是一般原则。(更多信息请参照章节 11.3.11)

9.3.4.4 随访互动

遗传咨询服务通常不会因为告知检测结果而结束。咨询师需要一次或多次电话随访并将总结报告发送给检测者。也可能需要给检测者安排额外的复诊以进一步讨论信息。阳性检测结果者一旦最初对信息的反应消失，随访回顾信息是很有必要的，对于不确定阴性结果或 VUS 结果的检测者，讨论进一步可选择的基因检测是适合的。电话或见面随访是标准检测程序的一部分或者可以给需要的检测者提供他所需要的更多信息或支持。

9.3.4.5 适应结果

在检测结果公布之后的几个星期或者几个月，咨询师能知道检测者的状态有多么好(或者有多糟糕)是很重要的。有些检测者可能会从会见心理专家获益。在检测结果公布后数周或数月内，情绪反应是最强烈的，随时间趋于消散。然而，随着检测者子女长大，或其他亲戚被诊断出肿瘤，与该主题相关的问题将来依然可能出现。当检测者将来需要更多信息或支持时知道哪些资源可以利用很重要。

9.3.4.6 遗传学回顾

特别是随着时间的推移，检测者可能对肿瘤风险或将基因突变传递给后代感到困惑。那些检测结果阳性但没有患肿瘤者可能开始质疑他们的阳性检测结果，或者那些真阴性结果检测者可能要求其没有肿瘤风险的子女进行预测性检测。因此，咨询师可能会回顾有关遗传，继承和可变表达的基本信息。即使检测者似乎很好地掌握了这些概念，但随着时间的推移记不清楚或者不能把这些概念和自己的情况联系起来。

9.3.4.7 转诊给专家

咨询师应该确保检测者转诊给合适的医疗专家。阳性结果的客户需要和各种医疗专家会面以安排监测和随诊。不确定阴性结果或 VUS 结果的客户也受益于转诊给医疗或心理健康专家。咨询师应该拥有一个为检测者提供含医学专家、外科医生、心理健康专家健康服务的网络。

9.4 案例分析

本节包含三个做过基因测试的客户案例。

案例 9："事情为什么不能简单些？"

玛雅轻轻地抱着 6 个星期大的女儿，而她的丈夫坐在旁边。遗传咨询师向他们表示祝贺，经历多年的继发不孕，他们夫妇俩有了一个美丽的婴儿，以及最近他们获得了一个著名的研究机构的经费。

玛雅,36 岁,和她的丈夫都是医疗中心联合实验室工作的科学家。

遗传咨询师收集玛雅的家族史信息。玛雅的母亲 51 岁时,曾因左乳房的浸润性导管癌经历了单纯乳房切除术,目前 62 岁仍状态很好。在过去的一年,玛雅的两个表姊妹都被诊断出患有乳腺癌,一个 38 岁,另一个 35 岁。该家庭最初来自印度,目前大部分的亲属(包括两个患癌的表姊妹)仍然住在那里。(参见图 9. 1 玛雅的家系图)

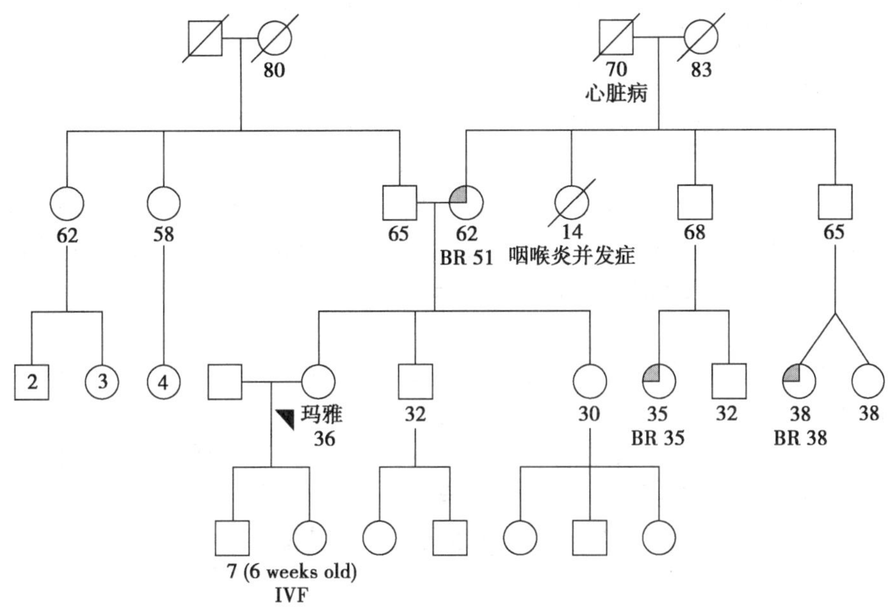

图 9. 1　玛雅的家系图。该家系已提供基因检测寻找与遗传性乳腺癌卵巢癌综合征相关的 *BRCA1* 和 *BRCA2* 基因突变(见正文对这一情况的进一步讨论)。BR = 乳腺癌,浸润性;IVF = 试管受精

这对夫妻表达了对玛雅患乳腺癌风险的一些顾虑,第一因为其乳腺癌家族史,其次为了保胎使用了激素。

遗传咨询师解释说,她还不能量化使用激素导致乳腺癌的风险,但承诺会进行文献检索。她提醒这对夫妻,大部分的乳腺癌病例是由于各种风险因素的组合。因此,激素导致乳腺癌的风险可能不同,取决于是否存在其他乳腺癌风险因素,例如是否有种系 *BRCA* 基因突变。

咨询师开始描述 *BRCA* 基因,但意识到这对科学家夫妇在做肿瘤研究工作,他们可能比她知道更多关于这些基因的信息。因此,她转而讨论测试的过程,并解释说曾罹患乳腺癌的亲戚们是进行基因检测的最佳人选。

“我明白这个道理”，玛雅用轻而肯定的声音说，“不过，我的亲戚住在印度远离城市的地方。我知道他们会同意进行测试，但安排他们进行测试有难度。我母亲今年夏天要来看我们，但是这是几个月以后的事。我想，我宁愿自己先做基因测试。”丈夫点头表示同意，并说他认为了解这些信息是非常重要的。

遗传咨询师描述基因测试的过程。这对夫妇了解可能的测试结果以及测试未受累个体的内在局限性。遗传咨询师还提醒夫妇，他们是否会推迟试验，并且探讨了如果收到阳性测试结果，他们宝宝的出生是否会让他们觉得更难接受。

“不，我不这样认为。我这样做是为了我的女儿。知识就是力量。”玛雅举起她熟睡的女儿，并吻了她一下。她的丈夫点头同意。

遗传咨询师完成了知情同意书的签署，确定了病人的医疗保险覆盖面，并安排抽取血样。她解释说，她会电话通知玛雅测试的结果。她还帮玛雅预约了乳腺肿瘤专家来讨论性激素带来的危险因素，但玛雅宁愿等到 *BRCA* 测试结果出来。

18 天后，咨询师给玛雅打电话。玛雅接了电话连忙说：“OK，有什么结果，我已经准备好了，是阳性的还是阴性的？”

“嗯，实际情况是，结果比较复杂一点。*BRCA1* 基因检测为阴性。但是发现你有 *BRCA2* 基因的一个 DNA 变异。”

在短暂的停顿后，玛雅说：“一个变异？那就是说这是没有结论的结果，对吗？”

“是的”，咨询师确认到，“这是一个实验室还没有见过的错义改变。它可能是一个正常的 DNA 变异，也可能是有害的突变。大多数 *BRCA* 变异最后证明都没有临床显著性。”

“但是，有些变异最后证明是有害的？”玛雅坚持道。

“这也是正确的”，咨询师同意并说，“有些 *BRCA* 变异最终被确认为是有害突变。”咨询师将测试结果副本带去玛雅实验室，并同意与玛雅夫妇下午会面。在那次访问中，他们详细讨论了 *BRCA2* 变异的结果，与已发表的文章中类似变异的结果做了比较。咨询师提醒他们，在不太经常测试的种族中发现变异并不出人意料。

咨询师开始讨论是否测试其他亲属：“它会有助于确定该变异是否会导致家系性乳腺癌。您认为您母亲会愿意进行测试吗？”

“是的，我敢肯定她愿意”，玛雅说。

丈夫又问到：“实验室将不收取任何费用测试她是否携带该变异，是这样的吗?”

“是的。但事实上,我认为你的母亲应该做一个全面的 *BRCA* 测试。如果她有一个不同的 *BRCA* 基因突变,那么这将是对家系有用的信息,它会降低这个 *BRCA2* 基因变异的结果是有害的可能性”咨询师解释道。

几个月后,玛雅的母亲在女婿的陪同下来与遗传咨询师会见,她的女婿担任翻译。患者的母亲对测试有很好的理解,她准许将测试的结果披露给她的女儿或女婿。

几周后,咨询师给玛雅打电话通知玛雅母亲的测试结果,玛雅的母亲携带了 *BRCA2* 变异。玛雅和丈夫再次来与咨询师讨论本结果。咨询师强调,实验室仍然没有足够的信息对该变异进行重新分类。丈夫阐述了研究 *BRCA* 变异的可能途径,咨询师发现玛雅似乎更安静,较之前的会面比较不太关注这个谈话。

咨询师把话题转移到不确定性变异结果对情感的影响。她表示,这种不确定的结果可能会比一个阳性的结果令人更加紧张,问玛雅感觉如何。

玛雅一开始说,她很好,但后来她承认,她对整个情况感到不安和沮丧。她的丈夫搂住她,她谈到了她多年的不育治疗,像过山车似的情感痛苦经历,以及测试过程中所有的模棱两可的测试结果。“妈妈的检测结果使这一切又回到以前的状态。担忧、不确定性、等待。为什么一切不可以简单些?”

玛雅还表示,她不愿意与乳房肿瘤科医生见面,是因为她怕从乳房肿瘤科医生那里听到她患乳腺癌的危险增加。“与肿瘤科医生见面将使它成为现实,他/她会说,我真的是有风险,我的女儿的风险也在增加。这可能不符合逻辑,但是这是我的真实感受。”

遗传咨询师聚精会神地听着。随后,他们提出一些帮助玛雅减少对不确定的结果感到焦虑的方法。咨询师代表玛雅与乳房肿瘤学家联系并从他们那里获得医疗建议。玛雅听到这个建议后,情绪似乎平静了些,并承诺会与乳房肿瘤学家见面讨论。

玛雅和她的丈夫也同意暂时搁置有关变异结果的讨论。如果有任何问题,咨询师鼓励他们与她联系,并承诺如果她了解了关于变异的任何更新,会与他们联系。

“我希望我们尽快获得更多的信息”,丈夫叹了口气说,“否则,我们可能会自己在实验室做这个工作。”

“中彩了,亲爱的”,玛雅冷冷地说。

案例 9 总结:本案例描述了一个咨询师解释基因变异结果,帮助客户解决其测试结果对客户医疗和情感上冲击。

案例 10:"如果我没有该基因,我怎么可能得这个综合征?"

伊丽莎白在她做第 6 次化疗时会见了遗传咨询师。

"叫我莉兹吧",伊丽莎白放下书并摘下老花镜。咨询师知道这本书,最近也读过,他们花了几分钟聊了娱乐节目的情节主线和其中古怪的人物。然后,他们转向讨论家族史和基因检测的选择。

莉兹 52 岁时被诊断患有二期右侧结肠癌,她两年前的结肠镜检查结果正常。35 岁时她因为严重的子宫内膜异位症做了子宫完全切除术。她母亲 40 岁时被诊断出患有子宫癌,八十多岁时状态还很好。莉兹的外公和舅舅都是 40 多岁死于结肠癌。莉兹是她这一代中第一个发现患肿瘤的。但她 48 岁的哥哥在其右结肠发现一个大的腺瘤。从家系谱中来看,确定是 Lynch 综合征的典型例子(见图 9.2)。

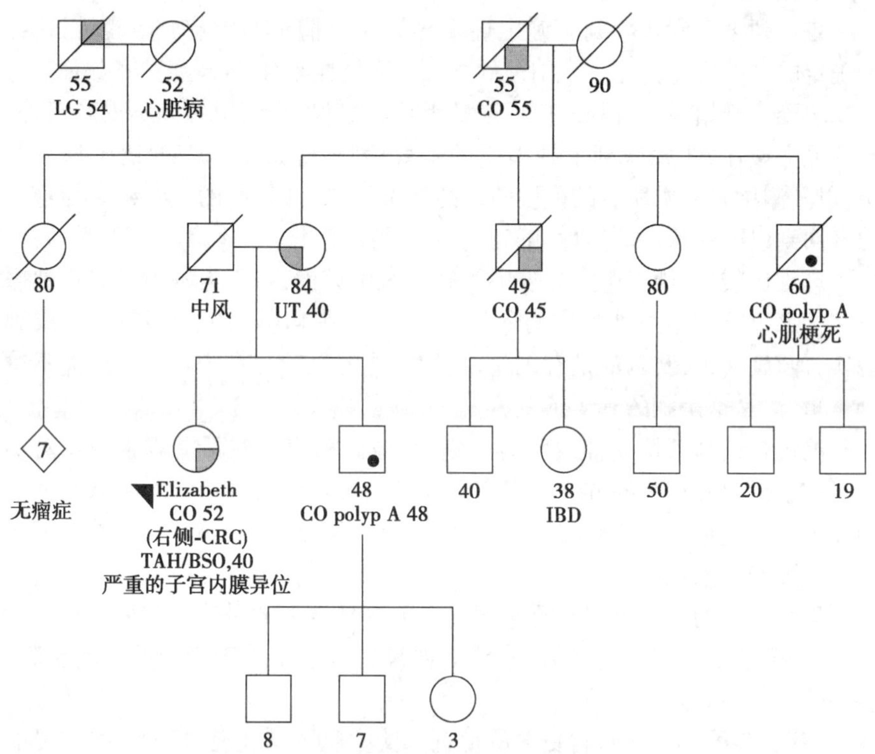

图 9.2 伊丽莎白的家系图。该客户已提供的肿瘤块和血液 DNA 分析,以寻找与 Lynch 综合征相关的错配修复基因突变(见正文对这一情况的进一步讨论)。CRC=大肠癌;IBD=在炎性肠道疾病;LG=肺癌;CO=结肠癌;CO polyp A=大肠腺瘤;UT=子宫癌;TAH/BSO=全腹子宫及双侧输卵管卵巢切除术

遗传咨询师描述了 Lynch 综合征的表现并解释说莉兹家系符合 Lynch 的诊断标准。莉兹为她的侄子和子女担忧。莉兹说她不准备告诉她的母亲。莉兹说:“我母亲可能为将这个传递给我们感到难过。但是我会和其他人分享。”

莉兹的咨询师安排莉兹进行了 *MLH1*、*MSH2* 和 *MSH6* 基因测试。他们安排 3 周后在莉兹下个化疗再次见面时讨论结果。

DNA 分析结果没有检测到 *MLH1*、*MSH2* 和 *MSH6* 基因的有害突变。莉兹松了口气。咨询师强调,尽管测试结果是阴性的,莉兹(和她的家人)仍然有 Lynch 综合征。她还说可以选择做其他遗传基因测试。

莉兹明白不确定性阴性结果的限制,授权咨询师获取其瘤块标本进行微卫星(MSI)和免疫组化分析。

当咨询师起身告辞时,莉兹高兴地说:“我等不及要告诉我的兄弟,我们没有这方面的基因问题! 他会因此而松了一口气,因为他不再需要为他的孩子担心。”

咨询师再次落座。她又努力解释说,所有的家族性综合征确定有某种“基因问题”,只是目前所做的这些试验没能找到它。咨询师告诉莉兹,可能有其他基因导致林奇综合征。肿瘤块的分析也许能帮助找出其中的遗传缺陷。同时,全家人可能需要遵循林奇综合征的监测指导方针。

在接下来的几个月里,咨询师曾与莉兹有几次谈话。肿瘤块分析揭示了高 MSI(高不稳定性)的结果,这高度提示遗传性肿瘤;而且免疫组化结果显示 *MSH2* 和 *PMS2* 基因缺乏。莉兹接受 *PMS2* 基因测试,结果阴性。莉兹对阴性结果表示了极大的喜悦。咨询师再次极力解释为什么阴性结果不一定是真的“好消息”。

莉兹的肿瘤学家和医生都建议莉兹做全结肠切除术。莉兹开始时抵制这个计划,但后续结肠镜检查在盲肠发现两个小扁平的腺瘤,这使她相信她需要做全结肠切除。

肠胃专家也强调了每年为家庭成年成员做结肠镜检查的重要性,为所有处于危险的女性亲属做子宫癌筛查的重要性。遗传咨询师和肠胃病专家给莉兹写了一封总结信;并给其他家庭所有成员写了一封信,敦促所有处于危险中的家庭成员要遵循 Lynch 综合征的监测指导方针。

大约一年后咨询师会见了莉兹讨论她的 *EPCAM*(*TACSTD1*)基因检测结果。她开始更详细地讨论测试过程。但莉兹打断了她,并说她已经知道测试的过程。她真正想知道的是咨询师是否读过最近畅销书排行榜上的历史传记。咨询师承认她还没有读过,并询问莉兹是否会推荐它。莉兹说有很多关于这本书的投诉,但还是推荐了它。咨询师认为莉兹很享受这个非医疗问题的话题,并答应读她推荐的书,并会让莉兹知道她对这本书的看法。然后,她又和莉兹谈了有关 *TACSTD1* 基因测试,并安排莉兹抽血,送往不同的遗传学实验室。当他们结束了简短的会谈后,咨询师问莉兹是否有任何其他问题。

“我的肿瘤科医生似乎仍然认为我有 Lynch 综合征。我的外科医生也这么认为。你能和他们说说吗?”莉兹问。

咨询师用温和而肯定的语气回答说:“你的医生认为你有 Lynch 综合征。我也是这么认为的。你的家系有三代 5 个人患结肠癌或子宫癌。这告诉我们,您和您的家人确实有 Lynch 综合征。”

“如果我没有该基因,我怎么可能得这个综合征?”莉兹疑惑地问。

咨询师意识到她个人习惯用“可能”、“似乎”这样的词让患者感到困惑。“你确实有一个基因缺陷,虽然实验室还没有找到它,但您的家系确实有一个遗传基因缺陷。”

“但是你已经检测过了那些基因,它们都是好的呀!”莉兹说。

“这是真的”,咨询师说,“这确实使人感到困惑。你的结果说明:要么你的基因突变包含在我们已经检测过的基因里面,但当前的技术检测不到;或者你的基因突变不在我们检测的基因上。这就是为什么我们不断邀请您做更多的基因测试。基因测试处于不断完善的过程中,研究人员正在发现更多的基因,如 *TACSTD1* 基因,我们今天刚准备测试的基因就是刚发现的。您能明白吗?”

“我想这是有道理的”,莉兹慢慢地说,“换句话说,它就像在一系列的书籍里的一本,未完待续……”

“这是完全正确的”,咨询师说,并给莉兹预约了下一次访问时间。“另外,我们可以谈谈你名单上的下一本书。也许你可以给我一个提示,你所选择的是……”

莉兹笑着说:“不。这样一来,我们都需要等消息。”

案例 10 总结:本案例描述了阴性结果的告知以及告知方式。

案件 11:“我想要一个答案,但它必须是这个吗?”

遗传咨询师会见了乔恩的父母——艾伦和格雷格。咨询师首先注意到的是,这对父母像所有其他孩子刚被诊断为肿瘤的父母一样不知所措。她首先询问他们的儿子怎么样。

“比我们好”,艾伦苦笑着说。

“他似乎是正常的”,格雷格用戒备的语气说,“但我们仍在等待最新的

CT 结果”。

大约 4 周前，他们 9 岁的儿子，乔恩，被诊断患有股骨骨肉瘤。父母起初以为是自己儿子在足球比赛中撞伤了他的腿。然而，当疼痛加剧后，他们把自己的儿子送到当地医院急诊室后发现肿瘤，把乔恩转诊到肿瘤中心的儿科部门。当小儿肿瘤科医生了解到乔恩有肿瘤家族史，她把这个病例转给遗传咨询师。

遗传咨询师拿到了全家历史信息。格雷格和艾伦在他们三十多岁前都没有肿瘤。艾伦家系没有肿瘤历史，但格雷格家系，一个伯父在 2 岁因脑瘤去世，一个姑姑在 30 多岁死于乳腺癌。这个姑姑的女儿在 30 多岁也得了乳腺癌，她的 *BRCA* 基因测试结果是阴性的。格雷的父亲 40 多岁死于喉癌，他有吸烟的习惯。咨询师发现这个家系中的病例确诊时都比较年轻。

当读完家族史信息（图 9.3），咨询师解释说，乔恩的肿瘤可能是由于一种遗传易感性。她谈到了家系特征如发病年龄、肿瘤的类型，以及三代都有患者，都提示与遗传相关。遗传咨询师提到，格雷格的家庭以及乔恩可能患有一种罕见的遗传性肿瘤综合征称为 LFS。咨询师介绍了基因检测的选择，

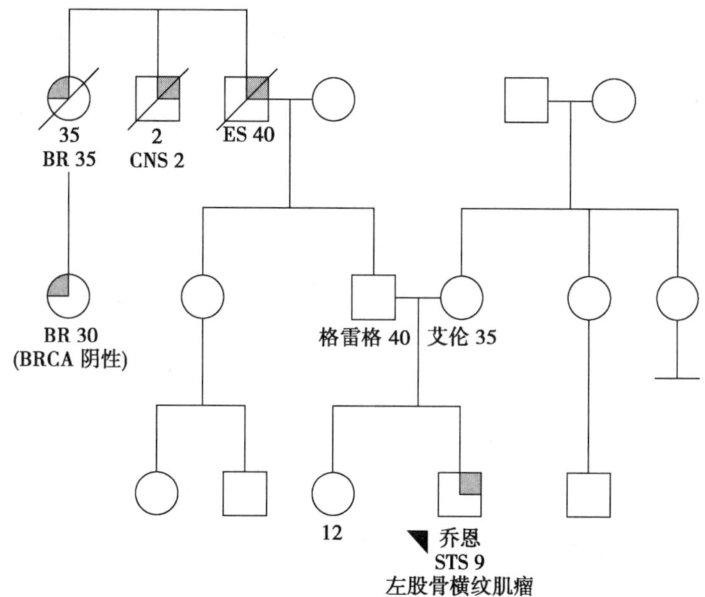

图 9.3　乔恩的家系谱。这家提供基因测试来寻找 *TP53* 基因的胚系突变（LFS 有关）（见正文对这一情况的进一步讨论）。BR＝乳腺癌，浸润性；CNS＝脑肿瘤，非特定型；ES＝食道肿瘤；STS＝软组织肉瘤

并谈了 *TP53* 基因测试的利弊。她强调，这一测试可能在稍后的时间来完成或根本没必要做；但父母都渴望继续进行测试。

咨询师询问他们希望从基因测试中得到什么？这对父母提到肿瘤学家对放射治疗的一些顾虑，但主要是想知道为什么会发生这种情况。

“我要尽我所能来帮助乔恩。我期待一个答案。因此，如果答案是因为基因突变，我想知道这个基因是什么。我也一直在网上搜索是否有可能是环境因素。我的意思是，如果我们不知道是什么原因造成的肿瘤，那我们如何保护我们的家庭?”格雷格说。

咨询师开始解释肿瘤大多数情况下不是单个原因造成的，但艾伦打断说:“哦，我们知道这个。尽管如此，如果有一个答案，我们想找出来。我们需要知道如何最好地照顾我们的儿子和女儿。”

咨询师向格雷格夫妇说明了遗传基因测试的局限性，无论结果如何，不确定性是存在的。详细讨论后，父母签署知情同意他们的儿子接受 *TP53* 测试，抽取了乔恩的血样并送到遗传学实验室进行检测。

4 周后遗传咨询师告知乔恩的父母 *TP53* 检测为阳性结果。艾伦和格雷格对此消息表示失望，但他们的反应似乎有些平静。咨询师推测这对夫妻可能还没有从他们儿子被诊断为肿瘤的伤痛中走出来。咨询师正考虑如何讨论这一消息的影响，格雷格突然话锋一转问他和艾伦能否当天做 *TP53* 突变测试。看来这对夫妇认为实际行动比沉溺于情感悲痛更容易，特别是如果他们认为这样做可能有利于自己的孩子。咨询师建议格雷格首先进行 *TP53* 突变测试(因为他有阳性结果的几率较高)。不过，艾伦和格雷格坚持当天两人都做测试，所以咨询师做了相应的安排。咨询师问他们如果他们(可能是格雷格)俩的一个测试呈阳性，他们会怎么办。

格雷格耸了耸肩膀说:“不管它是什么消息，我们会处理的。最重要的是，我们收集尽可能多的信息。”

艾伦补充说:“这是正确的，我们需要获得尽可能多的答案，我觉得这是负责任的做法。”

咨询师问格雷格如果他的测试呈阳性，他会有什么情感方面的反应。格雷格回答说:“我会没事的。”咨询师停顿了一下看格雷格是否愿意说更多，但是他没有再说别的。鉴于这对夫妻目前正在面临的情况，有可能他们根本无法用语言表达他们的感受。

正如预测的那样，格雷格被发现携带 *TP53* 突变。父母开始都接受了这个残酷的消息，但艾伦想到她的女儿也可能存在高风险时她流泪地说。“我想要一个答案，但确实它必须是这一个?”“我知道”，格雷格说，“我认为这将有助于了解为什么乔恩得了肿瘤。但现在我不确定。”

当他们和咨询师讨论测试结果时，格雷格搂着艾伦。这对夫妻看上去仍对说出他们的情绪反应感到不舒服。他们更感兴趣的是如何与他们的子女和其他亲属分享这个消息。咨询师提供了一些可能的策略。但建议这个家庭首先需要一些时间来消化这些噩耗。

乔恩的临床过程并不容易，但他忍受化疗相当不错，他的肿瘤被成功切除。遗传咨询师给格雷格家留下了几个电话留言，但她并没有听到他们反馈。几个月后，咨询师在一次乔恩的预约随访遇到了格雷格。这次格雷格精神状态好多了。乔恩做得很好，又回到了学校。他甚至谈到春天他可以重新加入了足球队。

咨询师很高兴听到这个家庭“恢复正常”的这个事情。她知道，这对父母是警惕乔恩的健康状况，并已通知所有的医生 *TP53* 阳性结果。然而，格雷格还没有跟进任何见面讨论或筛选试验。

在对话的空当，遗传咨询师说：“我的一项工作是回顾信息，这样它就不会被人遗忘。我很高兴听到你的儿子做得很好，这是个好消息。”然后她看着格雷格：“现在，我想花几分钟的时间重点关注……”

“我的女儿”，格雷格插话说，“我想现在是时候考虑对她测试的选择。说实话，自从我们的最后一次谈话，我没有想过这个问题。”

咨询师说：“好了，我们当然可以谈论您女儿 *TP53* 突变的测试，但是首选我想谈谈您的健康。”

格雷格承认，他一直忙于繁忙的日程没有为自己预约讨论自己的健康问题的会谈。

咨询师说：“我明白，但现在事情开始安顿下来了一点，现在似乎是一个很好的时间让你专注于自己的健康。自从上次我们已经谈了这么多的事情，这可能让你有点无所适从。让我为你预约一个肿瘤领域的肿瘤学家吧？她有很多 LFS 患者的经验。您也可以和她讨论其他筛查建议。你和我也可以再谈谈。”

“这听起来是个不错的计划。我一直告诉我的儿子，这些医生的约会是多么的重要。我想我最好还是按照我自己的意见行动”，格雷格说，叹了口气。

案例 11 总结：本案例描述了咨询师告知阳性测试结果的过程，并帮助家庭应对其后果。

9.5 扩展阅读

American Cancer Society. Genetic testing: what you need to know. http://www.cancer.org.

Baty, BJ. 2009. Risk communication and decision-making. In Uhlmann, WR, Schuette, JL, and Yashar, BM (eds), A Guide to Genetic Counseling, 2nd edition. Wiley-Blackwell, Hoboken NJ, 207–250.

Dizon, DS, and Abu-Rustum, NR. 2006. Prevention, screening and advocacy. In 100 Questions & Answers about Ovarian Cancer, 2nd edition. Jones & Bartlett, Sudbury, MA, 122.

Faucett, WA, and Ward, PA. 2009. Understanding genetic testing. In Uhlmann, WR, Schuette, JL, and Yashar, BM (eds), A Guide to Genetic Counseling, 2nd edition. Wiley-Blackwell, Hoboken, NJ, 207–250.

Geller, G, Botkin, JR, Green, MJ, et al. 1997. Genetic testing for susceptibility to adult-onset cancer: the process and content of informed consent. JAMA 277: 1467–1474.

GeneTests: Medical Genetics Information Resource (online database). University of Washington, Seattle. 1993–2011. Available at http://www.genetests.org.

Lindor, NM, McMaster, ML, Lindor, CJ, et al. 2008. Concise Handbook of Familial Cancer Susceptibility Syndromes—second edition. J Natl Cancer Inst Monogr 38:1–93.

Resta, R. 2009. Before the call. J Genet Counsel 18:12.

Uhlmann, W. 2009. Thinking it all through: case preparation and management. In Uhlmann, WR, Schuette, JL, and Yashar, BM (eds), A Guide to Genetic Counseling, 2nd edition. Wiley-Blackwell, Hoboken, NJ, 93–132.

United States Department of Health and Human Services. Genetic information non-discrimation act (GINA). http://www.genome.gov.

Veach, PM, LeRoy, BS, and Bartels, DM. 2003. Collaborating with clients: providing information and assisting in client decision making. In Facilitating the Genetic Counseling Process: A Practice Manual. Springer, New York, 122–149.

Weil, J. 2000a. Cancer risk counseling. In Psychosocial Genetic Counseling. Oxford University Press, New York, 168–181.

Weil, J. 2000b. Decision making. In Psychosocial Genetic Counseling. Oxford University Press, New York, 137–152.

第 10 章

肿瘤遗传咨询的社会心理学

> 描述遗传咨询师与患者的有效关系的词有很多，例如“参与”、“亲密”、“协调”和“同情”。更进一步来说，这种关系就像是跳舞一样，咨询师的任务是紧跟患者的节奏而不是患者配合咨询师。
>
> （*Evans*，*2006*，*p. 75*）

为了保证咨询有效，肿瘤风险咨询师需要关注到咨询过程中的信息和社会心理层面。本章描述了客户可能遇到的不同类型的社会心理问题，如何高效处理这些问题的遗传咨询策略，并且讨论了何时以及如何推荐其做社会心理咨询。本章最后列举了三个案例。

10.1 客户的心理特点

本节将从客户的角度来考虑肿瘤风险的社会心理影响，关注在客户的情绪反应、应对策略以及家庭因素方面。本节也将讨论在遗传咨询交流之外这些因素是如何影响客户生活的各个方面。

10.1.1 常见的情绪反应

当客户了解到他们高于平均水平的肿瘤风险、选择基因检测或者肿瘤监测时，他们也许会表现出一系列的情绪反应。这些情绪反应可以简单归类为快乐的（例如轻松、喜悦）或不快乐的（例如害怕、恐惧）。考虑到我们讨论的话题，毫不令人感到奇怪，肿瘤遗传咨询引起客户的不快乐情绪要远远多于快乐的情绪。

在整个遗传咨询和检测过程中，客户会有许多——有些甚至相互冲突的情绪反应，这些情绪反应是否会达到影响咨询交流的程度，取决于以下几

个方面,例如:

- 客户情绪的强度
- 客户感受到威胁的程度
- 由情绪反应激起的应对策略的类型(见章节10.1.2关于应对策略的更多信息)

接下来的部分会列举肿瘤高风险客户可能会表现的情绪反应(见表10.1)。

表10.1　肿瘤遗传咨询客户的常见情绪反应

• 愤怒	• 失控
• 焦虑	• 反弹和乐观情绪
• 惧怕缺陷和残疾	• 悲伤
• 惧怕死亡	• 认同感
• 悲痛	• 孤立感
• 内疚和羞愧	• 感到压力和受伤

10.1.1.1　愤怒

客户会对他们生活中增高的肿瘤风险和不确定性感到愤怒。这种愤怒可能会表现为非特定的敌意,也可能转移到特定的目标上,如遗传咨询师或者琐碎的烦恼(例如行程安排问题)。客户或许会通过挖苦的言论或者讽刺的幽默来表达这种愤怒。这种愤怒的表达通常是为了减轻焦虑或者避开消极。

客户感到愤怒不是一个社会可接受的情感时,便会试着去混淆或者忽视他们的情感。久而久之,不能有效处理自己愤怒情绪的客户最终会将这些情绪转向自身,从而产生内疚和羞愧。

10.1.1.2　焦虑

所有(肿瘤)高风险的个体对于增高的肿瘤风险都会有一定程度的焦虑。一定程度的焦虑是正常的,甚至在客户与医生会面时、基因检测时以及遗传咨询过程中,客户的焦虑感也是预料之中的。事实上,有一定程度的焦虑是有益的,因为它可以激发人们去进行正确的肿瘤监测。然而有一些客户对于肿瘤的焦虑是普遍的和持续的。过度的焦虑会对客户产生麻痹的作用,导致其回避筛查或否定症状。重度焦虑有许多表现,比如失眠、忧郁症、恐惧症、进食障碍取消日常活动。在一些极端的情况下,客户在生活中错误地把自身的高风险状态当作是一切的焦点。因此,他们会将他们的不开心归咎于对肿瘤的恐惧上,并非实实在在存在的压力(例如工作压力、不开心的婚姻),这些恐惧被定义为错位的焦虑。

10.1.1.3　惧怕伤残和缺陷

一个客户对肿瘤的恐惧,或许会集中在对肿瘤疾病本身和(或)治疗方面。这些恐惧包括:脱发、疤痕的产生、器官的切除、能量损失或者心智能力的降低。客户或许还会担心对家庭造成负担,因为他们不能够再去工作,或者力量和行动能力会有所下降。对于已经照顾过一位或多位肿瘤亲人的客户,这种恐惧感会更加明显。客户或许不能够去清晰地表达对缺陷和伤残的恐惧,但是这种恐惧确实会影响到他们关于肿瘤筛查和遗传检测的决定。

10.1.1.4　惧怕死亡

对死亡的恐惧,是一种普遍的情感,恐惧的程度在强度和侵扰性方面变化很大。在日常活动中若有某种特定的恐惧情绪入侵到个人思想,则可认为达到了侵扰性程度。一个人对死亡的恐惧可能因增高的肿瘤风险或者过去肿瘤的经历(例如看到过亲人因为肿瘤过世)而强化。为人父母的客户在他们的孩子尚且年幼并且不具备自理能力时可能会表达出对死亡的恐惧。一定程度的担心自己死于肿瘤的心理也许会激发人们对自己的健康多一分警惕。然而,太多的恐惧会导致臆想症、冒险行为,或者无止境的寻找某样东西来保护他们不患肿瘤。

10.1.1.5　悲痛

最痛苦的记忆出现于临近亲人去世时,随着时间的流逝,伴随而来的是延续的悲痛。即使亲人是很久之前因肿瘤去世的,客户也会频繁地表现出悲痛。这些客户也许已经经历过几次与肿瘤有关的死亡,而这种经历会导致悲痛周期进程的不完整。周期不完整的悲痛好像更倾向于出现在特定的情景中,例如突然发生或者始料未及的死亡(见表 10.2)。随着时间的流逝,未化解的悲痛反应会表现为慢性悲伤,它让所有活动都蒙上一层阴影。这种现象称为慢性悲伤。

表 10.2　更可能引起客户不完整的悲痛的死亡类型

- 死亡是突然发生或者未预期的
- 死亡发生在一个重要的亲戚身上(例如父母、兄弟姐妹或者子女)
- 死亡发生时,客户太年轻以至于不能处理
- 死亡混合于其他死亡事件,其他死亡再次引起悲痛发生
- 客户对去世的人有情感困难,或者有某种未竟事宜
- 不论在经历死亡之前还是之后,家庭成员都未讨论过此事

来源:Gettig(2010,p. 112).

10.1.1.6 内疚和羞愧

经历一次或者多次不幸事件，会引起内疚和羞愧。各种不幸事件包括虐待、严重车祸或者慢性疾病。一般来说，人们很少或者没有能力去控制不幸事件。但是他们会觉得，好像他们能够或者应该做出不同的选择来尝试改变结果。这种类型的内疚，会在有肿瘤历史的家庭中经常出现。这些客户会认为他们本可以为患肿瘤的亲人做更多的事情，如带他们去看不同的医生或者更经常地去看医生。随着时间的推移，这种内疚感可能会逐渐减弱，也可能加深到羞愧的程度。感到羞愧的人会觉得别人将会严厉的评判自己的行为和思想。

有这种内疚和羞愧的客户，经常通过内心的对话或不断重复的想法来重现过去的事情，而这些想法最终会导致低自尊甚至自我嫌弃。感到内疚和羞愧的肿瘤咨询客户不愿去分享他们家庭情况信息，他们对针对过往行为的任何隐含批评都可能非常敏感。免受肿瘤侵袭或者家族基因突变的客户，拿自己的幸运与那些受肿瘤侵袭或者基因突变的亲戚相比较，就会感到内疚。这种现象被定义为幸存者内疚。

10.1.1.7 失控

高肿瘤风险的客户对可能罹患的恶性肿瘤很少或者几乎没有能力去控制。伴随着这种不确定性，他们生活中会有强烈的不幸和脆弱的感觉。这反过来又可能引起低自尊和无力应对日常生活。为了努力减少这种无能和脆弱，一部分高风险的客户会尽可能收集信息来寻找预防肿瘤的方法，而另一部分人则会尽可能少去想他们患癌的风险。在咨询讨论中，努力控制问题的客户既不会猛烈抨击咨询师，也不会情绪化的从讨论中退出。客户会选择其他方式，通过转向整体策略、精神练习或者成瘾的东西来对付他们脆弱的感觉。

10.1.1.8 反弹和乐观情绪

有肿瘤病史的客户也许会产生一种反弹情绪。客户会感到他们有内在的力量和勇气去面对肿瘤的风险。因为他们已经从先前的不幸事件中撑过来了。这些客户会通过学习肿瘤风险的相关信息和医学处理决策而感到很有力量。肿瘤咨询客户也可能表现出一种或者更多的乐观情感，包括：

- 轻松——终于有人听他们倾诉
- 希望——风险并未如他们想的那么高
- 舒适——他们会被优秀人关照
- 鼓励——他们已经建立一系列的行动计划

10.1.1.9　悲伤

由于家族中过去的疾患或者死亡以及自己患肿瘤的风险，高风险个体的生活经常伴随着潜在的悲伤。客户的悲伤也可能归因于恐惧、悲痛和脆弱。客户同样也会因为他们的家庭必须面对如此艰难困苦，其他家庭则不用，而感到悲痛或者怨恨。客户对于自己有高肿瘤风险的认知，会消极的影响多种类型的生活经历(见 10.1.4 部分)。随着时间的流逝，这种持续的悲伤可能表现为临床抑郁或者绝望。

10.1.1.10　身份认同

有基因缺陷——包括遗传性肿瘤综合征的个体，会感到他们被突变的基因所定义。这可能会激励一些高风险的个体通过变为倡导者、研究者或者健康保健者加入到抗癌斗争中。然而，对自身肿瘤过于频繁地关注，会产生无助感和孤立感，这些感觉会随着时间的流逝导致低自尊和低自我评价。阳性的基因检测结果会加剧一个人对关注于肿瘤的认同感；而阴性的基因检测结果，可能会因为他们原本认为(将要患遗传性肿瘤)的身份被证明是错误的，而感到迷惑或怀疑。

10.1.1.11　孤立感

高肿瘤风险的个体，不得不面对与他们搭档、朋友或者合作伙伴截然不同的担忧。这些担忧对于年轻人来说更是如此。甚至他们的医生都可能对他们家庭罕见的遗传肿瘤综合征不熟悉。这会使客户感到仿佛没有人会真正理解他们的恐惧和担忧。这种孤立感会使客户感到无助，焦急或者脆弱。

10.1.1.12　压力和创伤

自己或者家庭成员患有肿瘤的客户或许会不断重历他们的苦难。随着时间的流逝，家族中多种疾病引起的或者亲人离世引起的悲痛会是创伤性的。客户也许会表现为沮丧，焦虑症，睡眠障碍，或者身体疾病。事实上一些来自患有遗传肿瘤综合征家族的客户，会表现出创伤后应激障碍。有创伤应激障碍的客户，在回忆起特定事件的时候，会表现激动或完全退出讨论。

10.1.2 可能的应对策略

人们会依靠一些应对策略来帮助他们应对各种情况（如激发性的焦虑）。不利情况会触发一个人产生特定的情绪反应，人们会使用已经学到的应对策略来处理这些情绪。因此，当客户的反应出乎意外或者毫无意义时，这表明客户可能正在使用应对策略来管理他（她）强烈的情绪反应。

心理咨询师克里斯汀·埃文斯曾写道，人们会调用自己的应对策略来回答下面三个问题：

- 我是怎么看待这个问题的？
- 我是怎么处理由这个问题所引发的情绪的？
- 我可以做些什么来解决这个问题？

应对策略同时包含情感层面和认知层面。情感层面主要负责评估、克制、减少由触发焦虑的情景所造成的痛苦。比如同情朋友，听音乐，或者去健身房。认知层面是负责分析一些情况，整理可能的解决方案，并决定如何最好地解决这一问题。这些认知聚焦策略只会在人的痛苦情绪尚在控制范围内时生效。认知聚焦策略的例子包括寻求建议、制订计划，或者阅读“自助”书籍。

人们会基于过去的经历以及曾经尝试过的或成功或失败的应对策略来开发出自己的应对策略。应对策略在不断地革新并且是人们正常生活的一个重要组成部分。值得注意的是，应对策略的成功可能是基于其提供直接情感救济的能力，而不是其成功解决问题的能力。

应对策略可以是自适应的（在紧张情况下的健康反应）或不适应的（不合适和可能有害的反应）。几乎所有的应对策略要么是自适应，要么是不适应，这取决于策略的使用程度和应用环境。例如，奇幻思维的应用范围，可以从无害的实践——穿上幸运衬衫去参加自己担心的医疗会面，到妄想自己的肿瘤可以被来自太空的外星人所治愈。

在肿瘤遗传咨询和检测的讨论中，有肿瘤风险的客户可能会展示各种应对策略。下面将描述这些应对策略（见表 10.3）。

表 10.3　肿瘤咨询客户可能使用的应对策略的类型

• 承担责任	• 奇幻思维
• 专注焦虑	• 强迫思维与强迫行为
• 回避认知	• 规划
• 对抗的方式	• 积极的重新评价
• 否认(包括分心、怀疑、延迟和解雇)	• 投射
• 取代	• 合理化
• 距离	• 退化
• 逃脱-回避	• 依赖社会支持
• 宿命论	• 依靠精神或整体实践
• 战斗精神	• 寻求健康保健人员的批准
• 幽默	• 自我控制
• 理智主义	• 坚忍的接受

来源:Weil(2000);Djurdjinovic(2009).

10.1.2.1　承担责任

那些寻求预约高风险门诊的个人,可能觉得预约门诊是他们能做的负责任的事情。对自己的健康负责使他们觉得自己在是否发生肿瘤方面有一定程度的可控性。

因此,他们忠实地坚持监测计划,追求选择能够降低肿瘤风险的方法。然而,这种策略也会导致人们对患有或死于肿瘤的亲属缺乏同情心。这所谓的责备受害者的心态使客户从心理上远离自己的患癌的担忧。此外,人们可能认为自己需要对不在控制范围内的不利事件负责(如肿瘤相关疾病或死亡),从而最终导致自我批评,内疚,或羞愧。

10.1.2.2　专注焦虑

一些客户似乎被他们对肿瘤的担心所困惑。这些客户花费大量的时间和精力担心总有一天他们会患上肿瘤。这种强迫性的忧郁会导致躯体化症状、恐惧症、疑病行为、失眠、恐慌行为或焦虑症。

10.1.2.3　回避认知

回避认知是指抑制对恐惧或压倒性不利情况的思考。这是一个有用的策略,给客户空间去避免思考一个感官上的威胁,直到他们情感上准备好来处理它。注意,回避认知与否认认知的不同之处在于,客户知道不良情况的存在,但是有意识地选择不去想它。回避认知可以作为临时措施,使人们在运用认知-集中策略解决问题之前来控制自己的情绪。回避认知也可以用于人们当时没有其他更多的事情可以做时（如人们在常规筛查中平息他们对肿瘤的担忧。）

10.1.2.4 对抗的方式

一些人认为得到合适的保健的唯一方法就是以他们自己的方式与医疗系统做“斗争”。这样的客户可能会斥责医护人员制定的预约安排，对卫生保健人员提出频繁的（或不现实的）要求，并争论给他们的信息是否准确。遗传咨询师应该记住，产生对抗情绪或好斗的客户通常使用这些策略来减轻焦虑不安、无助或脆弱感。

10.1.2.5 否认

否认是抑制不愉快或不想要的事。非常担心患癌的客户可能试图忽略或驳斥任何暗示他们处于危险之中的语句。否认的表现包括：信息保密（如忘记提到某些确诊患癌的亲戚）或漠视遗传咨询师对患癌风险的解释。例如，一个客户可能会说：“是的，我的两个叔叔有胃肠道间质瘤，但我能肯定那是因为他们吃了很多辣的食物，并不是因为基因突变。”咨询者需要认识到，一定程度的拒绝可能是一个有用的应对策略。一些人声明自己将“永不得肿瘤”，他们仅仅表达了他们的乐观和希望。另一些人自称永远不会得肿瘤，也拒绝寻求筛查或评估的医疗服务，他们可能在否认中进行这些操作。

有几个独特的否认方式，包括以下四种类型：

- 分心——在这种应对策略中，客户试图转移会话内容以避免引发焦虑的话题。例如，客户可能会说，“我知道我们正在谈论我患结肠癌的风险，但是科学家们已经发现了一个抗衰老基因的消息，你是怎么想的？”
- 怀疑——在这个应对策略中，客户听到一些信息，但不接受，因为它能引发痛苦情感。这种应对策略使客户保持一丝希望，希望这些信息是错误的，同时做出接受坏消息的准备。比如，一小部分基因检测结果为阳性的客户将坚持重新检测。虽然第二次检测与最初一致，但它给了客户一些额外的时间来接受这些消息。
- 延迟——这个策略意味着客户接受信息的表面意思，但似乎并不理解它所有的内涵。这种策略使人们远离情感上的和心理上的不堪重负。例如，在揭露 *MSH2* 基因检测结果阳性时，客户可能会说，“噢，我的确有患结肠癌的高风险。谢天谢地，我最后一次结肠镜检查并未发现病变，所以我都定了下一个十年计划。”

- 解雇——在这个策略中，客户经常愤怒地直接怀疑信息的可信度，甚至怀疑提供者的能力。这种策略会使不舒服或紧张的咨询关系终止。例如，一个因 *BRCA* 基因检测而痛苦的客户可能会愤怒地说，“我来这里是评估胰腺癌的患病风险，现在你告诉我应做一个乳腺癌基因检测。这是什么——某种骗局吗？”

10. 1. 2. 6　取代

在这种应对策略中，原本指向一个人（或一种处境）的感觉被转向到了另一个人身上。这是遗传咨询中经常遇到的情况。因肿瘤风险的增加而生气或难过的客户，可能会把这些情绪转移到一个健康保健员或者检测过程的某个方面上。例如，一个客户可能会表达愤怒，因为他的基因检测结果在最初承诺的时间没有出来，但他的愤怒可能源于对他基因突变可能性存在的焦虑。此外，一些客户可能发现，代表其他亲戚收集信息会更容易，而不是承认这些信息对他们同样适用。例如，有孩子的客户可能会说，“我的两个妹妹真的很关心她们的孩子。我的侄女和侄子患肿瘤的风险会增加吗？”

10. 1. 2. 7　距离

生活中经历了重要损失的客户可能利用一个策略称为距离。这个策略允许人们与他们的过去的经验或与其他人保持情感分离。距离会使人们很难与合作伙伴、家庭成员、甚至是健康保健者保持密切关系。那些看起来似乎不友好或不愿意分享自己故事的客户可能会采用这种策略。

10. 1. 2. 8　逃脱-回避

人们利用逃脱-回避策略试图保护自己远离引发强烈情绪反应的不利环境。他们可能希望这种情况会消失或可能寄希望于神奇的解决方法或其他什么，使他们自己不需要处理这种情况。客户利用逃脱——回避的策略，可能不断推迟遗传咨询或检测预约，或者用不相关的问题或故事中断肿瘤风险讨论。这些类型的客户不希望听到他们的肿瘤风险相关信息。

10. 1. 2. 9　宿命论

风险高的客户对他们的发生和死于肿瘤的几率可能持有一种宿命论的观点。从某种意义上说，相信宿命论的客户已经接受了他们患癌的高风险；然而，有人把它发展到极端，他们可能相信不管他们做什么都注定要患上肿瘤。因此，他们可能对基因检测或降低患癌风险不太感兴趣。

10.1.2.10 战斗精神

见证亲人死于肿瘤可以作为人们避免同样命运一个强大的动力。利用这种策略可能会导致人们特别警惕肿瘤监测，渴望参与临床试验。在某些情况下，人们可以选择成为肿瘤临床医生、研究人员或提倡者。只要客户觉得健康保健者与他们合作，不反对他们，那么战斗精神就是一种有用的应对策略。在某些情况下，客户可能觉得他们需要与健康保健体制作斗争，以赢得他们所需的服务，或者他们可能专注于非医学的方法以减少他们的患癌风险(如:整体或精神实践)。

10.1.2.11 幽默

人们可能利用黑色幽默来帮助他们应对一系列的不良经历。一个客户开玩笑说，“我们不再称之为葬礼了，我们称之为家庭团聚。”可以幽默地说出个人肿瘤经历或高风险状态的能力可以称为一个宝贵的应对策略。客户也可能在遗传咨询过程中插入笑话或讽刺来缓解他们上升的紧张感或从严肃的话题转移注意力。极端情况下，客户可能用不恰当的或破坏性的方式制造幽默。

10.1.2.12 理智主义

一些客户认为，控制肿瘤恐惧的关键是尽量学习所有的信息，即知识就是力量。有较高肿瘤风险的客户在搜集信息的过程中获得具有控制权的感觉。对于利用知识应对策略的客户来说，风险评估的一般讨论是不够的，他们会想知道这些指标是如何派生出来的，并可能坚持看原始期刊引文。这种对数据的渴望可能是有用的，因为它使人们感觉更好地控制自己关于肿瘤的风险。这种策略也可能使客户和满足他们对更多信息需求的健康保健者之间保持密切的联系。然而，客户可以因为太多的信息和数据而感到不知所措和更加焦虑，也可能因为可用信息有限而感到沮丧(这会在许多遇见罕见的肿瘤症状的情况下出现)。客户利用理智主义也可能试图避免谈及他们对于自身肿瘤风险的感受。

10.1.2.13 奇幻思维

奇幻思维是指所有基于幻想、迷信、非逻辑思维而产生的意念。奇幻思维通常是用来理解一系列可怕的经历。客户可能会利用一种荒谬的推理来解释为什么他们的肿瘤风险增加。例如，一个女客户可能会说，“我知道我将像我的母亲一样患乳腺癌,因为我看起来就像她。"客户也可能利用奇幻思维,帮助他们应对新的引发焦虑的情况,例如,"我想要我的乳房钼靶检查安排在周四,因为这是我的幸运日。"商讨可以被认为是奇幻思维的一种类型,指人们在事件中自己给自己承诺:潜在威胁会被证明是一切都好。例如,客户可能会说,"如果这种基因检测结果证明是好的,我将重新步入健身房,并从现在起采取更好的方式照顾自己。"在大多数情况下,这种应对策略是减少恐惧暂时的方法,并不干扰日常运作或坚持检测协议。极端情况下,一个人可能有妄想症或者精神疾病,因此不再能够区分幻想与现实。

10.1.2.14　强迫思维与强迫行为

这些类型的应对策略被认为是不适应的,因为它们往往会使事情变得更糟而不是更好。强迫思维与强迫行为掩盖个人的痛苦情感,并不培养任何认知聚焦的策略。因此,个人从来没有真正处理或解决任何类型的不良情况。强迫的症状包括酒精成瘾、厌食、贪食、切割、拉拽头发和强迫性洗手。这些行为通常有他们的根源:过去的精神创伤和低自尊。强制性障碍(OCD)也可以表现过度整洁、清洁或其他,帮助客户建立秩序感和控制感的形式。

10.1.2.15　规划

一些人被诊断为肿瘤后,会制订计划和行动去做些什么,这使他们感到安慰。这可能包括寻求与肿瘤学家的咨询,或者与朋友讨论"如果…"的情况。即使他们从不遵循他们的计划,这种策略也可以帮助人们更好地应对高风险状态。但如果利用这个策略的客户持续专注于不太可能的或遥远的事情,则需要被制止。例如,遗传咨询师可能需要提醒那些想要讨论转移肿瘤的试验性治疗选择的客户:他们有一个肿瘤易感基因,而不是肿瘤。

10.1.2.16　积极的重新评价

一些人有能力专注于过去的悲剧或创伤的积极的方面。他们可能觉得这些经历给他们更大的自我恢复、高度赞赏的生活,或者与家庭成员的紧密联系。这些客户可能将阳性的肿瘤基因检测结果作为一个警钟,照顾好自己的健康。与使用其他类型应对策略的客户相比,使用积极重新评价策略的客户可以更好地适应不良情况。

10.1.2.17 投射

投射是指人们把自己的不良特性归因于另一个人。当个人觉得太痛苦或太可耻,而不肯承认自己有类似的态度或行为时,他可能会利用这种策略。例如,一个多年没有看过医生的客户,可能会抱怨他的拒绝进行肿瘤筛查的亲戚有多愚蠢。另一个例子是客户担心遗传咨询师不喜欢他或她,但实际上是客户不喜欢咨询师,因为咨询师的问题让人痛苦。

10.1.2.18 合理化

合理化描述了对于具体的行动给予合理的解释的过程,而真正的行为原因是为了避免痛苦。客户可能使用各种借口来解释,他们没有参加预约的原因是情感困难,没有进行筛查检测的原因是身体不适。例如,“我本打算赴约的,但那天我工作很忙,加上我找不到您寄给我的关于约谈的信息文件,而我认为没有它我不应该来。”

10.1.2.19 退化

处于慢性高压下的个体可能退化到无助状态,这是孩童时期的典型依赖行为。这种应对策略使个体在压力情况下感到被照顾与安全感。退化到年轻时期的客户可能依赖他人来安排约谈或者开车到医疗中心和咨询相关的问题。在咨询期间,客户可能会说“我不确定要做什么。您认为我应该做基因检测吗?”另一个客户可能会说“我不可能自己开车进城,我看看我朋友能不能送我去赴约。”

10.1.2.20 依赖社会支持

一些高风险的客户被由亲人和朋友组成的强大关系网所包围。这种亲友支持群为客户提供情感支持或其他类型的支持,例如照顾儿童、膳食或财政援助。客户可能会谈及其与亲人朋友间的特别紧密的关系,可能会对生活中支持他们的人们表达他们的感谢。然而,极端情况下,客户可能会养成额外需求的性格,对别人的过分依赖,让朋友和亲戚感到有负担或被利用。

10.1.2.21 依靠精神或整体的实践

一些风险高的客户,依赖他们的宗教或精神实践作为他们的主要应对策略。这可能涉及去教堂、庙宇、清真寺,或可能涉及个人的实践,如冥想、祈祷或者瑜伽。这些活动能帮助人们平静自己的情绪，冷静他们的思想，这样他们就可以开始处理引发焦虑的情况。客户也可能寻求整体实践来减少压力（针灸、气功或催眠），提高他们的免疫力（维生素或绿茶），或帮助治疗肿瘤（自然疗法）。在极少数情况下，寻找精神或整体实践行为可能导致客户进入边缘的邪教或进行有害的实践。

10.1.2.22　寻求健康保健人员的批准

高风险客户可能是“模范”客户，仔细遵循健康保健人员的所有建议。考虑到他们的肿瘤风险，这种行为可能被认为是谨慎的，也可能反映出他们需要得到的健康保健者批准。这种类型的应对策略可能会增加检查指导方针的依从性，极端情况下，会加剧依赖感和脆弱感。

10.1.2.23　自我控制

个人实践这种应对策略要求控制自己和环境，其中包括任何与他们接触的人。从安排预约时间到提供信息直到他们满意，这些客户可能引发各种交流困难。进行自我控制的客户往往试图减少他们的脆弱性或无助的感觉，可能也难以表达自己的情绪或难以维持关系。

10.1.2.24　坚忍的接受

反复经历引发焦虑情况的客户，可能随时间推移接受了他们的高风险状态。肿瘤咨询客户已经成功地克制了因高风险状态引起的情绪，他们已经接收了这些信息，但不允许它们垄断自己的生活。

10.1.3　客户对肿瘤的恐惧会影响咨询交流

不幸的境遇可以引起轻度、中度甚至严重的焦虑。例如，在一个购物中心的停车场停错车会引起轻度焦虑，遇到严重的机动车事故会则引发极度焦虑。人们采取何种应对策略由特定情况引起的焦虑水平所决定。实际上，轻度的焦虑可能会增强一个人处理不幸境遇的能力，而严重的焦虑易于引发巨大的恐惧和压力（从而不利于逻辑性的或清晰的思考）。

肿瘤遗传咨询给所有客户造成一定程度的焦虑。焦虑可以由咨询过程的多个方面引发，包括决定接受基因检测和获知个人的基因检测结果（见表 10.4）。对肿瘤风险讨论（或讨论的想法）感到高度焦虑的肿瘤咨询客户，可能会变得活动效率低下，如：

- 取消约会或约会迟到
- 在咨询会谈中宣泄
- 曲解或无视给他们的信息
- 以不适当的方式处理获得的信息(如:拒绝接受检查的建议或要求不必要的检查)

在接下来的章节中给出的以下因素可能会影响客户在肿瘤遗传咨询中的焦虑水平。

表 10.4 肿瘤遗传咨询产生的焦虑方面

• 被转诊给肿瘤遗传咨询师 • 预约肿瘤遗传咨询 • 再次回忆起家族中所有的肿瘤诊断报告 • 听到高的肿瘤风险	• 决定做基因检测 • 等待基因检测的结果 • 获知基因检测的结果 • 考虑如何告诉亲属基因检测结果 • 进行肿瘤筛查检测,等待结果

10.1.3.1 焦虑基线

客户可能有特定的肿瘤恐惧或更广泛的焦虑障碍;每种类型的焦虑在咨询讨论中都会引起客户的情绪反应。毫不奇怪,焦虑基线水平高的客户与不焦虑的客户相比,更有可能在肿瘤风险讨论中感到痛苦。咨询会谈也可能触发此类客户的其他不愉快的情绪,如悲伤、激动或沮丧。

10.1.3.2 之前与肿瘤有关的经历

一个客户先前与肿瘤有关的经历往往影响其对风险讨论的反应。已经有亲人被诊断为肿瘤的客户,可能对他们自身的肿瘤风险更为担心。这些先前的经历对个人的影响程度,取决于客户对肿瘤亲人的依恋水平、对亲人照顾的参与度,以及患癌亲人是否健在或已死于肿瘤。有个人肿瘤病史的客户也会发现,咨询讨论让他们想起自己被诊断肿瘤时的痛苦回忆。

10.1.3.3 年龄和性别

在咨询会谈中,客户的年龄可能通过多种方式影响他们的焦虑水平。如果他们与其他亲戚确诊肿瘤的年龄相近,或者正处于讨论的综合征的"高风险"年龄段,客户对肿瘤的恐惧可能会增加。例如,*RB1* 基因突变相关的儿童眼部恶性肿瘤风险最高年龄段是从出生到5岁。因此,咨询师与一个婴儿的父母讨论遗传性视网膜母细胞瘤,比与一个10岁孩子的父母进行类似的讨论,一定更可能激发焦虑。客户能否良好应对不幸境遇或处理使人痛苦的高风险信息,他们的年龄起重要作用。因此,尽管预估的患癌风险较高,青少年可能会觉得不会患病,而年长的人即使患癌风险较低,也可能无法安心,因为他们已有亲戚和朋友罹患肿瘤。此外,特定性别的肿瘤风险会导致特定的肿瘤综合征。例如,一位女性客户很可能比男性客户更加焦虑于 *BRCA* 基因检测阳性结果所造成的个人影响。同样重要的是,咨询师应该认识到男性和女性客户可能在经历或表达焦虑的方式方面有所不同。

10.1.3.4 肿瘤的类型

任何一种肿瘤风险的增加,都会产生焦虑;然而,某些肿瘤会比其他肿瘤激发更大的恐惧。预计会患绝对致命的恶性肿瘤,与可能会患可治疗的肿瘤相比,无疑更令人害怕。因此,有遗传性胰腺癌或胃癌(通常预后不良)患病风险的客户,比有乳头状甲状腺癌或非黑色素性皮肤癌(通常都是可治愈的疾病)患病风险的客户,更有可能感到焦虑。

10.1.3.5 之前的风险认知

最影响客户们的反应和行为的,通常是客户的风险感知,而不是实际的风险数值。例如,那些相信他们总有一天会得肿瘤的客户,会要求进行所有适用于肿瘤高风险客户的筛查试验,即使客户实际评估的肿瘤风险并不支持做这些检查。

10.1.3.6 种族和文化因素

种族文化因素可能会影响客户对肿瘤的担忧水平以及接下来的反应和行为。来自不同文化背景的客户感知到的风险信息,可能与咨询师想要传达的并不相同,或者客户考虑到了咨询师并未提出的风险信息方面。此外,和咨询师母语不一样的客户,在理解信息的细微差别方面可能存在困难。

10.1.4 客户对肿瘤的担忧对他们生活的其他方面所造成的影响

客户会担心肿瘤会影响到他们生活的其他方面,这些方面会在以下部分进行陈述。

10.1.4.1 日常活动

客户可能表达这种观点:问题不是会不会患肿瘤,而是什么时候会患肿瘤。这些客户日常活动时也会伴随着对患癌的潜在担心。有时一些特定的事件会引发对肿瘤的担忧，例如听到一位老朋友诊断出患有肿瘤或读到一个新的抗癌药物时。有些客户可以坦率地与家人或朋友讨论他们对肿瘤的焦虑，这类人受肿瘤高风险的影响较小。

10.1.4.2 改变生活方式

客户通常渴望以任何方式降低他们的患癌风险。一种可以减少肿瘤整体风险的方法是改变生活方式，比如更加规律的运动，避免高危行为（例如抽烟或过度日晒）。改变生活方式可能让客户更加有控制肿瘤的感觉，尽管没有证据证明遗传性肿瘤风险会大幅减低。相反，如果不改变生活方式，客户可能会责备自己（这可能导致自尊降低）。因为觉得他们的未来被患癌风险蒙上了阴影，少数客户甚至可能参与大胆的或危险的活动。

10.1.4.3 医疗实践

推荐的监测方法从常规临床检查到更专业的检查，如结肠镜检查或磁共振成像（MRI）检查。一些高危人群追求完成所有的推荐检查，而其他人完全远离医生。对肿瘤的担忧当然是一种强有力的动力，促使人们定期进行肿瘤筛查，但过度恐惧可能适得其反。一个人对肿瘤的担忧可能会受到家人患癌经历的影响，特别是推荐的检测策略是否对家族成员起到作用，以及患癌亲人是否最终幸存。客户是否坚持监测肿瘤也取决于其他因素，包括个人对患癌的担忧程度和对检测的相信程度，以及后勤服务问题和检查过程中的不适（或费用）。

10.1.4.4 人生的重大决定

基于有一天会患上肿瘤的担忧，高风险个体可能会做出他们人生中的重大决定。重大的人生决定包括教育目标、职业选择、婚姻伴侣的选择和生孩子的决定。在作出这些重大人生决定的时候，有些客户仅受到高肿瘤风险的微小影响。然而，对于其他人，担心患肿瘤是其主要关注的，他们很难去追求长期的工作目标或维持长期的人际关系。

10.1.5 客户及其家庭

遗传信息会影响客户和他们的家庭。一个家庭可以定义为由一组人组成的社会系统，这些人因血脉、婚姻关系、社会责任、共同住所等关系而联系在一起。典型的家族包含几代人，随着时间流逝而相互影响。一个家庭可能包括不同种族背景、宗教信仰、谋生手段、性取向或政治观点的人。进一步扩大家庭的定义，个人和夫妇目前可能因为捐赠精子、捐献卵子、冷冻胚胎、代孕妈妈或者领养等而成为家长。

肿瘤的诊断可以通过多种方式影响家庭单位，从使家庭关系紧张到破坏家庭关系（见表 10.5）。

表 10.5　肿瘤诊断影响家庭其他成员的潜在方式

• 受限的社会活动 • 高度紧张 • 破碎的关系 • 财务状况紧张	• 情感的冲突或尴尬 • 未解决的悲痛 • 来自家庭的压力导致接受或拒绝医疗实践

来源：Patenaude（2005）.

以类似的方式，遗传性肿瘤综合征或特定基因突变的检测结果会影响客户的亲人，尤其是那些也处于危险之中的亲属。

某些家庭特征可能会塑造客户的态度和恐惧，也可能会影响到基因检测结果如何（或是否）通过家庭传播。这些家庭特征会在接下来的部分进行详述。

10.1.5.1　家庭适应性

这里指的是一个家庭应对及适应不幸境遇的能力，诸如肿瘤诊断。灵活的家庭能够处理应激事件，能够适应家庭成员需求的变化。例如，史密斯家族中最小的妹妹贝琪是全家人在需要的时候可以依靠的人。贝琪被诊断为肿瘤时，她的兄弟姐妹意识到他们需要转换家庭角色，团结起来为她提供额外的关怀和支持（贝琪欣然接受）。相比之下，不灵活家庭的成员很难改变对个人角色和需求的认知，这可能会导致感情的伤害，需求不被满足和人际关系紧张。例如，当内德·琼斯被诊断出患有肿瘤时，他的家庭成员不知道该做什么或怎么帮助他。毕竟，内德是作出决定、照顾别人的那个人。内德已成年的子女对他们父亲这种不常见的不坚定和脆弱感到如此尴尬，所以他们开始避免与他接触。内德的兄弟姐妹试图帮助他，但是他们给了他很多他不需要的建议和关心，使内德开始厌恶，最终他们都吵了起来。

10.1.5.2　家族依赖

所有的家庭关系也不是平等的；某些关系可能特别亲密和友爱，而另一些关系可能充满了不和谐或戏剧性。逆境似乎使一些家庭更加团结亲密，而使另一些家庭分崩离析。通过了解家族成员在不幸境遇发生前的依赖程度,可以在很大程度上解释这种现象。家庭可以被描述为既安全又不安全的依赖关系。依赖是指一个家庭能否处理好情感、支持、冲突和自治。我们再看一下上述列举的两个例子,可以看到,贝琪·史密斯感到她兄弟姐妹在很好地支持她,因为他们尊重她的治疗决定和她有时对隐私的需求。这与内德·琼斯亲属们对他的病情作出的反应形成对比,他的孩子们实际上已经放弃了他,他的兄弟姐妹的过度干预使他感受到了侵扰。

10.1.5.3 家庭角色

一个人可能有家庭系统内设定的角色:他或她可能被认定是负责任的人、冒险的人、和事佬或者小丑。这些角色可能在他们的亲戚心目中根深蒂固,而不考虑这个人经过好多年已经有了怎样的改变。例如,一个上市公司成功的首席执行官(CEO)可能始终被他的亲人视为令人讨厌的小妹妹或叛逆的青少年。这些角色(或家庭角色的认知)可能影响家庭关系和沟通模式。例如,在家族中收集家谱或医疗信息的人,相比于那些被认为是寻求关注或者患忧郁症的亲人来说,他们被认为是相对可靠的信息来源。

10.1.5.4 家庭义务

大多数人都会感到对他们的家庭成员负有某种类型的道德责任。一个人感到的对于他/她的亲属所应尽的义务量取决于多种因素,包括:

- 关系的远近(例如,自己的孩子与表亲之间)
- 喜欢的程度(例如,拜访一个住院的亲戚与捐一个肾之间)
- 关系在情感上的亲近感(例如,心爱的妹妹与疏远的叔父之间)

10.1.5.5 家庭故事

人们常常叙述家庭中以前发生的故事。这些家庭故事常常讲述一个具体的悲剧或一次胜利,也可能关注于家庭中某个特定事件或个人。虽然从诊断的角度来看,家庭故事没有什么帮助,但它们可能会提供有关个人动机和态度的信息。这些家族故事也揭示了家庭的依恋程度、灵活性和沟通模式。

10.1.5.6 家庭交流

在一些家庭中,肿瘤是一个可以公开讨论的话题,而在另一些家庭则很少提及。沟通风格开放的家庭,与那些不常讨论肿瘤的家庭相比,在处理他们的患癌风险方面似乎表现得更好。有些人可能试图远离他们的亲戚以避免肿瘤的讨论。一个家庭的沟通方式也可能被其他因素所影响,包括种族、文化、宗教、地理区域和跨代。有些人愿意与亲人分享新获知的信息,而其他人更喜欢不公开这些信息。客户也可能难以追踪到某些亲人,或者不知如何告知那些被认为易受伤害的难以沟通的亲人。此外,家庭中还有可能有一些类型的"传播链"需要遵循。例如,一个客户可能把自己基因检测阳性的信息告知外祖母,他知道外祖母会把这个消息告诉家族中其他人。客户更可能在下列情况下或具有挑战性的特殊分享遗传信息:

- 客户和亲属关系紧密。相比二级或三级亲属,客户更愿意与一级亲属共享遗传信息。
- 客户觉得感情上与亲属更亲近。客户不太可能与没有或很少有情感沟通的家庭成员共享信息。
- 客户和亲属居住在同一个地理区域。客户更有可能与居住在同一城市的亲属共享信息,而不是与多年不见的,生活在其他州的亲属共享。
- 客户与亲属相对频繁的接触。如果与亲属联系的唯一的接触点是在大型家庭聚会或一年一次的节日贺卡中,客户可能会觉得不愿意分享消息。
- 客户会觉得在道义上有义务告诉亲戚。孩子被诊断为患有 Fanconi 贫血症的人,可能会更迫切于告诉正值生育年龄的表兄弟,而不是年龄较大的阿姨或叔叔。

10.2　进行社会心理评估

10.2.1　社会心理特征的评估

在遗传咨询中,心理评估从家族史信息的收集开始,当客户开始讲述家族肿瘤经历的相关故事时,遗传咨询师也开始感受到客户的恐惧、希望与动机。

社会心理问题可以包含在每一位客户都会被问到的一系列常规问题中,也可以仅在关心特定客户的精神健康时提出。咨询师需要获得的社会心理信息还应该包括客户特点的评估,这些特点将在如下部分详述。

10.2.1.1　当前的精神健康

通过询问客户最近的饮食和睡眠习惯的变化,咨询师可以评估可能的抑郁和焦虑症状。咨询师也可以确认客户是否正在经历任何不寻常的或强烈的悲伤、焦虑或压力(见表 10.6)。此外,咨询师应该注意:

表 10.6 用于肿瘤遗传咨询的样题——询问客户当前的精神健康

- 在过去的几个星期:
  - 您有过睡眠问题吗?
  - 您是否有食欲变化?
  - 您有没有感到异常担心什么?
  - 您是否感到悲伤或情绪低落?
  - 您很容易哭或经常哭吗?
  - 您是否感觉到在生活中或工作中把事情做好比较困难?
- 您觉得您对肿瘤的担心会影响您的注意力吗?
- 您觉得您对肿瘤的担心会影响您与伙伴或家人的关系吗?
- 当您考虑到您的生活或未来时,您是否曾感到绝望?

- 客户的整体外观——要考虑外观的两个方面:仪表和动作方面(即客户看起来平静或焦虑)。仪表不整的客户可能患有抑郁,而持续坐立不安可能预示高水平焦虑。
- 客户的注意力和集中度——在整个会谈中,咨询师应该注意客户的专注水平。注意力和集中力弱,可能暗示高度焦虑或痛苦。
- 客户的心境——在心理学中,心境指的是一个普遍存在的、持续的行为。客户的心境可能被描述为沮丧、愉悦或中性。
- 客户的情感——情感是指一个人对特殊情况的情绪反应(见章节 10.1.1 情绪反应的例子)。除了记录客户反应是否适当,也要考虑到当时的环境。例如,当客户叙述死于肿瘤的亲属的故事时会变得激动,那是很自然的。当咨询师安排他们抽血或获取停车券时,客户突然大哭起来,这是不正常的(这类反应肯定值得进一步探索)。

10.2.1.2 心理健康史

遗传咨询师询问客户一般的心理健康史问题,查明客户现阶段是否正在看心理健康专业人员,如一个临床治疗师、心理学家、社会工作者或精神科医生,了解此事是有益的(见表 10.7)。这一系列问题可让客户分享关于心理健康史方面的信息,以及他们对心理咨询的态度。提问所有关于客户心理健康史的问题时,均应用敏感和机智的方式。客户的答案可能会提醒遗传咨询师:讨论肿瘤风险和基因检测结果是否会引发任何不好的情感后遗症。此外,咨询师可以开始评估客户是否会从约见心理健康专家中受益(和客户是否会听从这样的建议)。当咨询师得知表现出抑郁或焦虑的客户已经在接受持续的治疗时,可能会觉得安心。

表 10.7　用于肿瘤遗传咨询的样题——询问客户的精神健康史

- 您正在看心理咨询师或心理治疗师吗？如果是，多久一次呢？
- 您约见过心理咨询师或心理治疗师吗？如果是，最近一次是什么时候？
- 是什么原因让您约见一个心理治疗师的？
- 您是否被告知过患有抑郁或焦虑？
- 您是否正在或者曾经因为社会心理问题而服用药物？
- 您是否尝试过自杀？您是否认真的考虑过自杀？
- 现在是否有什么事情给您的生活带来了压力？

10.2.1.3　情绪反应

高风险客户往往会见证一个或多个已被诊断出患有肿瘤（也许死于肿瘤）的亲密家庭成员。客户自身可能是短期或长期肿瘤幸存者。客户需要从基因的观点上理解家族史的重要性，但肿瘤病史的心理学影响也很重要。在收集家庭史信息时，咨询师可以开始探知客户是否已经被家族中的肿瘤诊断所影响，以及他们的经历如何影响当前他们对基因检测或肿瘤筛查的态度（见表 10.8）。咨询师也可能要求客户描述他们的担心，探索与他们最相关的处境方面的问题。

表 10.8　用于肿瘤遗传咨询的样题——询问客户对增加的患癌风险的心理反应

- 您思考您的肿瘤风险的频率如何？
  - 您担心患肿瘤吗？
  - 您最担心什么？
- 您什么时候会更担心？
- 当您担心（或沮丧，愤怒，等等）的时候，您通常做什么？
- 您和患肿瘤亲属的关系有多亲近？
- 谁的肿瘤经历对您影响最大？以何种方式？
- 您如何看待这些影响您的经历？

10.2.1.4　时间问题

咨询师询问客户现在是否遇到引发过大压力或焦虑的问题，这是很重要的（即使这些问题与肿瘤无关）。例如，了解客户生活中其他潜在的压力因素，可以帮助咨询师确定现在是不是为客户进行基因检测的最佳时间，如果客户进行了检测，他们是否需要一些额外的支持服务。咨询师也可以尝试查明客户的痛苦或动机是否是由于特定的肿瘤相关周年纪念日引起的。

一些客户会在乎一年中特定日期或时间对情感的影响,而其他人则很少会意识到。

10.2.1.5 应对策略

客户将会发展出各种各样的方法来应对他们有一天患上肿瘤的可能性(见章节10.1.2)。询问客户面对压力情况(如生病或住院治疗)时做过什么,以及这些策略对他们来说是否有用,了解这些是有益的(见表10.9)。客户的应对策略可能在咨询会谈中显露出来,这取决于讨论引发了多少焦虑。例如,一个小小的恐惧反应可能导致客户在某个特定的地方表现出固执,或用一个笑话来缓和紧张局势,而更严重的恐惧可能会导致客户猛烈抨击这些咨询师或完全封闭自己。咨询师应该持续观察客户表现出的情感反应,注意客户的恐惧水平如何影响咨询互动(见表10.10)。这将帮助咨询师来决定他们是否应该停止当前话题的讨论,或深入探究激发客户反应的问题。

表10.9 用于肿瘤遗传咨询的样题——客户的应对策略

- 对您来说,拥有积极的态度是困难的还是容易的?
- 肿瘤风险让人感觉不堪重负或无望,这是正常的,您有时会有这种感受吗?
- 有些人觉得他们想要离开和他们的医生相关的一切。您是这么觉得吗?
- 听起来您已经寻找到大量的关于您肿瘤风险的信息。这对您有所帮助,还是让您更加担心?
- 您是那种倾向于接受事实的人吗?或者您质疑发生了什么吗?
- 有些人觉得避免思考他们患肿瘤的风险是有益的。您也这么认为吗?
- 当您感到担心,您通常做什么事来使感觉变好?
- 什么治疗策略似乎最适合您?为什么您这么认为?
- 这些治疗策略让您立刻感觉更好吗?随着时间的推移,效果怎么样?
- 您可以跟谁谈论这些烦恼?

表10.10 用于肿瘤遗传咨询的样题——客户在咨询会话期间的反应

- 对于我们已经谈到的目前为止的所有信息,您感觉如何?
- 有什么信息使您困惑或苦恼吗?
- 我告诉您的信息是您希望听到的吗?
- 讨论这些问题有困难吗?最难的是哪些方面?您愿意分享一下原因吗?
- 您似乎在担心什么。是我说的什么让您心烦了吗?

10.2.2　有效的社会心理遗传咨询策略

肿瘤遗传咨询师需要能够平衡会谈获得信息的目标与客户咨询需求之间的矛盾。在接下来的部分是提供有效的社会心理肿瘤遗传咨询的一些具体策略(见表 10.11)。

表 10.11　提供有效的肿瘤遗传咨询心理策略

• 表达同理心 • 理解语言和非语言线索 • 积极的倾听 • 问而不是假设 • 确定问题和反应背后的基本原理 • 让客户表达情绪	• 尊重客户的界线 • 观察客户的反应 • 对有抵触的客户有处理策略 • 保持专业 • 帮助客户做出决定和行动

资料来源:Djurdjinovic(2009);Weil(2000).

10.2.2.1　表达同理心

同理心是遗传咨询的核心原则。同理心的重要性突出显示在表 10.12。为了表达同理心,咨询师必须密切关注客户的语言性和非语言性反应,必须以构建信任和密切关系的方式回馈这些反应。

表 10.12　同理心在遗传咨询中的重要性

• 使客户持续交谈
• 使咨询师和客户都更加明白清楚
• 使咨询师看起来与客户相似,从而增加社交吸引力(咨询师被看作是热情和可爱的)
• 为客户示范如何具有同理心
• 促进建立关系和信任
• 帮助客户更被咨询师所理解
• 帮助客户管理他们的情感
• 促使客户承担风险

来源:Veach(2003,pp. 52-53).

换句话说,同理心可以被定义为一个涉及回答以下三个问题的过程:

- 我可以理解您的感受吗?
- 我可以和您交流这种感觉吗?
- 您可以理解这种沟通吗,就像我理解您或您的感受一样?(Veach et al.,2003,p. 51)

必须认识到回应客户以同情和回应客户以同理心之间的区别。同情反应是基于咨询师考虑问题的角度,而同理心反应是基于听取客户问题的角度。一位同情的遗传咨询师可能会想,“我知道这个客户一定很担心她即将到来的手术,因为这是我的感受。”相比之下,一位具有同理心的遗传咨询师可能会想,“这个客户似乎很害怕她即将到来的手术,因为每当她提及她的手术,她的声音会颤抖,然后她会很快转移话题。”

在咨询互动中,客户拒绝咨询师的同理心回馈会引起紧张或尴尬(希望是暂时的)。这也称为同理心的破裂。如果客户不喜欢某一特定的同理心回馈,这可能是因为:

- 咨询师在理解客户时出现偏差。
- 咨询师准确理解客户,但没有选择正确的同理心回馈。
- 咨询师准确理解客户,但客户并不想要情感回馈。
- 客户不愿在咨询会谈中向咨询师承认或谈论自己的感情,因为为时过早。

咨询师需要学会在没有体验同理心痛苦的情况下,评估客户的情感反应。同理心痛苦是承受另一个人的痛苦的现象。过分认同客户的故事的咨询师,可能会发现自己陷入情绪体验。这使咨询师很难将客户当作独立的个体来看待,从而可能导致他们对客户做出“一切都会好起来的”错误保证,来减轻自身的痛苦。

10.2.2.2 理解语言和非语言线索

在整个会话中,咨询师应该密切关注客户的语言、副语言和非语言的暗示。语言线索包括客户的遣词造句和被问到的具体问题。建议咨询师采用如下咨询技巧:咨询师用客户的遣词造句方式,并暗中观察讨论的复杂程度。例如,详细描述致癌的具体过程会使普通客户感到混乱,正如简单的类比会惹恼有很强科学背景的客户。副语言线索是指音量、音调和客户的反应时间。为了有助于促进同理心,咨询师可以巧妙地模仿客户的身体造型,调节音量、音调和他们的反应时间。对咨询师来说也很重要的是,他们需注意非语言方面的对话,包括客户的面部表情、手势、身体姿势和眼神交流。

10.2.2.3 积极的倾听

这种技巧可以让客户明白,咨询师在倾听他们,理解他们在说什么(或者想说什么)。积极的倾听技巧(表10.13中所列)可以如点头一样简单,或者做一个简短的发声(例如“嗯哼”)以鼓励客户继续说话。咨询师的反应应该真挚和诚实,咨询师不应该假装理解了客户的回答,而应该请求客户阐明

他们的观点。一种选择是说,“帮我理解一下您说的最后一句话吧。”(在章节 10.2.1.4 也可看到)

表 10.13　让客户知道咨询师是积极的、富有同理心的在倾听的方法

• 使用微小的鼓励——点头,应声“嗯”	• 对非语言线索做出反应
• 重复关键词	• 倾听表明客户情感的言语
• 总结客户所说的内容	• 用客户的遣词造句方式
• 使用自己的话重复客户所说的内容	• 模仿客户的语气和说话的方式

来源:Djurdjinovic(2009,pp. 53-55).

10.2.2.4　问,而不是假设

客户将带着不同的肿瘤经验、背景和应对策略参加遗传咨询会谈。询问心理问题应该是肿瘤咨询会话的常规部分(参见表 10.6 ~ 表 10.10)。需要探索这些问题到何种程度,会因客户不同而有所不同。咨询师要小心,不问带有感情色彩、价值导向或可能被视为对抗的问题。例如,问一个客户“为什么您不进行结肠癌筛查?”可能会导致防御性的回答。更好的策略是说,“看起来是时候安排您的下一个结肠镜检查了,让我们花几分钟来谈论一下这个问题。”这种策略为客户讨论一些可能的筛查障碍铺平了道路,于是咨询师和客户可以一起努力来解决这些问题。

10.2.2.5　查明问题和反应背后的基本原理

一些客户会问一些看起来微不足道或与眼前的讨论无关紧要的问题。在这些情况下,查明问题背后的基本原理可能比继续讨论更有用。问问题可以作为客户来表达他们的感受的一种方式,表明对他们来说什么是重要的;或转移让人情绪悲痛的话题。咨询师可能会发现,为了了解如何做出最好的回应,搞清患者希望得到何种回答,以及如何能让患者感觉谈到的信息将会和他/她的处境相关,是非常有用的。

10.2.2.6　让客户来表达情绪

咨询师应该鼓励客户自由表达自己的情绪,无论是悲伤、恐惧、沮丧或愤怒。对于一些客户,走进一个肿瘤诊所的简单行为将引发强烈的情绪反应。允许客户用言语表达自己的情绪可以帮助他们减少自己的恐惧。它也可能帮助咨询师更好的理解客户的担忧和动机。一些客户不愿意分享他们的情感,因此咨询师可能需要仔细倾听客户会谈期间的情感线索。例如,一个否认有任何肿瘤相关焦虑的客户可能最终会分享关于他/她自我感受的信息,描述最近的筛查检测:“当我的医生告诉我,我可能需要做一个活检

时,我肯定是害怕的。”在其他情况下,客户可能简单的倾诉已经封藏了很长一段时间的感受。如果谈话变得过于情绪化,咨询师可能会试图转换话题,但一小段充满同理心的安静时光可能会更为有效。咨询师也可以告诉客户这个过程中经历一系列的情绪是正常的,以消除客户的疑虑。然而,咨询师需要小心,不要引起超出他们处理范围或分配时间的强烈情绪问题。

10.2.2.7 尊重客户的界线

尊重和维护与客户之间的适当关系界限,是咨询师-客户之间关系的一个重要部分。一些客户将自由地讨论他们的恐惧和焦虑,而另一些人将会很少讨论到。一些客户可能会觉得讨论一个特定的话题太令人痛苦或私密。通过运用语言或非语言线索,通常可以看出什么时候已经达到了客户的界线,对一个咨询师来说尊重这些界线很重要。虽然咨询师可能会觉得让客户“说出来”是有利的,但明智的做法是搁置讨论,遗传咨询师可以使用自己的判断来决定是否要在以后温和地重新引入这个话题。

10.2.2.8 观察客户的反应

咨询师应不断地评估客户是否在讨论中感到不知所措、困惑或痛苦。例如,在肿瘤风险评估期间,客户可能会忽略或反驳告知给他们的预估风险,或者他们可能专注于事实和数字,以此作为一种回避风险带来情绪影响的方法。此外,一些客户会假装理解(因为它比承认困惑更容易),或将专注于其他亲戚的患癌风险(因为它与关注自己的患癌风险相比没那么可怕)。咨询师应该总是试图弄清是何种可能的情感推动了客户的反应和问题,并确定如何最好地进行会谈。有时简单认知客户的反应会有助于开始一段关于这些问题的有效对话。

10.2.2.9 对有抵触行为客户的处理策略

所谓客户的抵触行为方式是指妨碍建立有意义的客户-咨询师联系,或者脱离遗传咨询互动的行为。抵触的客户表现出各种应对策略来处理他们引发的痛苦感(通常是恐惧),可能显得冷漠、谨慎,或者公开的敌意。除非他们很高的压力被充分释放,否则这些客户将无法处理遗传咨询会谈中的信息。遗传咨询师需要寻找方法使沉默寡言的客户积极参与,同样也要寻求方法安抚客户的激动情绪。一般来讲,做一个许多客户都认为遗传咨询过程会产生焦虑或疑难的声明可能是有利的。温柔地告知“房间里的大象”(即真正的潜在的触发)可能是进行一个更有意义的交流或讨论的第一步。咨询师的另一个方法是尝试解决(至少理解)引起客户抵触的表面问题。尽管它并不容易,但咨询师应该尽力保持同理心和专业性,即使客户已经表现出不友好或有敌意的行为。

10.2.2.10　保持专业

在整个咨询交流的过程中，咨询师应该在保持同理心的同时保持专业举止。对一个悲伤的故事的反应是涌出泪水，这是人之常情，并且肿瘤咨询本身就是一个充满悲伤的故事。然而，在客户面前哭可能让咨询师很难再次回到讨论的焦点，通常也并不利于那些已经知道他们的情况是多么悲惨的客户（但是事后应当与关心的同事说明情况）。面对愤怒的客户，无论他是针对项目组织工作、某些特定的工作人员还是整个医疗行业，咨询师的第一反应可能是寻找愤怒的来源。然而，这种策略只会进一步把咨询师卷入冲突中，可能会导致客户的愤怒升级。更好的咨询策略是短时间内让客户发泄，了解他/她的愤怒（这不同于认同它），然后将话题转回到遗传咨询讨论上来。采用这种方法，客户更有可能把咨询师作为盟友而不是敌人。当客户变得平静，咨询师就可以探索可能引起爆发的潜在情绪。

若咨询师注意到自己与某位客户的相互关系变得紧张（特别是尚不清楚为什么这些会发生时），应该要考虑会谈可能被以下所述心理现象之一所影响：

- 移情——移情是客户为顾问-客户关系带来的一组期望和情感反应，它并不是基于顾问的特点，而是基于客户之前与权威人士的交流经历。显示积极移情的客户可能会过于多情或崇拜偶像，显示消极移情的客户可能会表现出不信任或带有敌意。移情反应常揭示未被解决的矛盾冲突，这些冲突源自孩童时期的虐待和创伤。然而，一些心理学家认为，所有人开始一段新关系时，都显示出某种类型的移情反应。遗传咨询师需要认识移情反应，因为他们可以干扰与客户建立真正的密切关系。咨询师应保持中立的专业化，恰如其分地回应客户，还应该寻求心理健康咨询同事的建议。
- 反移情作用——若咨询师意识不到客户是根据其（错误的）第一印象做出反应，他可能会以一种切实强化客户印象的方式，来应对客户的行为和语言。例如，随着客户由于移情所产生的敌意（因为咨询师使客户想起他的前任妻子），咨询师可能会变得防御或生硬。咨询师这种类型的反应可能恰好是客户前任妻子常做出的反应，因此加强了客户的第一印象。咨询师继续这个错误的行为，则会降低与客户形成一个真正关系的可能性。
- 投射——咨询师可能会谈及一些事情，触发客户的回忆或情绪，然后影响到客户的反应（通常使咨询师迷惑）。因此，因没有和亲友保持联系而感到内疚的客户，可能当咨询师问及基本的家族史信息时会开始防御；家中有亲戚一直喋喋不休筛查重要性的客户，会在咨询师提及检查指导时突然崩溃。在这两种情况下，客户过去的经验（和他们对这些经验的强烈情绪反应）引发了他们的反应。投射也可以发生在客户分享的故事被咨询师强烈认同的时候。例如,一个客户可能谈论处理被诊断出患有饮食失调、严重抑郁症的孩子所带来的压力。若咨询师的孩子有类似的问题,他可能无意中做出个人相关的反应,而不是基于针对客户的经历或感受而形成的反应。

10.2.2.11 帮助客户决定和行动

在肿瘤咨询中,客户可能会被要求考虑某些行为或决策。这些行为或决策可能包括是否进行基因检测的决定,如何更好地告诉亲戚他们增加的肿瘤风险,或是否要进行预防性手术。当给客户提供选项时,咨询师应该保持价值中立和非指示性。帮助客户做出决定的过程,咨询师可以利用以下策略:

- 允许客户讨论这个问题而不跳到可能的解决方案;
- 问客户是如何处理其他困境或其他决策的;
- 问客户是否有一个或多个支持者来帮助做出这些类型的决策;
- 力求理解可能推动客户决策进程的动机与关注点;
- 提醒客户极少有决定是需要急切做出的,通常会用足够的时间来考虑所有的细枝末节和备选方案;
- 为客户提供额外的信息和支持资源。

10.2.3 关系家谱图评估工具

关系家谱图是一个描绘客户与其他近亲的关系的工具,它也说明了家庭的整体支持和沟通方式。创建关系家谱图需要在血统亲属符号旁边记下附加信息,并绘制每个家庭成员之间恰当的关系连线。

大多数客户有机会能谈论他们自己和他们的家庭关系感到欣慰。构建一个关系家谱图给咨询师带来更多的了解客户自身或家庭信息的机会,也会发现将受益于更多讨论或心理健康咨询的问题。

考虑下面的例子:

客户苏珊是一个25岁的法学院研究生。她一个人住,但已订婚。她寻求遗传咨询的主要原因是想了解她未来的后代是否有较高的肿瘤风险。苏珊报告中和她的未婚夫很亲密,但和她的父母较少接触,与她妹妹丽莎经常争吵。苏珊有些苦涩地说,丽莎和父母的关系比较好,她们的母亲不断给予丽莎过度的关注和担忧。苏珊7岁的时候,她的小妹妹被诊断出患有肿瘤,她清楚地记得肿瘤诊断对家庭的影响。相比之下,去年她爸爸的肿瘤诊断似乎对她影响较小。描绘这个家庭信息的关系家谱图如图10.1所示。

如果关注面窄,构建关系家谱图仅需15分钟;作为肿瘤遗传咨询师的样题,列在表10.14中。在接下来的部分中将提到在关系家谱图的构建中获得的信息类型。

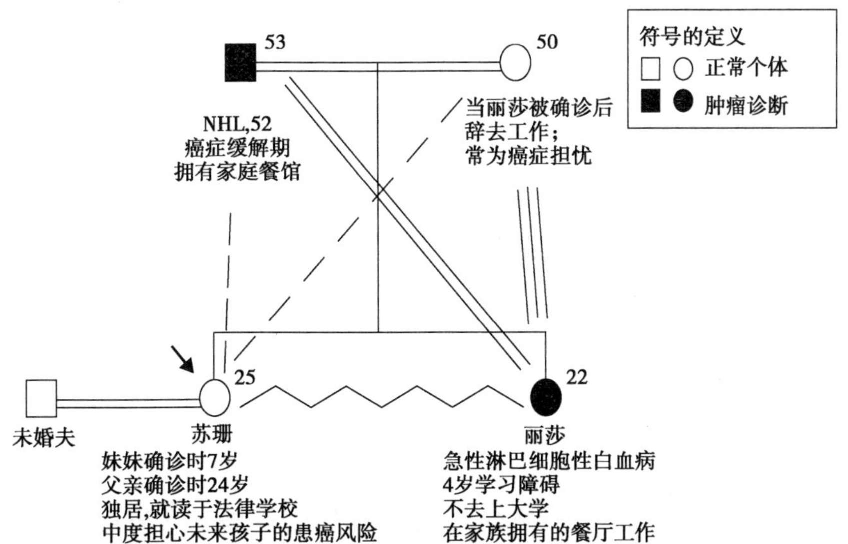

图 10.1　一幅关系家谱图。这幅关系家谱图描绘了苏珊的家庭核心。有关这个例子的详细信息,请参阅正文。请参考图 10.2 用于关系家谱图的关系线的说明。NHL = 非霍奇金淋巴瘤;ALL = 急性淋巴细胞白血病

表 10.14　在关系家谱图咨询中要问客户的样题

- 谁住在您的家里?
- 在您列出的人中,您觉得哪一个:
  - 尤其亲近?
  - 疏远或有冲突?
  - 过度依赖?
  - 在需要帮助时谁帮助了您?
  - 家人成员更信赖谁?

现在我想问几个关于您的患有肿瘤或死于肿瘤的亲戚问题:
  - 您亲戚诊断出肿瘤是什么时候?
  - 您亲戚在多大年龄时被诊断出肿瘤?
  - 您的亲戚被诊断出患有肿瘤时,您多大年龄?
  - 您亲戚死于肿瘤的时候,您多大年龄?
  - 关于诊断您是怎么理解的?
  - 在照顾您的亲戚时您参与了多少? 这个亲戚的肿瘤诊断对您影响有多大?
  - 当某位的家庭成员去世后您的家庭作何反应? 谁最难过? 谁最轻松?
  - 您生活中最近有什么重大的改变吗?
  - 现在在您的生活中有其他重要的事情或改变正在发生吗?
  - 您想在您的生活中做一些重大改变吗?
  - 您会如何描述您现在的生活压力? 您认为影响您的压力水平的因素是什么?

源自:McGoldrick et al. (1999).

10.2.3.1 人口数据

除了获取每个亲戚肿瘤状态与现年龄(或死亡年龄)的信息作为标准遗传谱系的一部分,咨询师还需要询问每个亲属的教育水平和现在或过去的职业。

10.2.3.2 机能水平

评估一个人的机能水平,包括询问任何身体、心理、情感的局限性或优势等问题。此外,咨询师可以询问每个亲属是如何从情感和筛选检查方面处理肿瘤风险增高的。

10.2.3.3 重要的家庭事件

重要的家庭事件是对客户自身,甚至可能对整个家庭都有重大影响的事情。肿瘤咨询师应该询问家庭中的肿瘤诊断和死亡对客户产生了怎样的影响。咨询师也希望知道事件发生时客户的年龄,因为一个人的情感和认知发展阶段通常影响事情造成的总体影响。咨询师也可以询问是否存在可能影响客户当前的态度和决策的潜在肿瘤相关周年纪念日。咨询师记录其他可能对患者有长期持续影响的非肿瘤相关的重大事件也是有用的,如离

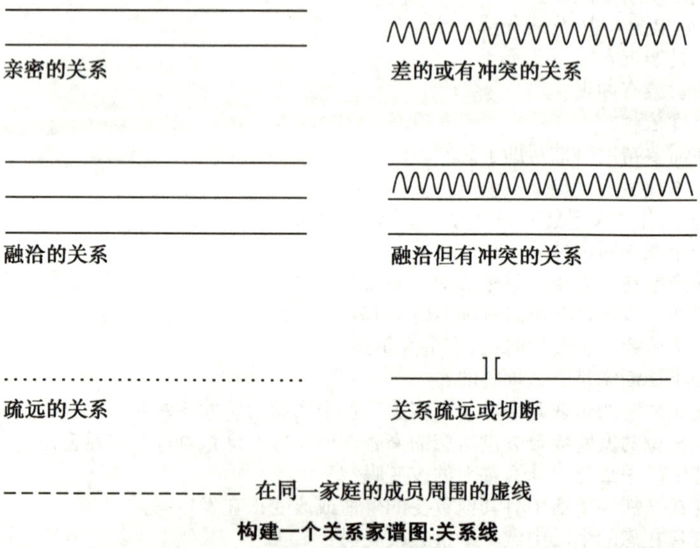

亲密的关系

差的或有冲突的关系

融洽的关系

融洽但有冲突的关系

疏远的关系

关系疏远或切断

在同一家庭的成员周围的虚线

构建一个关系家谱图:关系线

图 10.2 用来构造关系家谱图的关系线类型。根据客户的回答,在关系家谱图中画两个个体之间的合适的关系线来源:McGoldrick et al. (1999).

婚、搬家或创伤等。

10.2.3.4　家庭关系

家庭成员之间的关系是通过绘制于两名家庭成员之间特定类型的线条阐明的(见图 10.2)。这表明存在于两个家庭成员之间的沟通和支持的水平。

10.2.3.5　目前的压力

咨询师应该注意一些影响客户目前压力水平的问题或变化。这些压力包括担心亲人、抚养困难、失败的人际关系、财政危机、来自学校或工作的压力。这一系列的询问可能查明压力来源,压力来源影响客户对于肿瘤观察和预防策略的态度。

10.2.4　生态-遗传关系彩图评估工具

> 是时候重申遗传咨询的“咨询服务”了。
>
> (*Peters et al. ,2006 ,p. 487*)

生态-遗传关系彩图(colored eco-genetic relationship map,CEGRM)是一个社会心理工具,专门设计用于遗传咨询。CEGRM 是家系图、关系家谱图、生态图的组合。

根据 June Peters(一个经过训练的遗传咨询师和治疗师)等人所述(2004,p. 258),CEGRM 的目的是:

- 增加客户对社会环境的理解
- 支持客户认知和洞察力
- 在遗传交流中培养客户积极的参与和相互关系
- 鼓励客户分享其朋友和亲戚的故事
- 处理未解决的情感问题

创建 CEGRM 的样题和说明列在表 10.15 中。图 10.3 是 CEGRM 的一个样例。创建一个 CEGRM,咨询师将家系图和几包小贴纸一起交给客户,指导客户在家系图上相关的个人附近标记特定的小贴纸。例如,咨询师将指导客户在每一个为他或她提供情感支持的亲戚附近标记一个黄色的圆形贴纸。

CEGRM 生成一个关于客户社交网络、信息交换模式和支持资源的说明视图,客户和咨询师可以查看并讨论。当客户注意到意想不到的积极或消

表 10.15 创建 CEGRM 的样题和说明

发给客户家系图的副本,连同一些小贴纸或彩色铅笔。

问客户一系列的问题,如:

- 您的哪一个亲戚为您提供切实的服务?可以是财政、儿童看护、运输等方面(告诉客户在每个人附近放置绿圆圈)
- 您的哪一个亲戚为您提供感情方面的支持?(告诉客户在每个人附近标记黄圆圈)
- 您的哪一个亲戚和您有精神层面的交流?(告诉客户在每个人附近标记红圆圈)
- 您的哪一个亲戚喜欢研究或收集关于肿瘤和遗传方面的信息?(告诉客户在每个人附近标记银星星)
- 您的哪一个亲戚喜欢传递肿瘤或遗传方面信息?(告诉客户在每个人附近标记色星星)
- 您的哪一个亲戚会阻止肿瘤或遗传学方面信息?(告诉客户在每个人附近标记色星星)

源于:Peters et al. (2004).

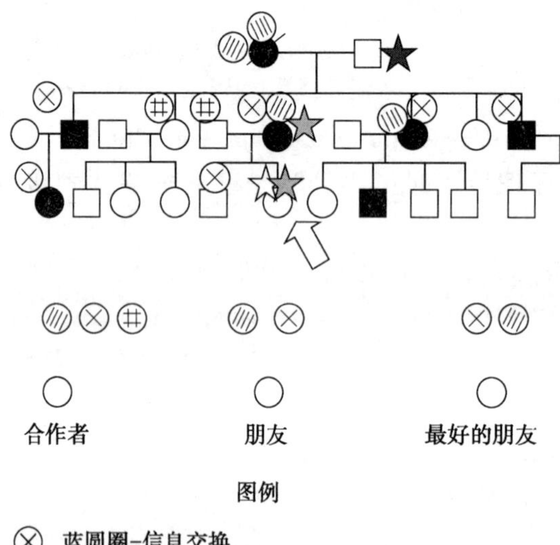

蓝圆圈=信息交换

*银星星=癌症基因信息的研究员/采集者

绿星星=肿瘤/遗传学信息的传播者

红星星=肿瘤/遗传学信息的阻止者

绿圆圈=物质方面的交换

黄圆圈=感情方面的交换

*红圆圈=精神层面的交流

图 10.3 生态-遗传关系彩图(CEGRM)的一个例子。客户被要求在家系图中适当的人附近放置特定小贴纸。(原始参考文献包括一个色彩斑斓的关系家谱图,这使得人们更容易看懂最终产品)。* 2005 年补充信息

引自:*Journal of Medical Genetics*, J. R. Hansford and L. M. Mulligan, vol. 37, p. 818, copyright 2000, with permission from BMJ Publishing Group Ltd.

极的模式，他们可能感到惊叹。咨询师也会得到一个关于他们客户的更完整的绘图。创建一个 CEGRM 平均需要 30 分钟（范围是 13～60 分钟）。客户们貌似喜欢创建 CEGRM，并把它当作咨询会话信息部分里受欢迎的部分。

10.3　提供额外的情感支持

对于一些客户，仅在遗传咨询中探究心理问题就足够了。然而，某些客户会从深入的心理咨询中获益，深入的心理咨询超出了遗传咨询的范畴。客户也应该获知一些适当的患者支持组织、基于互联网的资源和当地的支持团体信息。

10.3.1　心理健康咨询

客户可能会受益于会见心理专家，在会面时讨论他们对基因检测阳性结果的反应，减少他们对筛查的恐惧。一些人可能达到了他们生活中的一个危机关口，可以通过短期咨询帮助他们渡过难关。还有一些人可能需要长期的咨询，来帮助解决家庭成员过世前后的问题、一个潜在的心理健康障碍或者他们生活中的不快乐。

遗传咨询师认识到客户需要额外的心理支持或干预是很重要的。咨询师应该有策略地评估客户的痛苦级别，并知道如何确定痛苦的来源（如：它是与肿瘤病史相关，还是由于其他生活事件所致?）。若客户表现出与患癌风险相关的高水平焦虑、或采用不良的应对风险措施，或在生活的其他方面看起来有很大困难，可为这些客户提供心理咨询服务。表 10.16 列出从心理

表 10.16　肿瘤遗传咨询客户可能需要心理健康咨询的时机

- 客户觉得他们将无法应对他们的基因检测结果
- 客户无法应付他们的基因检测结果
- 客户表现出对感情的绝望或自杀意念
- 客户似乎需要他们生活中所拥有的（或遗传咨询程序可以提供）以外的更多的支持
- 客户有明显的抑郁，焦虑或其他情绪障碍
- 客户将阳性的基因检测结果等同于肿瘤诊断或死亡
- 基因检测引发了强烈的过长的悲痛反应
- 基因检测引发了创伤后应激反应
- 客户似乎被其他主要的生活压力所击垮
- 客户承认采取了不适应的应对方法（酒精、切割、进食障碍）

咨询中受益的肿瘤遗传咨询客户的例子。一般来说,若客户的情感需求超过遗传咨询师能够处理的范围,遗传咨询师应该为其推荐心理咨询。常见的寻求心理咨询的动机在表 10.17 中列出。肿瘤遗传咨询师应该建立转诊系统,在客户有需求时,他们就不必仓促的指定心理健康提供者。

表 10.17　人们寻求治疗的原因

- 抑郁或焦虑在不在合理的时间出现
- 恐慌症、恐惧症,或严重恐惧已干扰日常生活
- 人格障碍和精神疾病
- 感觉工作、生活或学习压力过大
- 难以入睡或保持睡眠
- 人际关系或伙伴问题
- 饮食失调和体重管理
- 药物,酒精,或其他成瘾行为问题
- 感觉长期孤独或悲伤
- 慢性担心、入神、困惑,或迷失方向
- 过度愤怒,沮丧,或身体虐待的问题
- 自我毁灭性的自我挫败的行为
- 自杀想法和自我伤害
- 在建立或维持满意的关系方面有困难
- 工作和事业问题
- 处理威胁生命的疾病
- 孩子的教育和情感问题
- 家庭暴力,创伤事件,或创伤后应激障碍
- 由于性行为,性身份,或性取向产生的问题
- 处理困难的生活问题:例如,死亡,离婚,孩子出生,等等
- 家庭问题:例如,父母和子女沟通,青少年问题,等等
- 生命周期的挑战:例如年迈的父母,改变了性需求,退休,等等
- 个人成长:例如,职业变化,对生活的不满

来源:Psychlinks Online (http://forum. psychlinks. ca).

所有肿瘤遗传咨询师应当与心理健康专家建立联盟,这些专家需要能够回顾具有挑战性的病例、对脆弱的患者能够提出建议性的策略、在转诊过程中提供帮助。理想情况下,心理健康专家将有经验对待患有慢性或急性疾病的家庭成员,掌握与遗传肿瘤综合征相关的遗传模式和肿瘤风险的基本知识。

客户在遗传咨询师建议他们考虑进一步的心理咨询时可能会感到惊讶或防范,他们甚至会漠视第一次提出的建议。遗传咨询师需要极其敏感和

机智地处理这些讨论。真实的转诊过程包括联系具体的心理健康提供者、代表客户安排预约,或者向客户提供心理健康提供者的电话号码,并鼓励客户打电话预约。

根据客户的痛苦水平,咨询师可能想要建立一系列电话随访,代表客户联系其心理咨询提供者,或标注医院的心理健康提供者以便咨询。客户在危机(特别是自杀)时应该予以直接援助。应该鼓励客户去当地医院急诊室,那里通常有资源去评估和帮助人们度过情感危机。如果有任何严重问题,咨询师还应提醒客户的肿瘤学专家、初级卫生保健提供者和(或)紧急联系人。

做推荐转诊时,遗传咨询师应该考哪种类型的心理健康提供者最有利于客户。有许多类型的心理健康提供者,包括精神病医生、心理学家、家庭治疗师、社会工作者和悲伤咨询师。在做心理健康咨询时的其他重要因素包括:提供者的专长和实用性、地域偏向性、客户的偏好和客户的健康保险覆盖范围。还应该记住,客户可能需要获得他们的初级医生的推荐,特别是如果他们在健康维护组织中时。

如果客户已经在进行心理治疗,那么咨询师得到客户的许可后,直接与他或她的治疗师对话是有利的。遗传咨询师可以提供关于遗传性肿瘤综合征的信息,包括有关肿瘤的风险和对客户和他或她的家庭的影响。治疗师可以提醒咨询师任何额外的可能相关的情感或家庭问题,也可以提供给咨询师一些可能对客户有帮助方法。

10. 3. 2　肿瘤风险支持团体

客户可能会发现和患遗传性肿瘤综合征的人们聊天是有益的。让客户和那些有经验的人谈话可能会有很大的价值。如果有可用的支持团体,人们可以通过这一有效的方式联系到境遇相似的人。支持团体组织是为一些遗传性肿瘤综合征而成立的(综合征的条目请参考第 4 章)。这些组织可以为家庭提供各种支持和资源。遗传联盟也是一个优秀的资源(http://www. geneticalliance. org),可提供特定症状相关组织的联系信息,包括遗传性肿瘤综合征。

越来越多的人转向互联网寻求信息和支持。如今,许多病人和家庭支持组织创办网站,提供如下信息:

- 遗传情况的详细描述
- 网络链接和其他资源的列表清单
- 个人和家庭处理情况的个人账户

- 寻求建议、答案、支持和鼓励的论坛

除了特定组织赞助的网站，MD 连接（MD Junction）和 Yahoo 是两个互联网域，其中包含了为有许多不同类型的健康问题或遗传疾病的人组成的讨论组。

即使客户对加入病人支持组织或聊天论坛不感兴趣，他们也有可能在一对一的基础上对某个人倾诉产生兴趣。很多客户愿意提供资源，帮助那些正面临新诊断或阳性基因检测结果的个体。咨询师可通过联系之前的客户，询问他们是否愿意与面临着类似问题的人谈话，从而促进这些联系。例如一个 BRCA 阳性的女性，考虑行保留乳头的乳房切除手术，可能希望和那些实际上经历了这种类型过程的人聊天。

肿瘤遗传咨询师也可以考虑建立一个支持小组，尤其为肿瘤高危人群。在建立这样一个群体的过程中，有几个问题需要考虑。

10.3.2.1 领导

支持团体通常是通过一个或两个人形成，通常至少有一个卫生保健提供者。小组由两个领军人物领导经常运作得很好，因为一个人可以使讨论变温和，而另一人可以拉动群体动力。遗传咨询师可能受益于与心理健康专家或一个肿瘤幸存者共同领导一个小组。至少有一个领导者应该被培训过和（或）有推动支持小组的经历。

10.3.2.2 团体组成

当参与者的需求相似，并能够相互同情时，这样的支持团体是最成功的。因此，重要的是要决定该团体是对每一位对特定话题感兴趣的人都开放，还是局限于特定人群，例如关注基因检测的个人、已经知道患有遗传性肿瘤综合征的家庭成员或基因检测结果阳性的客户，进一步考虑将一定年龄、性别和（或）肿瘤类别的患者建成一个团体。集团领导人还需要决定团体的会员身份是否生效或失效。在一个开放的组织中，人们可以尽可能多的参加会议。这使得参与者具有更多灵活性，但对主持者来说可能是一个组织工作上的噩梦。在一个封闭的组织中，需要预约登记，在整个系列的会谈中团体成员保持不变可以让团体团结，但如果团体成员未能交融或太多成员过早退出，则可能成为问题。

10.3.2.3 时机

组织定期开会（例如，每个月的第一个周二）或可以提供一组系列会议

(例如,每四周一次或每两周一次的会议)。

10.3.2.4　形式

小组参与者通常寻求支持和信息。主持者需要给予足够的时间允许参与者分享故事和发泄挫折。每次可以围绕一个具体的主题或保持松散。为满足群体成员的信息需求,会议主持人可以投入一部分时间来学习一个特定的主题。这可以由听讲座、小组讨论、观看教育录像,甚至参与自我-帮助或角色扮演组成。

10.3.2.5　环境

小组会议可以举办在医院会议室,或者如社区中心那样更中立的环境。如果会议在一个有宽敞的停车场的方便位置举行,参与者更有可能参加。

10.4　案例分析

案例 12:"听到这个消息一定很痛苦吧。"

当遗传咨询师走进拥挤的等候室,点名道"安妮 · 赫尔姆斯"。"哦,是我!"一个年轻的女人大声应对,她跳下椅子,收起她的咖啡、杂志、诊断表格、外套和围巾。

客户说到:"请叫我安妮。"咨询师与她互致问候。

在去咨询室的路上,安妮和咨询师谈论了天气(坏的)、通往医院的交通(也不好)以及她今晚如何被叫去工作,尽管不是她的常规轮班(非常糟糕)。当咨询师邀请她坐下,安妮向咨询师倾诉说咨询师看起来很像她的一个姐姐——"那个好姐姐,不是和我不说话的那个。"咨询师保持她的态度友好,但在会谈开始时,她还是忍耐住冲动不去探知更多家庭动态。

相反,咨询师问安妮她希望得到哪些咨询。安妮把她的东西扔在沙发上,坐在了旁边的椅子上。"我想弄清楚应该为我的孩子们做些什么? 我都准备好了——但我担心他们。加上我的母亲也希望我跟您聊聊。"

"当你说担心你的孩子时,你的意思是,因为他们可能有家族性腺瘤息肉病(FAP)?"咨询师问。安妮在 15 个月时被诊断出患有肝母细胞癌,然后在她的青少年时期患有结肠息肉病。

"是的,我担心他们可能像我一样也患有 FAP。我的很多亲戚都患有这种疾病。"安妮停顿了一下,担心地看了咨询师一眼。"我的医生回家之后应该已经发送这个信息给你。我不需要重复,对吗? 我不确定我能记住这一切,是我的母亲来跟踪所有这些资料的。”

咨询师浏览了安妮结肠癌家族史的很大的家系图,并确保让安妮了解这些信息。咨询师询问家庭历史信息是否有任何更新或改变,安妮摇了摇头,然后活跃起来,说,“哦,我差点忘了——我又怀孕了。我母亲知道时大发雷霆,但是我的男朋友和我是真的为此而高兴。这将是我们的第二个孩子。”

咨询师为客户的这一消息表示祝贺,并在家系图中顺着客户5岁的双胞胎儿子和两岁的女儿添加了这一信息。

在咨询师问候安妮的孩子时,安妮说,他们都还在适应搬到城市,但其他方面很好。

安妮和咨询师讨论是否检测她的孩子是否患有FAP。他们讨论了检测过程的具体流程,预约了几个月之后的检测,到时安妮的母亲将会来访。按照安妮所说的,母亲喜欢她的孙子,但不喜欢安妮的男朋友,尽管他们在一起已经三年了。

安妮和她的三个孩子以及她的母亲来赴约,在会话期间咨询师问安妮的母亲是否同意孩子们应该做检测。“我当然同意。自从他们出生,我一直说要做检测。”安妮的母亲接着说,如果她的外孙中有任意一个患FAP,都将让她心碎,她根本不知道安妮将如何管理肚子里的另一个孩子。安妮对她的母亲表现出愤怒的表情,说,“哦,我想沙仑是本年度最杰出的母亲?”安妮转向咨询师解释,“沙仑是我的姐姐,她拥有完美的家庭。玛迪和我,我们不会做任何对的事情。”

“哦,荒谬,”母亲回答说。

咨询师在争吵进一步升级前改变了话题问及安妮的男朋友,他当初提出要来医院看他们,但还没到。安妮说,一定有什么事情耽搁了,因为他没有接她的手机。她的母亲摇摇头说,这表示他是不负责任和不可靠的。咨询师做好了准备听安妮愤怒的反驳,但安妮并没有捍卫她的男友的行为,她表示同意她的母亲的说法,在接下来的几分钟她们抱怨他不够成熟。显然妈妈-女儿的关系是复杂的:亦敌亦友。

安妮同意进行*APC*基因检测,并预约下次来拿结果。

大约3周后,安妮-独自一人回来取基因检测的结果。结果表明她家族的双胞胎男孩的*APC*基因是阴性,但女儿的检查结果为阳性。

安妮一听到这个消息就哭了,“哦,不,不要发生在我的女儿身上!”然后她默默地听着咨询师和儿科胃肠病学家讲述阳性检测结果的影响。当被问到是否有任何问题,安妮摇了摇头。

医生离开了房间之后，咨询师试图让安妮和她说话，这在通常是一件容易的事！但此刻除了沉默什么都没有。

咨询师朝安妮走过去并坐在安妮旁边的沙发上。“安妮，听到这个消息一定很难过。现在我如何能帮助到你？你想要几分钟独处时间吗？还是你想叫别人过来？”

“我可以叫我妈妈吗？”安妮小声说道。

“当然，这将对你很好。我有你妈妈的电话号码，要我帮你拨吗？”

安妮点点头。她妈妈一接起电话，遗传咨询师便把电话递给安妮并离开了房间给她一些隐私空间。

咨询师走进诊所工作室，与儿科胃肠病学家一起回顾这个病例，然后寻找项目心理学家。她向心理学家描述这个案例，说最好心理学家和客户能见一面。心理学家同意到访，并向安妮作自我介绍，看她是否愿意预约就诊。

咨询师回到诊所的房间，并为安妮接了一杯水。咨询师问安妮是否想谈论她的反应。

“我不能相信它。我的女儿是如此健康。我感觉她将会很好，”安妮说。“我妈妈是完全被这个消息震惊了。”

咨询师说她很遗憾告诉她这类的消息。

“现在我的女儿将不得不应对我曾经应对的所有的一切，”安妮颤抖而低沉地说，她仿佛一直在和自己说话。她用困惑的眼神环顾检验室的四周。“似乎我每次来医院都会得到坏消息，每一次。”很明显，安妮在重温自己的经历。

咨询师让她一直说下去。当安妮说完，咨询师告诉她听到这种消息的第一步应该是调整自身去适应它。“安妮，现在你的女儿可能不需要有很多医生的预约和程序。她需要你来帮助她渡过艰难时期。”

“还有我的母亲，和我的家人，”安妮说着，露出她下午的第一个微笑。她没有提到那个女孩的父亲，虽然这是一个他们需要讨论的话题。咨询师做了一个记录想讨论他的反应，但最后决定还是不要在此时提起这个话题。

心理学家敲门进入了房间。安妮同意跟心理学家聊“几分钟”，咨询师离开了房间。心理学家之后报告说，那是一个很好约见，他们计划下周再次见面。咨询师做了一个记录，在那个会面时去顺便拜访并向安妮问好。

案例 12 总结：这个案例描述一些帮助机能不健全家庭处理孩子阳性检测结果的方法。

案例 13:“我想请你帮一个小忙…”

玛西娅,40 岁,她的会面是门诊漫长一天的最后一个会面。进入咨询室之前,咨询师注意到病史记录——客户有了一个新的诊断——导管原位癌(DCIS),并且她有很严重的家族史:她母亲、母亲的姑母、母亲的祖母均患绝经前乳腺癌。

玛西娅用冷静地点头来回应咨询师的问候,忽略了他试图闲聊的企图。家族史的采集有点折磨人。玛西娅以怀疑的态度应对每一组问题,并要求解释为什么某些问题也会被问到。她也拒绝提供任何她的亲戚的名字,但后来因为咨询师没有立即明白她指的是哪个家庭成员开始变得不耐烦。

咨询师问玛西娅关于她最近的 DCIS 的诊断。玛西娅谈论医生错误地安慰她,告诉她这是没有什么可担心的,外科医生在第一次活检中获得的细胞不充足,不得不重复这个过程。咨询师尽力保持友好和平静,即使玛西娅作出评论,如“你不会同意我的观点,因为你们医疗人员总是互相包庇,但我受到这些医生极度不好的治疗。”

咨询师表示了同情,使其关注诊断过程的挫折而不是医生的角色。在玛西娅继续她的故事时,她对遗传咨询师的态度开始缓和。

玛西娅提到,她已经在另一家医院会见了一个肿瘤遗传咨询师(因此她烦于再次复述家族史信息)。她再一次提到,另一个咨询师一直对她很无礼。“咨询师时间太匆忙,她没有做任何努力听我倾诉和帮助我。显然你很擅长你所做的。”遗传咨询师因为客户的赞美而感到荣幸,并且很满意自己建立起的与这位有些挑战性的客户之间的联系。

三个星期后,咨询师试图叫玛西娅来看基因检测结果,并确保遵循客户的详细要求(“先给我发邮件,一个小时之后呼叫我的家庭电话号码但不要留言,再试打我的手机”)。玛西娅在第二天给咨询师打电话,并且斥责他当她最后回过来电话时他没有及时回应(晚上 9 点)。咨询师虽然知道期望他在办公室待到晚上那么晚是不合理的,他还是为自己没有及时接到她的回电而道歉。

咨询师向玛西娅透露阳性 *BRCA1* 检测结果,最终玛西娅和他们讨论这一结果。咨询师鼓励玛西亚与制订计划的肿瘤学家预约会面,讨论医疗管理建议。玛西娅请求在非临床时间的一天预约,咨询师请一个制订计划的肿瘤学家帮忙,并同意满足客户在特殊时间的预约要求。玛西娅有点感激咨询师为了满足她的要求而做出的这些努力,但也问到为什么她所有的医生都没有收到基因检测结果通知。咨询师解释了程序的保密做法,但说如果她写书面许可,他愿意和她的医生联系。

在咨询师同意以电子邮件附件的形式发布授权协议书给客户后，玛西娅说，“我可以请你再帮一个小忙吗？你能打电话给我的前夫，并向他解释检查结果吗？我不愿意跟他说话，但我想他应该知道这些信息，因为我们有一个10岁的女儿。”

咨询师同意打电话给客户的前夫，虽然他对对方出乎意料的联系感到不太自然。

玛西娅以传真形式批准与他人分享检查结果，指示咨询师跟她的医生和前夫联系后打电话给她。一个小时后，她留下了一个语音邮件信息给咨询师，想知道为什么他还没有完成他所承诺的事情。

咨询师把结果送给玛西娅的医生，也呼叫了她的前夫。咨询师给玛西娅的手机留了一条信息，他感到如释重负终于结束了这个案子。

随后的几个星期一切都好，直到玛西娅与妇科医生之间发生误会，给咨询师打电话，希望得到合理的解释。在谈话的最后，她说，“哦，我有一个小忙想请你帮忙。谢谢你寄给我家的信，但你介意不介意将它个性化？把相同的信发送给我年长的叔叔和我的小表妹，这个要求不太合理，但我得花费几个小时使这些信件个性化，我肯定对你来说这是很容易做的，对吧？”咨询师对这一案例所带来的额外的巨大工作量暗自呻吟，但他很担心告诉她“不”所带来的后果，以至于他同意写几个不同版本的信给她的家人。玛西娅感谢他，但那个星期持续每天给他打电话想知道为什么她还没有收到这些信件。

每次咨询师听到玛西娅在电话里的声音都会感到压力和头疼。她似乎每次打电话都会有各种各样要求，不管要求是否合理或者是否在咨询师的工作范围内。遗传咨询师努力满足玛西亚提出的每个要求，但是他在每一次的交流中都感到筋疲力尽。虽然他要超越他通常对客户所做的一切，但他仍然不断地发现自己因为没有达到玛西娅严格的期望而感到很内疚。

在经过与玛西亚的特别困难的交流以后，他与他的遗传咨询的同事们坐在一起，寻求如何处理这个客户的建议。他们帮助他意识到这个客户展示出典型的边缘性行为。他们鼓励他建立他可以做和不能做的事情的边界，打消他对失败的恐惧，因为不太可能有人可以满足这个客户的所有期望（因此她多年来解雇了那么多临床医生）。

咨询师开始为他愿意为客户做的事情做出了限制。他学会了说，“我不能那样做，但这是我能做的…”尽管玛西娅表示了对他（和对他的工作）的不满，咨询师发现现在他可以更好的容忍她的心情，他不再试图讨好她了。

当玛西娅的乳房磁共振检查（由于暴风雪）被取消了，她对医务人员感到很愤怒,并给遗传咨询师留下一份措辞严厉的消息,说她不喜欢这个项目对待顾客的方式,她将把她的医疗切换回当地其他医院。

虽然遗传咨询师感到一定程度的缓解,他不必再处理这个客户,但他,依然因为事情以这种方式结束而感觉很不好。幸运的是他与支持他的遗传咨询师一起工作,他们确信他已经很好地做了他能做的。

两年后,在一次为阳性 *BRCA* 基因检测结果的家庭举行的会议上,玛西娅以一个长期未联系的朋友的口吻问候了咨询师,她提到她想把她的医疗转回到他的公司。

案例 13 总结:这个案例展示了在对待一个提出不合理要求的客户时,制定明确的、专业的界限的重要性。

案例 14:"你明白我的意思吗?"

当咨询师回到她的办公室,她惊讶地意识到,会见她的客户的会议已经持续近 2 个小时。这个女性客户有 50% 的风险携带 *VHL* 基因突变,这在她的家庭中是已知的,所以她来到了高风险诊所做检测。然而,当咨询师口述门诊记录时,客户不断的回忆她母亲患阿尔兹海默病并且病情不断加重的辛酸故事。客户谈到了在今年的早些时候把她母亲放到一个援助生活中心的痛苦决定。她描述了那些导致家庭决定的事件、家庭成员之间的关于最佳的行动方案的分歧、寻找合适的护理中心所遇到的困难,以及对整个情况的持续的负罪感和悲痛。

咨询师确定认同客户的故事。咨询师开始追忆自己因老年痴呆症而在 5 年前去世的母亲。她回想起过去多年对母亲的担心,她母亲的记忆力下降和行为日益不稳定,这些使得她母亲无法继续独立生活。然后是接连不断的麻烦和压力去寻找适当的辅助生活中心,她还经常与看不到存在问题的妹妹争论。事实上,咨询师和她的妹妹之间的关系从来没有完全恢复。

几天后,咨询师打电话给客户,让她知道她的保险公司已同意支付 *VHL* 检测的费用,实验室已经开始进行 DNA 分析。客户听到这些信息后非常感谢咨询师,还提到,她会下周出城去访问她的兄弟,并在她母亲搬到辅助生活中心以后第一次去看望她。客户谈到为即将探访母亲感到紧张不安。在他们讨论的过程中,咨询师不断回忆她的母亲搬到一个辅助生活中心后初次探访的画面。她想起了她怎样握住母亲的手,并反复告诉她,她有多爱她。

回忆起与自己母亲的遭遇,强烈的情感使咨询师的眼睛满含眼泪,她努力维持镇定,直到她完成与客户的电话通话。

咨询师发现在接下来的一个星期自己常常想到这个客户,想知道让客户第一次去辅助生活中心看她母亲,遇到了怎样的情感困难。

当基因检测结果出来,咨询师给客户打电话通知她,她没有携带家族性 *VHL* 基因突变。客户听到这个消息很高兴,咨询师承诺把基因检测结果的副本发送给客户和相关医生。咨询师接下来询问客户去拜访她的家人的旅行情况,并做好准备应对悲伤和情绪的冲击。

“哦,旅行好极了。真难以置信,我见到了我所有的侄女和侄子。我们玩得很开心,各种各样的观光和购物。”

这个反应很不同于咨询师的预想,她最初不知道接下来该说些什么。她想知道让客户谈论再次见到她母亲的情况会不会有情感上的困难。她问客户是否访问了她母亲,但又说如果客户不准备谈论这些她会理解的。

“我一点也不介意谈论它。实际上,访问我妈妈比预想中要好。她甚至知道我是谁——至少在一开始——这是不错的,这个中心和他们的员工给我留下了深刻的印象。我只待了大约一个小时,但是这已经足够长了。后来我哥哥带我去一个美妙的餐厅吃晚餐,这个餐厅是由一个国际知名厨师经营的。”

客户描述了她在四星级酒店吃的那顿极好的晚餐,咨询师觉得完全迷失了方向。咨询师意识到,客户对她的母亲的访问已经完全不同于她所预期的情况——或她亲自经历的那些情况。她问客户关于与她的母亲保持联系的未来计划。

“哦,我不知道,也许在某种程度上我将再次访问。我们的关系并不是那么紧密。我只是想确保我把她放在了一个很好地方。现在我已经做了这些,我觉得我的部分已经完成。现在是时候专注于生活了,你明白我的意思吗?”

咨询师与客户对于此事感受完全不同,咨询师试图寻找一个合适的反应,最后她说,在这种情况下调解是非常重要的,她很高兴客户能这样做。

这次谈话后,咨询师花了很多时间思考这个案例,以及它又如何引发了很多情绪反应和记忆。她返回去回忆了最初的咨询内容。现在她更客观地看客户的案例,她意识到客户情况的很多方面与自己的情况完全不同。她进一步意识到这是她的问题和评论(而不是客户的需求)使他们花那么多时间来讨论老年痴呆症疾病对家庭的影响。

咨询师与其他项目工作人员讨论这个案例,意识到她过于认同这个客户。咨询师也意识到她显然没有从母亲去世的悲伤中走出来,也并没有预约与悲伤顾问会面。她也意识到需要与其他有类似情况的人们讨论她的家庭经历(不是客户!),她加入了一个为老年痴呆症客户的亲属组建的活跃的网上支持组织。

当几个月后客户打电话给咨询师，提到她的两个堂兄妹的遗传咨询和检测，客户提到圣诞假期会和她的兄弟们在一起。但是，这一次遗传咨询师将讨论集中于“如果客户与患有 von Hippel-Lindau 综合征的兄弟们共享她的阴性检测结果，那将会是什么样子”。无论是客户还是咨询师都没有提到老年痴呆症疾病，使谈话保持以客户为中心，很少有感情的改变。

案例 14 总结：本案例描述识别和处理咨询师过度关心客户的故事的情况是多么重要。

10.5 扩展阅读

Djurdjinovic, L. 2009. Psychosocial counseling. In Uhlmann, WR, Schuette, JL, and Yashar, BM (eds), A Guide to Genetic Counseling. Wiley-Blackwell, Hoboken, NJ, 133–175.

Evans, C. 2006. The psychological processes underlying genetic counseling. In Genetic Counselling: A Psychological Approach. Cambridge University Press, New York, 17–43.

Gettig, B. 2010. Grieving: an inevitable journey. In LeRoy, BS, McCarthy Veach, P, and Bartels, DM (eds), Genetic Counseling Practice. Wiley-Blackwell, Hoboken, NJ, 95–124.

McGoldrick M, Gerson, R, and Shellenberger, S. 1999. Genograms Assessment and Intervention, 2nd edition. W.W. Norton, New York.

Patenaude, A. 2005. Emotional baggage: unresolved grief, emotional distress, risk perception, and health beliefs and behaviors. In Genetic Testing for Cancer: Psychological Approaches for Helping Patients and Families. American Psychological Association, Washington, DC, 109–140.

Peters, JA, Kenen, R, Giusti, R, et al. 2004. Exploratory study of the feasibility and utility of the colored eco-genetic relationship map (CEGRM) in women at high genetic risk of developing breast cancer. Am J Med Genet 130A:258–264.

Peters, JA, Hoskins, L, Prindiville, S, et al. 2006. Evolution of the colored eco-genetic relationship map (CEGRM) for assessing social functioning in women in hereditary breast-ovarian (HBOC) families. J Genet Couns 15:477–490.

Veach, PM, LeRoy, BS, and Bartels, DM. 2003. Listening to clients: primary empathy skills. In Facilitating the Genetic Counseling Process: A Practice Manual. Springer, New York, 51–72.

Weil, J. 2000. Techniques of psychosocial genetic counseling. In Psychosocial Genetic Counseling. Oxford University Press, New York, 53–115.

Veach, PM, LeRoy, BS, and Bartels, DM. 2003. Responding to Client Cues: Advanced Empathy and Confrontation. In Facilitating the Genetic Counseling Process: A Practice Manual. Springer, New York, 150–173.

第 11 章

肿瘤遗传咨询中的伦理问题

通常情况下,在道德生活中最有价值的并不是一贯地坚持原则和规范,而是可靠的品质、良好的道德意识和情感应答。

(*Beauchamp and Childress*,*2001*,*p. 26*)

本章介绍了与肿瘤遗传咨询相关的主要生物伦理原则和宗旨。本章还提供了解决伦理困境的策略,并讨论了肿瘤遗传咨询师可能遇到的不同种类的伦理困境。

11.1 生物伦理原则和指南

11.1.1 伦理学简介

伦理规范主要解决公认的对与错的定义问题。这些伦理规范形成了人类道德行为的基础,例如:不偷盗、不撒谎、不杀人。虽然按照定义,这些规范是应该被不同文化所认可的,但这却并不是绝对的。有时人们不得不做出决定,坚持某项原则,而放弃另一项原则。比如,一个人可能会故意撒谎来避免某人成为杀人犯。大多数人会认为在这种情况下通过撒谎来拯救一个生命是可以被接受的。但是如果是为了阻止某人去偷盗而去撒谎能否被接受呢?这就变得没有那么清晰了,我们对撒谎的接受程度也要取决于特定的情况。

综合来看,基本道德原则形成共同的道德观。共同道德的正式定义为所有道德上严肃的个人所共同接受的伦理规范,不论其种族、文化或宗教背景。(无德之人完全拒绝这些伦理原则,而选择部分道德的人仅仅遵循其中一部分原则而不遵循全部原则。)广泛被接受的道德标准不同于仅反映特定群体观点的准则,也不同于可以找到例外的准则。虽然人们都相信自己的伦理观点代表了公共道德观,但通常他们的观点仅仅适用于某一特定群体。

以公共道德的原则为基础,管理机构随后建立起规定、权利及其成员的行为准则。举个例子,广义的道德原则要求一个人不应偷窃,管理机构则会以此为依据创建以下内容:

- 关于"偷窃"一词含义的声明,针对不同组织、机构及人群具有特异性;
- 各种偷窃类别的描述(例如:商店盗窃、侵犯版权、身份盗窃或持械抢劫);
- 被发现偷窃后可能后果的详细列表(例如:立即解雇、罚款、赔偿或坐牢)。

因此,管理机构提供的规范信息比总体的伦理原则更加详细,对某特定人群的个体而言更加贴切(表 11.1)。

表 11.1 生物伦理学中原则、价值等词汇的定义

- 原则:价值、规定、责任和权利的来源和指导
- 价值:被认为是重要和可取的优先事项
- 规定:关于什么能做或不能做的具体指导方针
- 理想:有道德的人希望达到的目标
- 责任:根据个人专业或社会角色定义的行为
- 美德:道德和社会所期望的品质
- 权利:个人对社会或者其他个体的合理要求

来源:Schmerler(2009,p. 365).

职业伦理(或道德)是指从事某一特定职业的人员所公认的行为标准。肿瘤遗传咨询师都应该遵循后面章节提到的团体或机构所提出的规定和指南。

11.1.1.1 医学

作为专职医务人员,肿瘤遗传咨询师应遵循与其他医务工作人员相同的伦理标准。因此,咨询师需要遵循为患者保密、知情同意和与利益冲突相关的严格规定。

11.1.1.2 州执照局

在某些州,遗传咨询要求从事人员为凭执照上岗的医疗专业人士,必须遵循该州对继续教育和临床实践能力的强制规定。

11.1.1.3　美国遗传咨询师管理会

在美国执业的肿瘤遗传咨询师需遵循美国遗传咨询师管理会(American Board of Genetic Counselors,ABGC)制订的关于资格认证和续约的规定。其他国家也建立了(或正在建立)相似的遗传咨询师和咨询护士的管理机构。

11.1.1.4　国家遗传咨询师协会

国家遗传咨询师协会(National Society of Genetic Counselors,NSGC)是主要的遗传咨询师专业协会。遗传咨询师同时应遵循 NSGC 制订的伦理指南。NSGC 制订了一套关于与客户和同行妥善相处的伦理守则,整个守则可以在 NSGC 网站(http://www.nsgc.org)找到。表 11.2 列出了部分与客户服务相关的 NSGC 伦理规范。

11.1.1.5　医院或其他就业场所

肿瘤遗传咨询师也需要遵循其供职医院、实验室或其工作单位内特定规章与条例。例如,与在大学医疗中心或实验室工作的遗传咨询师相比,在政府机构工作的肿瘤咨询师在接受咨询工作或酬金方面会受到非常不同的政策要求。

表 11.2　国家遗传咨询师协会(NSGC)的伦理守则:遗传咨询师与其客户*

咨询师与客户的关系是以关怀和尊重客户自主权、个体性、福利和自由的价值为基础的。遗传咨询师首要关注的是其客户的利益。因此,遗传咨询师应努力:

1. 服务那些寻求服务的人,不考虑个人或外在的利益或偏见。
2. 明确界定职业定位以及与客户的关系,并准确的描述所能提供的服务。
3. 尊重客户的信仰、爱好、境遇、情感、家庭关系和文化传统。
4. 通过提供或说明必要的事实、替代的方案和预期的后果,让客户不受胁迫地做出明智的决定。
5. 当他们无法给予客户帮助时,应将客户委托给其他合格的专业人士。
6. 对客户的信息保密,除非客户或法律要求披露。
7. 避免利用客户为个人赚取利益或好处。

来源:National Society of Genetic Counselors (2006).

* 这是 NSGC 伦理守则的摘录。

11.1.2　基于原则的生物伦理学

肿瘤遗传咨询和检测项目应以自主、无害、有利和正义的生物伦理原则为指导。本章将阐述这四个生物伦理原则。

11.1.2.1 自主原则

自主原则规定,一个个体有选择或拒绝某一特定活动的权利,也有隐私权。自主原则包括四个重要的概念:

- 行为能力——个体必须具备做出自主的决定的能力,才能被赋予决策权和隐私权。如果一个人具备理性思考问题并作出合理决定的能力,那么他就被认为具备行为能力。非自主的人群包括未成年儿童、精神或躯体疾病患者及囚犯。一个人也可能因疾病、药物滥用或情感因素被视为暂时无行为能力。
- 自由决定权——一个有行为能力的人有权不受其他因素影响而作出自己的决定。影响因素包括从微妙的操纵到公然的强迫。强迫的定义是指故意使用武力或威胁来控制他人的行为。其他类型的影响包括:游说,诱导一个人的智慧和理智;操纵,诱导一个人的情绪;贿赂,提供某种诱惑,一般是经济上的。例如,一位患有结肠息肉病的女性患者可能会决定进行*APC*基因检测,因为她姐姐说服了她,使她认为这是件合理的事情(劝说);或者因为她的父母恳求她说:“看看(你的)可爱的孩子们,为了他们这样做吧”(操纵);或者是因为她的兄弟已经表示如果她同意进行检测,他愿意支付她所有的医疗费用(贿赂)。即使这名患者认为如果她最终决定不接受检测会激怒她的亲属,这也仍然不是强迫,因为她并没有受到任何形式的威胁和伤害。尽管亲属或其他人可能会试图影响客户关于遗传检测的决定,但遗传咨询师需要确保对遗传检测的讨论不受任何偏见或游说暗示的影响。必须指出的是,在不同的文化中,关于医疗决定中的自主性的重要性是不同的。在某些文化里,医疗决策是被全家或家庭中的核心决策者制定的。西方医学非常重视个体的自主性。然而,实际上,一个人的保险和经济水平在很大程度上决定了其所具有的医疗方式的选择数目。
- 知情同意——知情同意是有行为能力的个体对医疗操作和参与研究的自主授权。知情同意的主要目的是保护个体免受利用和伤害。知情同意的讨论要保证患者获得了关于特定操作或研究的足够信息,使其有能力作出知情的决定。知情同意包括五个主要因素:
  - 客户的行为能力
  - 提供信息给客户
  - 客户对信息的理解

- 客户自愿(没有受到影响)作出决定
- 客户对操作或研究进行授权

隐瞒或部分隐瞒操作或研究的风险、缺陷和影响,将妨碍个人作出充分知情的决定,因而限制了他/她的自主性。

- 隐私和保密——与其他医学专业一样,隐私和保密的法规在肿瘤遗传学中也是重要的。隐私的定义是指一个人具有允许或禁止他人获得他/她的个人信息的权利,信息包括个人身份、病历信息和实验室检查结果。当未经授权的人获取了他人的个人信息即侵犯了隐私权,例如医务人员在分诊台上翻看不是他/她的患者的病历信息。而向医务人员分享自身或其亲属敏感及私密信息的人相信这些资料会一直被保密。保密作为隐私权的一种,指一个人将自己的信息透漏给另外一个人并相信这些信息不会传播给第三人。肿瘤遗传学项目需要制定政策来处理敏感信息,如阳性的遗传检测结果、非亲子关系或其他的家庭秘密。不经当事人同意未能妥善保护信息或故意透露给第三方即违背保密原则。某些个别情况会允许医务人员侵犯患者的隐私,主要为了避免客户的直系亲属受到即刻的、不可避免的损害。依据医学科学院遗传风险评估委员会,仅有少数情况可能有理由将遗传检测的结果披露给第三方(表 11.3)。例如,遗传咨询师可以考虑将遗传检测结果透漏给客户的一级亲属,前提是披露检测结果可以使其亲属免受伤害。这种做法是假设知晓基因状态可以使其免受伤害(这种情况非常少见)。

表 11.3　未经事先知情同意下可以向客户的近亲披漏基因检测结果的情况

- 征求自愿披露的尝试失败了
- 若不披露有很高概率会对客户的亲属造成不可逆或致命伤害
- 披露信息将防止伤害发生
- 仅披露有关于亲属诊断或治疗所需的必要信息
- 没有其他合理的方式来避免伤害

来源:Committee on Assessing Genetic Risks, Division of Health Sciences Policy, Institute of Medicine (1994).

11.1.2.2　无害原则

拉丁文医学短语 *primum non nocere*(首先,不伤害)概括了无害原则。有害的行为指阻挠他人行动或使他人遭受某种挫折。遗传咨询师及其他医务人员都有责任避免可能伤害客户的行为。与有利原则(指需要去做一些事情避免伤害)相比,无害原则是指避免可能造成伤害的事。例如,肿瘤检测项目具有道义上的责任，不对有自杀倾向的人进行检测。不去对有明显自杀倾向的人群进行检测是无害原则的一个例子；给接受遗传检测的感情脆弱个体提供完整的支持和保障措施是有利原则的例子。有意或无意地对客户造成伤害（或伤害的可能）将会被认为失职而招致医疗官司。

11.1.2.3 有利原则

有利的行为指那些可以帮助人们改善现有状况或减少其负面状态的有益行为。有利原则包括善良、慈善和英勇的行为。在这个原则下，医务人员有义务帮助客户或者至少确保其不会变得更糟。这意味着，遗传咨询师与其他医务人员一样，有义务为客户提供准确、及时的信息。医务人员代表客户作出医疗决定被称为家长式行为，因为它相当于一个充满爱心的父亲为他孩子的福利做出的单方面决定，但前提是假设他心中孩子是最大利益。所有的家长式行为都妨害了自主选择权，但少数情况下，家长式的决策是合理的。例如，从醉醺醺的朋友手里拿走其车钥匙削减了朋友的自主权，但很少有人会说这是不恰当的。然而，有正当理由的家长式行为不大可能出现在肿瘤遗传咨询中，因此不管任何理由（例如，应客户配偶要求不向绝症患者透漏病情），咨询师应避免不将或不完全将全部事实或选项告诉客户。

11.1.2.4 公正原则

公正原则将生物伦理学转化为公共政策。它涉及平等、自由、优质服务和质量控制的概念，要求公共卫生系统提供公平、恰当、高质量的卫生服务，无论患者的种族、民族、宗教、性取向及支付能力。不公正被定义为剥夺某些人应得利益的错误或疏漏行为。公正原则还要求公平分布负担。因此，政策不应加重弱势群体的负担。基于此原则，许多医院的急诊室规定不得拒绝任何贫困的重病或重伤患者。公正原则也包含以下要点：

- 平等对待——有自主决定能力的客户应该被给予类似的遗传检测和肿瘤监测的信息和选择。他们还有自由选择服务提供者或服务的权利。
- 制定和执行公平性规则的权利——所有的团体和机构都有关于公平性和可及性的规定。在创建这些规定时，要解决下列重要问题：
  - 谁有权制订这些规定？（例如：某些官员、特别任命的委员会）
  - 如何制订这些规定？（例如：开放式论坛、闭门委员会的会议、团体投票）
  - 谁有权执行这些规定？（例如：董事会、执照局）
  - 如何执行这些规定？（例如：荣誉制度、随机测试）

- 稀缺资源分配——如疫苗、血小板或捐献器官等稀缺资源的分配是公平性的问题。这些稀有资源的分配可能需要一个公平的计算方法，应考虑到多种因素，包括个人即刻的需要程度、总体预后、分配不到后疾病恶化的风险。分配过程必须是公平地对待每个人，但仍然允许最需要的人具有优先权。出于这个原因，最严重的病人会跳转到器官移植等待列表的顶端，无论其他（更加稳定）患者等待器官捐赠的时间有多久。
- 风险分配——在制定有关人群筛查项目或新药审批决策时，政策制定者会考虑实施与不实施的潜在风险。潜在成本和收益也是要考虑的重点。

11.1.3　美德伦理学

> （我们）都承认，如果没有各种情绪的反应和发自内心的超越原则和法规的理想，道德将会是冷冰冰的和没有激励性的实践。
>
> （*Beauchamp and Childress*，*2001*，*p. 26*）

美德伦理学专注于影响个人的观点和行为的道德品质。品德是个人所持的原则、责任、理想、信念、动机和情感的组合。人们因为有强烈的内心的道德准则而将伦理原则作为行为准则。因此，美德伦理学是一门关于为了正确的理由而做正确的事的学问。一个希望得到奖励或认可而去做好事的人不是道德高尚的人（即使该行为是道德的）。

普通的道德标准可被定义为适用于所有人的共同标准。某种程度上，这些标准是有道德的人可以接受的“最低限度的道德”。与此相反，非凡的道德标准体现的行为和态度是超出普通的道德标准的。展示非凡的道德行为的人可以（也应该）受到推崇，但没有达到这种理想行为的人也不应该受到遣责。

例如，一个小孩滑倒在浅戏水池，一个成年人恰好步行路过。救起这个年幼的孩子将是任何有道德的成年人的预期行为，即使该成年人不会游泳，也不认识这个孩子。因此，这是一种普通的美德。与此相反，一个冲浪者跑入危险的洋流，并存在溺水的危险。在海滩上的人一般不会尝试去救援，因为这样的救援很危险。任何人试图营救冲浪者的行为将被称赞为英雄主义的行为，因为行为超出了合理的预期。因此，这是非凡的美德。然而，对非凡行为的定义部分取决于此人的专业知识。如果看到冲浪的人有危险的正好是一位有资质的救生员，那么这个人在救援方面的行为会按更高的标准来要求。

医务人员有义务为那些遇到健康相关问题的人提供医疗健康帮助。当客户感觉到他们的医务人员并没有好好照顾他们时，可能会向医院投诉，甚至向法院起诉要求医务人员给予赔偿。医务人员犯了所谓的诚实的错误时（即在某种情况下稍微可以理解的错误），比犯了导致他人利益受损或被证明是欺骗的错误而得到原谅的可能性更大。在医学上的错误可能是由于：

- 技术或技能上的错误——例如外科医生拙劣的外科手术操作。
- 在判断上的错误——例如误诊导致的误治。
- 规范性错误——例如违反了基本行为规范后，医务人员的道德品质会受到质疑。
- 系统性的错误——如错误的程序或政策使错误达到顶峰。

医务人员被期望拥有“良好的道德品质”，才能保证他们坚持职业操守。事实上，如下展示了几个与肿瘤遗传咨询师相关的性格特征（表11.4）。

表 11.4 比较重要的肿瘤遗传咨询师的道德性格特征

• 同情心	• 善良
• 责任心	• 尊重
• 洞察力	• 信誉
• 诚信	• 诚实
• 正直	• 智慧

11.1.3.1 同情心

咨询师需要对客户保持同情心，这意味着应明确对待的客户是人，而不仅仅是病例。这也意味着，遗传咨询师需要以保持专业和同情的方式对待所有客户，包括质疑的或困难的客户。

11.1.3.2 责任心

遗传咨询师应具有强大的内在道德标准，使他们能够确定某项行动的正确与否。咨询师也应该具有对自己之前的决定或行动进行自我反省的能力。

11.1.3.3 洞察力

洞察力指区分和了解细微差别的能力。有洞察力的医务人员应该具有出色的临床技能和基于自身知识和专长磨炼出的良好直觉。例如，眼光敏锐的肿瘤咨询师能够知道一个困惑的客户是否会因回顾信息而获益，或者是否可以从探索情绪影响得到更好的效果。

11.1.3.4　诚信

诚信是指忠实行事，严守诺言。肿瘤遗传咨询师对其客户有一定的职业义务，同时客户相信咨询师会履行这些义务。例如，在一个特定的时间框架内，遗传咨询师承诺要跟进客户，应该尽一切努力去完成。如果不这样做，可以认为是违反了诚信，这将严重影响咨询师和客户之间的关系。（见章节 11.1.3.8 信誉一节）

11.1.3.5　正直

正直是指能作出道德高尚的合理选择。这也与坚持个人道德规范有关。这可能包括提醒客户参与临床研究是自愿的，或向客户说明一项遗传检测已经进入临床应用。如果遗传咨询师发现自己的客户被另一位医务人员不公正对待，他应该勇于为客户利益发声。咨询师做（或不做）与其内在道德价值相违背的某事时，会损害其正直性。

11.1.3.6　善良

咨询师应该用善良和关怀的方式对待客户。咨询师在说话措辞上应表现出敏感性和机智，以免激怒或冒犯客户。

11.1.3.7　尊重

咨询师应尊重他们的客户（和同事）。虽然咨询师不可能总是认同客户的决定和行动，但应该对客户保持尊重和支持。咨询师也应该对遗传领域的同行和其他医务人员保持尊重。

11.1.3.8　信誉

可信赖的咨询师能表现出值得被他人赋予如此程度信任的品质。客户相信咨询师可以为客户提供准确的信息，并以支持性和无偏见的方式帮助他们简化作出决定的过程。缺乏信任是客户更换医务人员的主要原因之一，也是许多医生认为不得不采取防御性医疗的原因之一。

11.1.3.9 诚实

诚实是指说实话，不骗人。这意味着一种真诚、正直、可靠的沟通方式。遗传咨询师有义务向他们的客户传达准确、全面和及时的信息。

11.1.3.10 智慧

咨询师应对肿瘤的遗传综合征、现有的遗传检测、相关咨询问题及其他转诊资源有深入的了解。除了了解这些情况，咨询师还需要有如何更好地向客户传达信息的技能和敏感性。聪明的咨询师还知道什么时候不说什么，以及在不知道客户提出问题的答案时能够安心地承认。

11.1.4 关怀伦理学

伦理的关怀理论认为，一个人对待另一个人的道德行为会因他们是朋友、亲戚、陌生人还是供应商/客户而有所不同。换句话说，两个人的关系决定了他们之间关怀、信任和义务的水平。总而言之，这是两人之间的关怀程度，信任和责任水平的关系。客户寻求肿瘤遗传咨询是为了获得遗传性肿瘤风险和基因检测的相关信息。因此，肿瘤遗传咨询师有义务回答客户的问题，并提供最新的准确信息。

关怀伦理兴起于女权主义研究者 Carol Gilligan 的观察，她认为儿童看待伦理困境时存在性别差异。男孩倾向于公平和公正的权利方面，女孩倾向于把重点放在她们的责任感和照顾别人的渴望上。这一观察结果使其他人研究约束和义务在其道德行为中的重要性。关怀理论家也强调当面临道德抉择时，接受能力、反应能力和所处环境的重要性。（今天，我们更可能把重点放在对不同个体关怀方式的不同，而非性别的差异）。

关怀理论鼓励医务人员“高度关注”那些脆弱无依的患者（例如：要细心、乐于助人、善良、体贴）。因此，咨询师对客户的关注是重要的，但不过分涉足其中（而陷入其中）。关怀理论也强调医务人员该如何付诸行动，例如：心甘情愿、勉强、友好或粗心，还应考虑其行动方式可能会对咨询师和客户之间关系的正向或负向作用。

11.1.5 成为有道德的肿瘤咨询师的策略

本节试图通过前述的生物伦理原则，为有道德的肿瘤遗传咨询师建立一套适合的策略（表 11.5）。下面几节会介绍如何成为一位有道德的肿瘤咨询师。

表 11.5 成为一位有道德的肿瘤遗传咨询师的策略

• 有处理伦理困境的策略	• 尊重客户的秘密
• 保持准确和完整的记录	• 尊重客户的隐私
• 紧跟肿瘤遗传学的最新进展	• 尊重客户的决定
• 了解如何保护客户的自主权	• 委婉的传达真相
• 实践中高度关注	• 将知情同意视为一个重要过程

11.1.5.1 处理伦理困境的策略

肿瘤遗传咨询中可能出现各种伦理困境。遗传咨询师应制定策略来评估和解决伦理困境。有关如何解决临床伦理困境的详细信息可参见章节 11.2.2。

11.1.5.2 保持准确和完整的记录

要求咨询师在客户的病历中记录信息。这包括客户的就诊信息、电话访谈、遗传谱系、基因检测的决定或结果、任何可能的问题,以及随访计划。记录完整而又准确的病例可以使客户获得更优质的服务。

11.1.5.3 紧跟肿瘤遗传学的最新进展

肿瘤遗传学是不断发展的。为了给客户提供优质的服务,咨询师必须紧跟自然科学、医学、心理学和咨询的前沿进展。

11.1.5.4 懂得如何保护客户的自主权

咨询师可能会遇到不具备行为能力的客户,因而无法从客户处取得有效的知情同意而进行如基因检测等医疗操作。

咨询师应具有评判客户是否有能力签署知情同意的策略。咨询师还需要明确谁是客户的法定监护人,并确保其法定监护人参与知情同意的讨论。

11.1.5.5 实践中高度关注

遗传咨询应建立与客户的移情关系。甚至在向客户解释事实和数字的过程中,咨询师需要注意客户的情绪反应和并制订相应的应对机制。

11.1.5.6 尊重客户的秘密

咨询师要尊重客户的秘密,不得向第三方泄漏任何客户资料,尤其是遗传信息。第三方包括其他医疗机构、保险公司或客户的亲属。因此,交给其他机构审阅的遗传谱系资料不能包含客户的任何身份信息。当客户将自己的基因检测结果仅跟部分而非所有的亲属分享时,可能会发生伦理困境。然而,除非有特殊情况,在与客户的任何亲属探讨基因检测结果之前应取得客户的许可,最好是书面的许可。

11.1.5.7 尊重客户的隐私

咨询师应确保客户的个人资料和遗传信息都是保密的。这意味着应该制定政策以规定客户及其亲属的哪些信息是可以采集的,并规定哪些员工可以接触到客户的遗传谱系及基因检测结果。另外,有些客户可能会提出将某些个人信息删去的要求或者要求使用假名来进行基因检测。如果认为要求合理,咨询师需要在遵守医院规章和政策的前提下,努力满足客户的需求。

11.1.5.8 尊重客户的决定

有时,客户的决定与标准建议有很大的不同(也许很难理解)。例如,一名 *BRCA* 突变女性携带者决定进行产前基因检测,并计划如果发现胎儿(不论男女)携带 *BRCA* 突变则终止妊娠。一名携带有 *BRCA* 基因突变的绝经后妇女可能会选择保留她的卵巢,尽管医学上强烈建议手术切除卵巢。与大多数客户作出的选择不同,如此决策可能会引起咨询师的强烈反应。但即使作出的决定似乎并不明智(从医学角度来看),咨询师也需要接受客户有权作出自己的决定和行为。咨询师可以(客观地)询问客户是什么原因导致他们作出这样的决定。

11.1.5.9 委婉的传达真相

对咨询师来说,诚实地对待他们的客户是非常重要的,但信息传递应始终保持礼貌、敏感和同情。同时列出和筛选综合征的所有特点可能对某些客户来说冲击力太大。客户可能完全没有准备好面对他们(和他们的后代)可能患有某种遗传性肿瘤综合征的消息。在这些情况下,咨询师可以先帮助客户调整消息带来的情绪波动,然后再提供更有效的信息。

11.1.5.10 将知情同意视为一个过程

知情同意的目的是提供足够的有效信息使客户能对一个特定的操作、

监测或研究作出一个知情决定(知情同意过程的主要元素参见章节 11.1.2.1)。知情同意书和讨论过程应描述操作或研究的本身,以及其风险、收益和备选方案(见表 9.2,其中列出肿瘤基因检测知情同意讨论的主要议题)。知情同意讨论为客户提供了一个询问问题的机会,并确保了客户知道他们需要做什么。

11.2　解决伦理困境的策略

肿瘤遗传咨询师在职业生涯中可能会遇到一系列伦理问题。鉴于家庭关系的复杂性,毫无疑问地,基因检测的结果可能导致客户家庭内部的分歧和困境。此外,咨询师可以获得某些信息,并需要决定是否向客户(或客户的亲属)传达这些信息。

当谈到解决伦理困境时,很少有正确的答案。这就是伦理困境之所以如此令人畏惧的一个原因。这一部分向咨询师建议了可以解构、评估和解决伦理困境的方法。

11.2.1　坚持还是违反伦理原则

当某种行为会导致支持某一伦理原则而违反另一条伦理原则时,就发生了伦理困境。解决伦理困境的第一步是咨询师必须考虑何时是选择某一原则而非另一条原则的适合时机。

根据 Tom Beauchamp 和 James Childress 的论述(2001, pp. 19-20),下面几节的内容介绍了能够支持坚持某一伦理原则而不惜违反另一条原则的原因。

11.2.1.1　有更好的理由支持坚持某一原则而违反另一原则

例如,当一个严重贫血的成年人拒绝输血,尽管输血是临床需要的,但患者的自主决定权优先于医生的有利性建议。

11.2.1.2　侵犯伦理原则所意图得到的结果必须具有现实意义

例如,临床试验可能局限于某一组特定的个体,这侵犯了不符合本试验入组标准的人(但仍可能从参加本试验中获益)的伦理原则中的参与权(公平)。然而,研究者们能够证明他们严格的入组标准是得到统计学结果的最好方式,这最终可能使最多的人受益。

11.2.1.3 当没有伦理上的更佳方案，违反伦理原则则被认为是必要的

例如，个人被禁止出售自己的肾脏，即使他们在理论上拥有自己的所有身体部位。尽管每年都有成千上万的人因肾脏供体缺乏而死，但禁止买卖人体器官仍然是必要的，因为如果这种行为被允许，则很可能发生滥用。

11.2.1.4 为了达到首要的道德目标对伦理原则的违反是最小的侵害行为

例如，研究人员为了最大可能性获得有意义的结果可以把某些群体从他们的研究中排除。然而，即使可能会使研究的实施变得复杂，研究人员往往被要求在研究中纳入讲不同的语言、不同的年龄、性别和（或）有身体残疾的人群，即使这些对得出研究结论无关。

11.2.1.5 违反伦理原则行为的任何潜在的负面影响必须最小化

例如，在随机临床试验中，如果实验性药物导致意外强阴性或阳性结果，研究者有能力（和义务）停止该研究。因此，实验组的参与者得到保证，如果发现该药有危及生命的、严重的副作用，将提前终止该研究。此外，对照组的参与者得到保证如果发现试验药物是显著有效的，他们将能获得这些药物。

11.2.1.6 任何支持某伦理原则而非另一伦理原则的决定必须被公正、公平地做出

例如，医院研究审查委员会（hospital investigational review board，IRB）的主要目的是通过考虑相关风险、收益和临床研究的目的，来保护潜在的研究参与者。当 IRB 成员参与某一特定研究时，他们将不能参加 IRB 有关该研究过程的讨论和投票，因为此时他们不再被认为是公平和公正的。

11.2.2 如何评估伦理困境

伦理困境有时也被称为进退两难。换句话说，有可能没有一个完美的解决问题的方法。然而，这并不是说对于伦理困境没有可能的解决方案，甚至不作为也是一种回应。肿瘤咨询师的目标是制定出如何处理和评价伦理困境的框架。本节提供了一套肿瘤咨询师在面临伦理困境时可以使用的策略（表 11.6）。

表 11.6　评估和解决伦理困境的策略

• 收集案例的事实	• 集思广益解决困境的可能方式
• 从所有相关人员处获取信息	• 考虑每个可能的行动所带来的后果
• 明确提问的问题	• 使用所有可用的资源来帮助决定
• 确定如何以及由谁来做出决定	• 决定行动方针
• 考虑和平衡对立的道德原则	• 之后花时间来反思案例

来源:Beauchamp and Childress(2001);Schmerler(2009).

11.2.2.1　收集案例的事实

第一步是收集所有该伦理案例相关的可用信息。在肿瘤遗传学的病例中,收集包括关于客户的肿瘤诊断信息、基因检测选择或结果、家庭动态和肿瘤筛查的可及性。咨询师应该自问“案件事实是清楚的吗?评估这个案例所需的所有信息我都收集了吗?”如果事实不完整会产生信息来源的偏倚,以致不太可能作出一个公平的决定。而在某些情况下,咨询师可能会发现,分歧实际上是由于有关的事实被混淆或误导所致,而不是伦理价值观的冲突。

11.2.2.2　从所有相关人员处获取信息

在收集伦理案例相关事实时,重要的是向该案例的所有参与人收集信息。例如,咨询师可能能从与客户的配偶、亲属、医生或治疗师交流中得到帮助。从牵涉到这个病例中所有人处获取信息,保证了每个人的观点都被表达。这样一来咨询师可以通过他们提供相关信息的程度及其与事件结果的关联,识别出谁在此案例中比较重要。有可能有时,直接和参与的所有人员进行访谈是不可行的。在这种情况下,咨询师需要记住,已收集的信息来自于第二手资料。

11.2.2.3　明确提问的问题

在寻求伦理困境的答案时,重要的是要知道所提出的具体问题是什么,把伦理困境症结的问题或疑虑写出来往往是有用的。这并不像听起来那么容易。如果咨询师正努力阐述问题或识别哪一个伦理原则动摇,那么或许该案件的事实是不完整的或者这不是一个真正的伦理困境。咨询师也应注意,为什么这个特定的问题在这个特定的时间被提出来?搞清楚什么(或者谁)使该问题被提出也可能是案例的一个重要因素。

11.2.2.4 确定如何及由谁来作出决定

要搞清楚在伦理决策过程中是否需要非正式或正式的讨论或协商,咨询师是否需要启动任何这些讨论。咨询师还应该知道,是否有任何时间限制或急需解决的事情。此外,应识别谁是某一特定伦理困境中具有决定权的人。是咨询师?医务人员的团队?还是另一家医院的同行?也许最终决定权在客户或客户亲属手中,咨询师不具最终决定权,但他们可能受益于组织这些伦理案例分析。

11.2.2.5 考虑和平衡对立的伦理原则

咨询师应该具备用来评估与案例对立的伦理原则的策略。在伦理困境评估中有许多方法可以使用。一个策略是通过赋值(权重)对每一个的道德原则进行赋值,以便比较和对照它们。另一种策略是评估各种可能的方案的利弊,以确定其为最好的或危害最小的处理方式。不管使用哪一个策略来评估伦理困境,应用"理智大于情感"的做法将对咨询师有帮助,同时对困境中的人保持移情与同情。咨询师可以通过问自己以下的问题来围绕一个或多个伦理理论建立起评估体系。

- 什么样的行动将使最多的人得到最大程度的快乐?(结果导向的功利主义)
- 在这个案例中,哪个是关键的伦理原则被违反?我会如何将本案例中各伦理原则的重要性排序?(伦理原则先导)
- 最负责的咨询师在这种情况下应采取什么样的行动?哪项行动和我内心的道德品质相符?(美德伦理学)
- 我采取的最有爱心和同情心的行动是什么?我对我的客户有何义务?(关怀伦理)

对伦理困境可能没有完美的解决方案,咨询师的行动也必须对自己和客户在道德上合理。

11.2.2.6 集思广益(头脑风暴)解决困境的可能方式

考虑所有可以用来解决这一难题的不同的方式有助于解决这个问题。咨询师可以列出两个主要的来解决大部分伦理困境的方法,总的来讲就是"行动"与"不行动"。随后咨询师可以继续考虑所有的额外的可能,包括部分行动、对别人采取行动、妥协或转诊。即使某一策略是不现实的,在分析的这个阶段将其写下来也可能有助于解决问题。

11.2.2.7　考虑每个可能的行动所带来的后果

伦理案件的解决方法能够被客户和咨询师都接受是很重要的。咨询师应考虑采取或不采取行动的每个可能过程的潜在后果。有时某些行动会带来意想不到(或不受欢迎)的效果。请记住,一个伦理困境的解决往往是两害相权取其轻。咨询师也可以想办法调解案件的决议。例如,如果案件涉及客户和亲属之间的伦理困境,是否有可能使他们达成某种类型的协议或妥协?

11.2.2.8　使用所有可用的资源来帮助决策

咨询师在考虑解决伦理困境的各种选择时,重要的是要确定是否有任何规定或条例禁止或要求采取某些行动。遗传咨询师也应咨询自己的同事,公开的伦理指南和其他可用的资源。(请参阅章节 11.2.3 有关此主题更详细的信息)

11.2.2.9　作出决定行动方针

案例分析以作出决定而结束。在某些情况下,咨询师可能需要通知客户下面的流程将是什么,然后由客户来决定是否继续进行或退出。咨询师在决定采取行动之前,也需要考虑是否有任何后顾之忧或障碍。最后,咨询师要仔细记录伦理案例的每个细节,以备将来有问题时能使用。

11.2.2.10　之后花时间来反思案例

伦理困境的案子结束后,咨询师花费一定的时间来回顾总结是很重要的。咨询师可以考虑自己在案件中的论证与行动最终是否带来理想的结果。咨询师也可以重新考虑如果采取不同的解决方式是否也可以解决这个问题,以及是否需要对策略进行修改,以避免今后发生类似的情况。也鼓励咨询师将其见解和经验教训与其他医务人员分享,这样大家都可以受益。

11.2.3　在伦理困境中获得帮助

处理伦理困境是困难的,咨询师处理这些类型的案件时会感到相当孤独。但一些资源可能是对评估和解决伦理困境有帮助,包括以下列举的内容。

11.2.3.1 伦理准则和专业指南

在考虑解决伦理困境可能的方式时，咨询师应该遵循 NSGC 准则（见表 11.2 中对该准则的摘录）。咨询师也应遵循其他医疗机构制定的伦理准则和临床工作标准，这些机构包括如美国国立卫生研究院、美国人类遗传学会、美国医学遗传学学会和美国临床肿瘤学会。表 11.7 提供了由 David Smith 等人开发的咨询前和检测后的咨询指南（1998 年）。

表 11.7 遗传咨询师提供预测性检测的伦理指南

- 专业人员应当在每一个测试、咨询和研究项目开始前就考虑伦理问题。已经达到的咨询阶段时，他们应该提供特定的检测辅导方案。伦理困境多数是可以预见的，咨询师应尽量预防其产生
- 基因检测应该有检测前咨询和检测后咨询，这类咨询应由具备医学遗传学、实验室分析、咨询和了解基因检测对客户心理影响的专业人士施行
- 操作步骤是合理进行无症状检测的重要指导，证明违反操作步骤的行为合理需符合该操作步骤的原理
- 遗传咨询师在道德上有义务为客户保密
- 遗传咨询应根据临床观察和客户的病史进行专业判断决定是否拒绝或推迟检测
- 咨询者有权拒绝检测结果或其他诊断信息被披露，除非他们的决定会给他人带来显著的风险
- 如果某个客户的基因检测可能会导致其他不想知道自身基因结果的人的基因状态被披露出来，凭此就有充足理由推迟该检测
- 儿童有症状的基因检测，受儿童医疗的通用伦理和法律条款约束
- 对无症状的儿童进行检测时，A，B 和 C 三项条件需得到满足：

A. 给无症状的孩子进行检测必须有孩子的父母双方签署的知情同意书。如果只有父母一方可以，该家长必须对此知情同意

B. 如果孩子可以理解基因检测和它的影响，基因检测必须获得孩子的知情同意

C. 检测必须能让孩子得到明显的获益

来源：Smith et al.（1998，pp. 131-163）.

11.2.3.2 同事和其他人

咨询师会发现与同事的讨论是极有益处的。同事们也许能够帮助咨询师分析案例，提供情感支持，提供新的资源，并指出其他可能的解决问题的方法。一些伦理困境的案例，最好的解决方法来自其他医务人员或其他类型的专业人士。咨询师会发现和医生、护士、律师、临床生物伦理学家、心理学家或神职人员讨论伦理案例的因素是非常有帮助的。

11.2.3.3　医院伦理审查委员会

大多数主要的医疗中心有常设或特设的伦理审查委员会(Ethical Review Boards,EAB)。咨询师可以要求这些医院 EAB 提供正式或非正式的伦理咨询服务。咨询师将向 EAB(口头或书面)提供案例的详细信息,然后 EAB 会根据具体的情况提出建议。EAB 的建议很少是具有约束性的,但书面的报告一般是全面而有用的。咨询师被鼓励为了正在进行的案例或已完成的案例向 EAB 寻求咨询,即使已完成的案例已经达不到最佳效果了。

11.2.3.4　其他类型的伦理委员会

许多专业组织有临时的或长期的伦理委员会可以为他们的会员提供咨询。例如,NSGC 有伦理委员会对于会员提出的特定的伦理问题提供保密的反馈意见和建议。这种委员会的优势是,其在临床肿瘤遗传学方面比一般的医院的 EAB 更专业,也更容易在一些敏感伦理困境案例中对相关同事保密。

11.3　肿瘤遗传咨询中的伦理困境类型

> 遗传咨询的基本原则是自主选择,强调对客户教育和增强他/她的选择能力。
>
> (*Offlt and Thom,2007,p. 435*)

肿瘤遗传咨询师深谙处理伦理困境之道,并且这些类型的伦理困境在临床肿瘤遗传学中并不少见。本节为肿瘤的遗传咨询可能面临的 17 个特定的伦理困境提供了范例和讨论、战略。本节结尾简单评论了那些可能的咨询师为客户提供高质量的咨询服务造成影响的个人的和社会的因素。

11.3.1　伦理问题 1:不完整的知情同意书

提问:咨询师不能够完全描述基因检测(由于时间的限制,客户的疾病或其他因素)的所有要素。在这种情况下,咨询师继续进行知情同意过程是否合适?

讨论:如果咨询师通过专业判断,认为足够多的资料和学习已经提供给了客户,继续知情同意的过程可能是适当的。在理想情况下,咨询师将有 1

小时或更长的时间与客户进行充分讨论,讨论测试带来的所有后果。现实中,这往往是不可行的。即使不可能做到彻底的讨论,咨询师也需要确保会话涵盖测试的主要内容,尤其是与客户最相关的内容。如果咨询师意识到存在任何时间限制或其他外在限制因素(如客户的健康),那么应当优化会话过程。明确客户的需求和对基因检测期望可以对引导交谈有所帮助。除了给予客户书面知情同意书的副本,咨询师可以提供测试简报,并鼓励客户有任何进一步的问题时主动联系他。咨询师也可以安排后续的互动与随访以回顾或获得更多的信息。

11.3.2 伦理问题2:未充分理解知情同意书

提问:咨询师因客户没有充分了解关于检测的讨论(因情绪困扰、语言障碍或其他因素)而感到担心。咨询师继续进行知情同意过程合适吗?

讨论:有时很难界定客户是否真正了解呈现给他们的信息。在这些情况下,咨询师必须依靠自己专业判断来决定客户是否对测试有了充分的了解,以便继续进行知情同意的过程。咨询师应尽量使用通俗的语言并避免使用技术术语来尽量减少语言的问题。咨询师也应该知道任何情绪反应或防御机制可能会干扰客户处理这些信息的能力。咨询师可以要求客户复述某些观点以确保客户已经理解或被误导的概念已被纠正。咨询师也可以安排随访客户,以便能回答客户更多的问题和回顾信息。

11.3.3 伦理问题3:压力/胁迫

提问:客户告知咨询师他/她是迫于(亲属、医务人员或其他人)压力才接受基因检测。听到这个信息后,咨询师应继续进行知情同意的过程吗?

讨论:真的胁迫涉及某种类型的伤害或威胁伤害,然而,也有许多其他类型的更轻微的压力,包括劝说和操纵。经常有些客户会承认,他们被自己的亲属或医生"说服"来进行基因检测。在这个时候,咨询师需要提醒这些客户,其实他们是有权选择是否继续进行测试的。咨询师也可以描述可能的替代检测(例如,提供基因检测给其他亲属或进行肿瘤筛检而不作基因检测)。有些客户会感激能有机会推迟或拒绝检测。其他客户可能会决定继续进行测试以尽他们的家庭义务或对他们医生非常信任。即便如此,他们可能因为有了充分考虑其他选择的机会而感激咨询师。咨询师也可以与客户探讨那些劝其进行检测的人动机是什么。他们是为了自身利益,还是他们认为检测符合客户的最佳利益?相关人员是否对检测结果有一个实事求是的态度?这些人和客户之间是否有某种误解?咨询师在客户确实遇到实际的强迫(这是罕见的)情况下,应立即停止讨论,并请求相应的人员的协助(例如:项目主管、转诊医师或医院保安)。

11.3.4　伦理问题 4:缺乏自主权

提问:如果咨询师怀疑客户是否有权或能力作出某一特定基因检测的决定。继续进行知情同意程序是否合适?

讨论:如果咨询师对客户授权基因检测的能力有任何疑问,那么这些问题应该在这个过程早期(最好是预约之前)提出。可能的策略包括,询问客户通常是否自己作医疗决定(他们是否签署自己的医疗文件),与客户的亲属或初级保健医生核实,并回顾项目主管或同事的审查情况。咨询师如果对客户提供法律上知情同意的能力有怀疑时,不宜开始基因检测的讨论。

11.3.5　伦理问题 5:利益冲突

提问:客户同意进行基因检测与否和咨询师有利益相关。咨询师是否适合继续进行知情同意的过程?

讨论:咨询师应该意识到自己的偏见,以避免在有关的基因检测讨论中有说服性或导向性。咨询师对客户的决策有个人意见是很自然的。然而,咨询师在客户决定是否测试时,应保持中立和公正的立场。咨询师是客户基因检测可能的既得利益者时,最好在开始时就向客户告知这种利益相关性。如果有绝对的利益冲突,咨询师应该回避与客户继续讨论有关事宜,而安排其他同事来进行知情同意的过程。

11.3.6　伦理问题 6:未经授权的检测

提问:咨询师因基因检测结果与客户联系时,客户说他/她从来没有授权这项检测。咨询师下一步应该做什么?

讨论:这种情况往往来自误解。咨询师应(冷静地)提醒客户他们以前的谈话和同意此项计划的行为。对咨询者来说,倾听客户对事情的看法是非常重要的,这往往能查明混乱的根源。因误解而向客户道歉也可能是有帮助的,这不同于承认错误。但是,如果错误是在检测程序的一方,那么这些错误应该被承认和尽快处理。咨询师可能要通过发送一封邮件总结整个过程和最近的谈话,以及先前签署的知情同意书的副本,来跟进最近一次的交流,根据客户的反应或愤怒的程度,与其他参与测试人员或医院家庭关系部一起处理可能有助于问题的解决(这个问题也说明了为什么咨询师保持充足的医疗事故保险是重要的)。为了防止这些类型的沟通不畅的问题,咨询师应始终保留客户的同意表格副本,在医院病历室保留签署的同意书的副本,并保持准确和完整的临床记录。如果该案例中,基因检测是复杂的或者需要很长时间来完成,每隔一段时间就与客户联系并复审检测还在进行中是有帮助的。

11.3.7 伦理问题7:要求匿名检测

提问:一位客户要求接受临床基因检测时使用假名。咨询师是否应答应这一要求?

讨论:在一般情况下,咨询师为客户安排基因检测时,使用假名字、假地址或者假出生日期是不适合的。临床基因检测应是高度准确的,至少在某些部分,因为两个或两个以上的试样管的识别标签应与实验室申请表的信息匹配。利用虚假信息,即使出于好意,也可能会使医务人员和其他有关人员或机构对基因检测报告的准确性产生怀疑和混淆。将客户的基因检测结果保留在医疗记录之外也可能会有问题(见下一个例子)。咨询师还应搞清楚该医院是否有政策禁止匿名检测,如有疑问,应咨询医院的律师。咨询师应该提醒客户不要在基因检测上欺瞒他们的保险公司,因为这可能导致其保险无效。然而,咨询师也可以提醒客户,他们的医疗记录已经包含了其肿瘤家族史的信息,因此基因检测结果可能不是完全的"新"信息。咨询师还可以探寻客户希望匿名的动机和顾虑,并打消他们对可能性极低的遗传歧视的顾虑。

11.3.8 伦理问题8:从医疗记录中删除检测结果

提问:一位客户要求把他/她的临床基因检测结果从医院病历中删除。这一要求是否合适?

讨论:在一般情况下,临床基因检测结果应与所有其他的医学检验结果一样对待。这意味着,基因检测结果属于客户医院病历的一部分。应将基因检测结果保留在客户的医疗记录中,这样能确保客户所有的医务人员都可以访问检测结果,并将能够做出适当的医疗建议。如果基因检测结果不在病历中,医务人员就需要依靠客户回忆而不是实验室的检测报告作出决定,从而增加了误差和混淆。咨询师还应该搞清楚医院是否要求将检测结果保留在客户的医疗记录;如有疑问,应向医院律师咨询。当遇到这些类型的请求时,咨询师对客户所顾虑问题的探索往往是有效果的,解释将检测结果保留在医疗记录中的好处,并强调所有医疗信息中的隐私将被保护。

11.3.9　伦理问题 9:处置无法送达的检测结果

提问:咨询师无法将客户的阳性基因检测结果送达给他/她。咨询师应当如何处理这些结果?

讨论:阳性的基因检测结果总是令人不安。首先重要的是要找到不能送达这些结果的原因。许多情况下,由于物流方面的原因,客户可能没有联系方式或其联系方式不正确。咨询师可以尝试通过备用电话号码或电子邮件地址找到客户。通过发送信件也可能是有用的,邮局可能会有客户的新地址,他们会转发邮件到其新的地址。这些信函可以召回客户以告知他们这个结果(首选),也可以在信函中包含检测结果。如果客户根本没有回电话或信息,那么也许他们不希望在这个时候知道其基因检测结果。这通常只是暂时的,客户往往会在几天或几周内打回电话。如果咨询者没有收到来自客户的回复,那么他们可以考虑把检测结果放在客户的医疗记录中,这样医务人员可以了解到这些信息。(如果客户之后再联系咨询师,这种做法也可以很简单地找到检测结果)。咨询师也可以暂时或不定期持有该检测结果(放在独立的文件夹或隐藏的图表里)。制订适当的政策规定如何来处置未能被传达的检测结果对检测项目是非常重要的,也建议将此项政策写入到检测时填写的知情同意书中。

11.3.10　伦理问题 10:意外(敏感)的遗传信息

提问:基因检测结果意外发现了家族内的关系与客户最初的报告不同(如非父子关系或收养关系)。咨询师应向客户透露这些信息吗?

讨论:DNA 结果有时会无意中透露家庭关系的信息,其中包括非亲生、领养、血缘和近亲婚配的情况。这个信息对客户携带家族基因突变和发生遗传性肿瘤的风险有明显的影响。然而披露这些"家族秘密"可能会对客户及其家庭产生严重的影响,远远超出肿瘤咨询的范围。为此,美国人类遗传学协会建议除非亲子鉴定是检测的唯一目的,否则不得透露非亲生关系的信息。因此,有人建议,除非有一个迫不得已理由,咨询师不得透露无意中发现的遗传信息。例如,如果客户基于错误的信息决定进行创伤性的临床操作,那么与他们分享这些信息可能是很重要的。如果真的要传达这类结果,咨询师要足够机智和温和,并说明其他结论也是可能的。检测的知情同意书应包括对可能在基因检测中发现这类意外结果的声明。

11.3.11 伦理问题11:提醒的义务

提问:客户检测出携带有害的基因突变并且可能导致患癌风险增高,但客户没有与任何亲属共享这些信息。咨询师是否有义务向客户的某位或所有亲属告知这一情况?

讨论:与所有医患关系一样,咨询师受严格的保密法规所约束。也就是说,医生未经患者同意不得将患者的信息泄露给第三方。在上述情况中,客户并没有将携带有害基因突变的信息传达给其家属。客户的亲属可能会有很高的风险携带有相同的基因突变,但却不知道自己可能的肿瘤高风险和肿瘤筛查的必要性,这是非常不幸的。然而,咨询师主要负责的是客户而非客户亲属,因而咨询师的首要义务也是面向客户的。当然在遗传方面,这个问题是复杂的,大家也可以说客户就是这个家族。咨询师需要确保客户理解阳性遗传检测结果对其亲属意味着什么后果。例如某些肿瘤的风险增高,是否进行针对性的基因检测,以及采取哪种肿瘤筛查或预防策略。咨询师可以同客户共同研究与相关亲属共享信息过程中潜在的障碍,可以在写信或举行家庭会议方面帮助他们。有时候,客户只是需要时间来适应这个消息,他们需要在情绪准备好后才把这个消息通知整个家庭。客户通知他们的亲属的时机和方法应该由他们自己决定。即使客户最终决定不跟亲属分享基因检测结果,咨询师一般也需要尊重这个决定。很少有违反客户信息保密规定的实例。在大多数情况下,仅有在以下条件都满足时,咨询师有提醒客户一级亲属的义务:家族遗传肿瘤综合征有接近100%的患癌风险,存在医学干预手段能够降低这些风险,并且医务人员能够联系到这些亲属。咨询师在这些情况下传达客户的检测结果,可能需要先向基因检测的主管、其他同事、医院的律师和(或)伦理咨询委员会求助。当然,如果咨询师没有客户家属的联系方式,那么这个问题便不再有意义。

咨询师还应注意关于提醒义务的法律先例。在Pate v. Threkel案中[661 so. 2d 278(FLA 1995)],佛罗里达州法院要判决,对甲状腺髓样癌(medullary thyroid carcinoma,MTC)患者进行手术的外科医生,是否应该比仅告知病人她的女儿也有患病风险做的更多。病人的女儿没有被告知她的患病风险,而随后她也发生了甲状腺髓样癌(MTC)。法院裁定,虽然这个外科医生并不是病人的签约医生,他已经通知了患者其后代的患病风险,这已实现了对其家庭的充分告知义务。

在Safer v Estate of Pack案中[677 A. 2D 1188(NJ 1996)],法庭争论的是在医生进行结肠息肉病治疗时是否应该告诉病人,他的女儿也有患息肉病的风险。病人去世后 26 年,他的女儿发生了大肠癌和息肉病。法院裁定,医师应该提醒患者息肉病的遗传性。由于病人的女儿当时年纪尚小,通知病人(她的父亲)也被视为是足够的。法院进一步指出,医生有义务采取“合理措施”向高危亲属提醒他们的患癌风险,进而提早预防。

11.3.12　伦理问题 12:再联系的义务

提问:咨询师过去几年的客户中,一些客户可能是某项新的基因检测的适用人群——如果客户也知道的话。咨询师是否有义务重新联系原来的那些客户?

讨论:总的来说,客户的主要医疗团队(内科医生、妇科医生,也许还包括肿瘤科医生),包括肿瘤遗传咨询师,有责任通知以前的患者何时应去某一专科复诊。咨询师有义务向客户提供更新的信息。然而,咨询师重新联系以前客户的义务的程度并无定论。对于大多数的检测项目,跟踪所有之前的遗传咨询客户可能是后期工作的噩梦。因此应鼓励高危项目的客户在检测后与咨询师保持联系,特别当其个人史或家族史发生变化时。如果某个重要的遗传发现要求进行某种重新联系的工作,那么遗传咨询师可以考虑发送大量邮件给所有以前的和现有的客户。由于整理客户资料过程很耗费时间,也可能会有遗漏某些高危客户的风险,因而推荐将某些需要通知的客户标注出来。群发邮件的内容可以包括新基因的发现及其可能的临床意义(并不针对任何特定的客户),并提供一个电话号码以供获取更多的信息。

11.3.13　伦理问题 13:客户情感脆弱

提问:一个客户要进行基因检测,但咨询师担心客户不能承受阳性的基因检测结果(取决于其谈话时的反应,以前自杀的意念或未经处理的精神障碍)。咨询师是否应该推迟这个客户的基因检测?

讨论:咨询师可能会遇到情绪不稳定或脆弱的客户。咨询师可能担心基因检测过程或结果会进一步加剧客户的情绪问题。然而是客户而不是咨询师最终作出检测的决策。在一般情况下,咨询师不应该拒绝或推迟适合的、希望得到检测的客户。然而咨询师的确需要提高他们对客户的关注。咨询师可以与客户一起探讨,让他们了解到他们可能会要面对什么样的结果,以及通过何种检测方式可以为其提供额外的情感支持。咨询师可能会从和那些有处理心理健康专长的同事一起分析这类案例中获益。咨询师也可以鼓励客户预约心理医生,也可以帮其转诊。如果客户坦率地说想自杀或他们正处在抑郁、狂躁或精神病发作中，那么咨询师应停止讨论，并帮助客户获得所需的医疗帮助。在一般情况下，医院急诊室是处理这种情况最好的场所。根据情况，咨询师可以找医院的值班心理医生或联系客户医务人员或熟人。（更多信息见10.3中关于向客户提供更多的情感支持。）

11.3.14 伦理问题14：家庭成员的权利冲突

提问：客户希望进行基因检测，但他/她的高危的父母或同卵双生的同胞拒绝进行检测。咨询师的首要职责取决于想要检测那个人，还是不想检测的那个人？

讨论：咨询师的主要职责面向他们的客户。因此，如果咨询师已经让客户知道检测结果可能为其亲属带来的后果，以及可能会使家庭关系紧张，客户仍然希望继续进行检测，那么进行检测就是合适的。一般来说，拒绝肿瘤基因检测的亲属没有权力阻止其他亲属进行检测。由于许多肿瘤基因检测在临床上是可用的，甚至最初的检测可能不一定要对已患肿瘤的亲属进行（虽然这是首选）。咨询师可以与客户讨论这些情况，并可以与客户一起探讨与其亲属达成的某种协议或妥协的方式。同时咨询师也要体谅那些处理这些类型家庭问题的客户，咨询师不应卷入家庭的争吵中。咨询师应该鼓励客户及其亲属自己解决这些问题，而且最好是在预约检测之前进行。

11.3.15 伦理问题15：死者的检测结果所有权

提问：客户在检测结果出来前去世，那么检测结果归谁所有？

讨论：咨询师可能在客户去世后收到检测结果。这些结果要传达给客户指定的人并保留在客户的医疗记录里。咨询师应该遵循早先已经安排好的（或希望的）指示传达结果。在最初的检测中，咨询师应常规要求客户指定一个或多个人，如客户不在人世，则检测结果将向其传达。如果这个问题事先没有被讨论，那么基因检测结果通常会被传达给客户在世的配偶。如果客户在死亡之时没有结婚，那么下一个可能的传达对象是客户遗产的继承人或客户的成年子女。重要的是，对于这个问题，不同的医院和国家可能有不同的规定。当将检测结果传达给处于悲伤之中家庭成员时，咨询师需要特别审慎地选择合适的传达时间和方法方式。复杂的家庭动态使得咨询师向高风险亲属公布阳性检测结果的过程更加复杂化。咨询师还可以努力向客户的配偶或亲属提供协助。

11.3.16　伦理问题 16:儿童检测咨询的复杂性

提问:父母要求给儿童/青少年进行特定基因检测,然而尚缺乏该检测能使被检者获益的证据,咨询师是否应同意检测这个孩子/青少年?

讨论:父母经常代表他们的未成年子女(17 岁或 17 岁以下,除非他们不受约束)作出医疗决定。除非家长的行为有潜在的危及生命的后果,医务人员(包括遗传咨询师)都将遵从父母的要求。这项政策是以父母为孩子作最好的考虑且他们了解自己的孩子为前提的。然而,这些检测请求需要在临床上有意义。因此,在考虑孩子是否应该行基因检测时,考虑肿瘤综合征的问题是有帮助的:

- 与儿童期恶性肿瘤有关且早期诊断或预防策略有效时,对儿童遗传性肿瘤综合征的检测一定是适当的。例如:家族性腺瘤性息肉病、遗传性视网膜母细胞瘤、幼年性息肉病、2 型多发性内分泌腺瘤。
- 与儿童期恶性肿瘤有关且早期发现或预防策略可能有效时,儿童遗传性肿瘤综合征的检测也是适当的。包括遗传性平滑肌瘤病-肾癌综合征、遗传性副神经节瘤-嗜铬细胞瘤综合征和 von Hippel-Lindau 综合征(脑视网膜血管瘤病)。
- 一些儿童期恶性肿瘤综合征,其患者容易被识别(如蓝色橡皮疱痣综合征或皮肤恶性黑色素瘤),或筛查可能在医疗不增加获益(如 Li-Fraumeri 综合征),这些综合征检测的有效性并不明确。像利-费综合征中孩子的许多器官都有癌变风险且筛查手段有限,一些医生可能会认为了解孩子的 *TP53* 基因状态对确定综合征的癌变进程是有帮助的。
- 一般认为,对于不是典型的儿童恶性肿瘤或儿童筛查相关的肿瘤综合征,基因检测是不适合进行的。这些综合征包括遗传性乳腺癌-卵巢癌综合征和林奇综合征。解释为什么某些检测在儿童时期不被常规进行可能会减少父母对这些检测的兴趣。也应提醒家长,在这个时候进行检测,会剥夺孩子在未来的选择权。因为很多人最终决定不进行对遗传性肿瘤的检测,这并不是一个无关紧要的问题。

基因检测应制定儿童遗传性肿瘤综合征检测的相关政策,当然这些政策在一些非常特殊情况具备一些内部灵活性是一个好主意。咨询师也应该讨论检测可能带来的心理影响。儿童和其家庭获得检测结果时可能获得明显的心理收益。当然也会非常现实地对检测的潜在的风险感到担忧,包括焦虑增加、自尊心下降以及家庭关系改变。因此,咨询师要与儿童的父母认真讨论潜在的风险和收益,同时探索现在对孩子进行检测是否是一个恰当的时间。儿童的年龄有助于决定他们在检测过程中的参与程度。年龄较大的儿童和青少年应参加检测的讨论,也可以向其提供知情同意书,这是一个不具约束力的规定。

11.3.17 伦理问题17:胚胎的遗传性肿瘤检测

提问:一对夫妇要求对某种具有多种的肿瘤风险却与儿童恶性肿瘤无关的肿瘤综合征进行产前检查或胚胎植入前遗传学诊断(preimplantation genetic diagnosis,PGD)。转介到生殖遗传检测中心合适吗?

讨论:产前基因检测和PGD目前是可行的,并且已被用于各种遗传性肿瘤综合征。不论哪种遗传性肿瘤综合征,客户自己或其亲属可能已经被此深刻影响了。咨询师应告知客户产前基因检测和诊断的选择、局限性、风险和收益。当个人或夫妇对这些类型的检测感兴趣时,咨询师应将其转介到适当的生殖试验中心以获得关于这些选择更具体的信息。产前基因检测通常包含在团体健康保险计划内,但在大多数情况下,只有具备相当的经济实力或高端的医疗保险覆盖的个人或夫妇能够选择PGD。

11.4 公正相关问题

公正是指公平和平等的原则,无论是在个人层面还是社会层面。本节将介绍遗传检测的可及性问题及其他一些可能影响公众(最广泛的意义上的遗传咨询客户)的专业问题和社会问题。

11.4.1 享有遗传检测的不平等性

如果肿瘤遗传咨询和检测被认为是一个有价值的服务(我认为它是!),那么让所有的社会经济水平和种族的个体有平等享有这些服务的权利是非常重要的。显然目前并不是这样的。考虑到实验室检测的费用,仅有具备良好医疗保险或有支付能力的人的能够选择肿瘤基因检测。医院管理者因为担心医院预算问题,甚至会限制提供免费或降价的遗传咨询服务。

为了解决这个问题,美国临床肿瘤学会建议:“遗传性肿瘤高风险患者应享有遗传咨询、检测、筛选和外科干预的权利。”

提高享有率和提高大众的兴趣是一个多因素的复杂问题。当我们进入到预防保健和基因医学的时代,我们应确保遗传和基因组学的进展造福每个人。这一点适用于所有医疗领域而并非是遗传学独有的。

11.4.2　专业的或社会的问题

除了向客户和家庭提供合乎伦理的遗传咨询，遗传咨询师可能希望倡导一些事情来提高为公众提供优质的遗传服务的能力。这些专业的或社会的问题包括贫困人群的肿瘤筛查、直接面向消费者的检测、基因专利权、基因歧视、全民医疗保险覆盖、生育自由和为遗传咨询颁发执照。

宣传方面的努力包括向立法者和其他一些人展示介绍，发表报刊社论文章，纠正媒体描述中的错误信息，向生物医药企业、保险公司或政府官员写信表明想法，参与提高人们对肿瘤认识的志愿活动或筹款活动。遗传咨询师可以独自做这些事，也可以通过国家遗传咨询师协会及其他专业或消费者组织来实现。

11.5　扩展阅读

Beauchamp, TL, and Childress, JF. 2001. Principles of Biomedical Ethics, 5th edition. Oxford University Press, New York.

Bryant, J, Baggott la Valle, L, and Searle, J. 2005. Introduction to Bioethics. Wiley, Chichester, UK.

Committee on Assessing Genetic Risks, Division of Health Sciences Policy, Institute of Medicine. 1994. Social, Legal, and Ethical Implications of Genetic Testing. Andrews, LB, Fullaiton, JE, and Hltzman, NA, eds. National Academy Press, Washington, D.C., 247–289.

Harris, M, Winship, I, and Spriggs, M. 2005. Controversies and ethical issues in cancer-genetics clinics. Lancet Oncol 6:301–310.

National Society of Genetic Counselors (NSGC). 2006. NSGC Code of Ethics. http://www.nsgc.org/advocacy/NSGCCodeofEthics/tabid/155/Default.aspx.

Schmerler, S. 2009. Ethical and legal issues. In Uhlmann, WR, Schuette, JL, and Yashar, BM (eds), A Guide to Genetic Counseling. Wiley, Hoboken, NJ, 363–400.

Schneider, KA, Chittenden, AB, and Branda, KJ. 2006. Ethical issues in cancer genetics 1) Whose information is it? J Genet Couns 15:491–504.

Smith, D, Quaid, K, Dworkin, R, et al. 1998. Early Warning: Cases and Ethical Guidelines for Presymptomatic Testing in Genetic Diseases. Indiana University Press, Bloomington, IN.

Veach, PM, Leroy, BS, and Bartels, DM. 2003. Behaving ethically. In Facilitating the Genetic Counseling Process: A Practice Manual. Springer, New York, 222–241.

附录 A

特定肿瘤类型及相关综合征

表 A. 1 ~ A. 10 列出不同的肿瘤类型及可能的相关遗传性肿瘤综合征。请注意这些表列出了所有相关的特点，即使是不常见的。请注意这些表不能作为诊断工具使用。

请参阅第 4 章中以下表格列出的遗传性肿瘤综合征的临床标准。用来编译这些表的材料是第 4 章中列出的书目。

在附录各个表格中使用了遗传性肿瘤综合征的缩写，见下。

缩写	遗传性肿瘤综合征
A-T	Ataxia Telangiectasia，毛细血管扩张性共济失调
ALPS	AutoimmuneLymphoproliferative syndrome，自身免疫性淋巴增生综合征
BWS	Beckwith-Wiedemann syndrome，BW 综合征（巨舌巨人综合征）
BHDS	Birt-Hogg-Dubé syndrome，BHD 综合征
BS	Bloom syndrome，Bloom 综合征
BRBNS	Blue Rubber Bleb Nevus syndrome，蓝色橡皮疱样痣综合征
HBOCS	Breast-Ovarian Cancer syndrome hereditary，includes BRCA2-related cancers，遗传性乳腺卵巢癌综合征，包括 BRCA2 相关肿瘤
CNC	Carney complex，Carney 综合征
DBA	Diamond-Blackfan anemia，先天性（纯红细胞）再生障碍性贫血
FAP	Familial Adenomatous Polyposis，includes 5q22 deletion syndrome，家族性腺瘤性息肉病，包括 5q22 缺失综合征
FA	Fanconi anemia，Fanconi 贫血
HDGC	Gastric cancer Hereditary diffuse，遗传性弥漫性胃癌
GIST	Gastrointestinal stromal tumor，familial，家族性胃肠道间质瘤

续表

缩写	遗传性肿瘤综合征
JPS	Juvenile polyposis syndrome, includes Hereditary Mixed Polyposis syndrome (HMPS),幼年性息肉病综合征,包括遗传性混合息肉病综合征(HMPS)
HLRCC	Leiomyomatosis and renal cell cancer, hereditary, includes Fumarate Hydratase Deficiency(FHD),遗传性平滑肌瘤病和肾细胞癌,包括延胡索酸酶缺乏症(FHD)
LFS	Li-Fraumeni 综合征
LYNCH	Lynch syndrome includes Constitutional Mismatch Repair deficiency syndrome (CMMR-D),Lynch 综合征包括组成性错配修复缺陷综合征
CMM	Melanoma, Cutaneous Malignant,皮肤恶性黑色素瘤
MEN1	Multiple Endocrine Neoplasia, type 1,多发性内分泌腺瘤,1 型
MEN2	Multiple Endocrine Neoplasia, type 2, includes MEN2B Syndrome,多发性内分泌腺瘤,2 型,包括 MEN2B 综合征
MAP	MYH-Associated Polyposis, MYH 相关性息肉病
NB	Neuroblastoma, familial,家族性神经母细胞瘤
NF1	Neurofibromatosis, type 1,神经纤维瘤病 1 型
NF2	Neurofibromatosis, type 2,神经纤维瘤病 2 型
NBCCS	Nevoid Basal Cell Carcinoma syndrome,痣样基底细胞癌综合征
PGL-PCC	Paraganglioma-Pheochromocytoma, syndrome, hereditary,遗传性副神经节瘤-嗜铬细胞瘤综合征
PJS	Peutz-Jeghers syndrome,黑斑息肉综合征
PHS	PTEN Hamartoma syndrome, includes Bannayan-Riley-Ruvalcaba syndrome (BRR), PTEN 错构瘤综合征,包括 BRR 综合征
HPRCC	Renal cell carcinoma, hereditary papillary,遗传性乳头状肾细胞癌
RB	Retinoblastoma, hereditary,遗传性视网膜母细胞瘤
RTS	Rothmund-Thomson syndrome, Rothmund-Thomson 综合征
TSC	Tuberous sclerosis complex, includes TS/Polycystic Kidneydisease(PKD) syndrome,结节性硬化症,包括 TS/多囊肾病(PKD)综合征
VHL	von Hippel-Lindau syndrome, von Hippel-Lindau 综合征
WAGR	(Wilms' aniridia, genitourinary, and retardation) Denys-Drash syndrome (DDS),(虹膜缺损肾母细胞瘤,泌尿生殖系统,智力迟钝) Denys-Drash 综合征(DDS)
WS	Werner syndrome, Werner 综合征

续表

缩写	遗传性肿瘤综合征
WT	Wilms' tumor, familial, includes Frasies syndrome (FS), 家族性肾母细胞瘤，包括 Frasies 综合征(FS)
XP	Xerodermapigmentosa, includes XP/Cockayne syndrome (CS), XP/trichothiodystrophy (TTD), and Cerebro-oculofacial-skeletal syndrome (COFS)，着色性干皮病，包括 XP/Cockayne 综合征，XP/毛发营养不良(TTD)，和脑-眼面-骨骼综合征(COFS)

表 A.1 心血管系统和呼吸系统：肿瘤和其他相关特征

肿瘤部位	类　型	综合征
心脏	心脏纤维瘤	NBCCS
	心脏肥大	BWS
	心肌病	BWS
	非特定心脏先天性缺陷	FA
	黏液瘤(心房)	BWS, CNC
	早期动脉粥样硬化	WS
	横纹肌瘤	TSC
	结构缺陷	BWS
	室间隔缺损	DBA
喉	癌	BS
肺	癌	RB, XP, BS, PJS, HPRCC
	囊肿	BHDS, NBCCS
	肺淋巴管平滑肌瘤病(LAM)	TSC
	气胸(自发性)	BHDS
	慢性肺疾病	BRBNS
咽	血管瘤	BRBNS

表 A.2 中枢神经系统：肿瘤和其他相关的结果

肿瘤部位	类　型	综合征
大脑	非特定型	FA, LFS, LYNCH, XP
	星形细胞瘤	CMM, NF1, NF2, LFS
	室管膜下巨细胞性星形细胞瘤	TSC
	脉络丛癌	LFS

续表

肿瘤部位	类　型	综合征
	大脑镰异位钙化	NBCCS
	室管膜瘤	FAP,NF1,NF2,LFS,MEN1
	神经节细胞瘤(发育不良型)	PHS
	神经节细胞瘤	BWS,NB
	室管膜下胶质结节	TSC
	胶质母细胞瘤	LYNCH,LFS
	胶质瘤	ALPS,A-T,FAP,NF1,NF2,XP,LYNCH(CMMR-D)
	小脑血管母细胞瘤	VHL
	错构瘤,胶质	TSC
	髓母细胞瘤	A-T,FAP,BRBNS,LFS
	小头畸形	XP(XP/CS;COFS),HLRCC(FHD)
	颅脑膜瘤	MEN1,NF2,NBCCS,WS
	原发神经外胚层肿瘤(PNET,髓母细胞瘤)	A-T,FAP,NF1,RB,LFS,NBCCS
	前庭神经鞘瘤(听神经瘤)	CNC,NF2
	恶性蝾螈瘤	LFS
神经系统	动静脉畸形	JP
	神经母细胞瘤	BWS,LFS,NB
	神经病变	NF2
脊髓	脊髓血管母细胞瘤	VHL
	脊髓脑膜瘤	NF2
	皮下神经纤维瘤	NF1,NF2
	恶性外周鞘(恶性神经鞘瘤)	MEN1,NF1
其他	自闭症	PHS,TSC
	强迫性暴食	BWS
	发育迟缓	PHS(BRR),RB(13q),HLRCC(FHD)
	多动症	TSC
	学习障碍或智力发育迟缓	BS,BWS,FAP(5q22),NF1,TSC,WT(WAGR),XP
	Lhermitte-Duclos 病	PHS
	神经系统问题	XP(XP/CS;COFS),HLRCC(FHD),A-T
	癫痫	A-T,TSC,NF1,HLRCC(FHD)
	眩晕	NF2

表 A.3　循环系统和淋巴系统:肿瘤和其他相关的研究结果

肿瘤部位	类　型	综合征
贫血	再生障碍性贫血	FA,RTS
	溶血性贫血	ALPS
	发育不全(先天性)	DBA
	高 γ 球蛋白血症	ALPS
	缺铁性贫血	BRBNS
	全血细胞减少症	FA
	血小板减少症	ALPS
	非特定型	JPS,PJS
白血病	急性,非特定型	AT,DBA,BS,FA,LFS,LYNCH(CMMR-D),WS,XP
	急性淋巴母细胞性白血病	BS,LFS
	急性淋巴细胞性白血病	AT,LFS
	急性髓细胞性白血病	FA,WS
	幼年型粒单细胞性白血病	NF1
	慢性淋巴细胞性白血病	A-T
	非特定型	A-T,WS
淋巴瘤	霍奇金淋巴瘤	ALPS,LFS,LYNCH(CMMR-D)
	非霍奇金淋巴瘤,非特定	ALPS,A-T,LYNCH(CMMR-D),LFS
	非霍奇金淋巴瘤,B 细胞	ALPS,A-T
	非霍奇金淋巴瘤,T 细胞	ALPS,LYNCH(CMMR-D)
	非特定型	BS
其他	骨髓衰竭	FA
	染色体断裂	BS,FA
	Guillain-Barre 病	ALPS
	免疫缺陷	ALPS,A-T,BS
	肠系膜淋巴囊肿	NBCCS
	骨髓发育不良综合征	BS,RTS
	血管问题	NF1

表 A.4　结缔组织:良性与恶性肿瘤

肿瘤部位	类　型	综合征
骨骼	Bowen 病	RTS
	脊索瘤	TSC
	疾病	NF1
	Ewing(尤因)肉瘤	RB
	关节挛缩	XP(COFS)
	角化囊肿,颌骨	NBCCS
	骨瘤,颌骨	FAP,MAP
	骨软骨黏液瘤	CNC
	骨质疏松症	WS
	骨肉瘤	LFS,NF1,RB,RTS,WS
	骨硬化(手指或脚趾)	WS
	骨骼异常	FA,NF1,NBCCS,RTS
软组织	钙化	WS
	胶原瘤	BHDS,MEN1
	硬纤维瘤	FAP,MAP
	纤维瘤、乳腺纤维腺瘤	BWS,PHS
	平滑肌瘤	MEN1
	平滑肌肉瘤	LFS
	脂肪瘤	FAP,MEN1,PHS,BHDS
	脂肪肉瘤	LFS
	肌肉无力	NF2
	神经纤维瘤	CNC,NF1,NF2
	横纹肌瘤,胎儿	NBCCS
	横纹肌肉瘤	BWS,NF1,LFS
	肉瘤,非特定	LFS,NF1,RB,WS,WT
	脊髓性肌萎缩	A-T
其他	腹壁缺损	BWS
	肢端肥大症	CNC
	骨龄老化	BWS
	不对称过度生长	BWS

续表

肿瘤部位	类　型	综合征
	巨人症	BWS
	手/脚异常,包括手指或脚趾畸形	DBA,FA,JP,NBCCS
	巨头	NBCCS,PHS
	马方综合征样体型	MEN2(MEN2B)
	过早老化	WS,XP(XP/CS)
	身材矮小,生长缺陷	BS, DBA, RTS, WS, FA, NF2, XP (COFS;XP/CS)

表 A.5　内分泌系统:良性与恶性肿瘤

肿瘤部位	类　型	综合征
肾上腺	腺瘤	FAP,MEN1,TSC,HLRCC
	肾上腺皮质癌	BWS,LFS,MEN1
	肾上腺皮质巨细胞癌	BWS
	血管平滑肌脂肪瘤	TSC
	嗜铬细胞瘤	PGL-PCC,MEN2,NF1,VHL
肾上腺外	副神经节瘤	PGL-PCC,TSC,VHL
甲状旁腺	腺瘤	MEN2,TSC
	增生	MEN1,MEN2
脑垂体	腺瘤	CNC,MEN1
	垂体增生	BWS
甲状腺	腺瘤	ALPS,CNC
	癌,未分化	WS
	癌,滤泡的	FAP,PHS,WS
	癌,髓样	MEN2
	癌,非髓样	ALPS,CNC,LFS,MEN1,WS,FAP,MEN2,PHS,PGL-PCC,PJS
	癌,乳头状	FAP,MEN2,PHS,WS
	甲状腺功能亢进症	MEN2
其他	类癌	NF1,VHL,MEN1
	糖尿病	WS,BWS,BS,FA,NF1,VHL

表 A.6　胃肠系统:肿瘤及其他相关结果

肿瘤部位	类　型	综合征
胆管	壶腹周围癌	FAP,WS,HBOCS(BRCA2),HPRCC
直肠	癌	BS,FAP,JPS,LFS,HPRCC,LYNCH,MAP,PJS
	癌,印戒细胞	HDCC,LYNCH
	血管瘤	BRBNS
	息肉,腺瘤	BWS,BS,FAP,JPS,PJS,LYNCH,MAP
	息肉,错构瘤	PHS,PJS
	息肉,增生	JPS(HMPS)
	息肉,幼年型	JPS
	息肉,腺瘤	FAP,MAP(>100 polyps)
	息肉,错构瘤性	PJS
食管	癌	BS,LFS,PJS
肠道	类癌	MEN1,NF1
	硬纤维瘤	FAP,MAP
	神经节细胞瘤	MEN2
	错构瘤	NF1
	血管瘤	BRBNS
	梗阻	BRBNS,JP,PJS
	息肉,错构瘤性	PJS
	间质瘤(GIST)	MEN1,PGL-PCC,NF1,GIST
胆囊	癌	HBOCS(BRCA2)
肝脏	腺瘤	FA,VHL
	癌	ALPS
	囊肿	VHL
	血管瘤	VHL
	肝胆疾病	LYNCH
	肝母细胞瘤	BWS,FAP
	肝细胞癌	FA,WS
胰脏	腺瘤	VHL,TSC
	癌	CNC, HBOCS, FAP, JPS, LFS, LYNCH, PJS, HPRCC,CMM,PJS
	囊肿	VHL

续表

肿瘤部位	类型	综合征
	血管瘤	VHL
	胰岛瘤	MEN1
	胰岛细胞增生	BWS,MEN1
	胰岛细胞瘤(胃泌素瘤)	MEN1,TSC,VHL,HDGC
	神经内分泌	VHL,MEN1
小肠	癌	FAP,JPS,LYNCH,MAP,PJS
	类癌(包括胃泌素瘤)	MEN1,NF1
	息肉,腺瘤	MAP,FAP
	息肉,错构瘤	NF1
	息肉,青少年型	JPS
	息肉,错构瘤性	PJS
	间质瘤(GIST)	GIST,NF1
脾	腺瘤	VHL
	血管瘤	VHL
	囊肿	VHL
胃	癌	A-T, BS, FAP, JPS, LFS, HBOCS (BRCA2), LYNCH,PJS,HPRCC,WS,XP
	癌,弥漫性(印戒细胞)	HDGC
	类癌	MEN1,VHL
	硬纤维瘤	FAP
	血管瘤	BRBNS
	息肉,胃底腺	FAP,MAP
	息肉,错构瘤	PJS
	息肉,青少年型	JPS
	间质瘤(GIST)	(GIST)GIST
	胃溃疡	MEN1

表 A.7 头颈:肿瘤及其他相关研究结果

肿瘤部位	类型	综合征
耳	内淋巴囊(ELST)	VHL
	前庭神经鞘瘤	NF2

续表

肿瘤部位	类　型	综合征
	耳垂皱纹/耳坑	BWS,FA
	听力丧失,渐进性	NF2,VHL,XP,FA
	耳鸣	NF2,VHL
	眩晕	VHL
眼部	acromic 补丁	TSC
	无虹膜	WT(WAGR)
	萎缩,眼睑	XP
	白内障	NF2,RTS,WS,XP
	缺损	NBCCS
	视网膜色素上皮先天性肥厚(CHRPE)	FAP,MAP
	角膜畸形	MEN2,XP(COFS)
	上皮瘤、眼睑	XP
	睫毛,损失	XP
	先天性青光眼	DBA
	错构瘤	TSC
	(错构瘤、虹膜 Lisch 结节)	NF1
	血管瘤/血管母细胞瘤	BRBNS,VHL
	角膜炎	XP
	Leukoria(白点)	RB
	黑色素瘤,眼	HBOCS,CMM,XP
	视神经胶质瘤	NF1
	乳头状瘤,结膜	XP
	松果体母细胞瘤	RB
	畏光	XP
	视网膜退化	XP(XP/CS)
	视网膜错构瘤	NF2
	视网膜晶状体瘤	TSC
	视网膜血管瘤	VHL
	视网膜瘤	RB
	视网膜母细胞瘤	RB

续表

肿瘤部位	类　型	综合征
	视网膜病变,黑色素瘤相关	CMM
	皮脂腺癌(眼睑)	RB
	鳞状细胞癌	
	毛细血管扩张症	A-T,XP
	葡萄膜,炎症	ALPS
脸部	变形性特征	FAP(5q22),MEN2(B),NBCCS,RB(13q),WS
	眼眶下皱褶	BWS
	面中部发育不全	BWS
	粟丘疹	NBCCS
	麻痹	NF2
下颚	骨瘤	FAP,MAP
嘴	癌,非特定	XP
	癌,鳞状细胞(舌)	ALPS,RTS,XP,CMM
	唇和(或)腭裂	BWS,DBA,HOGC
	色素沉着(唇,黏膜)	PJS
	巨舌症	BWS
	黏膜多发性乳头瘤	PHS
	黏膜神经瘤	MEN2
	丘疹,口腔	BHDS,PHS
	毛根鞘瘤	PHS
鼻和鼻窦	黑色素瘤,鼻黏膜	WS
	鼻腔肿瘤	RB
	鼻咽纤维瘤,青少年型	FAP
牙齿	缺少的或多余的	FAP
	牙囊肿	MAP
	牙齿问题/异常	NBCCS,RTS,TSC
其他	异常噪音	WS,BS
	特征相	BS,FA,WS

表 A.8　生殖系统:良性与恶性肿瘤

肿瘤部位	类　型	综合征
乳房	腺瘤	ALPS,BWS,CNC
	癌(女性)	ALPS,A-T,BS,HBOCS,HDGC,LFS,CMM,NF1,PJS,PHS,WS,XP
	癌(男性)	HBOCS,PHS,LFS,PJS
	癌,小叶	HBOCS,HDGC
	癌,髓样	HBOCS
	癌,三阴性	HBOCS
	导管原位癌	HBOCS
	纤维囊性乳腺病	PHS
	黏液瘤	CNC
	乳头状瘤	CNC
	叶状瘤,恶性	LFS
宫颈	恶性腺瘤(性索肿瘤伴环状小管,SCTAT)	PJS
	非特定型	BS,FA
生殖细胞	性腺瘤	LFS
	性腺母细胞瘤	BWS,CNC
	性腺功能减退症	FA,WS
	支持-间质细胞瘤	WT(FS),HLRCC
输卵管	癌	HBOCS,PJS
卵巢	癌,黏液性	PJS
	癌,非特定	LFS,LYNCH,MEN1
	癌,浆液性	HBOCS
	囊肿腺瘤	HLRCC
	无性细胞瘤	A-T
	纤维瘤	NBCCS
	肉瘤	NBCCS
	性索肿瘤,颗粒	PJS
腹膜	乳突浆液细胞癌	HBOCS
前列腺	癌	HBOCS,LFS,PJS,XP
睾丸	附睾囊肿腺瘤	VHL
	性索间质肿瘤	CNC,HLRCC,PJS

续表

肿瘤部位	类　型	综合征
子宫	阔韧带,囊腺瘤	VHL
	癌	A-T,LFS,LYNCH. PHS,PJS,XP
	血管瘤	BRBNS
	平滑肌瘤(肌瘤)	HLRCC,PHS,CNC
	平滑肌肉瘤	HLRCC,LFS
外阴	癌	FA
其他	生殖器,色素沉着	PJS
	生殖器,畸形	WT
	男性假两性畸形	WT(DDS,FS)
	不育/生育能力下降	BS,CNC(males),FA,WS

表 A.9　皮肤:肿瘤及相关研究结果

肿瘤部位	类　型	综合征
皮肤	软垂疣	TSC,BHDS
	腺瘤,皮脂腺	LYNCH,MAP
	血管纤维瘤	BHDS,MEN1,TSC
	血管瘤	XP
	萎缩,皮肤及皮下	WS
	咖啡斑	A-T, CNC, FA, LYNCH (CMMR-D), NF1, BS,NF2
	癌(非特定)	ALPS,BS
	癌,基底细胞	A-T,NBCCS,RTS,XP
	癌,皮脂腺	LYNCH,RTS
	癌,鳞状细胞	FA,XP,CMM
	癌,梭形细胞	RTS
	胶原瘤	MEN1,BHDS
	囊肿,皮脂腺	FAP
	囊肿,表皮样	FAP,NBCCS
	雀斑	CNS,XP
	上皮瘤	LYNCH,XP
	红斑	BS,CNC,RTS

续表

肿瘤部位	类　型	综合征
	纤维毛囊瘤	BHDS
	纤维瘤	PHS,BHDS
	纤维瘤,爪状	TSC
	角化过度	WS
	鱼鳞病	XP(XP/TDD)
	角化棘皮瘤	LYNCH,XP
	角化病,肢端	PHS
	角化病,光化性	RTS,XP
	平滑肌瘤,皮肤	HLRCC
	斑	CNC
	斑(黑蓝,黑色素的)	CNC,PJS
	黑色素瘤	A-T,LFS,CMM,RB,XP,HBOCS,WS
	黑色素瘤,肢端斑点	WS
	黏液瘤,皮肤	CNC
	神经纤维瘤,皮肤	NF1
	神经纤维瘤,黏液样	CNC
	非黑素瘤皮肤癌	LFS
	痣,蓝(血管瘤)	BRBNS,CNC
	痣,复合	CNC
	痣,发育不良	CMM
	掌跖凹陷	NBCCS,PHS
	丘疹,乳头状瘤	PHS
	色素异常	FA,PJS,CNC,GIST,WS,BS
	毛母质瘤	MAP
	皮肤异色症	RTS,XP
	硬皮病	WS
	鲨革斑	TSC
	毛细血管扩张症	A-T,JPS,XP,BS
	毛根鞘瘤	PHS
	毛盘状瘤	BHDS
	溃疡	WS
	干燥症(干性皮肤)	XP

续表

肿瘤部位	类　型	综合征
	白癜风	A-T
	疣状角化不良	RTS
毛发	须发早白	WS
	头发过早稀疏	WS
	稀疏的头发、眉毛、睫毛	RTS
其他	脆性头发	XP,(XP/TDD)
	过早的老化外观	WS,XP
	紫外辐射敏感性	A-T,BS,FA,RTS,XP,WS

表 A.10　泌尿系统:肿瘤及相关研究结果

肿瘤部位	类　型	综合征
肾	腺瘤,非特定	VHL
	腺瘤,乳头状	HPRCC
	血管瘤	VHL
	血管平滑肌脂肪瘤	TSC
	癌,非特定	BS,PGL-PCC,LFS,PJS,XP
	癌,嫌色细胞	TSC
	癌,透明细胞	BHDS,PHS,TSC,VHL
	癌,收集管	HLRCC
	癌,乳头状	BHDS,TSC
	癌,乳头状Ⅰ型	HPRCC
	癌,乳头状Ⅱ型	HLRCC
	癌,肾乳头	HLRCC
	嫌色细胞	BHDS
	囊肿,非特定	VHL,TSC
	囊肿,皮脂腺	NBCCS,TSC
	囊肿,皮样	NBCCS
	肾小球硬化症	WT(FS)
	发育不全	DBA
	脂肪瘤	TSC
	畸形	FA,BWS

续表

肿瘤部位	类　型	综合征
	肾钙质沉着	BWS
	肾原性停滞	WT
	肾脏肥大	BWS
	嗜酸细胞混合瘤	BHDS
	嗜酸细胞瘤	BHDS,TSC
	硬化,弥漫性系膜	WT(DDS)
	婴儿型重型多囊肾病	TSC(TS/PKD)
	结构异常	BWS
	肾母细胞瘤	BWS,BS,LFS,NF1,WT,TSC
肾盂	癌,移行细胞	LYNCH
泌尿生殖系统	畸形	WT(WAGR,DDS,FS)
输尿管	癌,移行细胞	LYNCH

附录 B

基本系谱图符号综述

本附录就如何构建一个遗传系谱图提供了一个简短的引导。图 B.1 描述了用来表示系谱图中个体的基本符号。这些标准化的符号显示了几个因素,包括个体是否:

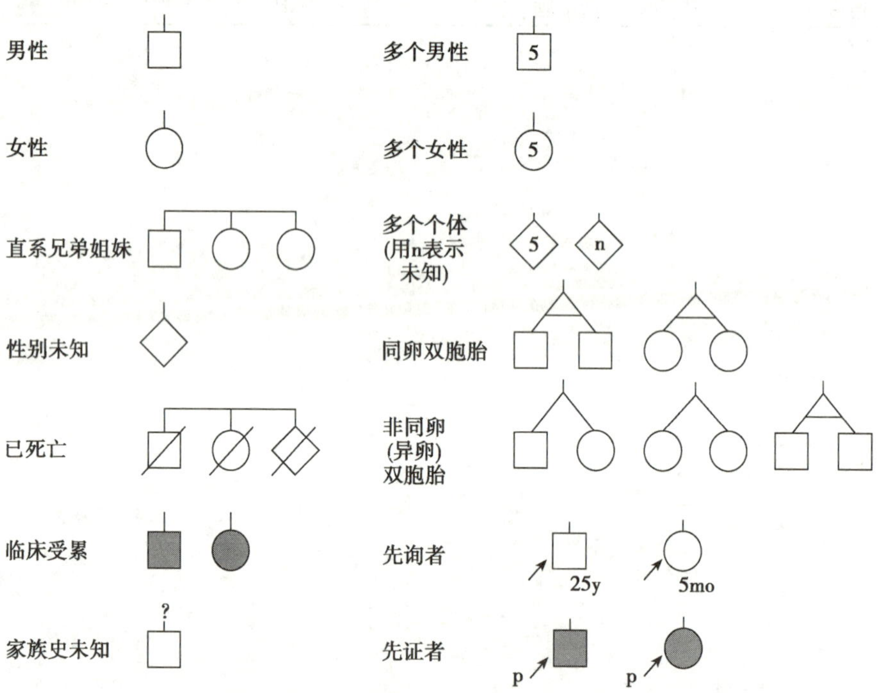

图 B.1 标准系谱符号。这些系谱符号被广泛应用于所有临床遗传相关专业,包括肿瘤遗传学。(来源:Bennett,RL,2010. Getting to the roots: recording the family tree. In ThePractical Guide to the Genetic Family History. Wiley-Blackwell,Hoboken,NJ,p. 56)

- 先证者或亲戚
- 男性或女性
- 受累或不受累
- 生存或死亡

图 B.2 描述了用于构建遗传系谱图的关系线。这些关系线显示客户的亲戚是直系兄弟姐妹、孩子、父母或者远亲。

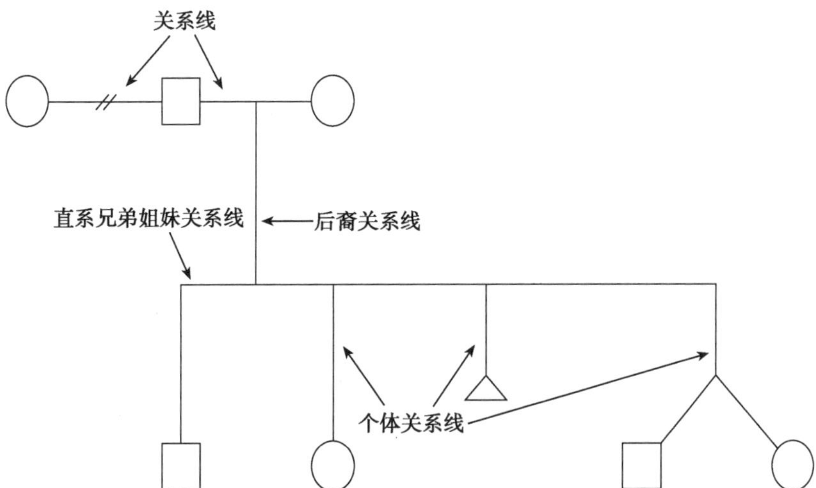

图 B.2 标准系谱关系线。这些关系线是用来画出遗传系谱图。(来源:Bennett, RL,2010. Getting to the roots: recording the family tree. In The Practical Guide to the Genetic Family History. Wiley-Blackwell, Hoboken, NJ, p. 49)